血管平滑肌细胞药理与临床

Vascular Smooth Muscle Cells Pharmacology and Clinical

主　编　陈临溪　李兰芳　常福厚

科学出版社
北　京

内 容 简 介

本书首先系统介绍了血管平滑肌细胞的增殖、迁移、分泌、钙化、衰老等生物功能及介导的细胞信号转导途径、调控方式，进而系统地阐述了血管平滑肌细胞参与动脉硬化、门静脉高压、糖尿病和肿瘤等疾病的分子机制，重点阐述了作用于血管平滑肌细胞的药物，包括 EGF 受体拮抗药、钙增敏药、Rho 激酶抑制药、5-HT_2 受体拮抗药等的结构、理化性质、药理作用、机制、临床应用、应用方法、疗效评价和不良反应，最后概括了国内外近年来的血管平滑肌细胞研究的分子生物学实验方法和手段，为血管平滑肌细胞未来的研究提供依据和参考。

本书适合于细胞生物学和分子药理学相关领域的人员使用，也可作为医学生和临床医师学习和参考用书。

图书在版编目(CIP)数据

血管平滑肌细胞药理与临床/陈临溪，李兰芳，常福厚主编.—北京：科学出版社，2017.9

ISBN 978-7-03-054037-9

Ⅰ.①血… Ⅱ.①陈… ②李… ③常… Ⅲ.①血管平滑肌－临床药学 Ⅳ.①R972

中国版本图书馆 CIP 数据核字(2017)第 180925 号

责任编辑：高玉婷 / 责任校对：张小霞
责任印制：肖 兴 / 封面设计：吴朝洪

科学出版社 出版
北京东黄城根北街 16 号
邮政编码：100717
http://www.sciencep.com
北京凌奇印刷有限责任公司 印刷
科学出版社发行 各地新华书店经销
*
2017 年 9 月第 一 版 开本：787×1092 1/16
2017 年 9 月第一次印刷 印张：19 1/2
字数：440 000

POD定价： 118.00元
(如有印装质量问题，我社负责调换)

《血管平滑肌细胞药理与临床》

编写人员

主　　编　陈临溪　李兰芳　常福厚

执行主编　孙黔云

副 主 编　杨　震　江冠民　周　群　尹　凯

秘　　书　徐　金

编　　者　（以姓氏汉语拼音为序）

曹建刚　常福厚　陈　哲　陈文亮　陈临溪
陈雪莹　程　俊　邓水秀　段为刚　傅　念
郭东铭　何　璐　胡玉霞　胡昊良　黄　镇
黄秋林　黄仕芳　江冠民　刘　沙　刘佳琪
刘明之　刘清南　李　洁　李　峰　李兰芳
李仙洲　李梦真　陆丽群　罗迪贤　罗旭灵
马松涛　莫　靓　莫中成　欧含笑　潘伟男
盛艳梅　孙黔云　谈　智　谭岁赛　唐艳珍
王爱平　伍乐乐　肖　凌　肖启国　谢　凤
谢远杰　徐　金　颜晓燕　杨　莉　杨　霞
杨　震　姚　烨　姚平波　尹　凯　袁中华
曾　斌　曾中三　张　敏　张亚兰　张秀慧
张梦迪　赵　红　周　宏　周　群　周寿红
邹　敏

前　言

血管平滑肌细胞(vascular smooth muscle cell,VSMC)是构成血管壁组织结构及维持血管张力的主要细胞成分,其结构及功能的改变是导致高血压、动脉粥样硬化和血管成形术后再狭窄等多种心血管病的细胞病理学基础。近年来,血管平滑肌细胞研究进展迅速,新成果不断涌现。生理及病理情况下各种不同的生长因子及细胞因子影响血管平滑肌细胞的增殖、生长、迁移、凋亡及表型重塑等过程。在不同的组织中的血管平滑肌细胞还参与调控组织器官的功能。血管平滑肌细胞的功能异常导致机体众多疾病的发生与发展,包括动脉粥样硬化、门静脉高压、糖尿病、肿瘤等。近年来关于血管平滑肌细胞增殖、迁移、凋亡、血管发育与血管新生、表型重塑及调控机制日新月异。作用于血管平滑肌的药物研究取得了较大突破与进展,并在临床上得到了一定的应用。为系统介绍血管平滑肌细胞的生理和病理生理功能、参与疾病的分子机制、靶向血管平滑肌细胞药物的最新研究进展,特邀请了长期从事血管平滑肌细胞研究的专家编著了本书。

全书共4章,第1章介绍血管平滑肌细胞的增殖、迁移、分泌、钙化、凋亡、衰老等生理功能;第2章主要阐述血管平滑肌细胞参与动脉硬化、门静脉高压、糖尿病、肾病及肿瘤的分子机制;第3章重点阐述作用于血管平滑肌细胞的药物(包括内皮素受体拮抗剂、EFG受体拮抗剂、5-HT_2受体拮抗剂、前列环素受体激动剂、凋亡抑制因子生存素、Rho激酶抑制剂、丝氨酸/苏氨酸激酶抑制剂等);第4章介绍最新的血管平滑肌细胞的研究方法(包括迁移、增殖、凋亡、衰老实验及原代细胞的培养等)。

本书的出版,要衷心感谢各位编著者付出的辛勤劳动及出版社的大力支持。此外,南华大学、国家自然科学基金项目(81470434,81670265,81503074,81603108)、湖南省分子靶标新药研究协同创新中心[湘教通(2014)405号]对本书的出版给予了大力支持和资助,在此表示最诚挚的感谢。

如果本书对读者的学习、研究、临床应用有所启发和帮助,将是对所有作者最大的鼓舞和鞭策。由于编者水平所限,书中可能存在错误及不妥之处,恳请学术界前辈和同行给予批评指正。

陈临溪
南华大学药物药理研究所
2017年6月于衡阳

目　录

第1章 血管平滑肌细胞生物学

第一节 概 论

血管平滑肌细胞(vascular smooth muscle cell,VSMC)是构成血管中膜的主要细胞成分,是机体重要的代谢和内分泌器官之一,在各种各样的生理过程中扮演着重要作用,血管平滑肌细胞功能障碍,与疾病的发生发展密切相关。研究表明,在病理过程中,血管平滑肌细胞通过自身增殖、迁移及合成细胞外基质,参与高血压、动脉粥样硬化、移植血管病、血管成形术后再狭窄和血管壁损伤后的修复等多种血管疾病的生理、病理过程。因此,血管平滑肌细胞已经成为医疗卫生领域中重要的研究对象,本文主要对血管平滑肌细胞的生物学功能、血管平滑肌细胞相关疾病、靶向血管平滑肌细胞相关疾病的药物及血管平滑肌细胞的分子生物学常用实验技术进行概述。

一、研究历程与结构

1. *研究历程* 1665年,罗伯特·虎克用显微镜观察植物的木栓组织,发现其由许多规则的小室组成,并把“小室”称为细胞(cell)。19世纪30年代,德国植物学家施莱登和动物学家施旺提出了细胞学说,指出细胞是一切动植物结构的基本单位。人们开始认识到细胞的重要作用,从而对细胞的研究蓬勃开展起来,并取得了长足的进步。1955年自Furchgott从血管平滑肌的解剖学、组织学、电生理学及血管平滑肌应对各种药物的反应和可能存在潜在的药物等方面进行了详细的介绍与阐述后,对于血管平滑肌细胞的研究开始得到人们的关注,并且得到了迅速发展。而在此之前,人们对平滑肌细胞的了解,仅限于血管平滑肌细胞是血管的重要结构,具有收缩功能,血管平滑肌的收缩可引起血管壁的收缩,从而具有调节血压的作用。1968年,Weiss等报道了血管平滑肌在某种生理病理条件下表现出去分化状态,并且失去了它的收缩功能,获得了合成和吞噬细胞的特性。随后,1974年Russell Rossa等发现血小板源性生长因子(platelet-derived growth factors,PDGF)能够促进主动脉血管平滑肌细胞的增殖。1979年Chamley-Campbell等总结了血管平滑肌细胞的培养方法。1986年Skalli等发现血管平滑肌细胞蛋白α-SMA能用于血管平滑肌细胞的鉴别。这些研究都极大地推动了血管平滑肌细胞研究的发展,使其成为心血管领域研究的热点。

2. *结构* 血管平滑肌细胞位于血管壁的中膜,呈长梭形,长约6μm、宽约2μm,细胞核为圆形或椭圆形,多位于细胞中央,是血管中膜的重要组成部分。正常的血管平滑肌细胞可形成血管平滑肌纤维,肌纤维间有中间连接和缝隙连接,平滑肌纤维可产生胶原纤维、弹性纤维和基质。在病理状况下,动脉中膜的平滑肌细胞可移入内膜增生并产生结缔组织,使内膜增厚,是动脉硬化发生的重要病理过程。血管平滑肌细胞也可与内皮细胞形成肌内皮连接(myoendothelial junction),平滑肌细胞可借助于这种连接,接受血液或内皮细胞的化学信息。研究表明,平滑肌细胞具有分泌肾素和血管紧张素原的能力,可与内皮细胞表面的血管紧张素转化酶共同构成肾外的血管肾素和血管紧张素系统。可见,血管平滑肌细胞的多种生理作用与多种生理病理过程密切相关。

二、生理功能

血管平滑肌细胞是构成血管中膜的主要细胞成分,与保持血管张力和功能有关。在病理过程中,通过其自身增殖、迁移及合成细胞外基质参与血管壁损伤后的修复。血管平滑肌细胞的主要生理功能有:收缩、增殖、迁移、分泌、表型转化、钙化。

1. *收缩功能* 血管是心血管系统不可或缺的部分。血管收缩与血压的调节密切相关。血管的收缩性,源于血管平滑肌细胞的收缩性。而血管平滑肌细胞的收缩性又与由肌丝、中间丝和密体填充胞质共同组成的平滑肌细胞的收缩系统和细胞骨架系统分不开。

平滑肌纤维呈长梭形,无横纹。平滑肌纤维可单独存在,绝大部分是成束或成层分布的。平滑肌纤维表面为肌膜,肌膜向下凹陷形成数量众多的小凹(caveola)。目前认为,这些小凹相当于横纹肌的横小管。肌质网发育很差,呈小管状,位于肌膜下与小凹相邻近。核两端的肌质内含有线粒体、高尔基复合体和少量粗面内质网及较多的游离核糖体,偶见脂滴。平滑肌的细胞骨架系统比较发达,主要由密斑、密体和中间丝组成。密斑和密体都是电子致密的小体,但分布的部位不同。密斑(dense patch)位于肌膜的内面,主要是平滑肌细肌丝的附着点。密体(dense body)位于细胞质内,为梭形小体,排成长链,它是细肌丝和中间丝的共同附着点。一般认为密体相当于横纹肌的Z线。相邻的密体之间由直径10nm的中间丝相连,构成平滑肌的菱形网架,在细胞内起着支架作用。细胞周边部的肌质中,主要含有粗、细两种肌丝。由于肌球蛋白分子的排列不同于横纹肌,粗肌丝上没有M线及其两侧的光滑部分。粗肌丝呈圆柱形,表面有纵行排列的横桥,但相邻的两行横桥的摆动方向恰恰相反。若干条粗肌丝和细肌丝聚集形成肌丝单位,又称收缩单位(contractile unit)。相邻的平滑肌纤维之间有缝隙连接,便于化学信息和神经冲动的沟通,有利于众多平滑肌纤维同时收缩而形成功能整体。目前公认的肌肉收缩机制是肌丝滑行理论,血管平滑肌细胞也不例外。

正常状态下,VSMC以收缩表型参与血管收缩、调节血压等正常的生理过程。当血管受到损伤时,损伤部位的多种细胞(包括内皮细胞、VSMC、巨噬细胞和T细胞等)所释放的生长因子、和细胞因子可以诱导VSMC由收缩型转换为合成表型,发生增殖和迁移、合成、分泌胶原和基质金属蛋白酶,使血管壁增厚,导致管腔狭窄。

2. *增殖功能* VSMCs异常增殖及其从动脉中层向内膜迁移是高血压、动脉粥样硬化和血管成形术后狭窄等心血管疾病的重要病理改变,其增生过程与多种生长因子、血管活性肽等参与密切相关。研究表明,血管紧张素Ⅱ(angiotensin Ⅱ,Ang Ⅱ)、血小板源性生长因子(platelet-derived growth factor, PDGF)、内皮素-1(endothelin-1,ET-1)、转化生长因子(transforming growth factor,TGF)、凝血酶及细胞外基质(extracellular matrix,ECM)等均参与VSMCs的生长及增殖的调控过程。

(1)AngⅡ:作用于血管平滑肌,可使全身微动脉收缩、动脉血压升高。AngⅡ是已知的最强的缩血管活性物质之一。作用于外周血管,使静脉收缩、回心血量增加。

(2)PDGF:是刺激 VSMC 从收缩型向合成型(增殖型)转化的强效细胞生长因子。研究表明,PDGF 作为一种重要的促有丝分裂因子,能明显诱导 VSMCs 增殖和迁移过程。

(3)TGF:研究表明,TGF-β 的表达与不同表型 VSMCs 状态密切相关,TGF-β 可能通过不同的信号传递分子调控细胞增殖功能,并在 VSMCs 由合成表型逆转为分化表型的分子调控中发挥重要的作用。

(4)ET:内皮细胞分泌 ET 等多种细胞因子促进 VSMCs 增殖,其中 ET-1 发挥主要的作用。在自发性高血压大鼠的 VSMCs 中,处于 G_1/S 期的 VSMCs 中 ET 浓度明显高于 G_2/M 期。因此,ET-1 是促使 VSMCs 增殖的关键因子之一。

(5)凝血酶:对血液凝固系统的其他作用,包括诱发血小板聚集、继发释放反应等。凝血酶激活凝血酶受体,其信号转导途径主要是 MAPKs、Jak-STAT、SAPKs 及蛋白酪氨酸激酶受体(PTK 受体)等,且参与 VSMCs 增殖。

(6)ECM:通过与 VSMCs 表面上的整合素受体结合形成黏着斑,激活黏着斑激酶,触发细胞内一系列信号传导,对于 VSMCs 迁移和增殖过程具有重要的作用。

3. *迁移功能*　血管平滑肌细胞迁移是指血管平滑肌细胞在接收到迁移信号或感受到某些物质的梯度后而产生的移动,其过程为细胞头部伪足的延伸、新的黏附建立、细胞体尾部收缩在时空上的交替过程。VSMC 是血管壁的主要成分,也是血管中层唯一的细胞成分。因此,VSMC 由中膜迁移到内膜下间隙是动脉粥样硬化形成、高血压和血管再狭窄等疾病的共同发病基础之一。当致心血管疾病的危险因素作用于机体,损伤血管内皮功能导致一些细胞因子作用于 VSMC 膜受体,激活细胞内信号转导通路,最终启动核内基因表达而促进 VSMC 的迁移。VSMC 迁移与多种信号转导通路有关,目前研究最多的相关信号转导通路如下。

(1)磷脂酶 C(PLC)/蛋白激酶 C(PKC)通路:VSMC 受生长因子或细胞因子刺激后,可激活 PLC,后者水解细胞膜内侧的二磷酸磷脂酰肌醇(PIP_2)生成三磷酸肌醇(IP_3)和二酰甘油(diacylglycerol,DAG),获得增殖、迁移和合成分泌大量细胞外基质的能力。活化的 PKCα、$β_1$、δ、ε 在 VSMC 增殖和迁移中起着重要的作用。在 PKC 激动剂 12,13-二丁酸佛波醇(PDBU)等的作用下,PKC 能明显促进 VSMC 增殖,而通过下调该基因的表达时可促进 VSMC 迁移。PKC 还可激活 Na^+/H^+ 交换使 Na^+ 内流增加,细胞内 pH 增加有利于有丝分裂的进行,也是 VSMC 增殖、迁移和收缩所必需的早期步骤。

(2)Ca^{2+}/钙调蛋白(CaM)依赖性蛋白激酶Ⅱ通路:CaM 激酶Ⅱ是一种多功能的酶,可磷酸化许多蛋白。VSMC 的迁移必须要有 CaM 激酶Ⅱ的激活,抑制此酶的激活会使 VSMC 的生长停滞,明显降低细胞迁移的数量和距离。Chandra 等发现在血管内皮生长因子(VEGF)促进 VSMC 的迁移中,胞外 Ca^{2+} 内流激活 Ca^{2+}/CaM 依赖性蛋白激酶Ⅱ通路起了关键的作用。

(3)丝裂原活化蛋白激酶通路:研究已证实 MAPK 在 VSMC 增殖、分化、凋亡、细胞骨架等重构及细胞周期中起着非常重要的作用。MAPK 可激活转录因子,增加 VSMC 的 DNA 合成,促进细胞增殖和迁移。VSMC 的表型改变也与 MAPK 活性有关,合成型细胞有强的增殖能力及更高的 MAPK 水平,在动脉粥样硬化的早期可发现 VSMC 从收缩型向合成型转化。

(4)磷脂酰肌醇 3 激酶(PI_3-K)/蛋白激酶 B(PKB 或 Akt)通路:有学者发现,胰岛素样生长因子-1(IGF-1)诱导的 VSMC 增殖和迁移均依赖于 PI_3-K 和 Akt 的磷酸化,PI_3-K 抑制剂几乎完全抑制 IGF-1 引起的增殖并对其迁移大约有 60%的抑制作用。

4. 分泌功能　正常状态下，VSMC以收缩表型参与血管收缩，调节血压等正常的生理过程。当血管受到损伤时，损伤部位的多种细胞（包括内皮细胞、VSMC、巨噬细胞和T细胞等）所释放的生长因子和细胞因子可以诱导VSMC转换为合成表型，VSMC的表型向合成型转化，导致VSMC肥大、合成和分泌基质蛋白能力增强，细胞增殖和迁移能力增强，使血管壁增厚，管腔狭窄和血管重构。VSMC和EC一样具有分泌功能，能合成和分泌多种血管活性物质如PDGF、ICAM-1、IL-8、OPN和VEGF。

骨桥蛋白（osteopontin，OPN）和表皮生长因子（EGF）家族中的上皮调节蛋白（epiregulin）是合成型VSMC的标志物。OPN最早是从骨基质中分离发现的一种富含唾液酸的磷酸化糖蛋白，目前研究认为其表达程度与VSMC的增殖有关，而epiregulin是VSMC去分化的主要自分泌和旁分泌因子。

细胞间黏附分子-1（intercellular cell adhesion molecule-1，ICAM-1）和IL-8是平滑肌细胞分泌的两种细胞因子。ICAM-1作为细胞黏附分子，在组织结构维持、细胞运动游走、免疫调节、炎性反应、损伤修复等过程中发挥重要作用。ICAM-1表达上调，激活多条细胞内信号转导途径，促进单核细胞、淋巴细胞向内皮细胞的黏附和迁移，而IL-8可影响中性粒细胞的趋化性，促进中性粒细胞脱颗粒，二者共同加重炎症反应，加速血管重塑的进程。

5. 表型转化功能　血管平滑肌细胞根据其形态、功能及细胞标志蛋白的不同分为收缩型和合成型两种表型。正常血管组织中的VSMC是收缩型，为高度分化的细胞，呈典型的纺锤形，粗面内质网和高尔基体等细胞器较少，主要功能是维持血管的形态及调节收缩和血管张力，具有低增殖、低迁移和低分泌的特征。当某些因素导致血管损伤和病变后，VSMC可以去分化，成为未分化的细胞，表型由收缩型转变为合成型，表现出高增殖、高迁移和高蛋白分泌等特征。VSMC由收缩表型转化为合成表型的过程，称之为表型转化。

由合成表型转为收缩表型的受阻常会导致VSMC释放的生长因子和细胞因子使细胞发生增殖和迁移，合成、分泌胶原和基质金属蛋白酶，使血管壁增厚，导致管腔狭窄等各种血管性疾病的发生。

6. 钙化功能　近几十年来，众多实验结果证实血管钙化是由细胞调控发生在血管的主动钙化过程，而VSMC在这一发病过程中起着重要的作用。在特定刺激条件下，血管平滑肌细胞凋亡、血管平滑肌细胞成骨表型转换和血管平滑肌细胞的microRNA均与血管钙化密切相关。

临床研究表明，尿毒症患者桡动脉中膜存在VSMC凋亡，且VSMC凋亡发生在血管钙化之前，这表明VSMC凋亡可能参与了尿毒症患者血管钙化的发生和发展。在高磷、炎性因子等各种致钙化因素作用下，受损的VSMC释放出含有碱性磷酸酶活性的基质小泡形成易于碱性钙磷沉积的微环境，利于血管钙化。在炎性因子、氧化应激、DNA受损、高磷等特定刺激下，VSMCs主要表达和（或）释放数种关键的成骨蛋白和成骨相关蛋白调节因子，如BMP-2、ALP、OPN和胶原Ⅰ。而收缩表型相关蛋白如SM22α、SM α-actin和Ⅳ型胶原等表达减少，最终将VSMC转换为成骨细胞。

在钙化条件下，具有调节VSMCs分化标志物表达功能的miRNA143/145复合物下调。其他系列的microRNA如microRNA-135a、microRNA-762、microRNA-714、microRNA-712等的目标蛋白是钙流出蛋白，在VSMCs钙化中的作用得到证实。

三、血管平滑肌细胞与疾病

正常的血管平滑肌细胞有着众多的生理功能，易受到生理、病理因素的影响，导致血管平滑肌的功能受损，释放大量的炎性介质，参与高血压、动脉粥样硬化、肺动脉高压、肿瘤等心血管疾病的发生发展。

1. 血管平滑肌细胞与高血压　血管平滑肌细胞是构成血管壁组织结构及维持血管张力的主要细胞成分，其结构及功能的改变可导致细小动脉硬化甚至高血压的发生发展。高血压病时血管结构的改变主要表现在血管平滑肌细胞肥大、增殖及结缔组织含量增加，中小动脉壁肥厚。因此，血管平滑肌细胞的病理、生理变化与高血压的发生发展关系密切。

高血压病是一种以血管平滑肌细胞增殖为主要病变的疾病。大量研究表明，内源性一氧化氮分泌不足，血浆内皮素-1(ET-1)分泌升高，氧化应激水平增高，凋亡相关基因 *Bcl-2*、*c-myc* 的表达异常和血中肾素及血管紧张素Ⅱ的活性和浓度升高，能够通过调控血管平滑肌的增殖、迁移来影响高血压患者血压和血管壁结构，从而参与高血压病的发生发展过程。

目前尚无专门针对高血压患者血管平滑肌细胞功能不全的治疗药物。然而实验证明当前常用的降压药物大多数对血管平滑肌细胞功能有一定的改善作用。因此，以改善血管平滑肌细胞为治疗靶点的新一代抗高血压药物的研发必将带动心血管系统药物的创新，为高血压病的防治带来更大的突破。

2. 血管平滑肌细胞参与肺动脉高压　各种原因引起的严重肺动脉高压共同的基本病理学改变是肺血管重塑。肺血管重塑在肺动脉高压的发生中起着关键性的作用，肺血管重塑是指构成肺动脉血管的内皮细胞、平滑肌细胞、成纤维细胞的增殖和肥大及细胞外间质合成分泌的增多。肺血管重塑的细胞和分子机制十分复杂，各种损伤因素致使各种促增殖效应的介质通过旁分泌和自分泌作用生成增加并与血管基质和血管平滑肌细胞接触，继而促进平滑肌细胞增生、肥厚。进而出现以新生内膜形成为先导的不可逆转的一系列病理形态学改变。因此肺动脉高压与血管平滑肌细胞增殖密切相关。

目前的研究认为，肺动脉平滑肌细胞(pulmonary arterial smooth muscle cell，PASMC)增殖在肺血管重塑中起着主导性的地位，因而探索介导 PASMC 增殖的分子生物学机制并据此而进行相关的干预，是治疗肺动脉高压的热点之一。与 PASMC 增殖相关的信号通路，有 RhoA/ROCK、Ca^{2+}-CaN-NFAT、转化生长因子 β(TGF-β)/Smad、Notch、MAPKs 和 PI3K-Akt 信号通路。

尽管药物治疗取得了较大的进展，但治疗肺动脉高压仍然难以取得满意疗效。目前抗肺动脉高压的治疗以从血管扩张药为主转向抗增殖作用为主，故抑制平滑肌增殖是抗肺动脉高压的一个重要因素。

3. 血管平滑肌细胞参与动脉粥样硬化　血管平滑肌细胞是血管壁的一个重要构成部分，其增殖与迁移在动脉粥样硬化形成的早期、中期、后期及血管狭窄性疾病的发病机制中都起着关键性的作用，它是“纤维帽”的主要组成部分，是决定粥样硬化斑块“纤维帽”稳定性的主要因素。研究证实，血管平滑肌细胞表型转化、血管平滑肌细胞源性泡沫细胞、增殖、迁移、凋亡在动脉粥样硬化的调控中起着重要的作用。

血管平滑肌细胞在动脉粥样硬化中起到重要作用，但具体机制尚未阐明。心血管分子影像学在动脉粥样硬化斑块成像等新方法的建立，为心血管动脉粥样硬化疾病的研究提供了新技术。因此，对血管平滑肌细胞与动脉粥样硬化关系深入的了解，有利于开发出靶向血管平滑肌细胞的药物，可有效地防治动脉粥样硬化的发生发展。

4. *血管平滑肌细胞参与肿瘤* 1971 年 Folkman 提出“肿瘤生长依赖于血管生成”观点，使人们对血管生成的重要性有了新的认识。肿瘤的生长依赖于新血管生成。

肿瘤血管生成以两种方式发生：一种是肿瘤细胞团现处于无血管期生长，后因缺氧而产生大量血管生成因子，从而诱导血管生成；另一种是瘤细胞先依赖宿主组织已存在的血管生长，继而出现瘤内血管消退，因缺氧而产生大量血管生成因子，从而诱导血管生成。在血管促进因子的刺激下，血管内皮基底膜降解，内皮细胞迁移至肿瘤部位并大量增殖形成微管样结构，继而在平滑肌细胞、周细胞等的支持下形成血管。大量研究也表明，血管促进因子在血管平滑肌细胞的迁移、增殖、肿瘤血管的生成、在肿瘤血管的构成中扮演着重要的角色。

目前已知物理、化学、生长因子、血管活性物质、细胞外基质、转录因子和原癌基因等均可促进抑制血管平滑肌细胞表型转换和增殖，许多研究表明原癌基因表达异常可能是血管平滑肌细胞表型转换的潜在机制。

目前已有抗肿瘤血管生成的靶向治疗，肿瘤诱导的新生血管与正常血管在构造上有巨大差异，表现为不成熟，缺乏神经、肌肉、淋巴引流。血管内皮细胞是制约肿瘤细胞生长的关键，是抗肿瘤血管生成治疗最好的靶位，也容易做到对肿瘤的高度选择性。然而以血管平滑肌细胞为靶点的药物罕见报道。

5. *其他疾病* 很多文献报道了血管平滑肌细胞也参与其他疾病的发生发展，如脑血管病、冠状动脉硬化性心脏病、门静脉高压症、生殖疾病、糖尿病、肾病、眼科疾病等疾病。因此，以改善血管平滑肌细胞为治疗靶点的药物的研发，必将带动心血管系统药物的创新，为血管平滑肌细胞相关疾病的防治带来更大突破。

四、作用血管平滑肌的药物

血管平滑肌细胞的增殖、迁移、分泌、钙化、衰老等生物功能与血管平滑肌细胞相关疾病密切相关，因此，靶向这些介导的细胞信号转导途径、调控方式是预防和治疗血管平滑肌细胞的关键。目前针对这些途径研发了大量的药物，如内皮素受体拮抗剂、EGF 受体拮抗剂、5-HT_2 受体拮抗剂、前列环素受体激动剂、HMG-CoA 还原酶抑制剂、钙增敏剂、丝氨酸/苏氨酸激酶抑制剂、酪氨酸激酶抑制剂、Rho 激酶抑制剂、可溶性鸟苷酸环化酶激动剂、前列环素类似物、二氯乙酸(dichloroacetic acid)、血管平滑肌细胞离子通道剂、血管平滑肌细胞物质交换体调节剂、血管新生调节剂、磷酸二酯酶抑制剂等。

但这些药物都存在不同程度的不良反应，因此，开发更为稳定、安全、有效的药物，将进一步提高病人的生活质量。相信随着方法和实验技术的不断改进，保护血管平滑肌细胞的功能在疾病的防治方面将进一步成熟，从而更好地指导临床运用。

五、涉及血管平滑肌细胞的分子生物学常用实验技术

尽管目前针对血管平滑肌细胞疾病的药物研发已经取得很大进步，但仍需进一步的探索，而血管平滑肌细胞的分子生物学常用实验技术的发展，如血管平滑肌细胞的收缩实验、血管平滑肌细胞的增殖实验、血管平滑肌细胞的迁移实验、血管平滑肌细胞的表型转化实验、血管平滑肌细胞的钙化实验等，为血管平滑肌细胞的生物、生理学功能的探索提供了技术支持，同时

也为快速、灵敏、简单地预防、诊断和治疗血管平滑肌细胞相关疾病及机制研究提供了便利，进一步推动了研发血管平滑肌细胞相关疾病相关药物的步伐。

六、问题与展望

血管平滑肌细胞发挥着重要的生理作用，其受到损伤会导致许多疾病的发生，引发疾病的进一步发展。近年来研究表明，血管平滑肌细胞障碍还在高血压、动脉粥样硬化、肺动脉高压、肿瘤等疾病的发生发展中起着重要的作用。

但目前仍然有很多问题有待解决：如近年来关于血管平滑肌细胞与自噬、长链非编码、Warburg 效应、氧化应激和炎症关系的研究日益增多，但具体的分子机制仍然不是很清楚；如长链非编码能调节血管平滑肌细胞的功能，促进血管平滑肌细胞的分化，但具体机制如何仍然有待进一步探索；自噬能够调控血管平滑肌细胞的增殖、迁移、基质分泌、衰老、收缩与舒张、分化等过程，自噬又能保护血管平滑肌细胞使其免受凋亡的损害，却不能解释为什么只是诱导药能够抑制血管平滑肌细胞的表型转化，但细胞因子诱导自噬对血管平滑肌细胞的作用却相反。活性氧(reactive oxygen species，ROS)既能参与血管平滑肌细胞的多种信号通路，又能损伤血管壁上平滑肌细胞，参与血管损伤相关疾病的过程。血管平滑肌细胞参与肿瘤血管生成，但具体机制仍不清楚。相信随着研究的进一步深入，造成 VSMC 损伤的机制及其保护措施会日益清楚，以 VSMC 为靶点的新药物和新治疗手段将为临床防治相关疾病提供更好的依据，将继续开拓血管平滑肌细胞研究和应用的新篇章。

（李兰芳　陈临溪）

参 考 文 献

Leung A，Stapleton K，Natarajan R. 2016. Functional long non-coding RNAs in vascular smooth muscle cells. Curr Top Microbiol Immunol，394：127-141.

Ross R，Glomset J，Kariya B，et al. 1974. A platelet-dependent serum factor that stimulates the proliferation of arterial smooth muscle cells in vitro. Proc Natl Acad Sci USA，71(4)：1207-1210.

Tai S，Hu XQ，Peng DQ，et al. 2016. The roles of autophagy in vascular smooth muscle cells. Int J Cardiol，211：1-6.

Zetter BR，Antoniades HN. 1979. Stimulation of human vascular endothelial cell growth by a platelet-derived growth factor and thrombin. J Supramol Struct，11(3)：361-370.

第二节　血管平滑肌细胞生长增殖

一、生理、生化、生物学特征

在生理及病理状态下，各种不同的生长因子及细胞因子均可以影响 VSMCs 的增殖、生长、迁移及凋亡等重要的生物学功能。研究表明，Ang Ⅱ、PDGF、ET-1、TGF、ECM 等均参与 VSMCs 的生长及增殖的调控过程。

1. AngⅡ　是因失血引起循环血量减少或肾病导致肾血流量减少等刺激肾小球旁器的

球旁细胞分泌的一种酸性蛋白质,即肾素。肝合成的血管紧张素原(属 α 球蛋白)是其前体,被水解为 AngⅠ。AngⅠ随血液流经肺循环时,受肺所含的血管紧张素转化酶作用,被水解为 8 肽的 AngⅡ,部分 AngⅡ受血浆和组织液中血管紧张素酶 A 的作用,被水解为 7 肽的 AngⅢ。AngⅡ是血管紧张素中最重要的组成部分。人体的 VSMCs、肾上腺皮质球状带细胞及脑、心和肾细胞上均存在血管紧张素受体,其与 AngⅡ结合产生多种生理效应。AngⅡ作用于血管平滑肌,可使全身微动脉收缩、动脉血压升高。AngⅡ是已知的最强的缩血管活性物质之一。作用于外周血管,使静脉收缩,回心血量增加;作用于中枢,可引起渴觉。

2. PDGF 源于血小板的 α 颗粒中的分离碱性蛋白质和酪氨酸激酶肽段的结构域。PDGF 由 A 链、B 链、C 链、D 链构成 5 种二聚体形式,即 PDGF-AA、PDGF-BB、PDGF-AB、PDGF-CC、PDGF-DD。PDGF 是刺激 VSMC 从收缩型向合成型(增殖型)转化的强效细胞生长因子。当受体与其配体结合后促使两个受体分子形成二聚体,激活细胞内结构域酪氨酸残基自身磷酸化或促使激活特殊靶蛋白的酪氨酸残基磷酸化,从而将信号转导途径传入细胞内,经级联效应参与调控细胞的生命活动如细胞存活、ECM、趋化活性、缩血管活性、促细胞增殖及参与磷酸酯酶激活等生物学功能。研究表明,PDGF 作为一种重要的促有丝分裂因子,能明显诱导 VSMCs 增殖和迁移过程。

3. TGF 有 TGF-α 和 TGF-β 两种多肽类生长因子。TGF-α 由巨噬细胞、脑细胞和表皮细胞产生,可诱导上皮及平滑肌细胞生长。TGF-β 是由 $TGF\text{-}\beta_1$、$TGF\text{-}\beta_2$、$TGF\text{-}\beta_3$ 这 3 种亚型组成的多功能超家族蛋白,可以激活细胞表面的 TGF-β 受体(作为丝氨酸、苏氨酸激酶受体),影响细胞的生长、分化、增殖、凋亡及免疫调节等功能。研究表明,TGF-β 的表达与不同表型 VSMCs 状态密切相关,TGF-β 可能通过不同的信号传递分子调控细胞增殖功能,并在 VSMCs 由合成表型逆转为分化表型的分子调控中发挥重要的作用。

4. ET 是由 21 个氨基酸残基组成的活性多肽,迄今为止发现最强的缩血管物质之一。ET-1 不仅存在于血管内皮,也广泛存在血管平滑肌等细胞中,引起血管收缩、细胞增殖,对维持基础血管张力与心血管系统稳态起重要作用。肾上腺素、血栓素、血管加压素、血管紧张素、胰岛素、细胞因子、血管壁剪切力与压力的变化及缺氧等物理因素均可刺激 ET-1 的合成;一氧化氮、PGI_2、心房利钠肽及肝素等影响因素可抑制 ET-1 的合成。内皮细胞分泌 ET 等多种细胞因子促进 VSMCs 增殖,其中 ET-1 发挥主要的作用。在自发性高血压大鼠的 VSMCs 中,处于 G_1/S 期的 VSMCs 中 ET 浓度明显高于 G_2/M 期。因此,ET-1 是为促使 VSMCs 增殖的关键因子之一。

5. *凝血酶* 是一种丝氨酸蛋白酶,在人体内发挥抗凝作用的血管活性肽物质。由凝血酶原复合物中的非活性凝血酶原在Ⅹa 因子(FⅩa)的作用下通过蛋白裂解的方式产生。当循环凝血因子在暴露的血管外组织与组织因子相接触时,凝血酶会在组织上聚集。凝血酶通过激活血小板,催化纤维蛋白原转化为纤维蛋白,促进血块稳定而局部应用后作用于病灶表面的血液很快形成稳定的凝血块,用于控制毛细血管、静脉出血或作为皮肤、组织移植物的黏合、固定剂。凝血酶对血液凝固系统的其他作用,还包括诱发血小板聚集、继发释放反应等。凝血酶激活凝血酶受体,其信号转导途径主要是 MAPKs、Jak-STAT、SAPKs 及蛋白酪氨酸激酶受体(PTK 受体)等,且参与 VSMCs 增殖。

6. ECM 是由细胞合成并分泌到细胞表面、细胞间及细胞外的多糖、蛋白质等大分子物质。细胞外基质的组成有糖胺聚糖(glycosaminoglycan)、结构蛋白及黏着蛋白(adhesive pro-

tein)等成分，并以胶原和蛋白聚糖为基本骨架在细胞表面形成纤维网状复合物，这种复合物通过纤维粘连蛋白或层粘连蛋白及其他的连接分子，直接与细胞表面受体连接或附着到受体上。这些物质构成复杂的网架结构，支持并连接组织结构，调节组织的发生和细胞的生理活动。ECM 通过与 VSMCs 表面上的整合素受体结合形成黏着斑，激活黏着斑激酶，触发细胞内一系列信号传导，对于 VSMCs 迁移和增殖过程具有重要的作用。

二、调控及机制

VSMCs 的表型转化、增殖、迁移到血管内膜，导致内膜增生是高血压、动脉粥样硬化和血管介入治疗后再狭窄等疾病主要病理过程的重要环节。大量研究表明，Ang Ⅱ、PDGF、ET-1，TGF、凝血酶及 ECM 等细胞因子，通过影响多种信号转导途径参与 VSMCs 增殖的调控过程，从而参与血管增生性疾病的发生发展。

1. AngⅡ相关调控机制　AngⅡ作为血管细胞分泌的最强的缩血管活性物质能够介导 VSMCs 的增殖。AngⅡ与 AT1 受体结合，激活 Jak/STAT 通路，从而介导大鼠 VSMCs 增殖。AngⅡ受体Ⅰ阻滞药(Valsartan)可以抑制内膜受损动脉中膜 VSMCs 增殖。氧化型低密度脂蛋白促进肾素受体的表达，从而与 AngⅡ结合，诱导人主动脉 VSMCs 增殖。小凹蛋白 1 可促进血管紧张素Ⅱ诱导 VSMCs 增殖。人白细胞介素 10 可显著抑制 AngⅡ诱导的 VSMCs 增殖。Sirt3 抑制血管紧张素Ⅱ诱导的小鼠 VSMCs 增殖。MAPK/ERK 信号通路介导 miR-320a 靶向调节 MMP-9 水平，抑制血管紧张素Ⅱ诱导的人主动脉 VSMCs 增殖迁移功能；另外，miR-155 及 miR-130a 也能够下调 AT1R 的表达，抑制血管紧张素促进的 VSMCs 增殖。

2. PDGF 相关调控机制　VSMC 能够合成及分泌 PDGF，与细胞膜上的 PDGF 受体自身磷酸化结合后激活下游的信号通路发挥生物学作用。目前研究证实，MAPK、ERK-MAPKP38-MAPK、JNK-MAPK 等 3 个 MAPK 途径均可介导 PDGF 促进 VSMCs 增殖及迁移。血小板源性生长因子 BB(PDGF-BB)通过 Pim-1 调节 VSMCs 增殖，STAT3 可能参与了 PDGF-BB 诱导的 VSMCs 增殖过程。VSMCs 增殖核受体 Nur77 也参与 PDGF 诱导的 VSMCs 增殖。SHH 信号通路阻断剂(cyclopamine)可抑制 PDGF 诱导 VSMCs 增殖的作用。

3. TGF-β_1 相关调控机制　TGF-β_1 诱导血管平滑肌细胞表达 MMP9 的过程，是由依赖 ROS 的 ERK-NF-κB 信号通路介导。TGF-β 通过调控 Sirt1 和 Sirt2 上调 VSMC 缝隙连接蛋白-43 的表达，从而参与自发性高血压大鼠诱导的 VSMCs 增殖。TGF-β_1/Smad$_4$ 调控 VSMCs 分化功能；Smad$_7$ 信号传导通路发挥 VSMCs 增殖。因此，TGF-β/Smads 在 VSMCs 由合成表型逆转为分化表型的分子调控中发挥重要作用。反义 Smad$_3$ 腺病毒载体转染对增生型 VSMC 具有增殖抑制作用，为阻断 TGF-β_1 信号转导和预防增生性血管病变奠定了基础。TGF-β_1 和 Fenofibrate 联合使用诱导 VSMC 分化和抑制 VSMC 增殖及迁移，这一过程与促进 KLF$_4$ 表达有关。TGF-β_1 诱导的 Smad$_2$/Smad$_3$ 蛋白磷酸化依赖 ERK 通路激活，但对 TGF-β_1 的抑制平滑肌细胞增殖的作用无影响。因此，ERK 信号转导通路可能不参与 TGF-β_1 介导其增殖过程。Slit2-RAC1 通路介导 TNF-α 诱导的大鼠胸主动脉 VSMCs 增殖及迁移。

4. ET-1 相关调控机制　ET-1 通过 MEK/ERK 通路诱导细胞周期，参与 VSMC 增殖调节。ET-1 还通过影响细胞周期调节素 D1 与细胞外信号调节性激酶通路促进 VSMCs 增殖。

血管紧张素17(Ang-17)能够依靠浓度依赖性抑制ET-1诱导的VSMCs增殖。ET-1通过激活内皮素A型受体(ETAR)促进VSMCs增殖,雌激素可以影响ETAR的表达从而抑制ET-1引起的VSMC增殖。而且,17β-雌二醇(17β-estradiol,E_2)显著抑制ET-1诱导的VSMCs增殖,其过程与增加的caveolin-1蛋白表达有关。一氧化氮抑制ET-1促VSMC增殖的作用,此作用与细胞内PKC及MAPK信号转导途径有关。生长抑素(STT)具有抑制ET刺激的MAPK系统激活的作用,且这种作用可能与抑制ET促细胞增殖的分子机制相关。

5. 凝血酶相关调控机制　凝血酶显著抑制VSMCs中PDGFα和PDGFβ mRNA的表达,对VSMCs有较强的促增殖作用。pp69csrc介导自分泌PDGF参与凝血酶诱导的VSMCs增殖。反义凝血酶/凝血酶受体反义序列明显通过下调凝血酶受体DNA、mRNA和蛋白的表达影响细胞内信号传递,进一步抑制VSMCs的增殖。凝血酶促进自发性高血压大鼠中VSMCs的增殖作用,其与细胞核的NF-κB信号转导通路有关。另外,凝血酶引起血管平滑肌细胞ET的合成和释放,ETA受体阻滞剂可部分阻断凝血酶诱导的VSMC增殖,凝血酶引起血管平滑肌细胞增殖的延迟作用可能与此有一定关系。STAT-5B/HSP27/FGF-2通路介导凝血酶诱导的血管平滑肌细胞增殖迁移中的作用。

6. ECM相关调控机制　ECM通过与VSMCs表面上的整合素受体结合形成黏着斑,激活黏着斑激酶,触发细胞内一系列信号传导,对于VSMCs迁移和增殖过程具有重要的作用。VSMCs和ECM之间的相互作用参与了VSMCs增殖的调控,且涉及多种生长因子、生物活性物质及不同的信号传导途径包括整合素、黏着斑激酶(focal adhesion kinase,FAK)、丝裂素激活蛋白激酶通路(MAPK)和磷脂酰肌醇3激酶通路及过氧化体增殖物激活型受体γ。其中过氧化体增殖物激活型受体γ是主要的传导信号分子。周期性张应变和TGF-$β_1$共同刺激,能防止VSMCs由收缩表型向合成表型去分化,促进ECM的Ⅰ型胶原和弹性蛋白合成,从而维持血管结构和功能的稳定。这一过程与Sirt1和Sirt2信号通路相关。

7. miRNA相关调控机制　大量研究表明,小分子RNA-146a通过上调核因子-κB p65、PCNA的表达促进VSMCs的增殖和迁移,下调Bax表达抑制VSMCs的凋亡。因此,小分子RNA-146a可能以正反馈调控核因子-κB表达的方式促进动脉粥样硬化、血管介入治疗后再狭窄的发生发展。牵张力激活ERK信号通路及ACE的表达上调来抑制主动脉VSMCs中miR-145的表达,从而促进细胞由收缩型向分泌表型转化。

miR-34a-Notch1信号通路抑制VSMCs表型转化后的增殖及迁移能力,miR-34a可能作为VSMCs增殖相关血管疾病的新靶点。周期性张应力通过激活p38 MAPK信号通路参与VSMCs的增殖。激活瞬时受体电位TRPV1通过抑制Akt信号通路而抑制自发性高血压诱导的VSMCs的增殖过程。Geminin基因通过调控DNA复制的启动,影响VSMCs表型转化及增殖的过程。

8. Apelin/APJ系统相关调控机制　Apelin/APJ系统诱导可诱导VSMCs增殖。研究发现ERK1/2-cyclinD1、PI3K-Akt及14-3-3-ERK1/2信号通路介导apelin-13促进大鼠VSMC增殖。随之,ERK1/2-NADPH氧化酶4(NADPH oxidase 4,NOX4)-活性氧(reactive oxygen species,ROS)及Jagged-1-Notch3通路介导apelin-13促进大鼠VSMC增殖新机制也被发现。另外,Egr1-OPN-ERK1/2信号也可介导apelin-13诱导VSMC增殖。因此,Apelin/APJ系统在VSMC增殖过程中发挥着重要的作用。

三、生物学意义

VSMCs 异常增殖及其从动脉中层向内膜迁移是高血压、动脉粥样硬化和血管成形术后狭窄等心血管疾病的重要病理改变，其增生过程与多种生长因子、血管活性肽等参与密切相关。大量研究表明，Ang Ⅱ、PDGF、ET-1、TGF、凝血酶及 ECM 等参与血管增生性疾病的发生及发展。通过基因学分析和胞内信号转导途径的研究发现了更多影响 VSMCs 增殖的详细分子机制，这对心血管系统疾病的防治具有重要的理论意义，并为寻找预防及治疗增生性血管疾病药物分子靶标提供理论依据。

四、研 究 展 望

VSMCs 异常增殖是血管增生性疾病发生的关键环节，阐明病理条件下各种诱导因素导致血管壁受损、细胞浸润，继而释放多种生长因子、细胞因子激活相应受体，而引起信号在胞质或胞核之间的细胞内信号通路的转导具有重要的意义。但目前就其具体的发病机制研究得还不甚清楚。如 VSMCs 增殖的信号转导的复杂网络系统、多种信号通路调控之间的交叉对话有待进一步阐明。相信随着研究的不断深入及新的研究方法的建立，这些问题可逐步解决，从而为探索细胞间信号传递与交流开拓出新的领域，并对干预其病理变化寻找新的药物靶点。

（何　璐　李兰芳）

参 考 文 献

李峰，李兰芳，秦旭平，等.2007.Apelin-13 促血管平滑肌细胞增殖作用研究.中国药理学通报，07：949-953.

Chen Z，Liu S，Cai Y，et al.2016.Suppressive effect of formononetin on platelet-derived growth factor-BB-stimulated proliferation and migration of vascular smooth muscle cells.Experimental and Therapeutic Medicine，12：1901-1907.

DiRenzo DM，Chaudhary MA，Shi X，et al.2016.A crosstalk between TGF-beta/Smad3 and Wnt/beta-catenin pathways promotes vascular smooth muscle cell proliferation.Cellular Signalling，28：498-505.

第三节　血管平滑肌细胞凋亡

细胞凋亡是一种不同于细胞坏死的细胞死亡形式，是在正常生理或病理状态下受基因调控的细胞主动性“自杀”的程序化死亡过程（programmed cell death，PCD），它的形态特征包括染色质浓缩边集、核固缩、细胞质浓缩、凋亡小体形成及邻近细胞吞噬凋亡小体等。VSMC 是构成血管壁的重要成分，其在病理状态下增殖、凋亡、失平衡参与了动脉粥样硬化（atherosclerosis，AS）及血管成形术后再狭窄、动脉瘤形成、高血压等心血管疾病的发生发展过程。因此，有关血管平滑肌细胞凋亡的研究，目前已经成为心血管疾病防治研究的热点。目前认为，细胞是在许多凋亡诱导因素作用下，通过激活不同信号转导通路启动凋亡相关基因，激活相关的酶而使凋亡启动。

一、生理、生化、生物学特征

1. 生理学特征　平滑肌细胞广泛分布于人体的呼吸道、消化道、泌尿系统及血管壁中，平滑肌细胞通过缩短产生张力，使相应器官或血管运动和变形。动脉血管壁由内膜、中膜、外膜三层结构组成。内膜层包括内皮、内皮下层及内弹性膜层；中膜层有平滑肌细胞及弹性纤维、胶原纤维；外膜层主要由疏松结缔组织构成。不同血管平滑肌细胞所占比例有所不同。大动脉以弹性膜为主，含有少量的平滑肌，而中动脉则主要由平滑肌组成。

正常血管壁中的平滑肌细胞处于分化状态，呈收缩表型。分化状态的细胞胞质内肌纤维丰富，而内质网和高尔基体等细胞器含量较少。收缩表型的平滑肌细胞主要通过表达特异性收缩蛋白及骨架蛋白维持血管张力，调节血管功能，而增殖、迁移能力弱。为适应生理的需要，平滑肌细胞在一定条件下也会转化为合成（增殖）表型，由收缩型分化状态转变为合成型去分化状态；也可由干细胞分化为增殖表型再转化为收缩表型。处于合成表型的平滑肌细胞胞质内含有较多的核糖体、内质网、高尔基体等细胞器，收缩功能减弱，合成和分泌功能增强，促进平滑肌细胞的增殖和迁移。由合成表型转为收缩表型的受阻常会导致各种血管性疾病的发生。

2. 生化及生物学特征　目前研究认为，VSMC 凋亡在血管重塑、血管壁炎症、AS 中发挥着重要作用，已成为 AS 发病机制研究的热点问题，实验性 AS 模型和人类 AS 标本均证实了 VSMC 凋亡与 AS 的关系。AS 斑块中 VSMC 主要位于斑块纤维帽中，细胞凋亡相关基因或死亡受体（death receptors，DRs）表达增多都可以直接促进粥样硬化斑块纤维帽内的平滑肌细胞发生凋亡。利用电镜观察小鼠动脉演变和生理性死亡发现，VSMC 顺序性地出现核酸小体解聚、细胞核固缩和细胞质浓缩，最后形成碎片被巨噬细胞吞噬，从形态上证实了 VSMC 凋亡的存在。在细胞凋亡发生过程中，从生物化学变化来看，主要有细胞染色体 DNA 的片段化和大分子 DNA 片段生成；从形态学变化来看，主要是形成胞膜完整的凋亡小体（apoptotic bodies）。

此外，研究发现，将人 AS 的冠状动脉 VSMC 分离培养，以电镜下凋亡小体和凝胶电泳中典型的阶梯状图谱为特点计算凋亡细胞的数量，VSMC 即使在高浓度血清培养时，24h 凋亡率已达（8.7±1.8）%，当清除血清时高达（16.8±2.7）%，显著高于正常 VSMC，说明斑块内的 VSMC 具有内在凋亡易感性。VSMC 凋亡后产生的 DNA 裂解片段可引起脂质过氧化物的聚集并最终导致血管壁的氧化应激反应。其他动物实验和临床研究也都证实粥样硬化的冠状动脉、颈总动脉、主动脉均存在细胞凋亡，尽管各实验报道的 VSMC 凋亡率不同，但均说明了 AS 与 VSMC 凋亡关系密切。

二、调控及机制

细胞凋亡信号转导通路是极其复杂的过程，由多种基因共同参与，许多因素都可以通过激活不同的信号途径而致细胞凋亡。半胱氨酸蛋白酶（caspases）家族属于天冬氨酸特异的半胱氨酸蛋白酶，在细胞凋亡的过程中，caspases 家族在其信号转导系统中起着非常重要的作用，其中 caspase-3 为关键的信息分子，是凋亡机制的核心成分。目前认为，抑制细胞凋亡的基因 *bcl-2* 与促进细胞凋亡的基因 *bcl* 相关 x 蛋白（Bax）是细胞凋亡调控最关键的基因族。经典的细胞凋亡途径有两条：细胞外途径（细胞表面死亡受体途径）和细胞内途径（线粒体途径）。两条途径最终都是激活 caspase 家族而导致细胞凋亡。

细胞外途径主要由 Fas 配体（FasL）-Fas-Fas 相关死亡结构域（Fas-associated death domain，FADD）蛋白构成。细胞外受体存在于心血管组织，其表达可受许多病理因素影响，与配体相互结合后激活下游的信号转导，引起细胞凋亡。在细胞内途径中，细胞内部的变化是凋亡发生的重要因素，这方面尤以线粒体病变最引人注目。凋亡启动后，Bax 由胞液转移至线粒体膜上，在此构建膜孔或裂隙。上述基因对细胞凋亡的作用十分复杂，这些基因之间存在着复杂的相互制约或相互促进关系。目前对 VSMC 的凋亡过程及其调控因素虽然有了一定的认识，但调控凋亡的确切机制尚需进一步探讨。

(一)VSMC 凋亡的途径

1. *死亡受体信号途径*(death receptor pathway)　细胞凋亡受多种因素调控，AS 病变中平滑肌细胞凋亡与细胞膜上表达死亡配体的炎细胞关系密切。死亡受体介导的细胞凋亡途径是平滑肌细胞凋亡机制中最具特征的一条信号分子转导通路，通过细胞膜表面受体与胞外的死亡相关因子(TNF-α、FasL、TRAIL、Apo-3L 等)结合激活死亡受体信号途径引起细胞凋亡。经典的死亡受体及其相关配体，有 Fas/FasL、$TNFR_1$/TNF-α、DR_3(TRAMP、Apo-3、Wsl-1)/Apo-3L、DR_4(TRAIL-R_1)/TRAIL、DR_5(TRAIL-R_2)/TRAIL。研究发现死亡受体蛋白 cDNA 序列中包含一段由 80 个氨基酸残基组成的特殊区段，称为死亡结构域(death domain)，是受体蛋白发挥促凋亡作用的关键位点。

Fas 受体是最常见的死亡受体，属于肿瘤坏死因子(tumor necrosis factor，TNF)受体和神经生长因子(nerve growth factor，NGF)受体超家族，Fas 又称 Apo-1，被命名为 CD95，是一种跨膜蛋白，广泛存在于多种组织细胞中，如心脏及 AS 病变，主要以膜受体形式存在，在细胞凋亡中具有信号传导作用。

FasL(CD95/APO-L)是 Fas 的配体，分布较为局限，仅表达于活化的 T 细胞、自然杀伤细胞、胎盘滋养细胞等处。Fas 与 FasL 结合使细胞表面 Fas 分子交联，Fas 胞内的死亡结构域(death domain，DD)与 Fas 相关蛋白(Fas-association protein with death domain，FADD) C 末端的 DD 结合，激活 FADD，FADD 通过死亡效应域(death effector domain，DED)与 caspase-8 酶原结合，形成死亡诱导信号复合体(death inducing signaling complex，DISC)，激活 caspase-8，活化的 caspase-8 进一步活化效应 caspases 如 caspase-3，活化的 caspase-3 能特异性地切割细胞 DNA，可将其他酶蛋白作为级联切割底物并引发细胞凋亡。同时 caspase-3 也可以激活 caspase-2、caspase-6、caspase-8、caspase-10 酶原，形成正反馈放大凋亡信号。Fas/FasL 还可以通过线粒体途径引起细胞凋亡。但细胞内也含有凋亡调节抑制蛋白(FLICE-like inhibitory protein，Flip)，可抑制 caspase-8 蛋白酶途径相关的凋亡复合物的活性，使 DED 结构域失活达到抗凋亡效果。除了胞内抑制蛋白，仍存在其他机制可抑制 Fas 受体活性，如诱骗受体(decoy receptors，DcR3)等。

Fas/FasL 凋亡系统涉及正常血管形成和许多血管病变的发生，包括高血压、AS 等。早期研究证实，VSMC 对 Fas 配体敏感，通过调控相关细胞因子还能增强平滑肌细胞表面 Fas 配体的敏感性。同时，在 AS 中 VSMC 广泛表达 Fas 抗原，而被激活的内皮细胞和 T 淋巴细胞表达 Fas 配体，Fas 抗原通过与 Fas 配体结合激活 caspase 级联反应可诱导表达 Fas 抗原的细胞发生凋亡。VSMC 中的 Fas 蛋白主要位于细胞内高尔基体，通过表达 P53 基因和 IFN-γ 可使储存在细胞内的 Fas 运输到细胞表面，激活死亡受体信号通路启动凋亡。

$TNFR_1$、DR_3、DR_4、DR_5、DR_6 都是肿瘤坏死因子受体(TNF receptor，TNFR)家族的重要成员。它们均含有不同大小的半胱氨酸富集区，并且都包含有 DRs。DRs 可与 FADD 结合启动死亡受体信号转导途径调节细胞凋亡，也可与肿瘤坏死因子受体相关死亡域(TNF receptor associated death domain,TRADD)结合启动凋亡信号转导通路或非程序性死亡信号转导通路。其中 DR_4、DR_5 受体结合 FADD 促进细胞凋亡,而 $TNFR_1$、DR_3、DR_6 结合 TRADD 主要调节促炎性效应和细胞增殖效应。此外,$TNFR_1$ 结合 TRADD 后及 DR_4、DR_5 均可通过 FADD-caspase-8/10 途径促进细胞凋亡。

当细胞内的 TNF 与其受体 $TNFR_1$ 结合后,通过两条途径介导细胞凋亡。一方面,可使 $TNFR_1$ 的 DD 结构域激活,使其与 TRADD 死亡域结合蛋白相结合,并将 FADD 招募到 $TNFR_1$ 复合体上,激活 FADD,作用于 caspase-8 酶原,活化的 caspase-8 激活下游 caspase-3,使细胞凋亡;另一方面,使 MAPK 失活,引起 Bcl-2 表达下降,导致 MOMP、细胞色素 C(cytochrome C,CytC)释放,caspases 家族一系列级联活化,促进细胞凋亡。但细胞内的 DR_5 受体不与 FADD 和 TRADD 结合。由于 TRADD 与 FADD 结构的相互作用,使得细胞内的 TNF-α 信号通路与 Fas 信号通路相关联,且 FasL 和 TNF-α 都依赖于 caspase 凋亡家族的活化。

2. 线粒体途径(mitochondrial pathway) 线粒体是细胞内的重要细胞器,对细胞代谢、ATP 产生、氧化应激及凋亡调节都具有重要作用。线粒体介导的细胞凋亡信号通路又称为内源性凋亡途径,在大多数情况下细胞凋亡是通过线粒体途径进行。正常情况下 CytC 存在于线粒体内部,辅助呼吸链中电子的传递。氧化应激或其他凋亡信号刺激时,导致线粒体外膜透化(mitochondrial outer membrane permeabilization,MOMP),膜间隙蛋白释放,其中最为重要的为 CytC,该蛋白从线粒体膜间隙释放到胞质内,可与 Apaf-1 结合,后者又与 caspase-9 酶原结合,激活 caspase-9,活化的 caspase-9 激活下游 caspase-3,引发一系列的凋亡反应,这是经典的 CytC 诱导凋亡发生途径。但也有研究发现,缺氧状态下细胞仍能因外界刺激发生凋亡,并能被 bcl-2 抑制,而处于缺氧状态下的细胞内只能合成脱血红素的 CytC,不能与 Apaf-1 结合,可推测 CytC 并不是导致细胞凋亡所必需的细胞因子,尚有另外因素激活 caspase 途径诱导细胞凋亡。

目前报道有 bcl-2 家族蛋白和 Ca^{2+}、活性氧(reactive oxygen species,ROS)两条途径可引起 MOMP。①bcl-2 家族蛋白:bcl-2 蛋白可分为诱导凋亡和拮抗凋亡两种,bcl-2 蛋白家族的结构中特征性的同源序列称为 bcl-2 同源结构域(bcl-2 homology,BH),这些同源结构域的划分与 Bcl-2 蛋白功能分类一致。已知的抗凋亡蛋白 bcl-2、bcl-XL、bcl-w、mcl-1 含有 BH1-4 结构域,这些抗凋亡蛋白位于线粒体外膜、核被膜和内质网膜,在维持线粒体的稳定中起重要作用,通过稳定线粒体膜电位,阻止线粒体膜电位的下降,抑制线粒体通透性的改变,阻止 CytC 的释放,进而阻断半胱天冬酶的激活而抗凋亡。bcl-2 蛋白的抗凋亡功能可能也与调节内质网和线粒体中适宜的 Ca^{2+} 浓度,使其保持动态平衡,避免线粒体中由于 Ca^{2+} 浓度过高有关。已知的诱导凋亡蛋白 bcl-2 分为两种类型,Bax、Bak、Bok 蛋白含有 BH1-3 结构域,BH3 蛋白仅含有 BH3 结构域。bcl-2 基因家族的另一成员 Bax 基因,编码一个与 bcl-2 氨基酸高度同源的蛋白质 Bax,它不但可以拮抗 bcl-2 的保护效应,还可以直接促进细胞凋亡。当 bcl-2 蛋白表达下调时,导致 Bax 或 Bak 寡聚化,在线粒体外膜上形成孔状结构,引起 MOMP;而抗凋亡蛋白则通过与促凋亡蛋白结合形成异源二聚体,使 bax 或 bak 不能聚集,来阻碍 MOMP。Bid 蛋白、Bim 蛋白、Bad 蛋白仅含有 BH3 结构域,可直接激活促凋亡蛋白 Bax 和 Bak,并抑制抗凋亡蛋白 bcl-2 和 bcl-XL 的活性。在正常生理状态下,细胞内仅含有 BH3 结构域的 Bid 蛋白处于失活状态,caspase-8 裂解后可激活 Bid,凋亡信号启动后 Bid 蛋白可转移到线粒体上与 Bax/Bak 蛋白共同作用于线粒体外膜促进 CytC 释放,进一步诱导凋亡效应。②Ca^{2+} 及 ROS:细胞

内 Ca^{2+} 浓度提高或在氧化应激情况下，线粒体损伤，线粒体膜通透性转换孔（mitochondrion permeability transition pore，MPTP）开放，导致小分子物质与水等进入线粒体基质，线粒体膨胀，内外膜破裂，引起 MOMP。高浓度葡萄糖通过激活多元醇旁路、蛋白激酶 C，促进蛋白质非酶糖化等多种途径损伤线粒体，MPTP 开放，使线粒体膜间隙内的 CytC 大量释放到胞质，从而诱导天冬肽酶依赖和非依赖性细胞凋亡。Bcl-2 家族蛋白对 MPTP 的开放和关闭起着关键的调节作用，促凋亡蛋白 Bax 可以直接与 MPTP 结合，提高通道活性，从而促进 CytC 释放。而抗凋亡蛋白 bcl-2 则可以通过与 Bax 竞争性地与 MPTP 结合或直接阻止 Bax 与 MPTP 的结合来发挥抗凋亡作用。

综合各项研究，bcl-2 抑制凋亡的机制可能为：①抗氧化作用，可调节细胞的氧化还原状态，抑制细胞超氧化合物的积累；②可与凋亡基因 Bax 的产物形成异源二聚体 Bax/bcl-2，竞争抑制 Bax/Bax 同源二聚体形成；③影响细胞内 Ca^{2+} 重新分布，而抑制某些 Ca^{2+} 依赖的酶发挥酶解活性。

细胞凋亡的经典途径总结，见图 1-1。

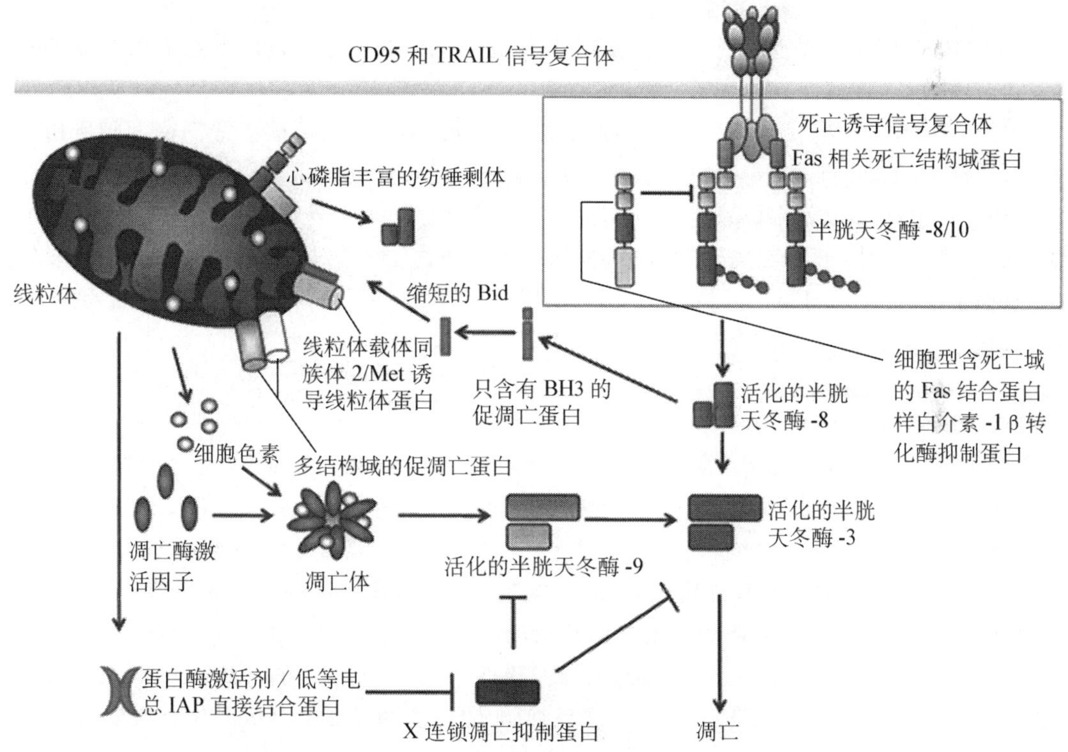

图 1-1　细胞凋亡的经典途径

［引自：Kantari C，Walczak H.Caspase-8 and bid：caught in the act between death receptors and mitochondria.Biochim Biophys Acta，2011，1813(4)：558-563.］

此外，p53 依赖性凋亡通路也可诱导细胞凋亡。p53 依赖性凋亡通路是一条以 p53 为核心的信号传导通路，在细胞的生长、分化、衰老、应激等生命过程中起着重要的调控作用。可直接调控 DNA 损伤修复和细胞凋亡的发生，还可通过调节其他凋亡基因的表达，与死亡受体通路和线粒体通路两条途径相联系，发挥其凋亡的“中心调控”作用。p53 有野生型和突变型两种不同的类型，对细胞凋亡的调节作用是完全相反的。突变型 p53 基因抑制细胞凋亡，而野生型 p53 则可以监视 G_1期细胞的 DNA 状态，抑制细胞生长分裂，使其停滞于 G_1期，并能诱导细胞分化，从而促进细胞凋亡。但是 p53 并不是平滑肌细胞凋亡唯一的通路。平滑肌细胞的凋亡分为 p53 依赖性和非 p53 依赖性，如通过 c-myc 和 EIA 调节的平滑肌细胞凋亡依赖于 p53 的激活，而通过 Bcl-2 蛋白对平滑肌细胞凋亡的调节则可不依赖于 p53 的激活。另外，p53 还可诱导基因编码蛋白质，催化氧化还原反应，并产生活性氧(reactive oxygen species，ROS)，引起线粒体 CytC 的释放或上调 Bax 的表达，使 Bax 转移到线粒体外膜，诱导线粒体释放 CytC 等效应因子，激活细胞凋亡的线粒体通路。也有研究证明，Fas 参与细胞凋亡的 p53 调控途径。DNA 损伤后，可通过 p53 基因依赖的方式诱导 Fas 及其配体 FasL 表达，促进 Fas 从高尔基体转运到细胞膜，激活 Fas 通过 DD 和 FADD 细胞凋亡的死亡受体调控通路。通过 p53 基因的“中心调控”作用，将死亡受体和线粒体两条细胞凋亡调控途径连在一起，构成复杂的网络状分子调控系统，从而决定着细胞的存亡。

(二)VSMC 凋亡的诱导因素

VSMC 凋亡受许多因素诱导，其中较常见的有氧化型低密度脂蛋白(oxidized low-density lipoprotein，ox-LDL)、ROS、一氧化氮(NO)等。

1. ox-LDL　研究发现，高浓度 oxLDL 促进 VSMC 凋亡，且不被正常低密度脂蛋白所诱导，低浓度 ox-LDL 则促进 VSMC 增殖。就目前研究推测，ox-LDL 诱导的 VSMC 凋亡和坏死作用是通过调节 G 蛋白偶联受体，与 Ras/Raf/MEK/MAPK 通路有关；此外，ox-LDL 可升高血管平滑肌细胞中 JNK 的活性水平，进而影响其下游的底物如 ATF-2、c-Jun 的磷酸化水平，从而引起 VSMC 的凋亡。ox-LDL 诱导 VSMC 凋亡可通过 Fas/FasL 所介导的死亡途径、氧自由基的损伤、细胞分裂期的阻滞发挥作用。

2. ROS　细胞内外氧化和抗氧化的平衡是决定细胞生存状态的重要因素，而 ROS 是氧化应激过程中导致这种不平衡状态的重要物质。ROS 依其种类和浓度的不同对 VSMC 产生的作用也不同。O_2^- 介导细胞增殖，而 H_2O_2、OH^- 则介导其凋亡。此外，外源性高浓度 ROS 可诱导 VSMC 发生凋亡，内生性低浓度 ROS 则抑制凋亡。ROS 诱导 VSMC 凋亡的机制主要有：可引起细胞外 Ca^{2+} 的内流，以及线粒体、内质网 Ca^{2+} 的释放，导致胞质内 Ca^{2+} 浓度升高，Ca^{2+} 作为第二信使，参与某些细胞凋亡相关的蛋白激酶和核酸酶的活化来介导细胞凋亡；直接引起 MPTP 开放，使线粒体的跨膜电位降低，同时，MPTP 开放又促进了 ROS 的产生，从而形成正反馈，导致线粒体不可逆损伤，诱发细胞凋亡；可激活基因程序如 Bax、p53 和 Fas，引起凋亡；可以通过激活 MAPK 等信号途径诱导细胞凋亡；也可能通过 Jak-2 酪氨酸激酶的活化诱导 VSMC 凋亡。

3. 一氧化氮　一氧化氮广泛分布于各组织器官中，最初作为血管舒张因子被人们所认识。随着研究的深入，发现一氧化氮可通过环磷酸鸟苷(cGMP)依赖途径促进 VSMC 中 Fas 抗原高表达而诱导 VSMC 凋亡。此外，一氧化氮又可不依赖 cGMP 途径而通过激活 Na^+/H^+ 交换促进 VSMC 发生凋亡。同时，一氧化氮也可通过影响花生四烯酸和神经酰胺的量诱导 VSMC 发生凋亡。神经酰胺作为第二信使参与的 VSMC 凋亡机制与 DNA 断裂因子 40(DFF40)和蛋白酶 D(cathepsin D)表达增加有关。一氧化氮不仅作为一种细胞因子诱导 VSMC 凋亡，同时又作为信号传导分子介导其他细胞因子引发 VSMC 凋亡。

三、生物学意义

细胞凋亡对于多细胞个体的生长发育至关重要，在胚胎发育中，组织细胞进行着井然有序的生死交替，使得胚胎得以发生、发育和成熟，若凋亡失控将明显影响胚胎和婴儿的正常发育；同时，在成年个体中，通过细胞凋亡清除衰老细胞，从而维持细胞数量和细胞类型的相对恒定。另外，细胞凋亡对于淋巴细胞的成熟和维持免疫系统的功能也至关重要。不仅如此，细胞凋亡还与 DNA 和组织损伤、修复及衰老等密切相关。大量研究表明细胞凋亡参与了多种疾病的发生发展，与 AS、高血压、糖尿病等紧密相关。

平滑肌细胞凋亡是机体正常生理过程的重要环节，可广泛发生于人体的各种组织和细胞中，细胞凋亡过程受到多种因素的刺激干预，作用于不同信号转导通路调控细胞凋亡，当信号通路失控时则会引发相关疾病。已有众多心血管领域的研究证实平滑肌细胞凋亡与 AS 关系密切，早期病变内的平滑肌细胞凋亡可导致炎症反应和相关细胞因子的释放，进展期及晚期的 AS 病变中 VSMC 凋亡与不稳定斑块破裂血栓形成直接相关，同时平滑肌细胞凋亡后产生活化的细胞因子还有利于新生内膜的形成使血管壁重塑。平滑肌细胞凋亡参与了 AS 病理生理变化的各个时期，已成为动脉粥样硬化的独立危险因素之一。因此，在动脉粥样硬化进展的不同阶段研究 VSMC 发挥的不同作用变得十分重要。

四、研究展望

动脉粥样硬化性心血管疾病是危害人类健康最严重的疾病之一，它所导致的心血管疾病发病率和病死率日益增加。多种因素及相关基因共同作用导致 VSMC 增殖与凋亡的失衡，促进 AS 的发生和发展。在 AS 的不同时期 VSMC 凋亡表现出不同的作用，由于 VSMC 凋亡是导致粥样斑块破裂引发心血管事件的“罪魁祸首”，因此，针对 VSMC 凋亡处理对于临床防治 AS、急性冠状动脉综合征及减少心血管事件的发生具有重要意义。尽管在过去几年中对平滑肌细胞凋亡的研究进展非常迅速，但仍存在很多问题需要得到进一步的探讨。主要包括以下几个方面：平滑肌细胞凋亡精确的机制及其不同的信号转导途径的调控；新的凋亡调控相关基因的发现；相关疾病中凋亡分子机制的异常等；对这些方面不断深入的研究对于临床相关疾病的防治具有指导作用。

（刘清南）

参考文献

董志华，翟桂兰.2009.血管平滑肌细胞凋亡与动脉粥样硬化研究进展.心血管病学进展，30(2)：280-283.

Bennett MR, Sinha S, Owens GK. 2016. Vascular smooth muscle cells in atherosclerosis. Circ Res, 118(4): 692-702.

Topuridze ML, Kipiani VA, Pavliashvili NS, et al. 2007. Molecular mechanisms of apoptosis. Georgian Med News, (150): 38-45.

第四节　血管平滑肌细胞分泌功能

一、生理、生化、生物学特征

VSMC是血管的重要组成部分。根据其形态、功能及细胞标志蛋白的不同分为收缩型和合成型两种表型。正常血管组织中的VSMC是收缩型，为高度分化的细胞，呈典型的纺锤型，粗面内质网和高尔基体等细胞器较少，主要功能是维持血管的形态及调节收缩和血管张力，具有低增殖、低迁移和低分泌的特征，平滑肌α-肌动蛋白(SMα-actin)、平滑肌肌球蛋白重链(smooth muscle myosin heavy chain，SM-MHC)、calponin和SM22α表达是分化型VSMC表型的重要标志。SMα-actin是在收缩型VSMC中呈优势表达的蛋白，是VSMC分化早期的特异性标志物，而钙结合蛋白calponin是平滑肌细胞中特有的表达蛋白，是标志VSMC分化程度更高的标志物。

当某些因素导致血管损伤和病变后，VSMC可以去分化，成为未分化的细胞，表型由收缩型转变为合成型，表现出高增殖、高迁移和高蛋白分泌等特征。VSMC由收缩表型转化为合成表型的过程，称之为表型转化。

合成型VSMC分化程度低或处于未分化状态，形态上类似成纤维细胞，呈扁平形，细胞体积比收缩型大，肌丝含量少，结构蛋白少，收缩功能消失，粗面内质网和高尔基体等细胞器增多，具有增殖、迁移能力，合成和分泌基质蛋白能力强，参与血管壁的形成和损伤修复，主要位于胚胎中期血管或病理血管(如经皮腔内冠状动脉成形术后再狭窄)中。骨桥蛋白(osteopontin，OPN)和表皮生长因子(EGF)家族中的epiregulin是合成型VSMC的标志物。OPN最早是从骨基质中分离发现的一种富含唾液酸的磷酸化糖蛋白，目前研究认为其表达程度与VSMC的增殖有关，而epiregulin是VSMC去分化的主要自分泌和旁分泌因子。

随着平滑肌细胞由静止状态的收缩表型向增殖状态的合成表型转化，其合成分泌细胞外基质(胶原蛋白和弹性蛋白)增多，可释放多种细胞因子和炎性因子，从而发挥促炎作用。

细胞间黏附分子-1(intercellular cell adhesion molecule-1，ICAM-1)和IL-8是平滑肌细胞分泌的两种细胞因子。ICAM-1作为细胞黏附分子，在组织结构维持、细胞运动游走、免疫调节、炎症反应、损伤修复等过程中发挥重要作用。ICAM-1表达上调，激活多条细胞内信号转导途径，促进单核细胞、淋巴细胞向内皮细胞的黏附和迁移，而IL-8可影响中性粒细胞的趋化性，促进中性粒细胞脱颗粒，二者共同加重炎症反应，加速血管重塑的进程。

二、VSMC相关信号调控及机制

(一)影响VSMC表型转化的因素

正常状态下，VSMC以收缩表型参与血管收缩，调节血压等正常的生理过程。当血管受到损伤时，损伤部位的多种细胞(包括内皮细胞、VSMC、巨噬细胞和T细胞等)所释放的生长因子和细胞因子可以诱导VSMC转换为合成表型，发生增殖和迁移，合成、分泌胶原和基质金属蛋白酶，使血管壁增厚，导致管腔狭窄。

VSMC的表型转化受到一系列复杂因素的影响，包括外界的机械力、细胞外的生长因子和细胞因子、细胞与细胞间的相互作用及细胞内部的变化等。

PDGF-BB、凝血酶、bFGF等均可以诱导VSMC增殖。此外，细胞外基质也对VSMC分化产生影响。C反应蛋白(C-reactive protein，CRP)、TNF-α、IL-1、IL-6、单核细胞趋化蛋白-1(macrophage chemoattractant protein-1，MCP-1)等炎症因子均可影响VSMC表型。这些因子可以诱导收缩型VSMC转化成合成表型，从而促进VSMC增殖、迁移、合成大量细胞外基质和ICAM-1、血管细胞黏附分子-1(vascular cell adhesion molecule-1，VCAM-1)等。

血小板源性生长因子(platelet derived growth factor，PDGF)是储存在血小板α颗粒中的一种碱性蛋白，是由A、B两条多肽链通过二硫键共价结合而成的同源或异源二聚体(AA、AB、BB)，其中的Ⅱ型二聚体即PDGF-BB，分子量为28kD，是一种有效的促细胞分裂素，可以促进VSMC表型转化，增强其合成和分泌功能。在正常生理情况下，PDGF储存于血小板的α颗粒中。当凝血发生时，从活化的血小板中释放出来，发挥引导特定细胞趋化和特定细胞增殖的作用。除血小板外，当组织损伤时，VSMC、内皮细胞、巨噬细胞等均可以合成和分泌PDGF，从而以自分泌和旁分泌的形式发挥作用。PDGF通过与PDGF跨膜受体结合，激活相应的酪氨酸蛋白激酶，从而启动胞内相关信号通路。研究表明，PDGF-BB可时间依赖性地促进JAK2和STAT3的酪氨酸磷酸化，采用JAK2抑制剂AG490处理VSMC，可以降低PDGF-BB诱导的STAT3的磷酸化及其核内的转录活性。这些结果提示，在PDGF-BB诱导的VSMC迁移过程中，JAK2/STAT3信号通路发挥了重要作用。

碱性成纤维细胞生长因子(basic fibroblast growth factor，bFGF)是由内皮细胞、VSMC、巨噬细胞分泌的一种呈碱性的生长因子，是一种重要的促细胞有丝分裂因子和血管生成因子，通过与VSMC膜表面的受体结合，产生促分裂效应，从而促进VSMC的增殖。

凝血酶具有促进VSMC增殖的作用，参与了血管增生性疾病的发展过程，其细胞学效应由细胞表面的凝血酶受体介导。凝血酶直接作用于VSMC膜相应受体后，经G蛋白偶联受体途径将信号传至细胞核内，即激活磷脂酶C-γ1，使细胞内三磷酸肌醇、钙离子、二酰甘油(DAG)浓度增加，再激活蛋白激酶C(PKC)，并先后引起c-fos、c-myc的mRNA表达增加。PKC再通过磷酸化激活MAPKK和MAPK，从而启动促VSMC增殖的信号。

凝血酶促进VSMC增殖与MAPK信号通路、JAK-STAT信号通路和应激活化蛋白激酶(stress-activated protein kinase，SAPK)通路活化有关。在其作用的早期阶段，主要是通过G蛋白偶联受体途径、JAK-STAT途径、SPAK途径，中期主要通过非配体依赖转移激活酶蛋白受体(如EGF受体及IGF-1R)，到后期则主要是通过自分泌碱性成纤维细胞生长因子和血小板源性生长因子A(PDGF-A)等生长因子间接促VSMC增殖。用凝血酶处理VSMC后，JAK2被快速激活，导致STAT1、STAT3的磷酸化，从而使其进入细胞核内与特异性DNA片段结合，调控靶基因的转录。凝血酶还可以增强其他生长因子促进VSMC增殖的作用。在病理生理情况下，凝血酶通过激活多种信号途径而激活VSMC，启动多种靶基因的转录表达，最终可导致细胞的增生与肥大，在临床上表现出动脉粥样硬化、高血压、介入术后再狭窄、心肌肥厚等心血管疾病。

血管紧张素Ⅱ(angiotensinⅡ，AngⅡ)能诱导VSMC增殖和迁移，抑制VSMC中收缩性蛋白的表达，上调原癌基因 *c-myc* 和 *c-fos* 的表达，其机制与激活MAPK信号通路和NF-κB有关，是能促进VSMC增殖的一种生长因子。血管紧张素Ⅱ1型受体的拮抗剂对血管损伤后的内膜增生及血管重塑有着强大的抑制效应，其中VSMC的增殖和血管新生内膜的形成与胞外信号调节激酶的激活、STAT1 和 STAT3 介导的信号通路活化密切关联。AngⅡ还能上调 VSMC 表达和分泌 VEGF，从而促进 VSMC 增殖和迁移。

内皮素(endothelin，ET)是 EC 表达和分泌的一种强效促血管收缩剂，由 21 个氨基酸构成的多肽，具有很强的促血管收缩和促血管增殖的作用，有 3 个亚型：ET-1、ET-2、ET-3，其中血管内皮细胞只表达 ET-1，被认为是最重要的内皮素，能促血管收缩和促血管平滑肌细胞增殖。ET-1 促进 VSMC 增殖的机制主要是通过 PKC 途径。PKC 途径与细胞增殖有密切关联，下调 PKC 途径活性，会导致 ET-1 促 VSMC 增殖的活性明显下降。ET-1 还能激活细胞中一系列与增殖相关的原癌基因 *C-jun*、*C-fox*、*C-myc* 的表达，从而促进 VSMC 的增殖。

炎症介质 IL-6 作为急性炎症反应的诱导因子，与血管性疾病及动脉粥样硬化的进展密切相关，其作用机制是 IL-6 直接促进 VSMC 的增殖及 MCP-1 的释放，这种作用是通过 JAK/STAT 信号通路的活化来实现的，采用 JAK2 抑制剂 AG490 则可以抑制上述作用。

(二)与 VSMC 表型转化相关的主要信号通路

VSMC 表型转化涉及的主要信号通路有：丝裂原激动蛋白激酶(mitogen activated protein kinase，MAPK)信号通路、蛋白激酶 C 信号通路、Ca^{2+}/钙调蛋白(CaM)依赖性蛋白激酶Ⅱ通路、JAK/STAT 信号通路、NF-κB 信号通路。

1. MAPK 信号通路　包括细胞间信号调节激酶 ERK1/2、p38 丝裂原激动蛋白激酶、Jun 激酶。多种细胞因子都能激活 MAPK 信号通路，从而刺激 VSMC 增殖。MAPK 信号通路与 VSMC 的增殖、分化等高度关联。

2. 蛋白激酶 C(PKC)信号通路　是与 VSMC 增殖和迁移有关的重要信号通路，PKC 的活化能明显促进 VSMC 增殖。PKC 是一种丝氨酸/苏氨酸蛋白激酶，二酰甘油(DAG)、三磷酸脂酰肌醇(PIP_3)、磷脂酰胆碱的衍生物、鞘磷脂的衍生物及 Ca^{2+} 等小分子信使均可对其产生效应，是这些分子的重要靶点。

3. Ca^{2+}/钙调蛋白(CaM)依赖性蛋白激酶Ⅱ通路　是与 VSMC 迁移相关的一条重要信号通路。钙调蛋白是由单一多肽链组成的钙结合蛋白，有 4 个 Ca^{2+} 结合位点。cGMP 也是细胞内一种重要的信使物质，它具有促进 VSMC 和其他类型细胞内蛋白磷酸化的作用。VSMC 内 cGMP 基础水平的增加可阻止 Ca^{2+}/钙调蛋白介导的磷酸化及促进其去磷酸化，去磷酸化的钙调蛋白激酶Ⅱ活性降低，抑制 VSMC 的增殖和迁移。

4. JAK/STAT 信号通路　与 VSMC 多种生理学功能的调控密切关联。JAK/STAT 信号通路作为介导多种生理学过程的信号传导通路，参与了众多血管源性细胞因子的生物学作用，在调控 VSMC 的生理学功能中扮演了重要角色。研究表明，糖尿病患者 VSMC 表面存在 5-羟色胺的多种受体，其中，1B 和 2B 两种受体与 JAK/STAT 信号通路的激活密切关联，阻断 JAK/STAT 信号通路可以明显减弱 5-羟色胺的血管收缩和促细胞分裂的效应。

在对 VSMC 的调控上，MAPK 信号通路与 JAK2/STAT3 信号通路存在交互作用。研究表明，STAT3 信号通路介导了 VSMC 对周期性应力的反应，表现为在周期性应力作用细胞后 15min 内，STAT3 的磷酸化活性即有明显提高，采用抑制剂阻断 ERK1/ERK2 通路则可抑制 STAT3 的磷酸化，提示了在影响 VSMC 形态及功能的血流动力学因素的作用中，STAT3 通路与 MAPK 信号通路存在交互作用。

5. NF-κB 信号通路　作为炎症反应调控的中心环节，在 VSMC 的增殖和炎症反应中发挥重要作用。研究表明，采用针对 NF-κB p65 亚单位而设计的 siRNA，转染人平滑肌细胞，结果导致蛋白表达显著下降，能有效地阻断相关因素诱导的单核细胞趋化蛋白-1（monocyte chemoattractant protein-1，MCP-1）和 TNF-α 基因表达，从而抑制 VSMC 的炎症反应和增殖。

6. *G 蛋白偶联受体信号转导通路*　G 蛋白，又称为 GTP 结合蛋白，是一大类具有信号转导功能的蛋白质，其 α 亚基具有能与 GDP 和 GTP 结合的位点，与跨膜受体偶联，形成分子开关，将胞外信号转入胞内，引起相应的蛋白激酶磷酸化和钙离子通道的改变，在调控 VSMC 生理功能中发挥重要的“开关”作用。血管活性分子、细胞因子和生长因子均可以通过激活 G 蛋白，从而控制 VSMC 的收缩、合成、分泌、增殖、迁移等重要功能。G 蛋白在维持血管壁完整性及调节血管张力方面扮演了重要的角色，其蛋白表达水平的异常和功能失调可能与高血压、动脉粥样硬化、冠心病和经皮腔内冠状动脉成形术后再狭窄等病症有密切关联。在针对 VSMC 功能调控的新药研发中，G 蛋白是一个重要的靶点。

三、生物学意义

VSMC 和 EC 一样具有分泌功能，能合成和分泌多种血管活性物质。VSMC 的表型向合成型转化，导致 VSMC 肥大，合成和分泌基质蛋白能力增强，细胞增殖和迁移能力增强，导致血管壁增厚、管腔狭窄和血管重构。VSMC 的表型转化和分泌功能的增强，在影响其自身的生理功能的同时，也会通过分泌各种信号分子和细胞因子，对 EC 产生刺激，介导 EC 内相应的信号通路的激活，从而导致 EC 的功能状态发生变化。

四、研 究 展 望

VSMC 的分泌功能具有重要的病理生理意义，分泌功能增强表明 VSMC 由分化型向合成型转化，这是一个受多种因素调控的复杂过程。VSMC 由分化型转化为合成型，以此为基础的 VSMC 表型转化和增殖、迁移在高血压、血管新生内膜形成、血管重塑、经皮腔内冠状动脉成形术后再狭窄等血管增生性疾病中扮演了重要的角色，因此，对 VSMC 表型转化调控机制的认识和阐明，是揭示血管增生性疾病发病机制的重要基础，也决定了该研究方向仍然是今后的研究热点和难点。而在深入认识和揭示 VSMC 表型转化调控机制的基础上，筛选和确定关键的调控位点和干预靶点，将有助于临床防治新策略的形成和相关新药的研发。

（孙黔云）

参 考 文 献

赵荫涛，汪培华，汪道文.2004.血管平滑肌细胞增殖和迁移的信号转导调控及其研究进展.心血管病研究进展，25(5)：390-393.

Alexander MR，Owens GK. 2012. Epigenetic control of smooth muscle cell differentiation and phenotypic switching in vascular development and disease. Annu Rev Physiol，74：13-40.

Chistiakov DA，Orekhov AN，Bobryshev YV.2015.Vascular smooth muscle cell in atherosclerosis.Acta Physiol (Oxf)，214(1)：33-50.

第五节　血管内皮细胞与血管平滑肌细胞功能调控

一、生理、生化、生物学特征

血管内皮细胞和血管平滑肌细胞是组成血管壁的两种主要细胞，这两种细胞间的通讯联系和相互作用是调节血管平滑肌细胞功能的重要因素，在血管生成、损伤修复和血管重构中至关重要。血管内皮细胞分泌的多种生化物质和生长因子可以调控 VSMC 的功能，在维持血管张力、血管新生和血管壁重构中具有重要作用。

EC 主要通过两种方式调控和影响 VSMC 的功能，一是通过分泌生化物质、生长因子及炎症介质的方式，二是通过与 VSMC 的紧密连接产生影响。

(一)对 VSMC 产生影响的分子

EC 分泌的血管舒张物质：一氧化氮(nitric oxide，NO)、前列环素(prostacyclin，PGI_2)、内皮超极化因子(endothelium-derived hyperpolarizing factor，EDHF)。NO、PGI_2 不仅具有舒张血管作用，还具有抑制 VSMC 增殖的作用，通过 cGMP 依赖或 cAMP 依赖的机制。EC 分泌的缩血管物质：ET-1、血管紧张素Ⅱ(angiotensinⅡ，AngⅡ)、去甲肾上腺素(NE)、血栓素 A_2(TXA_2)是主要的血管收缩因子。EC 分泌的生长因子及炎症介质等：血小板源性生长因子(platelet derived growth factor，PDGF)、转化生长因子(transforming growth factor，TGF-β)、碱性成纤维细胞生长因子(basic fibroblast growth factor，bFGF)及 TNF-α、MCP-1、IL-8 等。

1. NO　是一种具有多种重要生理功能的信号分子。血管内皮对血管张力调控的重要性，在 1980 年发表的一篇论文被确认，当时认为存在一种内皮源性的血管松弛因子，并因此被命名为 EDRF(endothelium-derived relaxing factor)，到 1987 年这一神秘的分子被正式确认为是 NO。NO 是由一氧化氮合酶(NOS)催化 *L*-精氨酸的胍基氮而生成，NOS 根据其细胞来源和表达方式不同，可分为神经元 NOS(nNOS)、内皮型 NOS(eNOS)和诱导型 NOS(iNOS)。

NO 与细胞内的鸟苷酸环化酶(guanylate cyclase，GC)中的亚铁血红素共价结合后，导致 GC 被激活，其构象转化为活化状态，促进 GTP 转化为 cGMP，使 cGMP 水平迅速升高，从而激活 cGMP 依赖的蛋白激酶，引发相关蛋白的磷酸化导致胞内钙离子水平下降，肌球蛋白轻链去磷酸化，最终导致血管平滑肌舒张。

2. PGI_2　是花生四烯酸的代谢产物，主要有血管内皮细胞合成，VSMC 也能产生。具有强烈的血管平滑肌舒张功能和抑制血小板聚集的作用。与细胞膜上的相应受体结合后，可以引起腺苷酸环化酶的活化，使 cAMP 的含量上升，从而拮抗 TXA_2 的缩血管作用。

3. EDHF　可使 VSMC 细胞膜产生超极化，使电压依赖性 Ca^{2+} 通道关闭，从而抑制 Ca^{2+} 内流，引起血管内皮舒张反应。近年来的研究表明，K^+ 可能是 EDHF 中的一种，其通过内皮细胞的敏感性 K^+ 通道和 Na^+-K^+-ATP 酶，引起膜电位的超极化，而导致血管扩张反应。

4. 内皮素(endothelin，ET)　是由内皮细胞表达分泌的一种强效促血管收缩剂，具有很强的促血管收缩和促血管增殖的作用，由 21 个氨基酸构成的多肽，有 3 个亚型：ET-1、ET-2、ET-3，其中血管内皮细胞只表达 ET-1，其被认为是最重要的内皮素，能促血管收缩和促血管平滑肌细胞增殖。ET-1 有两种受体，ET-A 和 ET-B，ET-A 主要分布在血管平滑肌细胞上，而 ET-B 主要分布在血管内皮细胞上，在血管平滑肌细胞上也有一些分布。这两型受体兴奋后可引起血管平滑肌细胞收缩。具有促进 VSMC 肥大和增殖的作用。

5. AngⅡ 是肾素-血管紧张素系统中最重要的血管活性分子，可以自分泌和旁分泌的方式作用于 VSMC，通过与受体的结合产生重要生理功能。在血管受损的情况下其表达会明显上调。AngⅡ通过受体的介导促进 VSMC 的增殖和肥大，在血管重塑、血管成形术后再狭窄中扮演了重要角色。AngⅡ的受体有四种亚型，AT_1R、AT_2R、AT_3R、AT_4R。其中，在 VSMC 表达的受体是 AT_1R(angiotensin Ⅱ type 1 receptor)，介导细胞增殖、迁移及血管活性作用。能通过促进去甲肾上腺素的释放和诱导原癌基因 *c-fos*、*e-myc* 的表达，促进 VSMC 的增殖。AngⅡ通过激活 AT_1R，经由丝裂原活化的蛋白激酶（MAPKs）和磷脂酰激酶-3 蛋白激酶/蛋白激酶 B（PI3K/PKB）信号转导途径，导致 VSMC 活化，促进 VSMC 的增殖、迁移和分泌作用。

6. PDGF 是储存在血小板 α 颗粒中的一种碱性蛋白，是由 A、B 两条多肽链通过二硫键共价结合而成的同源或异源二聚体（AA、AB、BB），其中的Ⅱ型二聚体即 PDGF-BB，分子量为 28kD，是一种有效的促细胞分裂素，可以促进 VSMC 表型转化，增强其合成和分泌功能。在正常生理情况下，PDGF 储存于血小板的 α 颗粒中。当凝血发生时，从活化的血小板中释放出来，发挥引导特定细胞趋化和特定细胞增殖的作用。除血小板外，当组织损伤时，VSMC、内皮细胞、巨噬细胞等均可以合成和分泌 PDGF，从而以自分泌和旁分泌的形式发挥作用。PDGF 通过与 PDGF 跨膜受体结合，激活相应的酪氨酸蛋白激酶，从而启动胞内相关信号通路。研究表明，PDGF-BB 可时间依赖性地促进 JAK2 和 STAT3 的酪氨酸磷酸化，采用 JAK2 抑制剂 AG490 处理 VSMC，可以降低 PDGF-BB 诱导的 STAT3 的磷酸化及其核内的转录活性。这些结果提示，在 PDGF-BB 诱导的 VSMC 迁移过程中，JAK2/STAT3 信号通路发挥了重要作用。

7. TGF-β超家族 是一类分泌型的多肽信号分子，具有调节细胞生长、分化、凋亡和组织稳态的重要功能。TGF-β 能与胞膜表面的Ⅱ型受体结合，结合后的Ⅱ型受体能使Ⅰ型受体的丝氨酸/苏氨酸残基发生磷酸化，从而使Ⅰ型受体活化，活化后的Ⅰ型受体能激活 Smad 分子，其中 $Smad_2$ 和 $Smad_3$ 能介导 TGF-β 的活化信号，此外，TGF-β 还可以活化 MAPK 信号通路（p38、ERK、JNK）及 PI3K/Akt 和 RhoA 信号通路。

8. bFGF 是由内皮细胞、VSMC、巨噬细胞分泌的一种碱性的生长因子，bFGF 具有促进细胞有丝分裂和血管生成的作用，通过与 VSMC 膜表面的受体结合，产生促分裂效应，从而促进 VSMC 的增殖，在调节血管新生方面起着重要作用。

9. 炎性因子 血管内皮细胞因外界刺激和损伤引发的炎症反应会产生多种炎症介质，如 TNF-α、MCP-1、IL-8 等，这些因子可以刺激收缩型的 VSMC 转化为合成型，致使 VSMC 的表型发生转化，促使 VSMC 发生增殖、迁移，大量合成细胞外基质、黏附分子和炎症因子。

(二)EC 与 VSMC 的紧密联系

血管内皮细胞与血管平滑肌细胞作为构成血管的两种主要细胞，在结构与功能上密切联系。EC 与 VSMC 的功能发挥的基础在于它们之间建立起的合适的连接与调控方式。通过 EC 和 VSMC 之间的肌内皮间缝隙连接，进行电和化学的信息传递，调控相应的血管舒缩，从而实现功能调控。EDHF、乙酰胆碱（ACh）、激肽、肾上腺素、第二信使分子等物质通过引起 EC、VSMC 的细胞膜的超极化或去极化，对膜电位进行调控，从而保证对血管张力的精确调控，维持血管的正常功能。

二、调控及机制

EC与VSMC的紧密联系始于血管构建的起始阶段。细胞外基质(extracellular matrix, ECM)是VSMC黏附、迁移、增殖和分化的重要分子基础。ECM的连接存在于VSMC间的连接、EC与VSMC间的连接及EC间的连接。在正常生理情况下,ECM对VSMC的作用,使VSMC保持分化状态,而在病理情况下,ECM的降解、合成和重新编辑导致ECM发生重构。ECM对VSMC的作用是通过ECM蛋白的受体-整合素来介导的。整合素不仅发挥着黏附分子的作用,还能将胞外刺激信号传导入胞内,介导外部信号启动的细胞增殖和迁移。

1. *基于电化学的调控* 缝隙连接是细胞间偶联的结构基础,这种结构的存在允许相邻的细胞间交换各种离子、水溶性小分子物质等。Connexin是构成缝隙连接的穿膜蛋白,在直接的细胞间通信中发挥重要作用。缝隙连接中分布着许多由6个Connexin亚单位组成的水性通道。通道及组成通道的蛋白质均贯穿于膜的脂质双分子层中。

每个Connexin的肽链结构基本相同,有4个跨膜区,肽链的N端和C端暴露于细胞质中。相邻细胞间的这种通道通过对接形成细胞间的通道,从而可以实现细胞间的小分子物质和信息分子的交换和联系。

2. *基于配体受体激活的调控* EC与VSMC通过膜蛋白实现相互间的物理通信。Notch信号通路作为一类在进化上非常保守的信号通路,其功能的实现依赖于相邻细胞上的膜结合配体对膜受体的激活。实验表明,Notch信号通路在EC与VSMC间的通信联系中发挥重要作用,这种通信方式对于血管的形成具有重要作用。

3. *流体切应力的调控* 血液循环系统在工作过程中持续地对血管壁施加力学刺激。在正常范围内的力学刺激,处于血管稳态可调控的范围;超出正常范围的力学刺激,则会诱导血管出现病理改变,最终导致心血管疾病的发生。血流切应力的改变能影响EC的生物学功能,EC生物学功能的变化进而影响VSMC,使其生物学功能出现相应的改变,最终影响到血管稳态。

血管对血流切应力的变化有敏感的调控机制。EC表面分布有许多力感受器,如整合素、糖萼、G蛋白偶联受体等,能感受到血液流动产生的切应力和压力等机械刺激。EC受到切应力刺激后,通过一系列高度复杂而有序的级联信号反应将力学刺激转化为细胞内的化学信号,进而分泌多种细胞因子和生化物质调控VSMC的功能。血流切应力增大时,EC通过分泌血管舒张因子,使血管平滑肌舒张,控制血压的升高。而血流切应力变小时,EC及时分泌缩血管物质,使血管平滑肌收缩,以升高血压。

剪切应力可以调控VSMC的表型转化和排列。研究表明,在正常动脉中,VSMC的表型为收缩型,与血流方向呈垂直状排列;在体外静态共培养体系中,VSMC呈均匀分布状,有转化为合成型的趋势,但在施加剪切力24h后,VSMC呈现出收缩型,垂直于血流方向排列。其机制在于细胞骨架进行了重塑。静态培养的VSMC在施加剪切力后,细胞受到刺激,通过自分泌和旁分泌的方式上调分泌PDGF、TGF-β、bFGF、VEGF等生长因子,激活相关信号通路,引起细胞内微管、微丝的解聚和重新排列,导致VSMC的表型转化和排列方式的改变。

研究还表明,剪切力可通过EC调控VSMC的增殖。EC能合成多种细胞因子,如PDGF、TGF-β、bFGF、VEGF等,影响和调控VSMC的趋化、增生及表型转化,如AngⅡ、ET-1、ECM、PDGF、bFGF、IGF-1等能促进VSMC的增殖;而NO、PGI_2、TGF-β等分子则抑制

VSMC的增殖。当处于病理状态时,这些细胞因子的合成分泌会失衡,从而导致VSMC增殖。非正常范围内的低剪切力会促进VSMC的增殖与迁移,而正常生理范围内的剪切力能抑制VSMC的迁移。体外共培养体系的实验表明,静态培养时,共培养的EC能增强VSMC的黏附性和伸展性,能促进VSMC的迁移。而在加载正常生理范围的剪切力后,VSMC的迁移性被抑制,表明了剪切力与EC对于调控VSMC的生理功能的重要性。

在EC对VSMC产生影响、调控其功能的同时,EC也会受到VSMC分泌的各种信号分子和细胞因子的刺激,发生相应的细胞内信号途径的激活,引起EC的功能状态的变化。

三、生物学意义

血管内皮细胞与血管平滑肌细胞作为构成血管的重要细胞单元,在结构与功能上有着密切的内在联系。EC与VSMC之间的相互作用是调节平滑肌细胞功能和促进血管生成的重要因素。内皮细胞形成了循环血液和管壁间的结构界面,可分泌多种强效生化介质,调节血细胞通行、血管收缩张力、细胞生长和血管壁的重构。EC的功能失调和损伤,进而导致的VSMC异常增殖是多种心血管疾病发生发展的重要病理基础。

四、研究展望

EC和VSMC是组成血管壁的两种主要细胞,这两种细胞间的通信联系是调控血管张力和正常生理功能的主要基础,同时,这种相互间的功能调控对于血管新生、损伤修复和血管重构至关重要。虽然对于EC和VSMC的作用和调控机制近年来已有了较多的认识和理解,但对于诸多病理和生理情况下的分子调控机制尚有许多问题有待于进一步揭示和阐明。而随着这些科学问题的解决,将会为基于VSMC增殖和迁移的血管增殖性疾病的病理机制解析、临床防治新策略和新药的研究开发提供科学的依据。

(孙黔云)

参 考 文 献

任长辉,刘肖,康红艳,等.2015.剪切力条件下血管内皮细胞与平滑肌细胞的相互作用.医学生物力学,30(2):185 191.

Lilly B.2014.We have contact: endothelial cell-smooth muscle cell interactions.Physiology (Bethesda),29(4):234-241.

Triggle CR,Samuel SM,Ravishankar S,et al.2012.The endothelium: influencing vascular smooth muscle in many ways.Can J Physiol Pharmacol,90(6):713-738.

第六节 血管平滑肌细胞与细胞外基质

VSMC可合成与分泌细胞外基质成分和多种细胞因子,并通过其细胞表面的细胞因子和生长因子受体,接受不同因子对细胞的刺激使细胞发生生物学行为的改变。细胞外基质(extracellular matrix,ECM)位于上皮或内皮细胞的下层、结缔组织细胞的周围。它们将各种细胞连在一起,赋予各种组织、器官基本结构和形状。细胞外基质不仅是将血管平滑肌粘连在一起的连接物和支持物，而且通过整合素与细胞外基质的相互作用能够直接或间接调控血管平滑肌细胞的黏附、迁移、增殖和分化，在心血管系统正常功能的维持和疾病的发生发展中起重要作用。因此，研究细胞外基质对血管平滑肌细胞生物学行为的影响对心血管疾病的防治具有重要的意义。

一、生理、生化、生物学特征

细胞外基质(ECM)是由细胞合成之后，分泌到细胞外的一类完整的蛋白质分子，位于上皮或内皮细胞的下层，结缔组织细胞的周围。它们将各种细胞连在一起，赋予各种组织、器官基本结构和形状。然而，近年来的研究表明，体内的 ECM 的生物学意义，不仅是各型细胞的支架结构与附着位点，还对细胞的行为和基因表达调控及触发跨膜信号、细胞表型和功能均产生显著的影响。因此，ECM 与临床疾病的关系越来越受到人们的重视，对 ECM 的研究已成为细胞生物学和分子生物学研究领域的一个热点。

细胞外基质为平滑肌细胞提供一定的机械支撑，并维持了血管的结构完整性，存在于血管平滑肌细胞周围的细胞外基质成分是复杂的，主要包含胶原，以纤维形式存在的弹性蛋白、蛋白多糖、透明质酸和糖蛋白等。胶原是细胞外基质的主要成分，主要以Ⅰ型和Ⅲ型为主。Ⅳ型胶原位于基底膜中，在内皮下或围绕于平滑肌细胞，构成基底膜的框架。基底膜作为一道屏障，阻止血管平滑肌细胞与其他大分子物质的接触来维持血管平滑肌的收缩表型；弹性蛋白的存在使血管具有很好的弹性；蛋白聚糖可以吸收大量的水分成胶冻状，是组织具有抗压性的基础；血管平滑肌细胞周围的细胞外基质除了能够维持血管结构的完整性之外，还参与调节基质内定居细胞的生长，也可以影响细胞对应激的反应。基质合成细胞，以一种特殊的方式回应生长因子对细胞的作用，很少引发凋亡。血管细胞外基质的生物学特性主要体现在可以通过整合素和血管细胞表面受体与血管细胞外基质中的配体作用实现一系列的活动。细胞外基质除了给血管细胞提供结构上的支持外，基质中大量的纤维成分能够可逆地结合生长因子和细胞因子，这些因子在信号通路中也发挥着重要作用，介导细胞的迁移与募集等。

二、调控及机制

VSMC 可以合成和分泌细胞外基质成分和多种细胞因子，并且通过其细胞表面的细胞因子受体和生长因子受体，对刺激做出相应的反应，产生一系列生物学行为的改变。

1. *细胞外基质对血管平滑肌细胞表型转变的影响* VSMC 的表型转变与动脉粥样硬化和再狭窄的发生关系密切，ECM 对 VSMC 的表型转变有重要作用。VSMC 在体外培养时，FN 可促使 VSMC 由收缩型向合成型转变，表现为细胞体积增大，α-辅肌动蛋白和微丝减少，粗面内质网和高尔基复合体增加；LN 能抑制这种表型转变，但当 VSMC 在覆有 LN 的培养板上生长 4～6d，LN 抑制表型转变的作用减弱，这可能与 VSMC 自身分泌的 FN 具有促进表型转变的作用有关。和 FN 一样，Ⅰ型胶原也具有促使 VSMC 由收缩型向合成型转变的作用，它的这种作用可被整合素 β_1 抗体阻断，说明Ⅰ型胶原的这种促表型转变的作用是通过整合素 β_1 亚基实现的。弹性蛋白也可抑制 SMC 的表型转变。ECM 通过整合素受体，将 ECM 中的蛋白成分 FN、LN 及胶原等与细胞内骨架蛋白如 α-辅肌动蛋白、踝蛋白等连接，形成黏着斑。黏着斑的形成，使相关的酪氨酸激酶活化，通过激动蛋白细胞骨架的重排，最终对细胞表型产生影响。另外有研究发现，ECM 对 VSMC 表型的影响与细胞内 MAPK 相关的信号转导通路相关。

2. 细胞外基质对血管平滑肌细胞迁移的影响　血管受损后，中膜的 VSMC 将向内膜迁移，这种迁移是内膜增生的基础，与再狭窄的发生密切相关。ECM 对 VSMC 的迁移也具有重要的作用。ECM 主要是通过与 VSMC 表面的整合素受体结合介导 VSMC 的迁移，具体机制可能与以下 3 个方面有关：①通过 ECM 中的特殊成分与整合素发生作用；②改变 ECM 特殊成分的浓度；③改变细胞表面整合素受体的密度。ECM 中的一些成分包括 FN、VN、骨桥蛋白、透明质酸等可刺激 VSMC 的迁移。ECM 中的另一些成分，如 LN、胶原、硫酸肝素在体内有抑制 VSMC 迁移的作用，然而在体外，Ⅳ型胶原能促进 VSMC 的迁移。

3. 细胞外基质对血管平滑肌细胞增殖的影响　ECM 对 VSMC 增殖的研究主要在于揭示动脉粥样硬化等疾病的发病机制。正常 VSMC 在发生学上处于静止状态，当 VSMC 增生时，细胞从收缩表型转为合成表型，表现为肌丝减少，粗面内质网和高尔基体数量增多。

VSMC 的增殖在血管再狭窄的发生中起着关键作用。研究发现，血管受损后，使用抗 VSMC 增殖的方法，可以有效阻止内膜的增生。VSMC 是呈依赖性生长的细胞，它的增殖需要生长因子和 ECM 的共同刺激。生长在覆有 FN 上的 VSMC，需要通过 FN 与 $\alpha_5\beta_1$ 的作用，才能增殖。阻断 FN 与 $\alpha_5\beta_1$ 联系，VSMC 生长停止；血小板反应素 1 和骨桥蛋白也具有促进 VSMC 增殖的作用。整合素介导的信号转导途径，对 VSMC 增殖的调节，与生长因子介导的细胞外信号调节蛋白激酶信号转导通路是不同的。研究推测，VSMC 在 LN 和 FN 上不同的增长速度与 Ras 的激活有关，FN 通过刺激 $\alpha_5\beta_1$，引起 Shc 相关的 Ras 活化，从而引起细胞的增殖。而 LN 在 VSMC 上的受体主要是 $\alpha_3\beta_1$，不能激活 Ras，因此不能刺激 VSMC 增殖，然而具体机制有待进一步证明。

4. 细胞外基质对血管平滑肌细胞凋亡的影响　VSMC 的凋亡在血管再狭窄中起中重要作用。血管球囊损伤后形成的新生内膜，在 7～30d VSMC 有凋亡的发生，甚至有研究发现球囊损伤 30min 后，中膜 VSMC 就出现了凋亡。凋亡的发生原因可能是当 VSMC 与 ECM 的正常关系破坏后，在促增殖信号的作用下，VSMC 发生凋亡。研究发现，通过对肿瘤细胞使用反义寡核苷酸技术降低黏着斑激酶(FAK)水平，可诱导肿瘤细胞的凋亡，而过表达 FAK 则抑制肿瘤细胞的凋亡。在 ECM 与整合素结合后，发现可显著激活黏着斑激酶，说明 ECM 对 VSMC 凋亡的影响主要是通过激活黏着斑激酶传递抑制凋亡信号从而抑制 VSMC 的凋亡。

5. 血管平滑肌细胞对细胞外基质的影响　除了 ECM 对 VSMC 具有调控作用之外，VSMC 在调控 ECM 方面也具有重要作用。主要表现在以下两个方面：首先，VSMC 产生大量的 FN、LN 等参与构成 ECM。在适当刺激下，VSMC 亦可分泌 IL-1、PDGF 等细胞因子参与调控 ECM 的生物学行为。VSMC 同时参与指导所在区域 ECM 成分的组装和方向，并决定其胶原纤维的大小及排列，通过引导胶原纤维的形成调节胶原分子分泌后的沉积。其次，ECM 蛋白的降解是在 VSMC 的严密控制下进行的，ECM 中的蛋白质成分主要由基质金属蛋白酶(matrix metalloproteinase，MMP)家族和丝氨酸蛋白酶家族的联合作用催化肽链降解而完成，而糖链部分主要由各种糖苷酶催化降解。MMP 在体内受到多种调节，主要包括转录水平的调节、酶原的活化和抑制物的拮抗。MMP 通常以无活性的酶原形式分泌，必要时可被局部 VSMC 产生并分泌的丝氨酸蛋白酶活化。因此，ECM 降解酶的活化与抑制对于调节基质蛋白质的转化率具有重要作用，而这一过程又是在 VSMC 的严密控制下进行调控的，在正常情况下降解与合成形成一个动态平衡，维持组织与器官的正常功能。

6. *血管平滑肌细胞和细胞外基质在血管生成中的作用* VSMC 周围几乎是 ECM 的组成成分，并且 VSMC 之间的Ⅰ型胶原和弹性蛋白组成的间隙基质提供了血管壁的黏着力、弹力和张力。胶原蛋白Ⅰ和层粘连蛋白在血管结构完整性和血管生成过程中起了重要的作用。层粘连蛋白 α_4 是基底膜聚集、微血管稳定性成熟的关键分子，而纤维连接蛋白是血管发生的基本要素等。有研究证明基质金属蛋白酶是一类有降解细胞外基质能力的蛋白水解酶家族，在血管生成中也起着关键性作用。

三、生物学意义

生理情况下，VSMC 与 ECM 相互作用维持血管壁的稳定与活性。倘若在病理情况下，如各种原因所致的内皮细胞损伤，可以引发 VSMC 的表型改变，并向内膜下迁移，异常增殖，分泌大量的 ECM，导致 ECM 的结构、组成成分和转换速率改变，进而又可逆地影响到 VSMC，最终使内膜增厚、血管管腔狭窄。这是 VSMC 与 ECM 在失衡的条件下对生物体的影响，也是动脉粥样硬化、高血压、血管再狭窄等心血管疾病的共同病理特征，所以，两者的相互作用在这些疾病的发病过程中发挥着重要的作用。

另外，当短期内血管壁内皮细胞受损时，邻近的 VSMC 表型会由收缩型向合成型转变，使合成 ECM 能力大大提高，同时 VSMC 分泌的基质金属蛋白酶活性也大大提高，则 ECM 又要进行特异性降解，在降解的同时能够释放血管内皮细胞生长因子，刺激血管的再生，伴随着 ECM 的降解逐渐达到新的平衡，使得血管壁细胞的生物学行为、血管壁的形态和功能均会发生改变。若较长一段时间血管壁遭受损害，基质金属蛋白酶分泌会大大增加，还会使 MMP 和 MMP 抑制物(TIMP)失衡，造成 ECM 水解大于合成，ECM 的降解与合成失衡又进一步促进了 VSMC 的迁移和增殖，此时的 VSMC 被 ECM 包围，使 VSMC 的凋亡大于增殖，同时凋亡的 VSMC 可以产生凝血酶，诱发局部血栓的形成，最后造成了血管壁再狭窄和一些术后并发症。

而在血管稳态失衡与重构中，microRNA 调控的 VSMC 表型转换起着重要作用。目前已知的对调节 VSMC 向收缩型转化或向合成型转化的 microRNA 分子已有多种。但仍需要进一步的探讨和验证。

四、研究展望

对于心血管系统，ECM 不仅是将 VSMC 粘连在一起的连接物和支持物，而且还是 VSMC 黏附、迁移、增殖和分化的生物学基础，在心血管系统正常功能的维持和疾病的发生发展中起重要作用，了解它们之间的相互调节机制及在病理条件下的各种分子的改变及机制对心血管疾病的防治与治疗都具有重要意义。它们的联系离不开整合素，整合素的研究也将为多种疾病的治疗提供比较有价值的方向。因此，深入研究整合素在血管生理病理条件下的作用机制可为解释其在人类多种疾病的发生发展过程奠定基础。此外，通过研究 VSMC 所表达的基因及确定调控其表达的内源性和外源性因子，为治疗和调控 VSMC 表型转变提供了最理想的途径。如在治疗方面，有望可以采用基因治疗的方法，人为地靶向上调或者抑制特定的 microRNA 及调控通路上的信号分子来调控 VSMC 进而来治疗相关的心血管疾病。我们也可以通过测定特定的 microRNA 的含量来预测与 VSMC 表型转化相关疾病的发生风险。另有实验证实某些中药可以作用于导致内膜增生的多个环节和位点，故比一些只针对于某一个病理环节的西药来说更有希望取得更好疗效。相信随着研究的深入及各种新的研究方法的诞生，VSMC 与 ECM 之间的相关作用及其机制会得到更加科学合理的解释，从而为干预其病理变化寻找新的可行性防治靶点。

（江冠民）

参考文献

温进坤，韩梅.2005.血管平滑肌细胞.北京：科学出版社.

赵光贤，朴丽梅.2015.基质金属蛋白酶-2 在血管新生过程中的研究进展.中国心血管病研究，3：198-201.

Bhattachariya A，Dahan D，Turczynska KM，et al.2014.Expression of microRNAs is essential for arterial myogenic tone and pressure-induced activation of the PI3-kinase/AKT pathway.Cardiovasc Res，101：288-296.

Sieck GC.2001.Signal transduction in smooth muscle.J Appl Physiol，91：1-2.

第七节　血管平滑肌细胞与血管新生

一、生理、生化、生物学特征

VSMCs 与血管新生（angiogenesis）关系密切。VSMCs 作为构成血管壁组织的基本单元及维持血管张力的主要细胞成分，具有分泌成血管细胞因子及参与血管新生的能力。广义的血管新生包括三种主要形式，即血管发生（vasculogenesis）、血管生成（angiogenesis）和动脉生成（arteriogenesis）。血管发生即是在原本无血管存在的情况下，通过内皮细胞前体细胞即内皮祖细胞（endothelial progenitor cells，EPCs）分化为成熟内皮细胞，生成新的内皮管状结构，进而形成初级毛细血管丛，是胚胎期血管新生的主要方式。血管生成即狭义的血管新生，是指在组织中已存在的血管的基础上通过出芽的方式形成新的毛细血管和小血管的过程，即通过成熟血管内皮细胞分裂增殖来形成新的血管。血管生成过程中，首先是形成不稳定的新血管，在血管内皮生长因子（vacular endothelial growth factor，VEGF）的作用下，血管继续新生，像豆芽扎根到组织中，故称为血管新生或芽生。血管新生贯穿胚胎成熟、生长发育的整个阶段，对组织再生和修复起着重要作用。而动脉生成是指原有微小动脉、小动脉基础上形成管径更大的侧支循环，主要发生在体内较大血管如冠状动脉、股动脉等发生急性或慢性阻塞时形成侧支循环代偿的主要方式。

VSMCs 可通过分泌细胞因子促进成血管细胞发生增殖和迁移，发挥促血管新生的作用。出生后体内血管新生机制较为复杂，以上三种方式协同参与，同时需多种细胞因子和成血管细胞共同发挥作用而完成。成人体内血管新生的形式主要是血管生成，包括 5 个步骤：血管细胞分泌蛋白水解酶降解血管基底膜及细胞外基质；内皮细胞增殖、穿过基底膜迁移到血管周围基质；内皮细胞黏附并连接；管状结构形成；VSMCs 和周细胞的附着、血管的相互吻合形成血管网。生理状态下血管生成处于相对平衡状态。血管生成在胚胎发育、女性子宫内膜血管重建及组织损伤修复等生理过程中起到重要作用。此外，当发生缺血、缺氧、炎症、肿瘤等应激情况时，血管生成的过程被激活，即血管内皮细胞和血管平滑肌细胞进行有丝分裂，从而引起侧支血管的形成。而后，周细胞和 VSMCs 覆盖在血管内皮上，为血管提供一定的强韧性，从而调控血管的灌注量，最后成为肌性动脉。

二、调控及机制

(一)血管新生诱导因子

血管生长是一个受多种信号通路和分子精确调控的复杂过程,包括胚胎发育和出生后的血管生成。促血管生长因子(如 VEGF 等)通过作用于血管内皮细胞、VSMCs,刺激内皮细胞增殖、分化、迁移,生成新的血管。

1. *血管内皮生长因子(vascular endothelial growth factor,VEGF)* VEGF 在血管新生诱导因子中研究得较为充分,是一种高度特异的血管内皮细胞有丝分裂原和血管新生强烈的刺激因子,能促进血管内皮细胞增殖、迁移,使其分泌组织因子、胶原酶等,改变内皮细胞的细胞外基质,利于血管生成。VEGF 在动物和成人正常组织中合成水平很低,在胚胎和有血管生成(新生)的组织中较高。在 VEGF 家族中,VEGF-A 主要通过结合血管内皮生长因子受体 VEGFR-1 和 VEGFR-2 来调节内皮细胞增殖、迁移和促血管新生。VEGFR-1 对血管生成主要起负性作用,VEGFR-2 对血管生成主要起正性作用。VEGF-B 不能诱导显著的毛细血管生成,似乎有一个相对有限的血管生成活性。VEGF-C 能直接诱导血管芽生成和肿瘤血管生成。VEGF-D 能诱导胆囊癌血管生成。VEGF-E 在促进血管生成的治疗中比 VEGF-A 作用更明显。很多因素可影响 VEGF 的产生,其中缺氧影响最大。缺氧对 VEGF 的上调是通过缺氧诱导因子增加 VEGF 基因转录而实现的。

2. *成纤维细胞生长因子(fibroblast growth factor,FGF)* FGF 是一组多肽性成纤维细胞的有丝分裂原。FGF 分为酸性 FGF(aFGF)和碱性 FGF(bFGF)。其中研究最多的是 bFGF,很多细胞表面都有 bFGF 受体。bFGF1 和 bFGF2 具有强效的血管生成活性,对血管内皮细胞起增殖作用,对内皮细胞有趋化性,直接刺激内皮细胞释放基底膜降解酶,并刺激内皮细胞的移动和增殖,形成新血管。但最近基因芯片技术研究发现,在血管成熟过程中,bFGF9 在 VSMCs 中的表达高度上调,其作用是促进血管肌化,而不是促进内皮细胞增殖或血管新生。

3. *促血管生成素(angiopoietin,Ang)与血管生成素(angiogenin)* Ang 是一种糖蛋白,有两个亚型,即 Ang-Ⅰ和 Ang-Ⅱ。Ang-Ⅰ具有促进血管生成的作用,Ang-Ⅱ具有抑制血管生成的作用。Ang-Ⅰ的受体是 Tie-2,Ang-Ⅰ与 Tie-2 结合后,趋化局部间质细胞,诱导间质细胞分化为血管周细胞和 VSMCs,刺激基质沉积而形成血管。血管生成素可由多种细胞生成,有强烈的刺激血管形成的作用,是一种非血管内皮细胞源性有丝分裂原,它被内皮细胞摄取后,经核转移后能促进内皮细胞增殖。

4. *炎性介质* 巨噬细胞和中性粒细胞可通过释放某些促血管生成样物质而刺激血管新生,如前列腺素 E_1、前列腺素 E_2、白介素-1、白介素-6、白介素-8、一氧化氮和肿瘤坏死因子等。这些促血管生成样物质能引起体外培养的内皮细胞发生细胞迁移和管型生长。其作用与剂量有关,较低剂量时,有明显的促进血管新生作用,用量过高时反而表现抑制作用。白介素-1β 是比 VEGF 更强效的促血管生成因子,在角膜实验中使用 1ng 即可观察到血管新生反应。白介素-8 对内皮细胞有趋化和促分裂作用,并被认为是银屑病角质细胞促血管生成的主要介质。正是由于多种炎性介质参与血管新生,因此炎性反应与血管新生具有密切关系。

5. Apelin Apelin 是 G 蛋白偶联受体 APJ 的高亲和力配体,是新发现的血管新生刺激因子和有丝分裂原肽。在鼠和蛙的胚胎发育过程中,APJ 受体在内皮前体细胞和新生的血管结构中高度表达,Apelin/APJ 在动物胚胎血管形成中起着重要作用。Apelin 在血管系统大量表达,可促进多种细胞增殖,促进血管新生。体外试验证实,Apelin 可通过诱导内皮细胞增殖、迁移和形成索状构造来调节新生血管的形成。在视网膜血管形成过程中,其受体 APJ 表达上调,而在血管形成稳定后表达下降。在视网膜血管内皮细胞中,Apelin-13 呈浓度依赖性促进细胞迁移、增殖和毛细血管形成,并参与了多种视网膜血管新生疾病的发生发展。Apelin/APJ 还参与肿瘤的血管发生及肿瘤生长,在 1/3 的人类肿瘤中能够检测到 Apelin 的表达。这些研究均证实 Apelin/APJ 与血管生成的密切关系。

此外,促血管生成因子还有基质金属蛋白酶、细胞表面黏附蛋白如 CD34、整合素、miRNA 等,还有一些小分子维生素、脂类、核苷酸、转化生长因子、血小板源性生长因子(PDGF)、胰岛素样生长因子(IGF-1)也是重要的血管新生促进因子。成年机体中,诱发血管新生的刺激因子通常来自内皮细胞邻近的组织,这些因子能对内皮细胞增殖、分化、迁移等环节中的一个或数个环节起诱导作用。

(二)血管新生抑制因子

促进血管新生的因素很多,但在成年器官中,生理性的血管新生则很少见。成年机体的血管新生不如胚胎普遍,血管新生的速度在生理状态下也远比病理状态下(如肿瘤时)慢,这与体内存在血管新生抑制因子有关。血管新生抑制因子主要有血管新生抑制素、内皮细胞抑制素、组织金属蛋白酶抑制剂(TIMPS)、凝血酶敏感蛋白(TSPs)、迁移抑制因子、干扰素家族、血小板因子Ⅳ等。其中,TSPs 主要存在于血小板中,巨核细胞、血管内皮细胞、VSMCs、成纤维细胞也可合成 TSP。TSP 是一种内源性血管新生抑制剂。TSP-1 在体内是血管新生的抑制物,能够阻断血管生长因子诱导的毛细血管内皮细胞的增殖、迁移和管腔形成,同时能加强 VSMCs 对 PDGF 所引起的增殖和迁移反应。实验中用球囊损伤大鼠颈动脉后,局部输注抗 TSP-1 抗体,2 周后可见内皮细胞中增殖细胞核抗原 PCNA 阳性率显著升高,同时平滑肌细胞中 PCNA 阳性率显著下降。

正常情况下,促血管生成因子和血管生成抑制因子处于动态平衡状态。但在病理条件下二者平衡被打破,将会出现血管的过度增生或原有血管的退化。总的来说,血管生长涉及多个分子和细胞活动,内皮细胞从微环境接受各种信号,通过调控时间和空间上的刺激/抑制作用来完成。

三、生物学意义

血管新生不仅存在于机体生长发育的全过程,更是创伤修复、缺血缺氧、炎症等情况下所出现的一种生命现象,对组织再生和修复起着重要作用,与多种疾病病理过程的发生、发展与转归密切相关。与血管新生相联系的疾病包括动脉粥样硬化、血管炎症性疾病、血管再狭窄、肿瘤、银屑病、糖尿病性视网膜病变、血栓形成、关节炎等。而缺血性心脏病、周围性血管疾病的发生过程中则存在血管新生不足的现象。

1. *血管新生不足的疾病* 对于血管新生不足相关的疾病如缺血性疾病,因缺血发生时机体自身的成血管细胞和其释放的细胞因子并不能起到完全代偿的作用,因而提出"治疗性血管生成(therapeutic angiogenesis)"的概念。临床上,治疗性血管生成对于血管新生不足的缺血性心脏病、周围性血管疾病起着极为重要的作用。治疗性血管生成,亦即人为地诱导血管新生,它的核心思想是补充成血管细胞和(或)促血管新生细胞因子的数量,促进或诱导缺血组织生成新生的血管，形成有效代偿性侧支循环，恢复血流供应，改善缺血组织的功能，最终达到临床治疗的目的。成血管细胞(EPCs)，是血管内皮细胞的前体，具有分化成为成熟内皮细胞的能力，能有效促进血管新生，是出生后组织血管新生的重要途径。除了血管内皮细胞外，VSMCs 的正常增殖与分化对于维持血管正常功能也非常关键。因此 VSMCs 移植也成为一个重要策略。

VSMCs 是一种终末分化细胞，没有高度自我更新的能力和多向分化潜能，所以把 VSMCs 作为细胞移植的工具没有潜在的不良反应如形成肿瘤、在移植部位向其他组织分化等。VSMCs 可移植至缺血组织直接参与血管形成。移植的 VSMCs 还可通过自身分泌细胞因子或促进局部组织分泌细胞因子，因而在缺血组织内长期发挥作用。在体外培养的过程中，也证实 VSMCs 可以分泌 VEGF、bFGF 等细胞因子，促进新生血管的形成。

VSMCs 作为成熟血管壁中膜的主要组成细胞，VSMCs 移植可用于治疗心肌梗死，在心肌梗死部位或周边区域移植 VSMCs 可降低心肌梗死的面积，促进心肌组织血管的新生，改善心脏的收缩功能，逆转心室重构。细胞移植治疗下肢缺血疾病近年也得到广泛关注，实验中发现，移植 VSMCs 后，大鼠缺血后肢的新生血管数量比对照组明显升高，表明 VSMCs 可以在缺血后肢发挥血管新生的作用。除了采用补充成血管细胞及细胞移植的方法，还可应用促血管新生的细胞因子，如 VEGF 在缺血部位可发挥治疗性血管新生作用。肝细胞生长因子是最近发现的一种由间质细胞分泌的因子，具有促进多种细胞进行有丝分裂的能力。肝细胞生长因子不仅可促进人动脉内皮细胞增殖，并有抗内皮细胞凋亡的作用。VSMCs 表面表达肝细胞生长因子的受体，肝细胞生长因子能够与其结合促进 VSMCs 迁移。当然，补充成血管细胞及细胞移植与补充细胞因子是有密切联系的，因为成血管细胞及移植的细胞可以分泌细胞因子，如 VSMCs 既能分泌 VEGF，也能分泌肝细胞生长因子。

2. *血管新生相关的疾病* 在健康成人发育过程中血管发生和血管新生大多下调。VSMCs 异常增殖成为许多血管增生性疾病(如动脉粥样硬化和血管再狭窄等疾病)的重要发病机制。血管内皮损伤后，VSMCs 迁移、增殖、凋亡及细胞外基质的分泌和堆积参与局部血管重建和再塑过程，且受多种细胞因子、生长因子和基因的调控。VSMCs 增殖是构成以新生内膜形成为基础的血管重塑的重要细胞学基础。动脉粥样硬化和血管再狭窄的重要病理学过程即是 VSMCs 增殖、迁移和新生内膜的形成。VSMCs 表型转化在新生内膜形成过程中扮演着重要的角色。VSMCs 可呈现分化型和增殖型两种表型，分化型(收缩型)VSMCs 向增殖型(合成型)转化时，增殖能力增强，向内膜下迁移，并分泌、合成大量细胞外基质，形成新生内膜，导致严重的血管增生性疾病如动脉粥样硬化、血管再狭窄的发生。斑块内血管生成与动脉粥样硬化的发展密切相关。新生血管是提供炎细胞进入斑块的重要通道，炎细胞可产生细胞因子，激活巨噬细胞和 VSMCs，生成基质金属蛋白酶，降低基质、削弱纤维帽，导致斑块不稳定。斑块内新生血管可见于动脉粥样硬化病程中的各个时期，这为抗血管生成疗法在动脉粥样硬化治疗中的应用提供了理论依据。

四、研究展望

血管新生是一个复杂的过程，需要多种细胞因子的参与。VSMCs 和血管新生关系密切。一方面，VSMCs 的过度增殖是许多血管增生性疾病如动脉粥样硬化等发生和发展的重要致病机制之一，而血管新生异常活跃会加速肿瘤的发展；另一方面，血管新生不足贯穿于缺血性心脏病、周围性血管疾病的病程。因此采取最佳的治疗方案掌握 VSMCs 增殖的“度”以抑制血管生成或促进血管生成是治疗的关键。目前关于调控 VSMCs 发育中的分化及疾病过程中的基因改变至今仍不清楚。在整个发育阶段，VSMCs 都是一群具有不同分化表型的异质性细胞群体，培养的 VSMCs 也很难维持在一种表型，如收缩型或合成型，这将制约人们对 VSMCs 调控机制及途径的研究。从细胞胚胎学角度探索 VSMCs 的分化过程则更加真实可信。胚胎干细胞向内皮细胞或 VSMCs 分化的研究对血管细胞的发育生物学提供基础，并可望为细胞移植治疗提供细胞来源。随着血管生成机制的阐明和促/抑血管生成方法的完善，调节血管新生将成为相关疾病治疗的重要策略。

（李　峰）

参考文献

金惠铭，李先涛.2001.血管新生的调控.中国微循环，5(2)：85-87.

张少言，林赟霄，陈浩，等.2014.血管新生与冠心病治疗性血管生成.心血管病学进展，35(1)：55-58.

Frontini MJ，Nong Z，Gros R，et al.2011.Fibroblast growth factor 9 deliver during angiogenesis produces durable，vasoresponsive microvessels wrapped by smooth muscle cells.Nat Biotechnol，29(5)：421-427.

第八节　血管平滑肌细胞与血管钙化

一、生理、生化、生物学特征

血管钙化(vascular calcification)是指钙磷在血管壁的异常沉积。是动脉粥样硬化、高血压、糖尿病血管病变、血管损伤、慢性肾病和衰老等普遍存在的共同的病理表现，主要表现为血管壁僵硬性增加，顺应性降低，易导致心肌缺血、左心室肥大和心力衰竭，引发血栓形成、斑块破裂，是心脑血管疾病高发病率和高病死率的重要因素之一；亦是动脉粥样硬化心血管事件、脑卒中和外周血管病发生的重要标志分子。近年来发现在特定刺激条件下，VSMCs 还可以合成成骨相关性蛋白，参与血管钙化进程，并且作用显著。血管钙化与部分成骨相关性蛋白的关系阐述如下。

1. *骨形成蛋白 2*(bone morphogenetic protein-2，BMP-2)　BMP-2 可促进血管钙化。BMP-2 可以通过 BMP-2 受体激活 Smad 信号通路，从而参与细胞成骨过程，促进血管钙化。此外，BMP-2 也可以通过加强氧化应激通路增加 Runx2 表达。Runx2 是调节成骨的核心转录因子，其表达可以促进血管钙化。

2. *基质 Gla 蛋白*(matrix Gla protein，MGP)　MGP 可抑制血管钙化。MGP 是由血管平滑肌细胞合成的一种以维生素 K 作为辅助因子的 γ-谷氨酸羧化酶，是成骨细胞的标志分子。它可以将无活性的 Glu 残基羧化为有活性的 Gla 残基。MGP 的 5 个 Gla 残基与羟基磷灰石具有高度亲和力，能显著抑制钙沉积及羟基磷灰石晶体增长，是血管钙化的抑制因子。

3. *骨桥蛋白*(osteopontin，OPN)　OPN 可抑制血管钙化。OPN 是一种分泌性羰基化磷酸蛋白，主要存在于富含矿物的骨骼和牙齿中，在正常的血管平滑肌细胞中不表达。在病理状态下如动脉粥样硬化，OPN 表达程度随粥样硬化程度增加而增加。Yamaguchi 等研究表明，

OPN 可以直接与羟基磷灰石晶体表面结合，抑制其进一步扩大。Hofbauer 等实验指出，$OPN^{-/-}$突变小鼠模型的钙化速度明显快于 $OPN^{+/+}$小鼠，说明 OPN 能抑制血管钙化进程。

4. 碱性磷酸酶(alkaline phosphate，ALP) ALP 可促进血管钙化。ALP 是成骨细胞表达的分化标记分子之一，其广泛存在于人体各类组织中。ALP 在促进血管钙化进程中发挥重要作用，血管及瓣膜钙化位点均可检测到 ALP 的存在。在病理状态下，VSMCs 可以表达 ALP，促进血管钙化。ALP 促进钙化的发生、发展通过经典 Wnt 信号通路和 Msx2 增加活性来实现。

5. 软骨寡聚基质蛋白(cartilage oligomeric matric protein，COMP) COMP 可抑制血管钙化。COMP 是由 VSMC 分泌的 524kD 的非胶原糖蛋白，可以显著抑制高磷或高钙诱导的血管钙化，机制与其结合到 BMP2 羧基末端从而抑制 BMP-2 与其受体结合有关。

二、调控及机制

1. 血管平滑肌细胞凋亡与血管钙化 临床研究表明，尿毒症患者桡动脉中膜存在 VSMC 凋亡，且 VSMC 凋亡发生在血管钙化之前，这表明 VSMC 凋亡可能参与了尿毒症患者血管钙化的发生和发展。目前研究表明，血管钙化的最初位点是名为“基质小泡(matric vesicle)”的细胞产物。基质小泡结构为 100～700nm 的包裹性小泡，膜富含磷脂，能富集钙离子，降低胞内钙浓度，具有生成无定型磷酸钙并进一步转化为磷灰石的作用。基质小泡与 VSMC 凋亡自发形成的凋亡小体密切相关，并成为钙化的起点及成核中心。VSMC 凋亡早于钙化的发生，VSMC 源性的凋亡小体可以启动血管钙化，调控 VSMC 凋亡，并直接影响血管钙化小结的数量。在高磷、炎症因子等各种致钙化因素作用下，受损的 VSMC 释放出含有碱性磷酸酶活性的基质小泡形成易于碱性钙磷沉积的微环境，利于血管钙化。另外，基质小泡中大量的钙和磷可结合细胞外的基质蛋白启动血管钙化。血管钙化启动后，基质小泡释放出磷灰石结晶于细胞外小室，并与沉积于此处的胶原纤维在细胞外基质交联结合形成新生钙结节。与基质小泡关联的Ⅱ型和Ⅹ型胶原通过结合膜联蛋白Ⅴ激活钙通道活性，促进小泡内钙离子集聚，可加速钙化过程。

2. 血管平滑肌细胞成骨表型转换与血管钙化 正常情况下，VSMCs 以收缩表型为主，主要表达 α-SMA 和Ⅳ型胶原。但在炎症因子、氧化应激、DNA 受损、高磷等特定刺激下，VSMCs 主要表达和(或)释放数种关键的成骨蛋白和成骨相关蛋白调节因子，如 BMP-2、ALP、OPN 和胶原Ⅰ。而收缩表型相关蛋白如 SM22α、SM α-actin 和Ⅳ型胶原等表达减少，最终将 VSMC 转换为成骨细胞。

在体外培养的牛主动脉平滑肌细胞中，TNF-α 能直接诱导其成骨样分化，其机制包括：①TNF-α能剂量依赖性地增强 ALP mRNA 的转录；②TNF-α 能增强 Runx-2、AP、CREB 这三种在成骨分化中重要的转录因子与 DNA 结合的能力；③TNF-α 增加细胞内 cAMP 浓度，并通过 PKA 通路诱导牛主动脉平滑肌细胞的钙化。在体外培养的大鼠血管平滑肌细胞和人主动脉平滑肌细胞中，TNF-α 能在高磷环境下显著增加其成骨样分化程度，其机制包括：①TNF-α 抑制过氧化物增殖酶体的表达，导致 TNAP 蛋白的表达和活性升高，使非特异性碱性磷酸酶表达上调，诱导血管平滑肌细胞的成骨样分化；②TNF-α 激活核转录因子 κB(nuclear factor κB，NF-κB)通路，通路的下游产物介导 ANKH mRNA 的降解，使 ANKH 表达下调，导致血管钙化抑制剂焦磷酸盐释放减少，诱导了血管平滑肌细胞的钙化；③TNF-α 可以直接上调两种成骨关键因子 BMP-2 和 MSX2 的表达；④TNF-α 可以下调血管平滑肌细胞中抑制血管钙化的关键蛋白 MGP 的表达。

临床研究显示各种致血管钙化疾病如慢性肾病等病人 IL-6 水平上升，且与血管钙化的发生有很强的正相关性。慢性肾病的病人中，血清 IL-6 含量上升与血清中骨保护素（osteoprotegerin，OPG）的含量有相关性。在使用碳酸镧治疗慢性肾衰竭病人后，能降低血清中 IL-6 mRNA 含量，使远期血管钙化的风险降低。离体条件下，IL-6 不仅能与 TNF-α 协同增强在高磷酸环境下平滑肌细胞的钙化，IL-6 也能促进人脐动脉平滑肌细胞成骨样转化。其原因是 IL-6 在离体情况下能上调平滑肌细胞成骨样分化相关蛋白如基质 Gla 蛋白（matrix Gla protein，MGP）、骨形成蛋白-2（bone morphogenetic protein-2，BMP-2）的表达。其机制如下：①IL-6通过 STAT-3 通路上调平滑肌细胞碱性磷酸酶的表达，促进血管钙化；②IL-6 上调热休克蛋白-70 的表达，后者使平滑肌细胞的 BMP-2 表达上升；③IL-6 通过激动 NF-κB 受体上调平滑肌细胞 Runx2、OPN、BMP-2 表达上升；④IL-6 能刺激肝合成急性时相蛋白，降低胎球蛋白 A 水平，而胎球蛋白 A 是机体最主要的循环钙化抑制因子。

此外，氧化应激与内质网应激也是刺激 VSMCs 成骨表型转换的重要因素。VSMCs 在氧化应激刺激下，细胞内 NADPH 氧化酶和过氧化氢水平升高，通过 Runx2 促进细胞表型转换。在人 VSMCs 中，BMP-2 增加 NADPH 氧化酶活性和活性氧自由基生成来增加内质网应激。其他研究表明，内质网应激蛋白活化转录因子 4（activating transcription factor 4，ATF4）在 VSMCs 和钙化模型的主动脉的表达均升高。肿瘤坏死因子（TNF-α）通过内质网应激和 PERK-eIFα-ATF4-CHOP 信号通路介导血管钙化。

近年来研究发现，血管细胞的成骨样细胞表型转化受到血管局部旁/自分泌系统的调节，如血管分泌的甲状旁腺素相关肽可以抑制血管成骨样细胞分化，而血管局部聚集的 1,25-二羟胆骨化醇可以促进血管细胞向钙化细胞表型转化。血管巨噬细胞产生的 TNF-α、白介素-1 等细胞因子和雌二醇等可以加重血管钙化。C 型利钠利尿肽（CNP）是一种新的成骨细胞旁/自分泌调节剂，可能在特定的细胞分化时期促进成骨细胞的分化及矿化。

3. *血管平滑肌细胞的 microRNA 与血管钙化*　microRNAs 是长 18～25 个核苷酸构成的单链非编码 RNA，通过与 mRNA3′端的非翻译区域互补结合从而降解 mRNA 或者限制翻译来沉默基因表达。microRNAs 在新陈代谢、分化、细胞凋亡等多个方面发挥着重要作用。在钙化条件下，具有调节 VSMCs 分化标志物表达功能的 miRNA143/145 复合物下调。其他系列的 microRNA 如 microRNA-135α、microRNA-762、microRNA-714、microRNA-712 等的目标蛋白是钙流出蛋白，在 VSMCs 钙化中的作用得到证实。尽管早期研究发现，microRNAs 在 VSMCs 分化为成骨表型的重要性是通过展示一种 microRNA 与一种目标蛋白联系，但是更可能的原因是这个过程与 miRNA 调控的目标蛋白在钙化中起到的重要作用。

三、生物学意义

血管钙化是动脉粥样硬化、高血压、糖尿病血管病变、血管损伤、慢性肾病和衰老等普遍存在的共同的病理表现。它出现在 80％的血管损伤和 90％的冠状动脉疾病中，是心脑血管疾病高发病率和高病死率的重要因素之一；亦是动脉粥样硬化心血管事件、脑卒中和外周血管病发生的重要标志分子。这种反常的钙沉积物出现在血管的中膜和（或）内膜层及心脏瓣膜，被认为是一个很强的独立于传统危险因素的心血管病变信号。传统的观念一直认为血管钙化是一个被动的、退化的、不可避免的终末过程，但是，最近的临床和基础研究结果表明血管钙化类似于骨发育和软骨形成的过程，是一个主动的、可调节的、可治疗和预防的过程，这为临床上治疗这些慢性疾病带来新靶点和药理机制。临床研究表明，动脉钙化对于评估和预测心肌梗死、脑卒中或死亡及积极预防和治疗心脑血管疾病亦具有重要的临床意义。血管钙化由于弹性蛋白降解及丢失可以使得血管僵硬，降低血管顺应性，增大脉压差，增加外周循环阻力，心脏负荷增加，最终可以导致心力衰竭。钙沉积会减弱血管收缩反应，改变 AS 斑块的稳定性，增加动脉粥样硬化斑块破裂风险。此外，促进动脉瘤的形成、导致外周血管闭塞等一系列心血管事件的发生率增加。

四、研究展望

血管钙化是多因素、多通路介导的一种慢性血管病变，参与糖尿病、慢性肾病等多种慢性疾病的进程，机制复杂，预后较差，目前尚无治疗的有效措施，主要是针对原发病的治疗。随着对血管钙化发生机制及相关危险因素认识的深入，越来越多血管钙化性疾病的治疗和干预靶点逐渐被发现，如慢性肾病、糖尿病等终末改变及微血管的病变和坏死感染等治疗带来的远期并发症提供更多治疗上的可行性，提高慢性肾病患者心血管事件的可控性。现阶段的研究还大多立足于减慢血管钙化的进程，然而能否起到预防或是逆转该进程的效果将是今后重要的研究方向。随着对血管钙化生物学、化学机制的深入研究，未来将找到更好的特异性治疗方法。血管平滑肌细胞是构成血管的重要细胞，在动脉粥样硬化、高血压、糖尿病等现如今高发的疾病的病理生理过程中起到重要作用，是血管生理和病理学研究的重要内容之一，了解细胞在不同微环境下的正常表现及在病理条件下的异常变化具有重要的意义。血管平滑肌细胞在血管钙化中起到重要作用，但具体机制尚未阐明，如 VSMCs 表型转换的具体的信号调控介质及介质的信号转导和调控过程。相信随着研究的不断深入及新的研究方法的建立，这些问题可以逐步解决，从而为干预其血管钙化进程及改善相关心血管风险寻找新的靶点。

（谈　智　陈雪莹）

参考文献

齐永芬，唐朝枢.2011.血管钙化-血管损伤性疾病的共同病理生理基础.中南医学科学杂志，39(3)：241-245.

刘书馨，常明，刘红，等.2007.血管平滑肌细胞凋亡与尿毒症血管钙化.中华肾脏病杂志，23(6)：362-5.

邵文.2013.血管平滑肌细胞与血管钙化机制的研究进展.医学综述，19(16)：2898-2901.

Hutcheson JD，Goettsch C，Rogers MA，et al. 2015. Revisiting cardiovascular calcification：A multifaceted disease requiring a multidisciplinary approach.Semin Cell Dev Biol，46：68-77.

Leopold JA.2015.Vascular calcification：Mechanisms of vascular smooth muscle cell calcification.Trends Cardiovasc Med，25(4)：267-74.

第九节　血管活性肽与血管平滑肌细胞

血管活性肽(vasoactive peptide)是指血管活性物质中的一些短肽，分子质量较小，所含氨基酸残基数少则几个多则数十个，该类物质成员众多，功能多样，至今已发现 20 多种。血管的内皮和 VSMC 可以合成和释放几十种血管活性物质。它们参与血管功能的调节,对血流动力学及血管通透性的改变起调节作用。VSMC 作为血管壁主要组成细胞之一,是血管收缩、舒张及重构的重要因素。在多种心血管疾病中,血管的收缩、舒张和构型都会发生显著变化。

一、肾素-血管紧张素系统

肾素-血管紧张素系统(RAS)是心血管疾病的主要调节系统,它包括由肾小球旁细胞分泌的肾素(renin)、肝分泌的血管紧张素原(angiotensinogen)和由肺合成的血管紧张素转化酶(angiotensin converting enzyme,ACE),其核心成分为血管紧张素Ⅱ(AngⅡ)。AngⅡ不仅可以直接收缩血管、调节血压,还能引起心肌和 VSMC 肥大与增殖,在高血压、心肌肥厚等心血管疾病的发生发展中起重要的作用。大多数研究集中于 AngⅡ的功能,以此为靶点而产生的 AT_1 受体抑制剂及血管紧张素转化酶Ⅰ抑制剂在心血管疾病的临床治疗中发挥重要的作用。

血管内皮细胞腔面存在血管紧张素Ⅰ转化酶,可将 AngⅠ 转化为有强烈血管收缩作用的 AngⅡ,以旁分泌的方式作用于血管平滑肌细胞。目前已发现的血管紧张素受体有 AT_1、AT_2、AT_3 和 AT_4,而人体主要是Ⅰ型受体 AT_1。AngⅡ与其受体结合可以导致血管收缩及醛固酮的释放。AngⅡ与肺动脉高压密切相关,血管局部 RAS 也产生 AngⅡ,并以自分泌方式作用于血管平滑肌细胞或经过旁分泌方式激活肺血管内皮细胞,释放具有舒张作用的 PGI_2,对 AngⅡ缩血管效应起负反馈调节作用。AngⅡ对冠状动脉的收缩效应则是通过增加内源性血管收缩因子内皮素释放增加的。

动脉粥样硬化的发病机制有炎症学说、脂质浸润学说、血栓源学说、血流动力学学说、中层平滑肌细胞增生学说、内膜损伤学说及受体学说等。AngⅡ可刺激血管内皮细胞分泌 CRP、IL-6、TNF-α、ET-1 等炎细胞因子;增加血管内皮细胞黏附分子(VCAM-1)、ICAM-1、E-选择素的表达和 MCP-1 释放,吸引、募集单核细胞黏附;增加 ox-LDL 产生,促进平滑肌细胞的增殖、炎细胞的浸入,间接产生致炎效应。此外,可以水解缓激肽,减少 NO 的产生,通过诱导产生的 ROS,直接灭活 NO,也是 AngⅡ致 AS 的重要因素。血管紧张素受体拮抗药可以保护 AS 内皮功能,它能够逆转高血压、心力衰竭、动脉粥样硬化与高血脂引起的内皮细胞功能的损伤,恢复内皮细胞依赖性的血管舒张作用。AngⅡ受体拮抗药(ARB)改善 AS 患者的内皮功能主要有以下机制:①AngⅡ-1 型受体的拮抗作用;②激活 AngⅡ-2 型受体,具有血管舒张和抗内皮凋亡作用;③AngⅡ的代谢产物可增加 NO 的释放;④增加 2 型糖尿病患者血液 EPC 的数量。

二、内　皮　素

内皮素(ET)家族的成员主要有 ET-1、ET-2、ET-3 3 种异构肽,ET 分泌受多种因素的影响。ET 具有收缩、趋化和促进有丝分裂等生物学性质,主要通过作用 RAAS、抗利尿激素影响盐水平衡和刺激交感神经系统而收缩血管,升高血压。ET 受体属于 G 蛋白偶联受体超家族,目前已克隆 5 种 ET 受体,其中 3 种存在于哺乳动物体内,分别命名为 ET_A、ET_B和存在于大鼠体内的 AngⅡ/ET-1 的双功能受体,另外两种存在于鸟类和两栖类动物体内。ET 与受体结合后与 G 蛋白偶联,激活磷酸脂酶系统使胞质 Ca^{2+} 浓度迅速上升,从而引起细胞和血管收缩。ET 引起各种血管收缩,以冠状动脉最为敏感,它可以导致冠状动脉痉挛和心肌损伤,并有致心律失常的作用,在很多疾病(如心肌梗死、动脉粥样硬化、糖尿病、肺动脉高压、慢性心力衰竭等)中 ET 的水平都有升高。

ET 对血管的收缩强度依次为 ET-1＞ET-2＞ET-3,其中 ET-1 主要来源于血管内皮细胞,具有强烈的缩血管作用,是目前所知的最强的血管收缩因子之一。在血管组织中,ET_A受体主要存在于 VSMC 中,ET_B受体主要在内皮细胞,病理状态下,在 VSMC 中表达。内皮细胞的 ET_B受体兴奋后也可以通过一氧化氮和(或)前列环素的释放,导致血管舒张。

ET 通过激活内皮素受体发挥缩血管和促血管平滑肌增殖的作用,在心血管疾病的发生发展中起重要的作用。内皮素拮抗药已应用于肺动脉高压的临床治疗。在动物模型和高血压患者中选择性和非选择性的内皮素受体拮抗药都可降低血压。它在再狭窄的发病机制中也起到了重要的作用,许多研究也证明了内皮素受体拮抗药(选择性的和非选择性的)可以抑制血管平滑肌细胞的增殖、减少内膜增生,降低再狭窄的发生率。

三、肾上腺髓质素

肾上腺髓质素(adrenomedullin,ADM)是从人肾上腺嗜铬细胞瘤组织提取物中得到的生物活性肽。体内许多组织都可以产生肾上腺髓质素,血浆中肾上腺髓质素主要来自血管内皮细胞和平滑肌细胞。ADM 与降钙素基因相关肽(CGRP)/胰淀粉样肽的结构类似,并且 ADM 与 CGRP 的氨基酸序列有一定的同源性,ADM 可以与 CGRP 受体和 ADM 受体结合。ADM 以自分泌和旁分泌的方式发挥其调节血管功能的作用。

ADM 的扩血管作用是通过受体依赖性与非依赖性途径实现的。ADM 舒张血管作用可能与以下的机制有关:①直接作用于 VSMC 上的相应受体,通过与受体偶联的 G 蛋白激活腺苷酸环化酶,使细胞内 cAMP 水平升高,激活 PKC 或使酪氨酸磷酸化而引起一系列生物效应;②作用于血管内皮细胞上的相应的受体,活化磷脂酶 C(PLC)及形成 IP3,激活 NOS,增加 NO 的释放,通过 NO-cGMP 途径使 VSMC 舒张;③ADM 能激活磷脂酶 C,促进 IP3 的生成,降低 VSMC 内的 Ca^{2+} 浓度舒张血管。

四、心房钠肽和血管升压素

心房钠肽又称心钠素、心房利钠因子,大部分由心房肌细胞分泌,为利钠、利尿激素,具有内分泌效应,调节机体水平衡并影响血压。人类心房肽为 22～32 肽,分为心钠肽(ANP)、脑钠肽(BNP)、C 型利钠肽(CNP)。心房肽的主要生物学作用有:①作用于肾,有排钠-利尿作用;②抑制肾上腺释放醛固酮;③松弛平滑肌,扩张血管;④减少抗利尿激素的释放等。

1. 心钠肽(ANP) ANP 为心房组织分泌的多肽类激素,具有扩血管、利钠、利尿、拮抗神经内分泌激素的作用。ANP 分泌主要是心房机械牵张作用的结果,ANP 水平与收缩期前最大容积、左心房张力有明显的相关性。另外,一些具有缩血管作用的神经内分泌因子,如内皮素、抗利尿激素、血管紧张素Ⅱ(AngⅡ)/前列腺素等,通过增加心脏的前、后负荷间接刺激 ANP 的分泌。一氧化氮等作为具有血管扩张作用的神经内分泌因子可以通过增加环磷酸鸟苷(cGMP)含量而抑制 ANP 的分泌。ANP 的代谢部位主要在肺、肝和肾。

ANP 可以抑制平滑肌细胞收缩扩张血管。其机制是 ANP 可以通过鸟苷酸环化酶(GC)激活环磷酸鸟苷(cGMP)进而激活 G 蛋白激酶,增加细胞钙泵活性,并阻断钙离子通道,从而降低细胞钙离子浓度,抑制血管平滑肌兴奋-收缩偶联,最终导致血管舒张。另外 ANP 还有对抗交感神经及去甲肾上腺素的作用。有研究显示血浆 ANP 水平可作为高血压并发心功能降低和心肌肥厚的一个重要指标。高血压所引起的 ANP 水平升高,可能主要是因为房内压升高,牵张心房所引起。

2. 脑钠肽(BNP) BNP 可以促进排钠、排尿,具有较强的舒血管作用,可对抗血管紧张素-醛固酮系统(RASS)的缩血管作用。心功能障碍和心室负荷增加能够极大地激活利钠肽系统导致 BNP 释放。BNP 的清除途径主要有 3 种:①与 C 受体结合清除。通过与 C 受体结合,被吞入胞内,随后被溶酶体降解,生理活性消失,C 受体再循环到细胞膜上,不断清除 BNP。②酶降解失活。由中性肽链内切酶(ENP)降解失活,此酶主要存在于肺及肾。③肾排泄。

BNP 是肾素-血管紧张素-醛固酮系统(RASS)的天然拮抗剂,亦可抵制后叶加压素的保钠保水、升高血压的作用。BNP 同 ANP 一起参与了血压、血容量及水盐平衡的调节、提高肾小球滤过率,利钠利尿,扩张血管,降低体循环血管阻力及血浆容量。但是 BNP 又不同于 ANP,BNP 主要在心室合成,在心室负荷过重或扩张时增加;因此对反映心室功能改变更敏感、更具特异性。BNP 与心力衰竭的关系十分密切,其浓度与左心室舒张末压、左心室射血分数(LVEF)及心功能 NYHA 分级密切相关。BNP 可作为 CHF 的血浆标志物用于早期诊断和严重程度的判断。

3. C 型钠肽(CNP) CNP 主要在局部发挥舒血管作用。实验证明 CNP 通过受体途径对冠状动脉发挥舒张血管的作用,具体机制可能是通过 K^+ 内流实现的。相同研究发现 NPR-C/ATP 内向调整钾离子通道、NPR-C/钙通道和 B 型利钠肽受体/ATP 敏感钾通道,参与 CNP 对兔主动脉的舒张作用。此外,血浆 CNP 在肺动脉高压及心力衰竭中都显著升高,提示 CNP 与肺动脉高压及心力衰竭发生发展可能有密切关系。

4. 血管加压素与合肽素(arginine vasopressin,AVP) AVP 也称抗利尿激素,是由下丘脑的视上核和室旁核的神经细胞分泌的九肽激素,经下丘脑-垂体束到达神经垂体后释放入血。AVP 在人体中的主要作用是控制尿排出和升高血压。AVP 与其受体结合后,可以激活 Gs 蛋白,通过磷脂肌醇(PIP_2)调节细胞内钙离子浓度,导致胞内 Ca^{2+} 浓度增加,使平滑肌收缩,增加血压。

合肽素是新发现的与 AVP 同源的一种含有 39 个氨基酸残基的糖肽,是血管升压素(pro-vasopressin)的 C 端部分肽段。在血液中合肽素比 AVP 更稳定,便于测定,并且在多种疾病中能够代替 AVP 反映疾病的情况。目前临床上已开展合肽素测定的应用。

五、尾 加 压 素

尾加压素Ⅱ(urotensin Ⅱ,UⅡ)最早是从硬骨鱼的脊髓尾部神经分泌系统分离出来的。UⅡ是已知的最强的缩血管物质,对血管生成及动脉粥样硬化的发生都有重要作用。G 蛋白偶联受体(G-protein coupled receptor,GPR14)是 UⅡ的特异受体,GPR14 主要分布在心血管系统。

UⅡ具有强烈的收缩血管和致血管痉挛的作用,对动脉的作用强于静脉,收缩强度大于去甲肾上腺素、血管紧张素及内皮素。UⅡ与其受体结合后可以通过电压依赖性和电压非依赖性通道促进 Ca^{2+} 内流,引起胞质内 Ca^{2+} 升高而发挥收缩效应。此外研究发现,UⅡ可以激活血管平滑肌中 Rho 激酶,诱导平滑肌的收缩。

UⅡ能与致 AS 危险因素中的过氧化氢、溶血磷脂酰胆碱、ox-LDL 及 5-羟色胺等发生协同作用,诱导主动脉 VSMC 增殖。UⅡ也是一种血管生成因子,有促进血管生成的作用。

六、Apelin 肽

Apelin 是 G 蛋白偶联受体 APJ 的内源性配体,分布于中枢神经及外周组织,但在血管系统中分布有限,仅在血管和心内膜的内皮细胞表达。Apelin 在体内发挥许多重要作用,包括心血管作用、调节体液平衡、脂代谢等病理生理作用。

Apelin 可以舒张血管,保护血管内皮细胞,促进血管生成。Apelin 剂量依赖性的舒张血管作用是通过 NO 和 ERK1/2 通路发挥作用的。研究发现 Apelin-APJ 系统还可能参与 AngⅡ对内皮细胞损伤的保护。此外,研究发现 Apelin 可以促进血管平滑肌细胞的增殖,Apelin-13 能通过推动细胞周期由 G_0/G_1 期进入 S 期从而促进血管平滑肌细胞增殖,其作用机制与促进 cyclinD1 表达及激活 PKC-ERK 信号通路有关。Apelin 可以磷酸化 Akt 和 FOXO3a,在时间和剂量依赖性促进 VSMCs 迁移。

七、其他血管活性肽

1. *降钙素基因相关肽*(calcitonin gene related peptide,CGRP)　降钙素基因相关肽及其受体在血管中分布广泛,是目前已知最强的内源性舒血管肽,甚至对动脉粥样硬化的动脉仍有扩张作用,目前认为其舒血管作用是通过如下两种机制来进行的。①内皮依赖性途径:CGRP 作用于内皮细胞上相应的受体,通过 G 蛋白激活细胞的 cAMP 途径,使内皮细胞释放的 NO 增加;②非内皮依赖性途径:CGRP 也可以直接作用于 VSMC 上的受体,通过激活 cAMP 途径活化 PKA,直接促进血管舒张,或通过活化 ATP 敏感的钾通道,促进 K^+ 外流,抑制 Ca^{2+} 内流,减少细胞内的游离 Ca^{2+},而产生舒张效应。

另外研究表明,CGRP 可以抑制由 ET-1 和 AngⅡ引起的 VSMC 增殖,表明 CGRP 是 ET-1 等活性物质的内源性拮抗剂。其可能的作用机制有:①CGRP 可以抑制致炎因子 TNF-α、IL-1 和 IL-2 的生成,双向调节 IL-6 的产生,促进 NO 和前列环素的合成与释放,从而抑制 ET-1 的合成;②CGRP 可以下调 ET 受体的密度而拮抗 ET 的生物学效应;③CGRP 可以通过 MAPK 途径诱发促丝裂原样作用,从而拮抗 ET-1 和 AngⅡ引起的 VSMC 增殖作用。

2. *P 物质*(SP)　P 物质是广泛分布于神经纤维内的一种包含 11 个氨基酸的神经肽。P 物质在神经系统中与痛觉传递有关,在人的肠壁上可增加肠的蠕动并致痉挛。P 物质的舒血管作用可能是 NO 依赖的,P 物质可通过增强 HUVEC 内 eNOS 的表达来促进 NO 的释放而达到舒血管作用。神经末梢释放的 P 物质可增加血管内皮的通透性,使 T 淋巴细胞扩散、肥大细胞激活、组胺释放及白细胞趋化。

3. *神经肽 Y*(neuropeptide,NPY)　NPY 是包含 36 个氨基酸的内源性缩血管物质,作为一种神经递质与去甲肾上腺素共存于交感神经末梢,广泛分布于中枢神经系统与外周组织器官中,交感神经兴奋时释放。在心血管系统中分布广泛,它可以调节血管的收缩,具有增强血管紧张素Ⅱ(AngⅡ)、内皮素、NE 等缩血管物质而抑制舒血管物质的作用。在高血压患者体内检测到 NPY 高表达,NPY 主要通过以下机制影响高血压发病的发生发展:①通过增加交感神经兴奋性,增强升高血压的作用;②NPY 可以刺激血管平滑肌细胞增生,在离体实验研究中,NPY 可促进细胞内钙池中 Ca^{2+} 的释放,促进血管平滑肌细胞的增殖,使管壁增厚、管腔狭窄，外周阻力增大；③NPY 直接通过增强多种缩血管物质的效应、增加血管对缩血管物质的敏感性和减弱舒血管物质的效应，从而导致血压上升。

（李　洁　曾中三）

参 考 文 献

刘俊田.2015.动脉粥样硬化发病的炎症作用机制的研究进展.西安交通大学学报(医学版)，36(2)：141-152.

陈临溪，秦旭平，黄秋林.2012.血管内皮细胞药理与临床.北京：人民军医出版社.

MAO Xiao-Huan，SU Tao，ZHANG Xian-Hui，et al. 2011. Apelin-13 promotes monocyte adhesion to human umbilical vein endothlial cell mediated by phosphatidylionsitol 3-kinase signaling pathway. Progress in Biochemistry and Biophysics，38(12)：1162-1170.

第十节　一氧化氮与血管平滑肌细胞

血管平滑肌细胞(VSMC)位于血管壁中膜，与血管内膜或外膜相比，平滑肌细胞对血管活动和血管构型更具有决定性作用。这是因为：①血管舒缩反应就是血管平滑肌细胞的收缩和舒张；②血管壁增厚与否和顺应性大小则主要取决于血管平滑肌细胞的生长状态，以及产生、分泌细胞外基质的多寡；③内皮细胞虽有重要的屏障和调控功能，但其作用对象则为血管平滑肌细胞，没有后者，前者的功能无法实现。

心血管系统中的一氧化氮(NO)是由多种细胞释放而来，在不同生理和病理条件下，血管内膜的内皮细胞、中膜的平滑肌细胞、外膜的末梢神经及循环血中的细胞所释放的 NO 可通过不同的机制共同参与调节血管张力与血压，介导多种心血管病的病理生理过程，而平滑肌细胞则是它们发挥生物学效应的共同靶细胞。

一、一氧化氮的生物学特征

NO 是一种气体，NO 分子中有一未配对的电子，可以形成自由基，和其他分子如氧分子、超氧自由基或过渡金属反应。在体内极不稳定，半衰期仅为 3～5s。NO 具有脂溶性，可以快速透过细胞膜扩散，在体内可以迅速被血红蛋白、氧自由基或氢醌等灭活。NO 可由多种细胞合成，在 NOS 催化下，以 *L*-精氨酸为底物氧化生成 *L*-瓜氨酸和 NO。NOS 有 3 种类型，即内皮型(eNOS)、神经型(nNOS)、诱导型(iNOS)，前两者的活性都受 Ca^{2+} 和 CaM 的调节，也受到这些酶自身翻译后调节。eNOS 在不同类型的心血管疾病中的表达不同。iNOS 需要炎性反应细胞因子的刺激，其释放的 NO 较多。这几种酶要发挥正常功能都需要辅助因子四氢生物蝶呤(BH4)。

NOS 在很多细胞内都有表达。nNOS 主要存在于视网膜、自主神经纤维、大脑皮质、海马、神经垂体、丘脑、嗅球区粒细胞层、骨骼肌细胞和平滑肌细胞。eNOS 主要存在于血管内皮细胞、平滑肌细胞、心肌细胞、支气管上皮细胞和海马锥体细胞层。iNOS 则主要存在于肝细胞、单核-巨噬细胞、内皮细胞和成纤维细胞。但血管内皮细胞是生理条件下产生 NO 最主要的细胞。

NO 是体内的一种信号分子，通过 NO 传递的分子信号途径有很多种。最常见的一种途径是 NO 激活可溶性鸟苷酸环化酶，在该酶的作用下，三磷酸鸟苷(GTP)大量生成环磷酸鸟苷(cGMP)，cGMP 可以抑制 VSMC 的增殖和迁移。NO 也能直接作用于钙依赖型钾离子通道，从而松弛平滑肌。NO 也可以阻断 IP3 敏感的 Ca^{2+} 释放通道，减少肌质网 Ca^{2+} 的释放从而舒张平滑肌细胞。而 NO 抑制平滑肌细胞增殖是通过两条途径实现的，一是升高 p21 蛋白水平而抑制增殖；二是在 G_1 期进入 S 期之前的短暂时相内，通过降低 cyclinA 水平而抑制增殖。NO 的血管保护功能还包括促进血管内皮细胞增殖，减慢内皮细胞凋亡进程，阻止炎症细胞在血管内皮上的黏附。

二、血管内皮一氧化氮合成的调控及机制

一氧化氮的产生及生物利用受多个方面的影响，从 NOS 的功能方面来说，关键的因素是底物和辅助因子的利用度。体内和体外试验证明 NOS 底物 *L*-精氨酸能影响 NO 的产量。精氨酸类似物非对称性二甲基精氨酸(asymmetrical dimethylarginine，ADMA)能阻断 *L*-精氨酸转化为 NO。在心血管系统中，NOS 的抑制剂如左旋单甲基精氨酸(*NG-mono-methyl-Larginine*，*L-NMMA*)和 ADMA 能诱导血管收缩、血栓形成及动脉粥样硬化。

研究表明，在高胆固醇血症动物和人体内，ADMA 水平都有所升高。与高血压、高脂血症、高半胱氨酸血症、糖尿病、肥胖等一样，ADMA 已经作为心血管疾病的一个独立危险因素。ADMA 主要通过竞争 *L*-精氨酸实现抑制 3 种 NOS 的活性，降低 NO 生成。ADMA 升高还可使内皮细胞 eNOS 的表达明显受到抑制，进而使 NO 生成减少或生物利用度降低而导致血管内皮细胞障碍。此外，当其作用底物 *L*-精氨酸或其辅助因子不能被充分利用时，NOS 的活性出现脱偶联，即不能使 *L*-精氨酸的两个电子氧化形成 NO，而使分子氧接受单个电子生成超氧阴离子，导致氧化应激的发生。有研究认为机体自由基增加可导致 ADMA 的增多，而 ADMA 的增多又可进一步促进超氧阴离子的生成，从而形成恶性循环，加速内皮功能的损伤，促进 AS 的发展。

NOS 的辅助因子四氢生物蝶呤(BH4)对其功能的发挥有着巨大的影响，BH4 一方面具有立体变构功能，稳定有活性 NOS 的双亚基结构，稳定高自旋血红素形成，促进 *L*-精氨酸与 NOS 活性中心的结合；另一方面，BH4 还具有还原功能，能够直接供给电子，催化反应的进行。BH4 缺乏或生物利用度低的情况下会促使 NOS 解偶联，导致超氧阴离子(O_2^-)和过氧化氢(H_2O_2)的产生。氧自由基是使 NO 活性下降的原因之一。现有数据显示，糖尿病时，体内氧自由基极易与 NO 反应，如超氧阴离子(O_2^-)即可与 NO 生成过氧化亚硝酸根离子($OONO^-$)，在酸性条件下，$OONO^-$很快分解为 NO^- 和 OH^-，从而使 NO 失活。另外，糖尿病时体内还会合成抗氧化酶，使患者抗氧化能力下降。研究表明糖尿病患者体内 NO 的功能受到超氧化物的破坏，从而导致血管功能障碍。

三、一氧化氮在心血管系统中的生物学意义

NO 在维持血管张力的恒定和调节血压的稳定性中起着重要作用。在生理状态下，当血管受到血流冲击、灌注压突然升高时，NO 作为平衡使者维持其器官血流量相对稳定，使血管具有自身调节作用。能够降低全身平均动脉血压，控制全身各种血管床的静息张力，增加局部血流，是血压的主要调节因子。目前普遍认为 NO 生物利用度降低是引起心血管疾病的因素之一。

(一)NO 与动脉粥样硬化

动脉粥样硬化被认为是心血管疾病如外周血管疾病、卒中和冠心病的潜在病变。动脉粥样硬化的病理学非常复杂,但其形成的最主要原因之一是内皮细胞功能障碍。血管内皮细胞功能障碍将影响 eNOS 的功能和 NO 的合成。

在 eNOS 的催化下,内皮细胞内,可由组成型表达的 eNOS 催化持续生成 NO,在一定的条件下,如发生炎症时,iNOS 被激活,从而产生过量的 NO。NO 除了内皮细胞依赖性血管舒张功能外,还有抗动脉硬化的功能。NO 能抑制缩血管物质如内皮素的分泌;抑制血小板的聚集并有溶栓效应,降低黏附分子的表达;并阻止单核细胞对内皮细胞的黏附,另外,NO 还可以降低低氧化型 LDL。通过这些行为,NO 减少平滑肌细胞的增殖和迁移,调节血管紧张度,从而抑制动脉粥样硬化的形成,故称 NO 为抗动脉粥样硬化因子。因而 NOS 调节和 NO 的生物利用度在动脉粥样硬化的发展过程也起着关键的作用。

然而,内皮细胞内的 NO 在动脉粥样硬化中的作用是双重的。内皮细胞和巨噬细胞内的 iNOS 催化所产生的大量 NO 能诱导内皮损伤。NO 与超氧化物反应的产物在动脉粥样硬化病变时大量产生过氧亚硝基($ONOO^-$),$ONOO^-$ 能氧化 BH4,并能降低生理所必需的 eNOS 功能的水平,将 eNOS 从一种产生 NO 的酶转变为产生超氧化物的酶。因此根据病变恶化进程,NO 既能抗动脉粥样硬化,也能促进粥样硬化进行。在进行性动脉粥样硬化患者体内,NO 在冠状血管和外周血管内的生物利度下降,这是由于一氧化氮合成酶的减少或者是活性氧的破坏。

影响 NO 产量的因素也能影响动脉粥样硬化的发展。当 NOS 的辅助因子之一 BH4 在细胞内供应不足时,NOS 分解并作为 NADPH 氧化酶,该酶能催化超氧化物而不是 NO 的产生。维生素 C 能增加胞内 BH4 的浓度,后者又能增加 eNOS 的活性,从而对心血管系统产生正面影响。给载脂蛋白 E 功能缺陷的小鼠补给 BH4 能增加 eNOS 的活性,但是对 iNOS 的活性没有影响。近年的研究成果也证实叶酸能增加 NO 的产量从而提高心血管保护作用。叶酸能增加 BH4 的生物合成,增强 NOS 的活性,保护内皮细胞,从而阻断动脉粥样硬化的发生。

(二)NO 与糖尿病

糖尿病患者最常见的体征为出现高血糖,糖尿病本身是一种血管疾病,目前大多数学者认为糖尿病血管病变与内皮功能受损密切相关,NO 在其中起十分重要的作用。

糖尿病的特点之一就是内皮细胞和平滑肌细胞功能障碍,内皮细胞和平滑肌细胞是血管壁的主要组成成分。不少学者认为这种障碍与血管内皮细胞合成 NO 的能力下降或其生物利用度下降和内皮依赖性舒张能力下降有关。另外有实验表明糖尿病时醛糖还原酶活性增加使葡萄糖转化为山梨醇增多、ATP 生成减少,并消耗较多的 NADPH,使同样需要 NADPH 的 NO 合成减少。

不少学者认为糖尿病动物或糖尿病患者的血管内皮合成 NO 并不减少,在某一阶段或某一器官甚至反而增加,而糖尿病时生成的某些物质如活性氧(reactive oxygen species,ROS)对 NO 的灭活,则是 NO 依赖性的血管舒张减少的主要原因。不少研究表明,临床糖尿病和实验性糖尿病都将导致血浆中超氧化物歧化酶(superoxide dismutase,SOD)、过氧化氢酶、谷胱甘肽和抗坏血酸浓度都有所下降。糖尿病患者的主动脉对自由基的敏感性也比正常人高。此外,糖尿病患者体内氧自由基的生成增多,氧自由基能通过灭活 NO 而减弱内皮细胞依赖性血管舒张。

L-精氨酸利用度或转运效率下降可能也是糖尿病患者血管内皮细胞功能障碍的原因。研究表明,糖尿病大鼠血清内精氨酸浓度明显下降,因为此时 *L*-精氨酸的消耗增加,从而 NO 合成增多。与之对应的是,糖尿病大鼠心肌内皮细胞内 NOS 活性增加,外源性 *L*-精氨酸能在一定程度上恢复期内皮细胞依赖性血管舒张,可能是因为 *L*-精氨酸可促使胰岛素释放,从而刺激内皮细胞依赖性血管舒张。许多治疗糖尿病的药物是通过 NO 对血管起作用的,包括罗格列酮能有效地增加组织对胰岛素的敏感性。

(三)NO 与高血压

动物实验发现,在高血压的不同阶段,NO/cGMP 水平不同,高血压早期 NO 的水平增高可能是动物对高血压的一种代偿性反应,以延缓高血压的发展;后期 NO 水平降低则是对高血压的逐步适应,或是持久的高血压造成内皮细胞损伤。

NO 对维持血压正常具有重要作用,研究表明,在高血压动物模型和高血压病人体内,NO 依赖性血管舒张功能下降,但是因为 NO 的合成减少还是 NO 的消耗增加尚不明确。血管舒张功能降低直接增强压力反射的敏感性,破坏血压的自身稳定机制,最终导致高血压,而高血压又进一步损害 NO 依赖性血管舒张功能,从而产生恶性循环。高血压病人内皮细胞释放 NO 的原因可能是:①NOS 活性抑制;②*L*-精氨酸及合成 NO 的辅助因子缺乏;③NO 在内皮细胞和平滑肌细胞之间扩散障碍;④氧源性自由基释放增多而导致 NO 灭活加速。在自发性高血压大鼠体内,NO 的活成并没有减少,但是超氧阴离子的合成大大增加,使 NO 的氧化增加,从而导致血管舒张能力下降。超氧阴离子的来源有很多种,其中有 NADPH 氧化酶和环氧酶,因为在高血压患者体内这些酶的表达上调。因此,原发性高血压与内皮依赖性舒张有关,而内皮细胞 NO 的功能又能通过其他自由基即超氧化物对其的灭活来调节。

(四)NO 与慢性心力衰竭

在慢性心力衰竭时,血管内皮细胞内 BH4 的生物利用度下降。在慢性充血性心力衰竭(chronic heart failure, CHF)时内皮细胞功能障碍,NO 的含量明显升高,且随心力衰竭程度的增高而升高。说明 CHF 时,NO 的表达增多,且增多程度与 CHF 的程度相关。

NO 的表达过多可能与以下机制有关:①机体内 iNOS 被大量激活,导致 NO 释放量剧增。相比 eNOS 和 nNOS 而言,iNOS 是导致 NO 大量产生的主要原因。iNOS 在生理状态下不表达,但在某些因素如 IL-1、IL-2、TNF-α 等的作用下,机体内的巨噬细胞、中性粒细胞及肿瘤细胞等就可以转录和翻译产生 iNOS。一旦 iNOS 被激活成功,就可以生成大量的 NO,直至底物耗尽;而且 iNOS 的 mRNA 半衰期特别长,诱导合成后即可长时间生成 NO,从而使体内的 NO 含量大量上升。②CHF 时 TNF-α 等细胞因子显著升高,促进 NO 的释放。③CHF 时神经内分泌过度激活使 NO 的释放增加。

NO 在心血管系统内的作用是双重的,少量的 NO 作为内皮舒张因子可以舒张血管,部分抵消 CHF 时由内皮素、血管紧张素Ⅱ及交感神经兴奋等引起的外周血管阻力增高,但过量的 NO 则参与 CHF 的病理过程,加重心力衰竭,反而对机体不利。

四、研究展望

综上所述,NO 在各种心血管疾病中起着重要的作用,它的生成对维持正常血管内皮细胞功能的完整性非常重要。动脉粥样硬化、糖尿病、高血压及心力衰竭等疾病的根本原因跟 NO 生成减少有关。随着对 NO 作用机制的发现已为许多生命过程与病理现象增加了新的认识。

大量事实表明，阐明 NO 的作用机制，将直接为人类的生存和健康不断带来益处。

近年来，NO 开始应用于临床治疗方面。由于 NO 与许多器官功能密切关系，NO 检测将有可能成为心功能、肾功能、肝功能等检查的重要项目之一，为许多疾病的鉴别诊断、病情及预后判断、疗效观察提供更可靠的依据。与 NO 相关的各种治疗药物，如 *L*-精氨酸、特异性 NOS 抑制剂或者活性氮介质（reactive nitrogen intermediate，RHI）清除剂亟待开发与供应。

（李　洁　曾中三）

参考文献

陈临溪，秦旭平，黄秋林.2012.血管内皮细胞药理与临床.北京：人民军医出版社：96-101.

Chatterjee A，Black SM，Catravas JD.2008.Endothelial nitric oxide（NO）and its pathophysiologic regulation. Vascul Pharmacol，49（4-6）：134-140.

Schultz HD.2009.Nitric oxide regulation of autonomic function in heart failure.Curr Heart Fail Rep，6（2）：71-80.

第十一节　血管平滑肌细胞受体

血管平滑肌最基本的功能是通过收缩或舒张调节血管的口径，继而调节血液流量以适应各种生理或病理状态。引发血管平滑肌收缩或舒张的信号，可以是不易通过细胞膜的高极性化学物质（如各种血管收缩肽、肾上腺素等），也可以是容易通过细胞膜的高脂溶性小分子物质（如 NO、CO 等）。前者往往通过作用于细胞膜上的受体或干扰内源性配体与受体相互作用而发挥作用。根据其信号转导的特点，参与血管平滑肌收缩或舒张的受体多属于 G 蛋白偶联受体（GPCR）。由于血管平滑肌最主要的功能是收缩与舒张，本章主要介绍参与血管平滑肌收缩或舒张的受体。

一、生理、生化、生物学特征

1. 去甲肾上腺素 α_1受体　去甲肾上腺素受体有多种类型，其中去甲肾上腺素 α_1受体（α_1）与血管平滑肌活动密切相关，由基因*ADRA1* 编码，也是认识较早且研究较全面的一个受体。该受体属于 GPCR，偶联的是 Gq 蛋白。α_1受体可分为多种亚型，如 α_{1A}、α_{1B}和 α_{1D}。儿茶酚胺类如去甲肾上腺素和肾上腺素就是通过激活 α_1受体发挥血管收缩作用，但去甲肾上腺素对 α_1受体的亲和力较肾上腺素高得多。α_1受体在皮肤血管、消化道括约肌、肾动脉和脑血管均有较高密度的分布，在应激状态，因激动 α_1受体这些脏器的血流量会明显减少。受到惊吓后的面色苍白也是 α_1受体激动的结果。激活或阻断 α_1受体是医学干预血管舒张和收缩的重要手段。相应的激动剂或抑制剂，见表 1-1。

α_1受体激动也会收缩膀胱，但作用强度弱于 β_2受体激动导致的舒张作用。因此交感兴奋总体的效应还是膀胱舒张，以抑制应激事件的排尿反射。除此之外，α_1受体激动还能收缩其他平滑肌，如输尿管、妊娠子宫、尿道括约肌、细支气管、瞳孔开大肌和射精管。

通过运动锻炼，血管平滑肌上的 α_1受体数量会发生下调，这与锻炼的综合强度存在很强的正相关；这有助于使 β_2受体激动导致的血管舒张作用处于优势地位。但与 α_2受体不同，骨

骼肌血管上的 α_1 受体不易发生下调，但重体力锻炼可抑制 α_1 受体介导的血管收缩。另外中枢神经系统也存在 α_1 受体，参与神经和精神活动。

2. 血管紧张素Ⅱ受体　血管紧张素Ⅱ受体有多种亚型，见表 1-2，但基因编码序列清楚的只有 AT_1 和 AT_2，分别由*AGTR1* 和*AGTR2* 编码。其中血管紧张素受体 1（AT_1）是血管紧张素最具特征性的受体。该受体具有血管加压作用并调节醛固酮的分泌，是调控血压和血容量的重要效应器。AT_1 的拮抗剂是治疗高血压、糖尿病肾病和慢性心功能衰竭的重要药物。

表 1-1　去甲肾上腺素 α_1 受体激动剂和抑制剂

激动剂				抑制剂			
序号	中文名	英文名	主要用途	序号	中文名	英文名	主要用途
(1)	西拉唑啉	Cirazoline	收缩血管	(1)	乙酰丙嗪	Acepromazine	抗精神病（继发机制）
(2)	甲氧胺	Methoxamine	收缩血管	(2)	阿夫唑嗪	Alfuzosin	良性前列腺增生
(3)	辛弗林	Synephrine	中度收缩血管	(3)	多沙唑嗪	Doxazosin	高血压、良性前列腺增生
(4)	依替福林	Etilefrine	抗低血压	(4)	吲哚拉明	Indoramin	高血压
(5)	间羟胺	Metaraminol	抗低血压	(5)	莫西赛利	Moxisylyte	扩脑血管
(6)	米多君	Midodrine	抗低血压	(6)	酚苄明	Phenoxybenzamine	扩血管
(7)	萘甲唑啉	Naphazoline	消肿药	(7)	酚妥拉明	Phentolamine	高血压危象
(8)	羟甲唑啉	Oxymetazoline	消肿药	(8)	哌唑嗪	Prazosin	高血压
(9)	去氧肾上腺素	Phenylephrine	消肿药	(9)	喹硫平	Quetiapine	抗精神失常
(10)	伪麻黄碱	Pseudoephedrine	消肿药	(10)	利培酮	Risperidone	抗精神失常
(11)	四氢唑啉	Tetrahydrozoline	消肿药	(11)	西洛多辛	Silodosin	良性前列腺增生
(12)	赛洛唑啉	Xylometazoline	消肿药	(12)	坦索罗辛	Tamsulosin	良性前列腺增生
				(13)	特拉唑嗪	Terazosin	高血压、良性前列腺增生
				(14)	噻美尼定	Tiamenidine	高血压
				(15)	妥拉唑林	Tolazoline	扩血管
				(16)	曲唑酮	Trazodone	抗抑郁
				(17)	曲马唑嗪	Trimazosin	扩血管

AT_1 受体介导着血管紧张素Ⅱ主要的心血管作用，包括血管收缩、醛固酮合成与分泌、心肌肥厚、增敏交感活动、血管平滑肌增生、减少肾血流量、增加肾素释放、增强肾小管钠盐重吸收、调节中枢交感神经系统活性、增强心肌收缩能力、影响中枢渗透压调节能力和增加细胞外基质的形成。在心肌缺血再灌注损伤过程中，AT_1 也参与再灌注心律失常的形成等多个病理环节，也参与创伤后应激障碍（post-traumatic stress disorder）。

人类只有一种 AT_1 基因，该基因至少存在 4 种已知的转录变体，其他转录变体尚不清楚，但认为各种完整的转录体都含有该基因的末端外显子。AT_1 能与含有锌指结构域和 BTB 结构域的蛋白相互作用而影响基因表达调控；有报道还称该蛋白的 mRNA 能与 Mir-132 miRNA 相互作用，部分通过 RNA 干扰机制影响受体的表达。对心血管系统来说，AT_1 和 AT_2 的作用基本上是相反的，因此临床多希望阻滞 AT_1 而不阻滞 AT_2。

表 1-2　血管紧张素Ⅱ受体的亚型

受体	主要分布	主要的效应	激动剂	抑制剂
AT_1	心、血管、肾、肾上腺、肺、脑	收缩血管	血管紧张素Ⅱ	戈沙坦(losartan)、米法沙坦(milfasartan)
AT_2	胎儿、新生儿	血管生长,抑制细胞生长和胚胎发育,调节胞外基质形成、神经再生、细胞凋亡、细胞分化、血管舒张和左室肥厚	血管紧张素Ⅱ	PD123177
AT_3	不详	不详	血管紧张素Ⅲ?	
AT_4	中枢神经系统	调节中枢神经胞外基质和催产素的释放	血管紧张素Ⅳ	

3. *内皮素受体*　内皮素具有很强的血管收缩活性,其作用通过内皮素受体实现。已知至少有 3 种内皮素受体(常简称 ET),即 ET_A、ET_B 和 ET_C,前两种分别由基因 *EDNRA* 和 *EDNRB* 编码。3 种 ET 均为 GPCR,作用涉及血管平滑肌收缩、升高血压,或舒张血管平滑肌、降低血压;除影响心血管外,内皮素受体还有其他作用。各型内皮素受体的主要作用,见表 1-3。其中 ET_A 对血管平滑肌的作用最为重要。

表 1-3　血管组织中的内皮素受体亚型

受体	主要分布	主要的效应	激动剂	抑制剂
ET_A	血管平滑肌	收缩血管、钠潴留、升高血压	ET-1、ET-2	波生坦(bosentan)
ET_B	内皮	舒张血管、释放 NO、利钠利尿、降血压	ET-1、ET-2、ET-3	IRL1038
ET_C	内皮	舒张血管	ET-3	

ET_A 对 ET-1 和 ET-2 亲和力高,对 ET-3 亲和力低;ET_B 对 3 种异构肽亲和力相等;ET_C 对 ET-3 亲和力高,对 ET-1 和 ET-2 亲和力低。ET 广泛分布于多种组织,如心、血管、肺、肾、肾上腺、脑、眼、肠等。不同组织及同一组织的不同成分存在不同类型和不同密度的 ET 受体亚型分布。一般认为,心血管组织富含 ET_A,非心血管组织富含 ET_B,如人左心室 ET_A∶ET_B 约为76%∶24%;人肾皮质和髓质 ET_A∶ET_B 分别约为36%∶64%和 35%∶65%;人肺亦以 ET_B 占优势,血管平滑肌层富含 ET_A 而内皮则富含 ET_B。同一异构肽与不同亚型受体结合可表现出截然不同的效应,如内皮释放的 ET-1 自分泌作用于自身 ET_B 促使内皮释放舒血管因子,如内皮舒张因子(NO)和前列环素(PGI_2),旁分泌作用于平滑肌层 ET_A 引起血管收缩和 VSMC 增殖。而且,不同组织的同一亚型受体激活后产生的效应也可完全不同,如激活猪冠状动脉和隐静脉平滑肌层 ET_B 引起缩血管反应;但在肺动脉,ET_A 和 ET_B 激活均引起肺动脉收缩;在肺脏,激活 ET_B 引起支气管收缩,激活 ET_A 引起 PGI_2 释放促使支气管舒张。一般认为,ET 引起的净效应取决于 ET_A 和 ET_B 或 ET_C 效应之间的平衡。

4. *精氨酸加压素受体*　精氨酸加压素受体属于 GPCR,可分为 3 种亚型,即 V_{1A}(V_1)、V_{1B}(V_3)和 V_2(表 1-4),分别由基因 *AVPR1A*、*AVPR1B* 和 *AVPR2* 编码。

表 1-4 精氨酸加压素受体亚型

受体	信号通路	主要分布	主要的效应	抑制剂
V_{1A}(V_1)	G 蛋白-磷酸肌醇-钙	血管平滑肌、血小板、肝细胞、子宫基层	收缩血管、心肌肥厚、血小板聚集、糖原分解、子宫收缩	考尼伐坦(conivaptan)
V_{1B}(V_3)		腺垂体	释放 ACTH、催乳素、内啡肽	
V_2	G 蛋白-腺苷酸环化酶-cAMP	集合管基底膜、内皮细胞、血管平滑肌	将AQP-2 水通道插入肾小管顶膜,诱导 AQP-2 合成,释放血管性假血友病因子和Ⅷ因子,血管舒张	托伐普坦(tolvaptan)

V_{1A}受体在血管平滑肌有高密度的分布,激活后可通过磷酸肌醇途径增加胞内钙含量而引发血管平滑肌收缩。心肌上也有 V_{1A}受体,可调节心肌的收缩活动。血小板上的 V_{1A}激活也能增加胞内的钙离子从而引发血小板聚集,促进血栓形成,由于血小板上的 V_{1A}存在多态性,人血小板对加压素的反应可能存在较大的差异性。肾分布有 V_{1A},在髓质间质细胞、直小血管和集合管上皮细胞上的密度较高,加压素作用于髓质血管 V_{1A}可减少流入内髓的血流量而不影响流向外髓的血流量。在集合管管腔膜上的 V_{1A}能减弱加压素的抗利尿作用。此外,加压素也可能通过 V_{1A}选择性地收缩出球小动脉而不是收缩入球小动脉。

V_{1B}是一个 G 蛋白偶联的垂体受体,因罕见最近才得以确认。V_{1B}含 424 个氨基酸残基,与 V_{1A}、V_2和催产素受体分别有 45%、39%和 45%的同源性。V_{1B}的药理学特性与 V_{1A}明显不同,它能根据受体表达的水平激活多个不同的 G 蛋白信号通路。

V_2与 V_{1A}的主要不同是接受 N-糖基化的几个位点;V_{1A}在氨基末端和胞外环均可糖基化,而 V_2只在胞外氨基末端有一个糖基化位点。加压素的抗利尿作用主要是通过 V_2受体实现的。加压素调节肾的水排泄是通过增加肾集合管对水的通透性实现的,该过程与偶联 Gs 通路增加 cAMP 有关。集合管管腔上皮内增加的 cAMP 继而触发装配有 AQP-2 蛋白的小泡融合到主细胞顶层细胞膜上,增加水的重吸收。

5. 腺苷受体　人类的腺苷受体是一类 GPCR 受体,可分为 4 种亚型,即 A_1、A_{2A}、A_{2B}和 A_3,见表 1-5。各型的基因编码不同,具有不同的功能尽管部分功能有重叠。如 A_1和 A_{2A}在心脏都参与调解心肌耗氧量和冠状动脉血流量,但 A_{2A}在全身都有广泛的抗炎作用。这两种受体在脑也有重要作用,调节神经递质如多巴胺和谷氨酸的释放,而 A_{2B}和 A_3主要分布在外周,主要参与炎症反应和免疫应答。大多数作用于腺苷受体的经典化合物是非选择性的,包括临床用于多种严重室性心动过速的内源性激动剂腺苷。腺苷能直接作用于这 4 种受体而减慢心率,同时作用于脑中的 A_1和 A_{2A}产生镇静作用。黄嘌呤衍生物如咖啡因和茶碱能非选择性地作用于心脏和脑中的 A_1和 A_{2A}产生与腺苷相反的作用,兴奋中枢和加快心率。黄嘌呤衍生物也是磷酸二酯酶抑制剂,产生抗炎作用从而可用于哮喘。新型腺苷受体激动剂和抑制剂对受体亚型具有更高的选择性,好些也是腺苷和黄嘌呤的衍生物。

A_1受体存在于身体的各个组织器官。对大多数组织器官来说,A_1的作用主要是抑制性的。在脑,它能协同降低脑的代谢活动;在突触前膜,它能减少突触小泡释放;而在突触后膜,发现它能稳定 NMDA 受体上的镁离子。

表 1-5 腺苷受体亚型

受体/基因	信号通路	主要作用	激动剂	抑制剂
A_1 *ADORA1*	Gi/o → cAMP ↑/↓	抑制囊泡释放支气管收缩、入球小动脉收缩减慢心率	N6-cyclopentyladenosine、N6-3-methoxyl-4-hydroxybenzyl adenine riboside (B2)、腺苷、CCPA、苯二氮䓬类和巴比妥酸盐、2-MeCCPA、GR 79236、SDZ WAG 994	咖啡因、茶碱、CPX、DPCPX、CPT、8-Phenyl-1,3-dipropylxanthine、PSB 36
A_{2A} *ADORA2A*	Gs → cAMP ↑	冠状动脉舒张、降低 CNS 多巴胺能神经的活动、抑制中枢神经元兴奋	N6-3-methoxyl-4-hydroxybenzyl adenine riboside (B2)、ATL-146e、CGS-21680、瑞加德松、腺苷	咖啡因、茶碱、伊曲茶碱、SCH-58261、SCH-442,416、ZM-241,385
A_{2B} *ADORA2B*	Gs → cAMP ↑	支气管收缩、痉挛	5′-N-ethylcarboxa midoadenosine、BAY 60-6583、Adenosine、LUF-5835、LUF-5845	茶碱、咖啡因、CVT-6883、MRS-1706、MRS-1754、PSB-603、PSB-0788、PSB-1115
A_3 *ADORA3*	Gi/o → cAMP ↓	心肌舒张、平滑肌收缩、心肌缺血保护作用、抑制中性粒细胞脱颗粒	2-(1-Hexynyl)-N-methyladenosine、CF-101 (IB-MECA)、腺苷、2-Cl-IB-MECA、CP-532, 903、MRS-3558	茶碱、咖啡因、MRS-1191、MRS-1220、MRS-1334、MRS-1523、MRS-3777、MRE3008F20、PSB-10、PSB-11、VUF-5574

如前所述，A_1 和 A_{2A} 能调节心肌耗氧量和冠状动脉血流量。激活 A_1 受体会产生心肌抑制作用，减慢心率；这是通过减慢心电传导和抑制起搏细胞实现的。该作用使腺苷成为临床诊断治疗多种快速型心律失常的有效药物。A_1 的这种作用也解释了在心脏复苏时快速静脉推注腺苷会产生一过性的心脏停搏。在生理状态下，该作用是一种保护机制。然而在心功能发生变化的情况下，如低血压所致的低灌流、无灌注性心动过缓所致的心脏病发作或心搏骤停，腺苷会产生负面作用，不利于通过增加心率和升高血压维持脑组织的血供。

腺苷拮抗剂是一类广泛使用的新生儿药物。由于降低 A_1 的表达能防止缺氧诱导的脑室扩大和脑白质缺失，从而增加了 A_1 拮抗剂临床应用的可能性。茶碱和咖啡因是非选择性腺苷拮抗剂，可用于刺激早产儿的呼吸运动。

认为 A_{2A} 受体和 A_1 一道参与心肌耗氧量和冠状动脉血流量的调节。A_{2A} 通过偶联 G 蛋白-腺苷酸环化酶起作用，A_{2A} 在基底神经节、血管和血小板有较多的分布，是咖啡因的主要作用靶点。在 A_{2A} 调节心肌耗氧和冠状动脉血流时，有可能会引发低血压；如 A_1 受体一样，A_{2A} 在生理状态下是一种保护机制，但在心肌功能异常时可能会成为一种不利因素。

腺苷激活 A_{2B} 会激活腺苷酸环化酶。该蛋白能与神经生长因子-1(netrin-1)相互作用参与轴突生长。A_3 受体能抑制某些特殊的腺苷信号通路。该受体能抑制人黑色素瘤细胞生长。

6. 前列环素受体　前列腺素有多种，相应的受体也有多种，如前列腺素 D 受体(DP)、前列腺素 E 受体(EP)、前列环素受体(IP)、血栓素受体(TP)。其中前列环素受体对血管平滑肌的作用较为明显。

顾名思义，前列环素受体的内源性配体即PGI_2，人类IP由PTGIR编码。IP也属于G蛋白偶联受体家族。前列环素是心血管内皮环氧酶的主要产物，作用IP后能引发强烈的血管舒张反应并抑制血小板的聚集。IP的信号转导主要通过Gs-PKA途径实现。在舒张血管时，激活的PKA将肌球蛋白轻链激酶(MLCK)磷酸化而抑制MLCK活性，从而有助于MLC的去磷酸化，因血管平滑肌的舒张而导致血管扩张。

依前列醇(epoprostenol)、贝前列素(beraprost)、伊洛前列(iloprost)是上市的前列环素类似物，克服了前列环素不稳定的缺点，主要用于肺动脉高压，也可用于高血压、动脉粥样硬化和心肌梗死的治疗。

7. 降钙素受体样受体(CRLR) 降钙素受体样受体又称降钙素基因相关多肽受体(calcitonin gene-related peptide receptor)，或简称为CALCRL(calcitonin receptor-like)。其内源性配体是降钙素基因相关肽(CGRP)。人CGRP有两种，即α-CGRP和β-CGRP，前者是一个来自降钙素/CGRP基因(位于11号染色体)可变剪接的37氨基酸多肽。后者的研究较少，在人类β-CGRP与α-CGRP比较有3个氨基酸残基不同，编码基因与α-CGRP也很近。

外周和中枢神经元都表达有CGRP，因此CRLR也存在外周和中枢。CGRP是一种肽类血管扩张剂，参与血管平滑肌舒张和通透性增加，也参与痛觉信息的传递。在脊髓，CGRP的功能和表达可因合成的部位不同而不同。如果在脊髓腹角合成，CGRP主要来自运动神经元的胞体，可能参与神经组织损伤后的再生。相反，如果在脊髓背角合成，CGRP则主要来自被根神经节，可能与痛觉信号的传递有关。在三叉神经血管系统，三叉神经节的胞体是CGRP的主要来源，因此认为CGRP在心血管稳态和痛觉中具有重要作用。

由CALCRL基因编码的CRLR是一种与降钙素受体相关的G蛋白偶联受体。CRLR与一个有三次跨膜结构域的受体活性修饰蛋白(receptor activity-modifying proteins, RAMPs)偶联在一起，RAMPs对该受体的功能活动来说是必不可少的。CRLR偶联不同的RAMP蛋白将产生不同的功能受体：①偶联RAMP1，产生的是一个CGRP受体；②偶联RAMP2，产生的是一个肾上腺髓质素受体，称作AM1；③偶联RAMP3，产生的是CGRP/AM双体受体，称作AM2。这些受体都与Gs蛋白进一步偶联，激活腺苷酸环化酶，继而使胞内产生cAMP。

偶联RAMP1的CRLR是CGRP受体，这是一种由四条肽链构成的跨膜蛋白受体，其中每两条链的序列是相同的。这实际上是一个由两种不同氨基酸残基多肽链组成的异源二聚体蛋白。测序结果揭示了整个四链蛋白的多个疏水区和亲水区。

从受体拮抗剂考虑，将CGRP受体分为两种亚型，其中对肽片段CGRP8-37的拮抗效应敏感者为CGRP1受体，该受体对线性受体激动剂2-[acetimidomethyl-半胱氨酸]hCGRP{[I Cys (ACM)]α-CGRP}和$α_2$(乙胺-半胱氨酸)hCGRP {[Cys (ACM)]α-CGRP}则不敏感；而CGRP2受体亚型可被上述激动剂激活，但对CGRP-37不敏感。CRLR拮抗剂正在作为防治偏头痛的药物进行开发。

8. 钠尿肽受体 钠尿肽(natriuretic peptide, NP)有4种，即心房钠尿肽(ANP)、脑钠尿肽(BNP)、C型钠尿肽(CNP)和D型钠尿肽(dendroaspis natriuretic peptide, DNP)，其中ANP是由28个氨基酸组成的具有环状结构的肽类激素。

钠尿肽受体(NPR)是能与多种钠尿肽结合的受体，可分为3种，即NPRA、NPRB和NPRC。NPRA和NPRB偶联的是鸟苷酸环化酶，而NPRC属于GPCR，也是一种参与受体内化并破坏配体的“清除受体”。

NPRA 与 ANP、BNP 有高度亲和力，而 NPRB 则与 CNP 有高度亲和力。NPRA 和 NPRB 均是跨膜蛋白，广泛分布于心血管系统、神经系统、消化系统和生殖系统等多个组织与细胞，这些受体与配体结合后，激活细胞内鸟苷酸环化酶，导致第二信使环磷酸鸟苷水平升高，激活 PKG，从而发挥生物学作用，诱发血管平滑和其他平滑肌舒张。NPRC 最早被认为是单纯的 NP 清除受体。ANP、BNP 和 CNP 均可与 NPRC 结合。NPRC 缺乏鸟苷酸活性，不能直接升高细胞内 cGMP 的水平，而通过改变循环 NP 水平间接调节鸟苷酸环化酶活性及细胞内 cGMP 的水平。近年发现 NPRC 也能发挥直接的生物效应，NPRC 可偶联抑制型 G 蛋白（Gi），抑制腺苷酸环化酶活性，降低胞内 cAMP 的水平，激活 PLC。

激活 NPRA 和 NPRB 诱发的血管平滑肌舒张对心血管系统来说特别重要。右心房压力增高会释放 ANP，血管平滑肌上的 NPR 与之结合后使血管平滑肌舒张，这将降低外周的总阻力，减少静脉回心血量。静脉回心血量的减少将降低心脏的前负荷，减少心脏做功使心脏得以休息。

二、调控及机制

可以将上述受体根据功能分为两类，即促进血管平滑肌收缩的受体（α_1、AT_1、ET_A和 V_{1A}）和促进血管平滑肌舒张的受体（A_{2A}、IP、CRLR、NPRA 和 NPRB）。血管平滑肌的舒缩状态取决于多种因素的综合效应。在以上受体的信号通路中，主要存在以下几种。

1. Gαq/11-PLC　上述促进血管平滑肌收缩的受体（α_1、AT_1、ET_A和 V_{1A}）均属于 GPCR，均能偶联 Gαq/11 继而激活 PLA 和 PLC。PLA 可以降解细胞膜组分经花生四烯酸-环氧酶途径产生相应的作用，但更重要的是 PLC 途径。

PLC 催化膜磷脂和磷脂酰二磷酸肌醇（PIP_2）水解生成第二信使 1，4，5-三磷酸肌醇（IP_3）和二酰甘油（DAG）。水溶性的 IP_3会触发胞内钙库释放 Ca^{2+}，而仍结合在膜上的 DAG 将激活 PKC，引发蛋白发生磷酸化改变。第二信使 IP_3和 DAG 的灭活很快，通过磷酸肌醇循环生成 PIP_2。随后通过肌醇磷酸酶将 IP_3去磷酸化为肌醇，而 DAG 经磷酸化生成磷脂酸（PA）。PA 和肌醇重新组合生成磷脂酰肌醇，随后经脂质激酶磷酸化生成 PIP_2。

IP_3和 DAG 是该途径的重要第二信使，最终通过增加细胞内钙含量，或直接或间接影响肌球蛋白轻链磷酸化而导致血管平滑肌收缩。

2. Gαq12/13-RhoA　上述促进血管平滑肌收缩的受体（α_1、AT_1、ET_A和 V_{1A}）在偶联 Gαq/11 的同时，也能偶联 Gαq12/13 继而激活 RhoGEF-RhoA-ROCK，这是一条不依赖 Ca^{2+} 但能导致平滑肌收缩的信号通路。ROCK 即 Rho 激酶，激活后一方面能将肌球蛋白轻链（MLC）直接磷酸化，另一方面则将肌球蛋白轻链磷酸酶（MLCP）磷酸化降低其活性；两方面的作用导致 MLC 的磷酸化程度增高，使血管平滑肌细胞收缩。

3. Gs-PKA　上述促进血管平滑肌舒张的受体（A_{2A}、IP 和 CRLR）也属于 GPCR，A_{2A}、IP 和 CRLR 能激活 G_s，继而激活腺苷酸环化酶。腺苷酸环化酶有 9 种亚型（AC1-AC9）之多，能催化 ATP 生成第二信使 cAMP。生成的 cAMP 激活 PKA（蛋白激酶 A），激活的 PKA 使特异性靶蛋白的丝氨酸或苏氨酸磷酸化，一方面致使肌球蛋白轻链激酶（MLCK）失活，减少 MLC 的磷酸化，另一方面将 IP3R 受体磷酸化失活，抑制肌质网的钙离子释放。最终的效应使血管平滑肌舒张。

4. cGMP-PKG　在上述促进血管平滑肌舒张的受体 NPRA 和 NPRB 属于鸟苷酸环化酶偶联受体。NPRA 和 NPRB 激活后随即激活鸟苷酸环化酶，使 cGMP 生成增多，cGMP 继而激活 PKG。激活的 PKG 一方面磷酸化三磷酸肌醇受体使肌质网钙离子释放减少，另一方面将 MLCP 磷酸化激活 MLCP，加速磷酸化 MLC 的降解，两方面的作用最终使血管平滑肌舒张。

三、研究展望

血管平滑肌细胞具有很多细胞膜受体，对于参与血管平滑肌舒缩的受体而言，本章所述的是机制较清楚、作用较明确的几个受体；其他如组胺受体、5-HT 受体、多种花生四烯酸代谢产物均参与血管平滑肌的舒缩活动。除此之外，还有参与细胞基本代谢、增殖等方面的受体，在此不再一一赘述。随着研究的深入，平滑肌细胞膜受体信号间的相互作用及相应的高选择性激动剂或抑制剂的开发将为心血管疾病的防治提供新的指导和临床选择。

（段为刚）

参 考 文 献

Burnett AL. 1995. Nitric oxide control of lower genitourinary tract functions: a review. Urology, 45 (6): 1071-1083.

Klotz T, Mathers MJ, Bloch W, et al. 1999. Nitric oxide based influence of nitrates on micturition in patients with benign prostatic hyperplasia. Int Urol Nephrol, 31(3): 335-341.

第十二节　血管平滑肌细胞离子通道

一、生理、生化、生物学特征

正常血管平滑肌细胞膜上存在三种主要的离子通道，即电压门控型钙离子通道（voltage-gated calcium channel, Cav）、电压门控型钾离子（Kv）通道和大电导钙激活型钾离子（BK）通道。这些离子通道不仅分布较广，而且具有重要的生理作用，参与血管平滑肌细胞静息电位形成、细胞内钙离子（Ca^{2+}）调节及细胞的收缩和舒张等。

1. 电压门控型钙离子通道　钙离子作为细胞内重要的第二信使，参与各种细胞内事件，如胞吞胞吐、肌肉收缩、突触传递和代谢。在细胞水平，细胞内钙离子主要有细胞内和细胞外两个来源。

细胞外钙离子通过细胞膜上的钙离子通道进入细胞内，而细胞膜上的钙离子通道主要有三类：①电压门控型钙离子通道（voltage-gated calcium channel, Cav），当细胞膜去极化时通道开放；②受体门控型钙离子通道（receptor-operated Ca^{2+} channels, ROCs），当配体与通道受体结合的时候，通道开放；③ 钙库门控型钙离子通道（store-operated Ca^{2+} channels, SOCs），当细胞内钙储存消耗殆尽的时候，SOCs 开放，钙离子进入细胞内补充细胞内钙的存贮。

电压门控型钙离子通道由 α_1、β、α_2、δ、γ 5 个亚基组成。α_1 亚基为跨膜蛋白，由四段拓扑结构完全相同的结构（Ⅰ～Ⅳ）紧密排列构成通道复合体的主要部分，每个又由 6 个跨膜区 S_1～

S_6组成，S_4 有电压感受结构，在通道激活开放中发挥作用。在 S_5 和 S_6 之间有膜相关的环状结构，构成了通道内层的衬里。β、α_2、δ、γ 亚基不直接参与钙离子通道的组成，因此被称为辅助亚基。β 亚单位完全位于细胞内，由 $\beta_1 \sim \beta_4$ 4 个亚单位构成，β 亚单位与 α_1 亚单位相互作用共同调节通道特性；通道具有失活缓慢、电压敏感性、Ca^{2+} 通透性和被电压门控离子通道阻滞剂阻滞的特性。α_2 位于细胞膜外，δ、γ 则为跨膜蛋白，并且 α_2、δ 亚基通过二硫键相连以二聚体形式存在。

Cav 的 α_1 亚基有十种不同的亚型，据此可以将 Cav 分为 Cav1、Cav2 和 Cav3 三个家族。Cav1 通道主要分布在心肌、骨骼肌和平滑肌细胞中，参与调控肌肉组织的兴奋收缩；Cav2 通道主要分布在神经组织中，在神经递质的释放方面发挥重要作用；Cav3 通道又被称为 T 型钙离子通道(T-type calcium channel)，“T”的意思是通过该通道的电流小(tiny)而且短(transient)，广泛地分布于各种组织细胞中，不仅包括神经元、肌肉细胞、内分泌细胞等可兴奋细胞，也包括不可兴奋的细胞。这些通道在不同疾病中发挥着重要的作用。而根据通过每种通道的不同电流性质，Cav 又可分为 L 型、P/Q 型、N 型、R 型和 T 型。L 型、P/Q 型、N 型、R 型 Cav 在较高的电压下才能被激活，称为高电压激活(high-voltage activated，HVA)通道，通过该型通道的电流强且维持时间长久。T 型 Cav 在较弱的电压下就可以被激活，称为低电压激活(low-voltage activated，LVA)通道，通过该型通道的电流弱而且短暂。其不同之处在于 T 型 Ca^{2+} 通道电导和激活电压较 L 型低，且开放和失活非常迅速。

2. **电压门控型钾离子(Kv)通道** 血管平滑肌上已证实存在多种功能性钾离子通道，分别是电压依赖型钾通道(Kv)、大电导钙离子激活型钾通道(BKCa)、内向整流型钾通道(Kir)、ATP 敏感的钾通道(K_{ATP})。其中 Kv 通道在 VSMCs 表面大量分布，平均每个细胞大约含有 1000～10 000 个 Kv 通道。

Kv 通道是由细胞膜上的 4 个 α 亚单位和细胞质内的 4 个 β 亚单位组成的蛋白复合体。α 亚单位包含 6 种跨膜螺旋区段($S_1 \sim S_6$)，每个跨膜区段由膜外连接链及胞连接链相互连接。其中 S_4 带 5 个正电荷碱性氨基酸，与 $S_1 \sim S_3$ 带负电荷的酸性氨基酸一道共同形成通道的电压感受区域，S_5 和 S_6 形成通道微孔；β 亚单位对通道起辅助调节作用。Kv 通道 α 亚单位能形成不同的四聚体，这决定了 Kv 通道具有多样化的生物学、生理学和药理学特性。Kv 通道主要维持细胞膜静息电位，此外，当细胞膜去极化时，Kv 通道被激活开放，引起血管扩张、张力降低。Kv 通道同时是蛋白激酶 A 和蛋白激酶 C 磷酸化的靶点，蛋白激酶 C 激活磷酸化通道可以使 Kv 通道关闭，血管收缩，而蛋白激酶 A 激活后作用则相反。研究发现，在血管平滑肌细胞上还存在*KCNQ* 基因编码的 Kv7 通道，对血管张力同样起重要调节作用。

3. **大电导钙激活型钾离子(BK) 通道** BK 通道是血管平滑肌细胞上另一个重要的钾离子通道，因电导 100～300pS，故称为大电导。BK 通道由 4 个 α 亚单位和 4 个 β 亚单位组成，每个 α 亚单位结合一个起调节作用的 β 亚单位并形成四聚体结构。α 亚单位由*KCNMA1* 基因编码，并由细胞外 7 个跨膜片段($S_0 \sim S_6$)相连的氨基端及细胞内 4 个疏水性片段($S_7 \sim S_{10}$)相连的羧基末端组成。β 亚单位由 $\beta_1 \sim \beta_4$ 的 4 种亚单位两次跨膜组成，即跨膜蛋白 1 和跨膜蛋白 2，并通过细胞外氨基酸残基组成的肽链将两者链接，其氨基端和羧基端均在细胞内。BK 通道具有电压敏感性和 Ca^{2+} 敏感性，其中电压敏感性主要由 α 亚单位决定，Ca^{2+} 敏感性是由 S_0、$S_7 \sim S_{10}$ 和 β_1 相互作用决定。与 Kv 通道相似，其中大电导钙激活钾(BK)是血管平滑肌细胞的主要复极电流。在除极时有足够的钙离子进入细胞内，当胞质钙离子水平上升，就启动

BK 通道开放，造成钾外流，平滑肌细胞发生复极和舒张。

二、调控及机制、生物学意义

血管平滑肌细胞离子通道的改变会引起多种疾病的发生发展。高血压时血管平滑肌细胞 Cav1.2 通道上调是其重要表现之一，Cav1.2 通道上调后，通道开放数量增加，Ca^{2+} 内流进入平滑肌细胞增多，导致血管张力增加，血压升高，且血压升高程度与 Cav1.2 通道表达量呈正相关。Cav1.2 通道阻滞剂可阻滞 Ca^{2+} 内流，从而扩张血管，降低血压。而高血压时血管平滑肌细胞 Cav1.2 通道上调机制主要是 α_{1c} 亚单位和 β_3 亚单位表达增加所致。T 型钙离子通道在肾微循环的 VSMCs 收缩中发挥重要作用。二氢吡啶(dihydropyridine，DHP)类钙离子通道抑制剂对肾小球入球小动脉和肾小球出球小动脉都有舒张血管的作用，广泛用于高血压的临床作用。因为入球小动脉中同时存在 L 型和 T 型钙离子通道，而在出球小动脉中仅存在 T 型钙离子通道，这个结果证实了 T 型钙离子通道参与调节肾小球后动脉的血管收缩。

电压门控型钾离子(Kv)通道的主要作用是维持细胞静息电位和小动脉管径。高血压时细胞膜去极化和血管张力升高都与 Kv 通道功能下降有关。在 Kv 通道中 Kv1、Kv2 和 Kv7 主要调控血管张力，当发生高血压时，这些通道蛋白表达降低，血管收缩，促进高血压的发生。T 淋巴细胞与炎症反应和动脉粥样硬化发生发展的各个阶段均密切相关。Kv1.3 通道在 T 淋巴细胞的活化尤其是效应记忆性 T 淋巴细胞的活化过程中起到了关键性的作用。动脉粥样硬化病变局部激活的 T 淋巴细胞数量增加，激活的 T 淋巴细胞进一步分泌各种炎症因子也增加，从而促进已经形成的动脉粥样硬化斑块不稳定或破裂。Kv1.3 离子通道可作为效应记忆性 T 淋巴细胞介导的自身免疫病(如实验性自身免疫性脑脊髓炎、类风湿关节炎、多发性硬化、1 型糖尿病等)的新药物治疗靶点。

大电导钙激活型钾离子(BK)通道在血管平滑肌细胞上广泛表达，血管平滑肌细胞上 BK 通道对调节血管张力起重要作用，当血管腔内压力升高时 BK 通道开放，钾离子外流，平滑肌细胞张力下降，血管扩张，从而保证重要器官的血流灌注。血管平滑肌细胞上 BK 通道功能增强可减少高血压患者微血管痉挛事件的发生，从而预防重要脏器发生梗死。糖尿病导致冠状动脉平滑肌功能异常，与 BK 通道活性受损有关。糖尿病大鼠 CASMC 上的 BK 通道对 Ca^{2+} 的敏感性下降，通道平均开放时间缩短，平均关闭时间延长，而上述改变则是由 β_1 亚基表达下调所致。BK 通道 β_1 亚基有望成为治疗糖尿病引起的冠状动脉病变的重要靶点。BK 通道 β_1 亚基的特异性激动剂、增加 β_1 亚基蛋白表达的药物及 β_1 亚基泛素化降解途径中涉及的分子抑制剂均可进行相关药物研发。对 BK 通道研究的深入，为糖尿病心血管并发症的治疗提供了新途径。

三、研究展望

现如今发现的许多心血管疾病的发生、发展与相关离子通道的异常密切相关。代谢综合征(Mets) 是心血管疾病的重要危险因素。目前认为，Mets 患者冠状动脉病变除代谢紊乱致冠状动脉粥样硬化外，冠状动脉平滑肌细胞(SMCs)上离子通道功能异常可能也是重要原因之一。糖尿病冠状动脉功能障碍与 BK 通道活性受损有关。高血压时 L 型钙离子通道表达上调、电压门控型钾离子通道及电导钙激活钾离子通道表达下降。这些无一不证实了离子通道可作为治疗这些相关疾病的重要靶点，这也为我们提供了相关的可行性研究方向，为发现新的药物提供了新的可能。

（刘佳琪　李兰芳）

参 考 文 献

Li Z, Lu N, Shi L. 2014. Exercise training reverses alteration in Kv and BKca channel molecular expression in thoracic aorta smooth muscle cells from spontaneously hypertensive rats. J Vasc Res, 51(6): 447.

Yi F, Wang H, Chai Q, et al. 2014. Regulation of large conductance Ca^{2+}-activated K^{+} (BK) channel beta 1 subunit expression by muscle RING finger protein 1 in diabetic vessels. J Biol Chem, 289 (15): 10853-10864.

Zhang MJ, Yin YW, Li BH, et al. 2015. The role of TRPV1 in improving VSMC function and attenuating hypertension. Prog Biophys Mol Biol, 117(2-3): 212.

第十三节　血管平滑肌细胞缝隙连接

血管平滑肌的舒缩是依赖细胞间的信号物质进行调节的。VSMCs之间相互调节作用除了由旁分泌及自分泌介导的间接通信外，可能还涉及由缝隙连接介导的直接通信。缝隙连接（gap junction，GJ）是由连接相邻两个细胞之间的连接通道排列而成的一种特殊膜结构。它由细胞膜上的连接子相互衔接而成，每个连接子由 6 个缝隙连接蛋白（connexin，Cx）围成，形成跨膜蛋白通道。不同类型的连接蛋白可以形成不同类型的连接子，构成不同类型的连接通道，不同连接蛋白分子之间组合形成的缝隙连接通道的通透性和导电性有所不同，从而使得缝隙连接在结构组成和功能上表现出多样性，并对血管平滑肌舒缩等生理过程起着重要的调控作用。而血管平滑肌细胞以 Cx43 和 Cx40 表达为主。血管平滑肌细胞增殖、迁移和表型变化导致的血管壁增厚和血管紧张度增加是高血压发病的关键。由缝隙连接蛋白构成的细胞间直接通信——缝隙连接在调节血管舒缩、血管平滑肌细胞增殖、平滑肌表型转变中起着重要作用，并与高血压发生密切相关。

血管平滑肌细胞分为分化型（收缩型）和去分化型（合成型）两种表型。损伤后在生长因子作用下，血管平滑肌细胞可由分化型转变为去分化型，从中膜向内膜下迁移并增殖，合成大量细胞外基质，这个过程称为表型转化。平滑肌的表型转化是平滑肌细胞异常增殖的前提和关键性起始步骤。因此，探讨血管平滑肌细胞表型转化的机制在心血管疾病的防治过程中具有重要意义。宋明宝等发现缝隙连接阻断剂 18α-甘草次酸（18α-GA）降低了大鼠血管平滑肌细胞的增殖能力，促进细胞由合成型向收缩型转化，提示缝隙连接在调节血管平滑肌细胞表型转化过程起到一定作用。有研究发现快速的牵张损伤也能影响血管平滑肌细胞缝隙连接的功能。徐锡金等证明了随着细胞牵张损伤的加重，细胞活性降低、细胞内钙及细胞内氧自由基升高、细胞间通信功能下调。含钙缓冲液和细胞间通道阻断剂甘珀酸可使细胞通讯功能进一步下调，而 Ca^{2+} 螯合剂乙二醇四乙酸、氧自由基清除剂超氧化物歧化酶可使细胞通信功能上调，提示牵张损伤可通过细胞内钙超载和活性氧的增多来降低平滑肌细胞缝隙连接的细胞通信功能。

1. TGF-β_1与血管平滑肌细胞缝隙连接　TGF-β_1是一种多功能细胞因子，能调节细胞增殖、分化，其作用取决于细胞密度、组织来源、TGF-β_1浓度，对于血管平滑肌细胞的增殖及介导高血压等心血管疾病的发生起着重要的作用。TGF-β_1血浆水平升高是否通过改变缝隙连接蛋白的表达并调节缝隙连接通道的功能，影响细胞间直接通信，导致血管平滑肌细胞增殖有待证实。钟华等证实TGF-β_1主要通过上调自发性高血压(SHR)大鼠血管平滑肌细胞Cx43蛋白表达，引起缝隙连接通信功能增强，从而促进了SHR大鼠血管平滑肌细胞的增殖。缝隙连接阻断剂18α-GA主要通过下调血管平滑肌细胞磷酸化Cx43蛋白表达，引起缝隙连接通信功能减弱，从而抑制了血管平滑肌细胞的增殖。此研究中18α-GA抑制了TGF-β_1引发的Cx43蛋白表达上调，并降低了缝隙连接功能，因此，我们认为TGF-β_1主要通过上调SHR大鼠血管平滑肌细胞Cx43蛋白表达，引起缝隙连接通信功能增强，从而促进了SHR大鼠血管平滑肌细胞的增殖作用，而Cx40蛋白表达可能不起主要作用。而陈斯国等发现高血压大鼠胸主动脉的转化生长因子-β_1、缝隙连接蛋白-43、Sirt1和Sirt2的表达及细胞增殖较正常大鼠均明显升高；转化生长因子-β_1促进了大鼠血管平滑肌细胞缝隙连接蛋白-43的表达，Sirt1与Sirt2的抑制剂Salermide有效抑制了转化生长因子-β_1诱导的血管平滑肌细胞缝隙连接蛋白-43的表达与细胞增殖。结果表明，高血压通过上调转化生长因子-β_1来诱导VSMCs缝隙连接蛋白-43的表达和细胞增殖，而Sirt1和Sirt2在其中起到了调控作用。

2. *Hcy与血管平滑肌细胞缝隙连接*　同型半胱氨酸(Hcy)是一种含巯基的氨基酸，它是蛋氨酸和半胱氨酸代谢过程中一个重要的中间产物，正常成人血浆Hcy浓度为5～15μmol/L，高同型半胱氨酸血症按程度可分为轻度(16～30μmol/L)、中度(30～100μmol/L)和重度(>100μmol/L)。研究发现同型半胱氨酸血浆水平升高使HUVECs中内皮型一氧化氮合酶活性减弱、一氧化氮含量降低，并削弱了NO的血管舒张作用，增加氧化应激，刺激血管平滑肌细胞增生，改变血管壁弹性，增加血管阻力，因此促成血压升高，缝隙连接是否参与了同型半胱氨酸介导的高血压大鼠VSMCs增殖尚不清楚。王恩帮等发现缝隙连接的阻断剂能够完全阻断Hcy促进自发性高血压大鼠VSMCs增殖的效应，提示缝隙连接可能参与Hcy介导的自发性高血压血管平滑肌细胞增殖作用。钟华等发现Hcy通过上调自发性高血压大鼠血管平滑肌细胞Cx43和Cx40的蛋白表达，引起缝隙连接通信功能的增强，促进了血管平滑肌细胞增殖。

另有研究表明，高浓度Hcy能够导致血管内皮损害，促进低密度脂蛋白的氧化、血小板的聚集和血管平滑肌细胞增殖。吴玲玲等发现TGF-β_1主要通过上调大鼠血管平滑肌细胞Cx40和Cx43蛋白表达及抑制Cx43蛋白磷酸化，从而促进了大鼠血管平滑肌细胞的增殖；而Hcy主要通过上调大鼠血管平滑肌细胞Cx40和Cx43的蛋白表达，引起缝隙连接通信功能的增强，促进了大鼠血管平滑肌细胞的增殖；TGF-β_1和Hcy联合作用可能通过下调大鼠血管平滑肌细胞Cx40和Cx43蛋白表达，对大鼠血管平滑肌细胞增殖具有负协同作用。考虑到Hcy或TGF-β_1可通过MAPK等相同或不同信号转导通路及信号转导通路间复杂的网路调控发挥众多的生物学效应，因此，TGF-β_1和Hcy介导的VSMCs增殖的负协同作用的机制除了可能与连接蛋白和(或)缝隙连接功能有关外，是否涉及复杂的信号转导机制尚需进一步研究证实。

3. *药物与血管平滑肌细胞缝隙连接*　研究缝隙连接是否能给临床相关血管疾病带来突破是令人期待的，罗替戈汀和他汀类抗高血压药物就是已广泛应用于临床开放缝隙连接的药物。他汀类药物，即3-羟基3-甲基戊二酸甲酰辅酶A还原酶抑制剂，是临床上广泛应用的血脂调节药物，许多临床试验表明，他汀类药物在一、二级预防中明显降低动脉粥样硬化疾病的发病率和病死率。大量研究表明他汀类药物还具有多种非降脂作用。有研究表明，他汀类药物可以抑制平滑肌细胞增殖和迁移，近来有研究显示，他汀类药物可以减少小鼠及兔动脉粥样硬化病变中缝隙连接蛋白 Cx43 和 Cx40 表达。沈静等发现洛伐他汀可抑制大鼠和兔主动脉平滑肌细胞迁移，其作用呈浓度依赖性。而且他们也从功能上证明洛伐他汀可抑制大鼠和兔平滑肌细胞的缝隙连接胞间通信。因此洛伐他汀抑制血管平滑肌细胞间通信作用可能是抑制细胞迁移的机制之一。

如果能够有效控制高血压患者缝隙连接和缝隙连接通信的异常以达到更好地控制血压，那将可以通过有效稳定血压来达到减少高血压病患者某些靶器官损害的程度，同时为将来的实验研究奠定一个更加宽广的领域，可现今其机制还没有得到清晰的论述。那么，对于血管紧张素Ⅱ1 型受体（AT_1R）拮抗剂坎地沙坦和缝隙连接通信的关系进行的研究，将会有望能为将来临床治疗提供理论指导意义和应用价值。王洋等研究发现 SHR 和 Wistar 大鼠脑动脉平滑肌细胞间缝隙连接电偶联不同，一定浓度的缝隙连接阻断剂 2-氨基乙基二苯硼酸酯（2-APB）可以抑制缝隙连接通信；坎地沙坦对脑微动脉平滑肌细胞间缝隙连接没有抑制作用，长期坎地沙坦治疗可恢复 SHR 脑动脉平滑肌细胞间缝隙连接接近正常的电偶联；治疗剂量的坎地沙坦能够在恢复 SHR 脑微动脉缝隙连接蛋白表达的同时恢复其功能。因此，坎地沙坦对高血压脑血管保护的作用机制可能是通过恢复缝隙连接通信的功能来协调血管过度重塑从而保证血管舒缩活动，进而达到治疗高血压病脑血管损害的作用。

（陆丽群　陈临溪）

参考文献

陈斯国，吴宇奇，李一帆，等.2012.转化生长因子-β_1及 Sirt1/2 参与高血压诱导的血管平滑肌细胞缝隙连接蛋白-43 的表达及细胞增殖.生物物理学报，(9)：743-753.

沈静.2010.他汀类药物对血管平滑肌细胞缝隙连接通讯的作用的研究(硕士论文).杭州：浙江大学.

宋明宝，黄岚，于学军，等.2008.缝隙连接阻断剂对体外培养的大鼠血管平滑肌细胞表型转化的影响.中国动脉硬化杂志，(2)：85-88.

王恩帮，钟华，罗小林，等.2011.缝隙连接在同型半胱氨酸介导的高血压大鼠血管平滑肌细胞增殖中的作用.石河子大学学报(自然科学版)，(4)：475-478.

王洋. 2014.坎地沙坦对大鼠动脉平滑肌细胞间缝隙连接作用的研究(硕士论文).石河子：石河子大学.

第十四节　血管平滑肌细胞基因组、蛋白质组学

VSMC 是维持血管张力和功能的主要细胞成分，根据结构和功能的不同，VSMC 分为收缩型和合成型两种表型，通常情况下 VSMC 都呈收缩型表型，收缩型的 VSMC 呈分化状态不能增殖；合成型的 VSMC 是去分化的细胞，具有很强的增殖能力。平滑肌细胞由收缩型向合成型转化是细胞增殖的先决条件，而 VSMC 的增殖和凋亡在动脉粥样硬化、血管重构等病理状态的形成和发展过程中起着重要的作用。因此研究血管平滑肌细胞在生理和病理状态下的形态学、基因和蛋白表达的变化对研究动脉粥样硬化及其相关性疾病如心血管疾病、卒中等的发病机制有着不可替代的作用。

一、基因组、蛋白质组学与血管平滑肌细胞

随着人类和其他多个物种基因组测序的完成，标志着现代医学已经进入了基因组医学时代。目前，基因组医学对疾病诊断、恶性肿瘤、心血管疾病、器官移植、细胞功能、制药和基因治疗等方面的影响已日益突出。作为基因编码的产物，蛋白质是所有生命活动的载体和功能执行者，不同层面上的蛋白质揭示了生命活动的本质和规律。VSMC 中大部分表达的基因和蛋白质都是未知的，因此，研究 VSMC 基因组和蛋白质组学，对 VSMC 分化、增殖、迁移和凋亡机制的探索具有重大意义。

1. *基因组和蛋白质组学* 基因组是一个生命所有遗传物质的总和。人类染色体由 23 对染色体、大约 30 亿个碱基对组成，估计可编码 10 万个功能基因。所谓基因组学就是研究生物基因组和如何利用基因的一门学问。用于概括涉及基因做图、测序和整个基因组功能分析的遗传学分支。人类基因组的破译为阐明疾病发生的分子机制，设计诊断、治疗的新方法提供了可能性。

蛋白质组研究是指研究一个基因组、一种细胞或组织所表达的全部蛋白质。蛋白质组学则是在生命体或细胞的整体水平上研究蛋白质的表达和修饰状态。蛋白质组学的主要研究内容包括：①了解某种特定的细胞、组织或器官所表达的蛋白质；②描绘各种蛋白质分子如何相互作用并形成复杂的网络；③确定蛋白质的精确三维结构，揭示其结构和功能的关键部位及药物作用的最佳靶点，指导药物结构的设计。蛋白组学中最重要的核心技术即是蛋白质双向电泳，双向电泳的分辨率涉及样品处理、等电聚焦、SDS-PAGE 凝胶电泳、染色等技术。经双相凝胶电泳后，用飞行质谱对各个蛋白质斑点进行分析并与蛋白质数据库进行比较，鉴别蛋白质的类型，检测其修饰状态及建立蛋白质相互作用的系统目录等。

2. *血管平滑肌细胞* 血管平滑肌细胞（VSMC）位于血管壁中膜，呈长梭形，长约 6μm、宽 2μm，细胞核为圆形或椭圆形，多位于细胞中央。VSMC 起源的说法存在争议，一个起源是脏壁中胚层，原因是围绕着内皮管的脏壁中胚层被分化为平滑肌细胞系；与血管平滑肌细胞起源于内皮细胞和脏壁中胚层不同的实验证据是冠状动脉的平滑肌细胞一部分来自脏壁中胚层，一部分来自心外膜。有实验表明，心外膜也可以生成冠状动脉血管壁的外膜细胞。血管平滑肌细胞的另一个来源是神经胚层，即神经峪中外胚层，也就是以前认为的内皮细胞一平滑肌细胞转化。

一方面，血管平滑肌细胞是维持血管张力和功能的主要细胞成分，在血管壁病理过程中也发挥重要作用；另一方面，VSMC 可合成与分泌细胞外基质成分和多种细胞因子，并通过其细胞表面的细胞因子和生长因子受体，接受不同因子对细胞的刺激及发生细胞生物学行为的改变。血管平滑肌细胞的增殖和凋亡在动脉粥样硬化、血管重构等病理状态的形成和发展过程中起着重要的作用。研究血管平滑肌细胞在生理和病理状态下的形态学、基因和蛋白表达的变化对研究动脉粥样硬化及其相关性疾病如心血管疾病、卒中等发病机制有着不可替代的作用。

二、生理和病理条件下血管平滑肌细胞的基因组、蛋白质组学

生理条件下用差异显示技术对含有成年大鼠收缩型和合成型血管平滑肌细胞标志物的 cDNA 文库进行筛选，分离并鉴定了 12 种 cDNA，其中 10 种主要在主动脉中膜分化型血管平

滑肌细胞中表达，它们是 SMα-肌动蛋白、SMγ-肌动蛋白、calponin、SM22α、受磷蛋白（phospholamban）、水通道蛋白-1（aquaporin-1）、SM-肌球蛋白重链（SM-MHC）、弹性蛋白、骨甘蛋白聚糖（osteoglycin）和聚遍在蛋白；两种主要在处于增殖状态的血管平滑肌细胞中表达的标志物，它们是基质 Gla 蛋白（MGP）和骨桥蛋白。这些基因的蛋白产物可以分为两类：一类与细胞的收缩功能有关，这类蛋白包括 α-肌动蛋白和 γ-肌动蛋白、SM-MHC、calponin、SM22α、聚遍在蛋白和受磷蛋白；另一类与细胞外基质有关，包括弹性蛋白、osteoglycin、基质糖蛋白（matrix glycoprotein，MGP）和骨桥蛋白（osteopontin，OPN）。这两组基因正好反映了血管平滑肌细胞的两种主要功能，即收缩功能和血管壁细胞外成分的合成与维持。cDNA 差异显示技术所鉴定的基因有些在以前看来是与血管系统无关的。因此，为研究血管平滑肌细胞的作用提供了新的线索。如骨桥蛋白和 MGP 最初在处于发育过程中的骨组织中被发现，后来的研究证实，这两种基因也在血管钙化中发挥重要作用。同样，aquaporin-1 在血管平滑肌细胞中的高表达提示该蛋白在血管平滑肌细胞对水的快速跨膜转运方面具有至今尚未被认识的作用。

病理条件下用原位杂交技术研究人体血管中基因表达情况时发现，动脉粥样硬化斑块中的血管平滑肌细胞表型和基因表达存在明显的不均一性。在一些斑块的纤维帽中的血管平滑肌细胞内，一些收缩相关基因高表达。相反，这些基因在靠近斑块的中膜收缩型血管平滑肌细胞中表达显著下调，在伴有慢性血管排异的移植血管的中膜血管平滑肌细胞中，这些收缩相关基因表达也出现下调。另外，在不同部位的血管平滑肌细胞中，基因表达也具有不均一性，如 calponin 在中膜血管平滑肌细胞中表达，而在内膜血管平滑肌细胞、弥漫性增厚的正常血管或晚期动脉粥样硬化斑块中不表达；同样 SM22α 在中膜血管平滑肌细胞中高表达，在弥漫性增厚的内膜血管平滑肌细胞中几乎不表达，但在一些晚期斑块的纤维帽中的内膜细胞中表达水平较高。此外，在因晚期动脉粥样硬化损伤而变薄的中膜血管平滑肌细胞中，SM22α 仍然表达较高，但在相同的细胞中，calponin 的表达被下调。相反，基质蛋白 osteoglycin 和 MGP 基因在早期的内膜血管平滑肌细胞、弥漫性增厚的内膜和晚期斑块中都进行表达，在正常血管中膜的收缩型血管平滑肌细胞中，这两种基因呈构成型表达。

基因组学和蛋白质组学技术是分别确定血管平滑肌细胞基因和蛋白表达的重要手段。通过比较基因敲除前后基因和蛋白质的表达情况检测基因组和蛋白质组对血管平滑肌细胞分化、增殖、迁移和凋亡的影响。

1. 血管平滑肌细胞表型转化　血管平滑肌细胞从收缩型转变为合成型的过程称为表型转化或去分化。收缩型血管平滑肌细胞的主要蛋白标志物包括：α 平滑肌肌动蛋白（α-SMA）调宁蛋白（calponin）、肌动蛋白相关蛋白 SM22α、平滑肌肌球蛋白重链（SMMHC）、钙调蛋白结合蛋白（caldesmon）、波形蛋白（vimentin）、结蛋白（desmin）、纽蛋白（vinculin）、原肌球蛋白（tropomyosin）。在机体生长发育的过程中，血管平滑肌细胞由合成型转变为收缩型，α-SMA 大量表达，成为血管平滑肌细胞胞质内含量最多的蛋白质，标志着血管平滑肌细胞已经分化成熟，是收缩型血管平滑肌细胞的特异性标志物之一，也是目前应用最多的和最经典的收缩表型标志物。SM22α 是一种重要的细胞骨架蛋白，分子量为 22kD，是血管平滑肌细胞早期分化的基因，在收缩型血管平滑肌细胞中表达丰富，而在合成型血管平滑肌细胞胞质内含量降低，被认为是收缩表型的标志蛋白。α-SMA、SM22α、β-MHC 是收缩型血管平滑肌细胞早期分化的标志蛋白，而 caldesmon 和 calponin 则多见于高分化的收缩型血管平滑肌细胞中。合成型血

管平滑肌细胞的主要蛋白标志是骨桥蛋白(OPN)和基质糖蛋白(MGP)。OPN 是一种分泌型的酸性磷蛋白,是功能性细胞外基质家族的成员,与肿瘤细胞、血管平滑肌细胞的增殖迁移具有密切联系,在合成型血管平滑肌细胞胞质内表达丰富,是合成表型的主要标志蛋白。MGP 是一种维生素 K 依赖性循环蛋白,分子量为 10kD,主要由血管平滑肌细胞合成和分泌,与动脉粥样硬化时的血管壁钙化有关,也是合成表型的蛋白标志物。血管平滑肌细胞的主要蛋白标志物在鉴别平滑肌方面发挥重要作用。使用蛋白质组学检测比较人肺动脉平滑肌细胞(HPASMC)和人脐动脉平滑肌细胞(HUASMC)蛋白表达情况时,结果发现 α-SMA、SM22α 在人肺动脉平滑肌细胞表达显著低于人脐动脉平滑肌细胞,表明 VSMC 分化类型取决于其沿动脉树的定位。

血管平滑肌细胞分化呈可逆状态,处于高分化状态的血管平滑肌细胞可返回未分化状态,并再进行增殖。在胚胎发育过程中,血管中膜的血管平滑肌细胞伴随着血管的成熟从合成型转变为收缩型,与此过程相反,在血管病变部位,血管平滑肌细胞又从收缩型返回到合成型。当血管受损时,损伤部位的多种细胞(包括内皮细胞、血管平滑肌细胞、巨噬细胞和 T 细胞等)所释放的生长因子和细胞因子均可诱导即刻早期基因(如 *c-fos*、*c-jun*、*c-myrc*)表达,而后血管平滑肌细胞由分化表型转变为去分化表型,并从中膜向内膜下迁移及大量增殖;当消除刺激因素(如新生内膜已形成)后,血管平滑肌细胞的去分化表型特征逐渐减弱,标志基因(如 SM22α、Sm-LIM、SMα-肌动蛋白、SM-MHC、hl-calponin)表达增强,代之以分化表型的恢复。

PKCδ 是 PKC 的亚型,调节着 VSMC 糖类和脂质的代谢平衡,对维持 VSMC 分化和调控细胞凋亡有着重要作用。通过蛋白质组学方法检测 PKCδ 基因敲除后 VSMC 中蛋白质表达发现,包括乙醇脱氢酶 3、磷酸丙糖异构酶、磷酸甘油酸激酶、葡萄糖 6-磷酸脱氢酶等 28 种蛋白表现出了差异表达,其中 vimentin、SM22α 表达明显下调。可推测 PKCδ 可能为维持收缩型血管平滑肌细胞状态的功能蛋白,调节血管平滑肌细胞分化。然而这些基因和蛋白表达水平升高的真正含义并不清楚,并且 mNRA 与其编码的蛋白质相关系数仅为 0.4～0.5,离阐明增殖时 VSMC 表型的转化机制还相距甚远。

2. *血管平滑肌细胞增殖*　正常血管平滑肌细胞在发生学上处于静止状态,当平滑肌细胞增生时,细胞从收缩表型转变为合成表型,表现为肌丝减少,粗面内质网和高尔基体数量增多。平滑肌细胞由收缩型向合成型转化是细胞增殖的先决条件。

多种物质能诱导或抑制 VSMC 蛋白质表达从而调控 VSMC 增殖。Hcy 能诱导 VSMC 细胞显著增殖,诱导作用呈现时间和剂量的依赖关系。VSMC 蛋白 2-DE 图谱可获得蛋白斑点(1019±52)个。比较正常 VSMC 与 Hey 诱导后 VSMC 蛋白质 2-DE 图谱,发现了多个蛋白点发生明显而稳定的改变,其中 3 个在 Hcy 诱导 VSMC 增殖中表达明显降低,8 个明显升高;质谱鉴定后,9 个蛋白得到确认,这些蛋白分别为:核纤层蛋白 C、波形蛋白、UM 和 SH3 蛋白 1、Wdrl 类似蛋白、醛糖还原酶、M2 型丙酮酸激酶、磷酸丙糖异构酶和肌钙网蛋白,其中两个蛋白同为骨架蛋白(核纤层蛋白 C 和波形蛋白)。在 Hcy 诱导增殖的细胞中核纤层蛋白 C 的表达量是显著降低的,而相反的是,波形蛋白的表达量明显增加。

核纤层蛋白 C 是组成核纤层的主要成分之一。已有的研究表明核纤层蛋白 C 与 DNA 的合成、转录,细胞核的装配,尤其与细胞的分化密切相关。核纤层蛋白 C 随着分化的不同时相而改变其在核内的分布;将其转染到未分化细胞能诱导未分化细胞中分化基因的表达。一般情况下血管中膜都以收缩型的 VSMC 组成,VSMC 要发生增殖,其先决条件是发生表型的转换,由收缩型的 VSMC 向合成型的 VSMC 转换,以及由分化表型转化为去分化表型。可以判断,当体内 Hcy 水平升高,启动 VSMC 增殖效应时,核纤层蛋白 C 同样在其中起着一定的作用。而对于核纤层蛋白 C 是以何种方式发挥其生物学功能一直存在着争议,许多研究者认为核纤层蛋白 C 通过其表达量的变化来协同分化的进行,而也有研究者认为核纤层蛋白的重排就能满足细胞分化的需要。研究发现,在 Hcy 诱导 VSMC 增殖时,核纤层的蛋白表达量降低。诚然,体外由增殖静止转变为增殖 VSMC 的模型与体内细胞由分化状态转化为去分化状态,进而增殖有所不同,但现在越来越多的研究者把体外诱导增殖静止的细胞视为去分化的细胞,这在一定程度上也验证了核纤层蛋白 C 通过其表达量的变化来协同分化进行这一观点。

在不少增殖细胞中,都能发现波形蛋白表达的升高。波形蛋白与 DNA 和组蛋白很强的结合能力,被认为在其中起着关键的作用。并且波形蛋白与 PKC,应激反应蛋白,泛素的活化都一一相关。在胚胎发育时期波形蛋白的表达随细胞分化的不同时期而有差异,肌母细胞及未成熟的神经胶质细胞有波形蛋白的表达,而当其分化为更成熟的细胞时,则失去波形蛋白。

以 ET-1 诱导人肺动脉平滑肌细胞增殖为模型,采用二维电泳结合质谱方法研究新型 K_{ATP}通道开放剂 Iptakalim 抑制人肺动脉平滑肌细胞增殖前后蛋白表达谱的变化,结果显示差异蛋白点功能各异,主要包括细胞骨架相关蛋白(actin、Vimentin、Lamin A/C、Tubulin)、质膜蛋白及受体样蛋白(annexin A5、Gprotein subunit beta 1、nucleoporin P54、Transmembrane channel-like protein 5)、伴侣蛋白分子(Hsp60、GRP 78、T-complex protein)、离子转运相关蛋白(Transmembrane channel-like protein 5,Lasp-1)和代谢相关蛋白(Purine nucleoside phosphorylase、PGAM1 protein、Pgk1)。Vimentin 作为分化表型标志基因可能通过其表达量的变化来协同分化参与人肺动脉平滑肌细胞增殖。

3. *血管平滑肌细胞迁移*　血管平滑肌细胞迁移是指增殖的平滑肌细胞由血管中层向内膜的移动的过程,这一过程是血管内膜增厚的一个重要机制。通常情况下,体内血管中层平滑肌细胞处于静息态,不会向内膜迁移。体外培养的 VSMC,从静息态转化成增生态,与血管损伤时 VSMC 表型的转换非常相似。在动物模型中 VSMC 的反应可分成不同的阶段,首先是血管中层 VSMC 表型的转变,管壁上相对稳定的细胞开始增生;接着是细胞向内膜迁移,从血管中层通过内部弹性板层迁移至内膜,并再次增殖,形成新生内膜。在此过程中,细胞以自分泌或旁分泌的形式分泌大量的血管活性物质,细胞外基质(extracellular matrix,ECM),生长因子(growth factor,GF)等。细胞迁移需要细胞与 ECM 的相互作用,经过一系列相互协调的过程——包括细胞通过整合素介导与其底物的黏附和作用后,它们再解离。

VSMC 迁移过程中基因组和蛋白质组的表达与生理情况有所差异。NADPH 氧化酶 1 (Nox1)在 VSMC 迁移过程中发挥着重要作用。为了确定 VSMC 迁移过程中基因和蛋白质的表达,以活性氧(ROS)诱导 Nox1 活化,结果检测到 84 种蛋白表达,包括纤连蛋白 1、3 及波形蛋白、波形蛋白 CRA_b、胰岛素样生长因子结合蛋白 2、肌动蛋白解聚因子-1 等表达下调,ARPC2、核糖核蛋白 U 等表达上调。VSMC 迁移和增殖关系密切,而增殖与分化存在内在联系。波形蛋白作为收缩型 VSMC 的标志蛋白,在体外实验的未分化增殖的 VSMC 中表达明显上调,这与体外 VSMC 迁移过程中波形蛋白表达下调矛盾。但是在动物实验中 VSMC 由分化到增殖进而促进迁移的过程中波形蛋白表达与理论是一致的,因此在体外验证 VSMC 迁移时以波形蛋白表达作为参考需认真判断。

4. *血管平滑肌细胞凋亡*　VSMC 凋亡是细胞生理性死亡的一种形式,与细胞分化增殖一起共同调节组织的质量和结构。细胞凋亡和细胞增殖分化一样,是一种多基因调控的过程,从细胞死亡启动到死亡细胞被吞噬的级联反应均是调节的结果。在各种细胞凋亡的影响因素中,除物理、化学因素外,多种细胞因子调节细胞凋亡的发生,死亡信息传导的过程和生化变化的关键步骤(如核酸内切酶升高)是由特定因素控制的;各种基因产物具有协同或拮抗作用;在此过程中各种正、负影响因素和正、负调节基因相互作用调节着细胞凋亡的发生和发展。至少有 14 个基因参与凋亡过程。大致可分为促进细胞凋亡的基因和抑制细胞凋亡的基因。前者包括了促进细胞凋亡的基因,包括 p53、ICE/ced-3、fas、Bax、TGF-β、Rb2、Rb8、pRA538、TR-PM2、reaper、hid 和 asy 等;后者包括 Bcl-2、RB、c-ed-9、BCRlABL、PML/PARα、bcl-XL 和 mcl-1 等,这些基因编码的蛋白质均可抑制细胞凋亡和延长细胞寿命,其中以 Bcl-2 抑制细胞凋亡最重要。并且发现越来越多的原癌基因 c-myc、c-fos、c-jun 等与凋亡过程有关,在不同细胞种类及不同条件下对凋亡进行调节。然而,在 VSMC 中调节细胞凋亡的基因大部分还不清楚。

有研究报道经钩藤碱和异钩藤碱干预后,Bax 蛋白表达上调、bcl-2 蛋白表达下调和 Bax mRNA Bcl-2mRNA 比值升高,从而表明钩藤碱和异钩藤碱可通过上调原癌基因 Bax 的蛋白表达和 mRNA 转录、下调原癌基因 Bcl-2 的蛋白表达和 mRNA 转录来发挥诱导 VSMC 凋亡效应。免疫组化法分析大鼠主动脉发现 Rho-GDP 分化抑制蛋白 α(Rho-GDIα)主要表达在 VSMC 细胞质中,与 VSMC 的迁移和凋亡密切相关。RNA 干扰 Rho-GDIα 后诱导 VSMC 凋亡,即 Rho-GDIα 可作为抑制细胞凋亡基因,表达蛋白抑制 VSMC 细胞凋亡。

三、研究展望

基因组、蛋白质组学为 VSMC 分化、增殖、迁移和凋亡的研究提供了新的研究视角,是一种有效的探讨功能蛋白网络的手段。随着基因组、蛋白质组技术的日臻完善,从细胞蛋白变化的整体水平更全面更深入地探讨 VSMC 分化、增殖、迁移和凋亡的基因和蛋白表达的变化,应该就在不远的将来。相信这种对蛋白质基础的整体、网络水平的研究终将对 VSMC 分化、增殖、迁移和凋亡机制的阐明、对动脉粥样硬化、高血压、血栓等一系列血管性疾病的病理学基础阐释做出重要的贡献。

(曹建刚　陈临溪)

参考文献

李运伦.2008.钩藤碱和异钩藤碱对血管紧张素 Ⅱ 致血管平滑肌细胞凋亡的影响及其机制.中国动脉硬化杂志,16 (9):681-694.

沈静.2004.Hcy 诱导血管平滑肌细胞增殖相关蛋白质的比较蛋白质组学研究.北京:军事医学科学院.

温进冲,韩梅.2005.血管平滑肌细胞.北京:科学出版社.

杨明夏.2009.KATP 通道开放剂 Iptakalim 抑制人肺动脉平滑肌细胞增殖的蛋白质组学研究.南京:南京医科大.

Imad Al Ghouleh,Andrés Rodríguez,Patrick J.Pagano,et al.2013.Proteomic analysis identifies an NADPH oxidase 1(Nox1)-mediated role for actin-related protein 2/3 complex subunit 2 (ARPC2) in promoting smooth muscle cell migration.Int J Mol Sci,14:20220-20235.

第十五节　血管平滑肌细胞 microRNA

microRNA(miRNA/miR)是几乎在所有细胞生物中均发现的，在进化上高度保守，长度约 22 个核酸的单链非编码 RNA 分子。miRNA 是基因表达转录后水平调控的关键因子，在哺乳动物体内 miRNA 参与调控超过 60%的蛋白编码基因的活性，参与几乎所有细胞反应过程，如增殖、分化和凋亡，以及个体发育、疾病发生发展等多种生物学过程。血管系统中的 miRNA 有其自身特点，在血管发育和生理病理状态的调节中具有非常重要的作用。越来越多的研究表明，miRNA 和 VSMC 功能之间存在密切联系，研究 miRNA 如何调控 VSMC 生理功能将有助于我们深入理解心血管疾病的病理生理学基础并提供新的治疗方法和靶点。

一、生理、生化、生物学特征

miRNA 存在多种形式，最原始的是 pri-miRNA，长度为 300～1000 个碱基；pri-miRNA 经过一次加工后，成为 pre-miRNA 即 miRNA 前体，长度为 70～90 个碱基；pre-miRNA 再经过 Dicer 酶酶切后，成为 20～24nt 的成熟 miRNA。实际研究中，pre-miRNA 应用最早，也最广泛，很多商业化的 miRNA 库都是 pre-miRNA 形式的。

目前已鉴定的 miRNAs 大都具有发夹结构。细胞中的 miRNA 主要通过碱基互补配对原则识别并结合靶基因 mRNA 的 3′端非编码区(3′ untranslated region，3′UTR)，降解靶基因 mRNA 或抑制 mRNA 翻译，从而下调靶基因的表达。miRNA 对靶基因 mRNA 的作用主要取决于它与靶基因转录体序列互补的程度：miRNA 与靶基因完全互补结合，作用方式和功能与 siRNA 非常相似，最后切割并降解靶 mRNA；miRNA 与靶基因不完全互补结合，则通过阻遏翻译而不影响 mRNA 的稳定性，这种 miRNA 是目前发现最多的种类。miRNA 全长与靶基因 mRNA 完美互补结合的情况极其少见，绝大多数情况下是通过其 5′端 6～8 个核酸序列与靶点的不完全互补配对。5′端是 miRNA 最保守的区域，第 2～7 个核酸序列是其核心的种子序列(seed)；此外，第 1 个和第 8 个核苷酸有时也会参与其中，构成识别并结合靶基因 mRNA 3′UTR 区域的关键序列。因此，细胞中一个 miRNA 往往识别多个靶基因 mRNA，调控多个基因的表达，这在生物信息学预测及实验中均获得了证实。

在 VSMC 中发挥作用的 miRNAs 不下百种，正常颈动脉 miRNA 表达谱研究表明，在所有 180 个 miRNA 中，有 140 个可以检测到表达，其中 49 个高表达，血管中表达最高的 miRNA 有 let-7、miR-125a/b、miR-23、miR-143/145 等。它们参与 VSMC 多方面的功能调控(表 1-6)，已经成为 VSMC 增殖、迁移、凋亡、分化等生物过程中重要的调控因子，在调控平滑肌细胞表型转化，改善血管损伤修复及病理性重塑中发挥关键作用，可望为临床血管平滑肌细胞相关疾病提供新的治疗思路和直接靶点。下面重点介绍几种研究较多的 miRNA 及其调控，如 miR-21、miR-143/145、miR-221、miR-222 等。其余 miRNA 按照行使的功能在第二部分进行介绍。

表 1-6 与 VSMC 功能特性相关的部分 miRNAs

microRNA	表达状态	生物学功能特性	靶点基因
Let-7d	上调	抑制 VSMC 增殖和增生	*K-ras*
miR-1	上调	促进 VSMC 分化	*KLF-4*
miR-1	下调	促凋亡,抑制增殖,调节心肌调节蛋白的表达量	*Pim1*、*SRFs*、*MyoD*、*Mef2*
miR-10a	上调	促进 VSMC 表型分化	*HDAC4*
miR-18a-5p	上调	促进 VSMC 表型分化	*syndecan4*
miR-21	上调	抑制/促进 VSMC 的增殖,促进分化,抑制凋亡	*PDCD4*、*AP-1*、*PTEN*、*Bcl-2*
miR-23b	上调	促进 VSMC 表型分化	*uPA*、*SMAD3*、*FoxO4*
miR-24	上调	抑制 VSMC 表型分化;促进 VSMC 增殖	*Tribble3*
miR-25	上调	促进 VSMC 的增殖	*CDK6*
miR-26a	上调	促进 VSMC 的增殖和迁移,抑制分化和凋亡	*Smad1*、*Smad4*
miR-31	上调	调节 VSMC 表型转化(促进收缩表型的形成)	*CREG*
miR-130a	上调	促进 VSMC 增殖	*GAX*
miR-132	上调	抑制细胞增殖和迁移,诱导凋亡	*LRRFIP1*
miR-133a	上调	抗凋亡,促进增殖,减轻缺血再灌注损伤	*Sp-1*、*moesin*、*CASP9*
miR-143	上调	调节 VSMC 表型转化,促进分化,抑制增殖,抑制迁移	*ELK-1*、*KLF-4*、*KLF-5*、多功能蛋白聚糖、acting 重塑蛋白、血管紧张素转换酶
miR-145	上调	调节 VSMC 表型转化,促分化,抑制增殖,抑制迁移	*ELK-1*、*KLF-4*、*KLF-5*、多功能蛋白聚糖、actin 重塑蛋白、血管紧张素转化酶
miR-146a	上调	促进 VSMC 的增殖和增生	*KLF4*、*NF-κB*
MiR-152	上调	抑制血管内皮细胞增殖	*DNMT1*
miR-155	下调	促凋亡,调节高血压	*MyD88*
miR-181b	上调	促进 VSMC 增殖和迁移	—
miR-208	下调	促凋亡,调节 VSMC 增殖	*P21*
miR-221	上调	促进 VSMC 增殖和增生	*P27*(Kip1)、*P57*(Kip2)
miR-222	上调	促进 VSMC 增殖和增生	*P27*(Kip1)、*P57*(Kip2)
miR-599	上调	抑制 VSMC 增殖和迁移	*TGF*-β2
miR-638	上调	抑制 VSMC 增殖和迁移	—
miR-663	上调	促进 VSMC 表型分化,抑制 VSMC 增殖和迁移	*JunB*

1. miR-21 miR-21 被发现在几乎所有的血管细胞中均高表达,包括 VSMC。其作用靶点有转录因子特异性蛋白 1(specificity protein-1,Sp1)、磷酸酶及张力蛋白同源基因 PTEN (phosphatase and tensin homolog,PTEN)和程序性细胞死亡蛋白 4(progratnmed cell death protein 4,PDCD4)等,PTEN 调控 PI3KOS 和 Akt 信号通路进而影响调节细胞凋亡、代谢等,PDCD4 是一个抑癌基因,调节细胞凋亡,但在 VSMC 中的作用机制还不清楚。miR-21 在

VSMC 中作用具有双重性,既可以通过 Sp-1 抑制 VSMC 分化、促进其增殖和减轻凋亡,因而在血管损伤内膜增生过程中 miR-21 升高,而降低 miR-21 表达可减轻损伤后的内膜新生病变;也可以通过 PDCD4 促进 VSMC 收缩型相关蛋白合成,起到促进分化的作用。这种双重作用的具体机制还有待进一步探索。

miR-21 受到骨形态发生蛋白 4(bone morphogenic protein 4,BMP4)和转化生长因子 β(transforming growth factor-β,TGF-β)的调控,BMP4 和 TGF-β 可以在转录后水平上调 miR-21 的表达。BMP4 和 TGF-β 诱导 miR-21 表达上调,从而降低 PDCD4 表达,这对 VSMC 分化过程至关重要,如可检测到特发性肺动脉高压患者 VSMC 中的 miR-21 表达水平下降。

2. miR-26a　TGF-β 信号通路在细胞分化、增殖、细胞外基质蓄积及组织修复等其他功能中发挥关键作用。miR-26a 通过靶定 TGF-β 超家族信号级联分子 SMAD-1 和 SMAD-4 起到抑制 VSMC 分化和凋亡的作用,同时促进 VSMC 的增殖和迁移。双荧光素报告实验显示,miR-26a 受抑制时,SMAD 信号路径增强,而在人类 VSMC 中过表达 miR-26a 则产生相反的效果。SMAD 家族蛋白介导 TGF-P 信号从细胞膜受体传导至细胞核,且不同的 SMAD 介导不同的 TGF-P 家族成员的信号转导,激活或抑制相应靶基因的转录。

3. miR-143/miR-145　miR-143 与 miR-145 由同一个双顺反子 miRNA 前体所编码,它们由血清调节因子(serum regulatory factor,SRF)和心肌共活化因子共同调控,在 VSMCs 中特异性表达。miR-143/miR-145 是促进 VSMC 分化,维持成熟平滑肌细胞收缩表型和收缩功能,抑制其表型转化及血管病理性重塑的重要调控因子,是调节 VSMC 表型的众多生长因子信号通路的中心靶点。

miR-143/miR-145 的表达受控制 VSMC 分化的细胞因子调节。如 BMP4 和 TGF-β 能刺激 pri-miR-143/miR-145 上调。然而,BMP-4 介导的 miR-143/miR145 上调依赖于 MRTF-A,TGF-β 介导的 miR-143/miR-145 上调依赖于心肌素 BMP4 通过激活 Rho 信号通路和 actin 的多聚化来增强 MRTF-A 的核定位,从而促进 pri-miR-143/miR-145 的转录。Pri-miR-143/145 的转录还受 Jagged-1(Jag-1)依赖的 Notch 激活调节。与 BMP 和 TGF-β 类似,Jag-1 通过激活 Notch 受体促进 VSMC 分化。Notch 激活 C 启动子结合因子 1 与 miR-143/miR-145 启动子区域结合,从而激活 miR-143/miR-145 的转录过程。

除了受促分化因子的正向调节作用外,miR-143/miR-145 还受血小板生长因子(platelet-derived growth factor,PDGF)等促合成因子的负向调节作用,PDGF-BB 促进 Src 的活化,从而抑制 p53。由于 p53 在转录和转录后水平均促进 miR-143/miR-145 表达,p53 活性的降低将导致 miR-143/miR-145 表达下调。

4. miR-221、miR-222　miR-221、miR-222 是一对拥有相同种子序列、功能相关的 miRNA,由相同的启动子转录,与肿瘤细胞分裂增殖关系密切。原位杂交研究发现 miR-221、miR-222 在血管损伤后平滑肌细胞中高表达及定位,沉默 miR-221、miR-222 可上调细胞周期抑制分子 p27(Kip1)和 p57(Kip2),从而抑制平滑肌细胞增殖,减轻血管损伤后内膜的病理性增生。miR-221 的过表达还能增强 VSMC 迁移水平。对多个靶基因的多重调节,使得 miR-221/miR-221 参与的 VSMC 生理功能也多样化,如降低 VSMC 收缩表型相关基因表达、促进增殖和迁移。

二、VSMC中miRNA参与的生理功能调控及机制

VSMC中的miRNA总体而言具有以下功能特征：①同一种miRNA具有多种生理学功能，如miR-21参与VSMC的表型分化、细胞增殖及凋亡抑制过程，miR-143/miR-145则调节VSMC表型转化，促进细胞分化，抑制细胞增殖和迁移；②同一个生理学过程有多种miRNA共同参与调节，如到目前为止，发现促进收缩表型的维持的miRNA就有miR-1、miR-31、miR-133、miR-143/145等；③miRNA功能还具有双重性，即对相同的生理现象表现出既能促进又能抑制的作用，如miR-21既可以通过Sp-1抑制VSMC分化、促进其增殖和减轻凋亡，也可以通过PDCD4促进VSMC收缩型相关蛋白合成，起到促进分化的作用。

(一)miRNA调节VSMC表型分化

1. 促进收缩表型的维持　促进收缩表型的维持的miRNA主要包括miR-1、miR-31、miR-133、miR-143/145等。miR-1在非增殖性的收缩型(分化型)VSMC中高表达，而在新生血管内膜中则低表达。事实上，miR-1通过调控靶基因Kruppel样因子KLF4 (Kruppel like factor 4，KLF4)和莫洛尼鼠性白血病病毒1的前病毒整合位点(proviral integration site for Moloney murine leukemia virus 1，Pim-1)来调节VSMC的分化，KLF4可以下调去分化标志基因SmemB(non-muscle myosin heavy chain B)，Pim-1则可以诱导新生内膜增生并促进VSMC增殖。miR-31在收缩型VSMC中高表达，而在增殖型VSMC中低表达，其作用靶点为CREG(cellular repressor of E1A-stimulated genes)，但具体作用机制尚未明了。miR-133通过抑制转录因子特异性蛋白1(specificity protein-1，Sp1)抑制VSMC向合成型表型转化，所以在收缩型的VSMC中表达升高，而当VSMC恢复静止表型时表达量下降。miR-143/miR-145可以促进VSMC分化，因而在收缩型VSMC中高表达，而在一些心血管疾病(如动脉粥样硬化动物模型)中则表达下降，如miR-145和miR-143/miR-145敲除小鼠中收缩型平滑肌细胞减少，血管平滑肌细胞层变薄，小鼠血压明显下降。在血管损伤内膜增生和动脉粥样硬化的小鼠模型中，miR-143/miR-145的表达下降，miR-145敲除小鼠血管损伤后内膜增生加重，而过表达miR-145可减轻新生内膜。内皮细胞中的miR-143/miR-145转移到VSMC中之后，可以促进收缩型VSMC表型的形成，同时减轻动脉粥样硬化。miR-143/miR-145的作用靶点包括KLF4、KLF5、ELK1、多功能蛋白聚糖(versican)、actin重塑蛋白和血管紧张素转化酶(ACE)等，miR-1和miR-145有共同的作用靶点KLF4，表明存在多种miRNA共同调节某一个基因的精细表达的现象。

2. 促进合成表型的维持　在PDGF-BB的作用下，miR-24表达上调并抑制其靶基因Trb3，最终导致VSMC表现出合成型表型，该过程涉及Smad蛋白下调及抑制BMP和TGF-β信号通路。miR-26a在VSMC中功能多样，包括促进VSMC的增殖和迁移，抑制分化和凋亡，其作用靶点为SMAD1和SMAD4，这两者是BMP和TGF-β相关的促分化因子。miR-221在由PDGF-BB介导的VSMC向合成型转化过程中表达上调，此外miR-221可以促进细胞增殖和迁移。

(二)miRNA调节VSMC增殖

1. miRNA促进VSMC增殖　miR-21、miR-26a和miR-31除了参与调控VSMC的表型分化之外，在VSMC增殖过程中也起到促进作用。过表达miR-130a通过抑制生长终止特异性同源盒(growth arrest-specific homeobox，GAX) 的表达，可以显著促进VSMC增殖。体外

培养的平滑肌细胞中，miR-145 可上调平滑肌细胞标志收缩蛋白 SMaA、SM22a、calponin 和 SM-MHC 的表达，并维持细胞梭形形态，抑制细胞增殖。miR-143/miR-145 可抑制平滑肌细胞增殖激活因子，如 miR-145 下调 KLF4、Ⅱ 型钙依赖蛋白激酶(CamkⅡδ(Calcium/calmodulin-dependent protein kinase type delta chain，CamkⅡδ)，miR-143 下调转录因子 ELK1(ETS domain-containing protein，ELK-1)等，减弱平滑肌细胞分裂增殖能力。miR-146a 通过靶基因 KLF4 促进 VSMC 的增殖和增生。miR-221/miR-222 具有多个靶基因，包括 p27 (Kip1)、p57 (Kip2) and c-kit (48)，其中 p27 和 p57 是周期蛋白依赖激酶抑制蛋白(cyclin-dependent kinase inhibitors，CKIs)，对细胞增殖起负调控的作用，p57 在软骨细胞中还跟细胞分化相关。敲除 miR-221/miR-222 可以降低 VSMC 的增殖。而 miR181b 通过激活 PI_3K 和 MAPK 信号通路来促进 VSMC 增殖和迁移，过表达 miR181b 可以显著提升 CDK 复合体(周期蛋白 D1 和 CDK4)的表达，并抑制 CDK 抑制因子(p21 和 p27)的表达。事实上，miRNA 对 VSMC 增殖和迁移的影响，往往和对细胞周期相关的蛋白的调控有关，如细胞周期蛋白(cyclins)、CDK、CDK 抑制因子等。

2. miRNA 抑制 VSMC 增殖　如前文所述，miR-1 在非增殖性的收缩型(分化型)VSMC 中高表达，在新生血管内膜中则低表达，而且在心肌素处理过的 VSMC 中，miR-1 表达明显上升，这表明 miR-1 抑制 VSMC 的增殖。miR-15a 也抑制 VSMC 的增殖，在由平滑肌细胞增殖激活因子 KLF4 处理过的 VSMC 中，miR-15a 表达上升，这表明 miR-15a 拮抗 KLF4 引起的细胞增殖。miR-25 上调可以调节 CKD6 来抑制 VSMC 的增殖。而使 VSMC 高表达 Let-7d 之后，可有效抑制 VSMC 的 KRAS 蛋白水平表达，并能调节 VSMC 的细胞周期，是处在 G_1 期的细胞增多，而 S 期和 G_2 期的细胞比例相对减少，从而明显抑制 VSMC 增殖。miR-133 在增殖中的 VSMC 中表达下降，如果过表达 miR-133 则会抑制 VSMC 的增殖和迁移。miR-143/miR-145 在血管损伤或者 PDGF-BB 处理的 VSMC 中表达都会下降，而随着 miR-143/miR-145 的回补，大鼠颈动脉损伤模型中的新生内膜形成过程则受到抑制。miR-152 在脂多糖(lipopolysaccharide，LPS)处理过的 VSMC 中下调，过表达 miR-152 则会降低 LPS 处理过的 VSMC 增殖。

(三)miRNA 调节 VSMC 迁移

PDGF-BB 是 VSMC 迁移的主要刺激因素。miR-26a 在调节 VSMC 表型分化和增殖之外，也可以促进 VSCM 迁移。伪足小体(podosome)是体外 VSMC 迁移的一个重要形态学特征，miR-143/miR-145 则可以抑制伪足小体的形成；同时，miR-143/miR-145 在 PDGF-BB 处理过的 VSMC 中表达下降，这说明 miR-143/miR-145 可能通过伪足小体的形成来抑制 VSMC 的迁移。

(四)miRNA 调节 VSMC 凋亡

动脉粥样硬化过程中，随着动脉内膜平滑肌细胞中脂质的不断沉积和结缔组织的大量增生，脂点、条纹逐渐融合成片，更加明显地向内膜表面隆起，形成黄色的粥样斑块，周围纤维组织也逐渐增多，并在斑块表面形成纤维帽，此期即纤维斑块期，为进行性动脉粥样硬化最具特征性的病变。纤维帽上 VSMC 的凋亡将导致纤维帽变薄和潜在坏死核心扩大，心肌梗死主要是由于这种纤维帽不平坦的变薄和斑块破裂。因此 VSMC 的凋亡在决定动脉粥样硬化斑块稳定性中起到至关重要的作用，VSMC 凋亡有可能作为治疗非稳定性动脉粥样硬化的新靶点，但是到目前为止，miRNA 对 VSMC 凋亡的调控研究还比较少。在体外培养的 VSMC 中，

miR-21 表现出抗凋亡的作用，抑制 miR-21 则体外培养的 VSMC 凋亡加剧。miR-26a 也可以调节 VSMC 凋亡，miR-26a 不足的细胞明显表现出较高的凋亡率，表明 miR-26a 可以抑制细胞凋亡。miR-26a 与凋亡相关的可能作用靶点包括 BAK1(Bcl-2-antagonist/killer 1,BAK1)、p21 活化蛋白激酶 2(p21 protein-activated kinase 2,PAK2)及硫酸酯酶 1(sulfatase 1,SULF1)，但具体机制还需要进一步研究。

此外，miRNA 还参与调节 VSMC 细胞外基质(extracellular matrix,ECM)的形成、钙化，限于篇幅，此处不再叙述。

三、VSMC 中 miRNA 调控的生物学意义

VSMC 的可塑性和表型转化广泛参与了心血管疾病的发生发展，平滑肌细胞的表型决定了血管生理功能和结构，是病理病变机制中极重要的决定因素。研究平滑肌细胞收缩表型的维持及增殖、合成、迁移、炎症、凋亡等表型的调控是防治平滑肌细胞相关心血管疾病的关键。越来越多的研究表明，miRNAs 在 VSMC 中起着广泛性作用，它们与靶信使 RNA 相互作用，刺激或抑制多种信号传导通路，从而影响着 VSMC 的稳定与疾病的发生；而且多种 miRNA 的协同效应往往比单个 miRNA 的作用更加重要。这些发现对认识心血管系统的形成机制，完善及开创新的心血管疾病诊治手段有着极大的启发作用。

四、研究展望

特异性 miRNAs 在 VSMC 的发育和生理功能方面的独特作用，使得 miRNA 将会作为 VSMC 相关心血管疾病的一个重要的生物标志物。目前，miRNA 在 VSMC 相关心血管疾病方面的研究已经成为一个新的“热点”。随着研究的深入，可望发现 miRNA 更多潜在的靶点，从而为 miRNA 用于临床治疗心血管疾病提供更坚实的理论基础。

然而，调控 VSMC 功能的 miRNA 种类众多，究竟哪一种 miRNA 是最有效的调控分子，它的作用机制是什么，是否有信号转导途径介导 miRNA 的作用，如何影响 VSMC 增殖的 miRNA 表达，这些问题还需要进一步研究。如果这些问题得以解决，将为研究心血管疾病的发病机制及防治提供新的思路，为药物开发提供新的作用靶点。

（张　敏）

参考文献

陈齐山.2015.microRNA-34a 调控血管平滑肌细胞表型转化在血管损伤修复及重塑中的作用及机制.杭州：浙江大学研究生论文集.

李玉媚，康敏，欧和生.2013.miRNAs 对血管平滑肌细胞功能的调节与心血管疾病.生理科学进展，44(1)：27-30.

Gao Y,Peng J,Ren Z,et al.2016.Functional regulatory roles of microRNAs in atherosclerosis.Clin Chim Acta,460：164-171.

Xie C,Zhang J,Chen YE.2011.MicroRNA and vascular smooth muscle cells.Vitam Horm,87:321-339.

Yu X,Li Z.2014.MicroRNAs regulate vascular smooth muscle cell functions in atherosclerosis.Int J Mol Med,34(4)：923-33.

第十六节　血管平滑肌细胞与长链非编码 RNA

人类基因组序列中约 1.5%的序列编码蛋白质，但超过 90%的序列能被转录成 RNA。这些不能编码蛋白质的 RNA 分子统称为非编码 RNA(non-coding RNA)。非编码 RNA 分为管家非编码 RNA(housekeeping non-coding RNA)和调控非编码 RNA(regulatory non-coding RNA)，而后者又可按其分子大小分为：①分子小于 200 核苷酸的短链非编码 RNA(small non-coding RNA，sncRNA)如小核仁 RNA(small nucleolar RNAs，snoRNAs)和微 RNA(microRNAs，miRNAs)；②分子大于 200 核苷酸的 lncRNA 二大类。lncRNA 最先在大鼠全长 cDNA 序列文库中了解清楚。随着二代测序技术的广泛应用，lncRNA 的神秘面纱才逐渐被揭开，越来越多的研究数据表明 lncRNA 在多个层面上参与细胞分化和个体发育等重要生命过程的调控，并与人类的重大疾病密切相关。

VSMC 来自胚胎时期的中胚层，根据其结构和功能的不同，将 VSMC 分为收缩型(分化型)和合成型(未分化型或去分化型)两种表型，当微环境发生变化时，其表型可随之发生转化。正常成人动脉血管内的 VSMC 以收缩型为主，与骨骼肌和心肌细胞不同的是，VSMC 分化呈可逆状态，处于高分化状态的 VSMC 可返回未分化状态，并可再次增殖。VSMC 的异常增殖和表型转化是许多心血管疾病的共同病理基础，与高血压、动脉粥样硬化和血管成形术后再狭窄(RS)等许多血管性疾病相关。近年研究表明，lncRNA 可通过多种机制调控血管平滑肌细胞表型转化，从而影响心血管疾病的发生发展。因此，本文总结了 lncRNA 对 SMC 形态、功能的调控作用，以期为心血管疾病提供新的防治靶点和理论依据。

一、lncRNA 的来源与分类

lncRNAs 起源、结构和功能的高异质性，使其分类变得困难。目前认为 lncRNA 有以下几种来源：①由编码蛋白的基因结构中断而成，转变为功能性 lncRNA；②染色质重组的结果，即两个未转录的基因与另一个独立的基因并列从而形成含有多个外显子的 lncRNA；③非编码基因复制过程中的反移位产物；④复制自局部串联产生相互连接的 lncRNA ；⑤基因中间插入一个转座成分而产生的功能性 lncRNA。根据 lncRNA 与蛋白质编码基因位置的关系，可将其分为正义 lncRNA(sense lncRNA)、反义 lncRNA(antisense lncRNA)、双向 lncRNA(bidirectional lncRNA)、基因间 lncRNA (intergenic lncRNA)、基因内 lncRNA (intronic lncRNA)5 种类型。而根据 lncRNA 的功能，可将其分为信号分子(signal molecule)、诱饵分子(decoy molecule)、引导分子(guide molecule)和支架分子(scaffold molecule)。

二、lncRNA 的功能

目前关于 lncRNA 的研究难点在于其作用机制的阐明，它们可以通过不同途径影响基因表达，促进或抑制转录、翻译和信号转导，也会影响染色体的结构和功能。研究 lncRNA 功能的关键是分析 lncRNA 序列与特定功能之间的关系，并且进一步探索这些多功能分子及其分子机制需要借助新技术的发展。最新研究发现的 lncRNA 功能总结如下。

1. *印迹的调控*　印迹是指二倍体生物中亲本一方基因的特异性表达。大多数印迹基因群包括蛋白编码基因和多种非编码 RNAs(miRNAs、snoRNAs 和 lncRNAs)。X 染色体特异性失活转录物(X-chromosome specific inactivation transcript,XIST)是第一个被发现具有印迹调控功能的 lncRNA。最近研究发现,它能够通过结合泛素化复合体 2(Ubiquitin complex 2)调控 X 染色体失活。其他已知参与印迹调控的 lncRNAs 有 H19,Airn 和 KCNQ1OT1。

2. 转录的调控 细胞核内的 lncRNA 在顺式或反式的核基因转录调控中发挥着重要作用。Chang 第一个提出核内 lncRNA 可作为组蛋白修饰物的支架和引导,并在后来的基因组研究中得以证实。通过使用 RNA 免疫沉淀法发现,lncRNA 可作为细胞内特异性支架来引导蛋白复合物的形成,如经转录调控得到的泛素化复合体。核内 lncRNAs 另一个已知功能是可作为增强子,但其机制尚未完全清楚。

3. 核基因组结构 染色体结构的高度螺旋化可能会影响转录复合物的形成。一些 lncRNA 和核基因组的调控有关,包括 MALAT1、NEAT1、XIST、Firre 等。使用染色质构象捕获分析法有助于发现能调控染色体局部结构和高级结构的 lncRNA。

4. 分子海绵 细胞质内的 lncRNA 转录物能够通过作为竞争性内源 RNA(competitive endogenous RNA,ceRNA)来诱导蛋白表达的变化。最近有研究报道,具有多个 miRNA 结合位点的内源性 cirRNAs,是其具有分子海绵功能的保证。许多直链 lncRNA 被认为具有分子海绵的功能,如 linc-MD1、linc-MD1 能够结合 miR-133 以调控肌细胞分化。最新研究发现,一些已知的 mRNA 具有非编码片段,也可调控肿瘤抑制基因 PTEN 的表达。

5. 微量多肽的编码 Anderson 等和 Pauli 等发现,lncRNAs 具有小型、保守、开放阅读框的特点,可以编码具有功能的微量多肽。提示多种 lncRNAs 是被隐藏的 mRNAs,在某些特定的条件下,其 mRNA 活性被激活,进而翻译表达蛋白质。

6. 其他 另外 lncRNAs 还具有调控细胞核和胞质间的蛋白定位和迁移的作用,并能调控编码基因的稳定。

三、lncRNA 对平滑肌细胞的作用

早在 20 世纪 90 年代,就有关于 lncRNAs 在 SMC 中表达的报道。而不同种类的 lncRNA 对血管平滑肌细胞作用不同,可促进或抑制 SMC 分化、增殖、迁移以及凋亡,但大部分作用机制尚未研究清楚(表 1-7)。

表 1-7 lncRNA 对平滑肌细胞的作用

名称	基因位点	对 SMC 的作用
H19	11p15.5	尚不清楚
SMILR	—	促进 SMC 增殖
lincRNA-p21	6p21.2	抑制 SMC 增殖
ANRIL	9p21.3	促进 SMC 增殖
SENCR	11q24.3	促进 SMC 分化,抑制 SMC 迁移

1. H19 对 SMC 的作用 据报道,H19 是第一种发现存在于血管平滑肌细胞中的 lncRNA。H19 在发育中的动脉内表达,在成熟血管中表达水平降低,血管损伤和粥样硬化病变后,lncRNA 表达上调。但 H19 在损伤的平滑肌中的功能尚未完全阐明。最近有报道表

明,缺失了启动子的 H19 可通过干预 let-7 目标基因的表达而使骨骼肌细胞过早分化。这提示血管损伤后表达上调的 H19 可能抑制 let-7miRNAs 的表达,从而调控其目标基因的表达,最终引起 SMC 增殖和迁移的变化。

2. SMILR 促进血管平滑肌细胞增殖　Papakonstantinou 等使用 RNA 测序,发现在 IL-1 和血小板源性生长因子(PDGF)的刺激下,隐静脉血管平滑肌细胞中的 lncRNA 的表达发生了改变。他们重点研究了一种新的 lncRNA(Ensembl : RP11-94A24.1),并将其命名为血管平滑肌诱导的 lncRNA(SMILR)。RNA-seq 数据分析对 SMILR 上 IL1α/PDGF 反应受体做出了精确的定位,位于染色体上蛋白编码基因上游的 8750 bp。而在 SMILR 的上游有一个 HAS2 基因,HAS2 编码合成一种透明质酸的酶,透明质酸在细胞外基质累积是再狭窄和动脉粥样硬化的重要原因。研究显示,SMILR 基因敲除会降低 HAS2 的表达和 VSMC 增殖,且大量的实验证明 HAS2 可以增强 VSMC 的增殖和迁移。最近有研究用 VSMC 中 HAS2 过表达的转基因小鼠进行实验,发现该模型小鼠对动脉粥样硬化易感性增加,且医源性损伤后新生内膜的形成增强。SMILR 对 HAS2 特异性靶点的作用对 HAS1 和 HAS3 并没有影响,表明其可特异性调节 HAS2 的表达。综上所述,SMILR 可通过调节 HAS2 基因的表达,促进血管平滑肌细胞增殖和迁移,从而促进支架内再狭窄和动脉粥样硬化的发展。

3. lincRNA-p21 抑制 SMC 增殖　Wu 等发现,长链基因间 lncRNAp21(long intergenic ncRNA p21,lincRNA-p21)在 apoE 基因敲除的小鼠模型和动脉粥样硬化患者体内明显下调。lincRNA-p21 通过增强 p53 的活性来调控平滑肌细胞的增殖、凋亡及 As 的发生发展。p53 受乙酰转移酶 p300 和 E3 泛素蛋白连接酶 MDM2 调控:p300 通过乙酰化 p53 从而增强其活性;MDM2 一方面通过泛素-蛋白酶体途径降解 p53,另一方面,通过阻碍 p300 与 p53 之间的相互作用降低 p53 的乙酰化及活性。而 lincRNA-p21 可以直接结合于 MDM2,降低 MDM2 对 p53 的抑制作用,增强 p53 与 p300 之间的相互作用,从而增强 p53 的活性,抑制 SMC 的增殖,促进其凋亡。此外,lincRNA-P21 的 1-778nt 区域可通过与 RNA 结合蛋白(RNA binding protein,RBP)hnRNP-K 结合来调控 p53 信号通路下游基因的表达。但 lincRNA-p21 与 MDM2 和 hnRNP-K 两种蛋白的结合区域不同,两种蛋白是否同时与 lincRNA-p21 结合,两种蛋白间是否具有相互调控作用,目前尚无相关报道。体外实验发现,lincRNA-p21 可抑制 SMC 的增殖,抑制 lincRNA-p21 会促进血管急性损伤后内膜增生。在细胞水平沉默 lincRNA-p21 表达可以诱导动脉平滑肌细胞的增殖并抑制其凋亡。

4. ANRIL 促进 SMC 增殖　ANRIL(antisense noncoding RNA in the INK4 locus)是一条由 19 个外显子组成的 lncRNA,定位于染色体 9p21.3 位点。ANRIL 也称为 CDKN2B 反义 RNA(CDK2BAS)或 P15 反义 RNA(P15AS),与肿瘤抑制基因 CDKN2B(编码 p15)5′端重叠并互为反义。ANRIL 主要表达于内皮细胞、平滑肌细胞和炎症性细胞中,全基因组相关性研究(GWAS)显示,ANRIL 与冠心病、颅内动脉瘤和 2 型糖尿病的遗传易感性相关。研究发现,ANRIL 与肿瘤抑制因子 P15INK4b 具有相关性,P15INK4b 通过抑制细胞周期蛋白依赖性激酶 4(cyclin-dependent protein kinase 4,CDK4)抑制血管平滑肌细胞由 G 期进入 S 期,促进血管重塑,抑制病理性血管内膜的增生,从而抑制 As 的形成。而 ANRIL 可以通过与 polycomb 抑制复合物 2(polycomb repressive complex2,PCR2)的蛋白复合体成分 SUZ12 蛋白结合,将其定位于 P15INK4b 基因区,抑制 P15INK4b 的表达,降低其对心血管的保护作用,从而促进心血管疾病的发生发展。体外实验显示,ANRIL 的单核苷酸多态性(SNP)变异可抑制

SMC 增殖,这一结论通过小鼠的 ANRIL 基因敲除实验结果相一致。以上结果提示 ANRIL 可通过促进 SMC 的增殖,影响心血管疾病的发生发展。

5. SENCR 促进 SMC 分化、抑制 SMC 迁移　最近,Miano 等报道了在 SMC 和 EC 的特异性表达的 lncRNA:SENCR。SMC 中 SENCR 的敲除会导致 SMC 去分化,SMC 标志物表达降低及 MDK、PTN 两种迁移基因的增加。划痕实验也显示干扰 SENCR 可增强平滑肌细胞迁移能力。Zou 等研究表明糖尿病小鼠 SMC 中 SENCR 表达下调。体外实验显示,高糖刺激平滑肌细胞 C-12511 可抑制 SENCR 的表达,同时促进平滑肌细胞的增殖和迁移。然而在高糖处理过的平滑肌细胞中用质粒过表达 SENCR 后,高糖对平滑肌细胞增殖和迁移的促进作用被抑制。上述研究表明 SENCR 可能通过调控平滑肌细胞表型转化参与心血管疾病的发生发展。

四、研究展望

生物信息学、基因组学以及二代测序技术领域的发展,使得大量非编码序列迅速被发现,包括转录因子结合位点(TFBS),miRNA,lncRNA,其中 lncRNA 在多个层面上参与细胞分化和个体发育等重要生命过程的调控,并与人类的重大疾病密切相关。本文综述了多种 lncRNA 对血管平滑肌细胞分化、增殖和迁移的调控。SMILR、ANRIL 可促进 SMC 的增殖,从而促进支架内再狭窄和动脉粥样硬化的发展并导致静脉移植的失败。然而,lncRNA-p21 抑制 SMC 增殖,SENCR 可抑制 SMC 迁移,这两种 lncRNA 对血管起保护作用,而 H19 对 SMC 的具体作用仍存在争议。因此 lncRNA 调控 SMC 功能的具体机制尚不完全清楚,且不同 lncRNA 之间在作用于 SMC 时是否会相互影响,从而参与心血管疾病的形成也需要进一步研究。随着基因测序技术的发展,研究者可发现更多种类的 lncRNA,lncRNA 的序列及其功能的研究将会成为新的研究热点,通过对 lncRNA 调控 SMC 功能及调控机制的深入研究,可为心血管疾病的防治和临床治疗提供方向和依据。

(李梦真　尹　凯)

参考文献

Bennett,M.R.,S.Sinha,and G.K.2016.Owens,Vascular Smooth Muscle Cells in Atherosclerosis.Circ Res,118(4): 692-702.

Esteller,M.,2011.Non-coding RNAs in human disease.Nat Rev Genet,12(12):861-874.

Fazal,F.M.2016.and H.Y.Chang,lncRNA Structure: Message to the Heart.Mol Cell,64(1):1-2.

Okazaki,Y.et al.2002.Analysis of the mouse transcriptome based on functional annotation of 60,770 full-length cDNAs.Nature,420(6915):563-573.

Zhou,T.,et al.2016.Long noncoding RNAs and atherosclerosis.Atherosclerosis,248:51-61.

第十七节　血管平滑肌细胞收缩

一、收缩结构

平滑肌细胞的大体形状呈现梭型,由肌丝、中间丝和密体填充胞质,共同组成平滑肌细胞的收缩系统和细胞骨架系统。平滑肌细胞膜向胞内凹陷，形成众多瓶状小凹，构成肌浆网的横管，大约占肌细胞膜表面积的 75%，小凹结构上有许多的受体和离子通道，在平滑肌细胞的跨膜信号转导中发挥着关键作用。平滑肌细胞的肌浆网发育较差，呈小管状，位于肌膜下与小凹结构比邻。与其他横纹肌细胞一样，平滑肌细胞的肌纤维由粗肌丝、细肌丝和中间蛋白三类组成。肌纤维直径 1～2μm，呈整齐的纵向排列。平滑肌的粗肌丝是由肌球蛋白组成，肌球蛋白又称肌凝蛋白，由三对多肽链组成，包括一对重链和二对轻链，轻链的分子量因平滑肌细胞的种属及制备方法的不同而不同。

肌球蛋白除了作为平滑肌细胞重要的结构蛋白外，肌球蛋白重链的头端还具有 ATP 酶活性，能分解 ATP 获得能量，为平滑肌细胞的收缩提供能量。肌球蛋白的头、颈部构成粗肌丝的横桥，可与肌动蛋白组合形成复合体。平滑肌细胞的细肌丝由肌动蛋白和两种调节蛋白，即肌钙蛋白和原肌凝蛋白组成。肌动蛋白又称肌纤蛋白，是收缩的主体，纤维状肌动蛋白的单体是球状肌动蛋白，一个肌动蛋白分子由 375 个氨基酸组成，单体空间结构呈哑铃型，互相连接构成双股螺旋多聚体长纤维。肌动蛋白与组成中间蛋白的肌间线蛋白相连，平滑肌纤维的肌间线蛋白由两个亚基组成，肌间线蛋白在肌动蛋白双股螺旋的深沟里排列。平滑肌细胞内收缩蛋白的基本成分与其他肌肉组织类似，但细胞结构及功能各有特征。

若干粗肌丝和细肌丝聚集形成肌丝单位，又称收缩单位，肌丝单位与平滑肌细胞的长轴平行，但也有一定倾斜度。粗肌丝表面横桥排列成行，相邻两行横桥滑动方向相反，所以当肌纤维收缩时，不但细肌丝沿粗肌丝全长滑动，而且相邻的细肌丝滑动方向是相对的。平滑肌肌浆网的功能与其他肌肉细胞相似，主要是释放和储存钙离子，但触发钙释放的机制不同。

二、收缩过程

目前公认的肌肉收缩机制是肌丝滑行理论，血管平滑肌细胞也不例外。原肌凝蛋白在静息时处于横桥和肌纤蛋白之间阻止其相互作用，当胞质中钙离子的浓度达到激活浓度时，肌钙蛋白的肌原蛋白 C 亚基与钙离子结合后可使原肌凝蛋白发生构象改变，从而解除其对横桥和肌纤蛋白相互结合的阻碍作用。钙离子与钙调蛋白(calmodulin，CaM)结合，继而再与肌球蛋白轻链激酶(myosin light-chain kinase，MLCK)结合为三聚体而激活 MLCK，活化的 MLCK 使肌球蛋白头部轻链发生磷酸化，形成磷酸化肌球蛋白，并激活其上的 Mg^{2+}-ATP 酶使之分解 ATP 产生能量导致横桥摆动，于是粗细肌丝便相互滑动，肌细胞收缩。横桥周期导致粗细肌丝的持续滑动，肌细胞出现持续的收缩。肌球蛋白轻链磷酸酯酶(myosin light-chain phosphatase，MLCP)在收缩过程中的作用与肌球蛋白轻链激酶的作用相反，两者活性的动态平衡决定了平滑肌的收缩幅度和强度。在钙浓度持续有效，足够高的情况下，如果 MLCP 的活性被抑制，则平滑肌的收缩力增加，反之 MLCP 被激活，则平滑肌的收缩力降低。

三、收缩特点

血管平滑肌的收缩与骨骼肌和心肌等横纹肌相比有三个明显的特点。

1. 不存在肌钙蛋白对肌动蛋白的抑制和去抑制过程。血管平滑肌的兴奋收缩偶联过程并不需要肌钙蛋白与 Ca^{2+} 形成复合物才能触发。血管平滑肌的兴奋收缩偶联可由 CaM 与 Ca^{2+} 形成复合物而启动，或由肌细胞内的平滑肌张力素在 Ca^{2+} 的参与下，直接激活肌球蛋白的 ATP 酶而触发。因此血管平滑肌细胞收缩受到 CaM 和平滑肌张力素系统的双重调节。

2. 由于血管平滑肌的肌浆网不向内凹形成横管系统，肌浆网不发达，胞内线粒体很小，因此平滑肌细胞内 Ca^{2+} 的贮存量明显少于骨骼肌和心肌等横纹肌细胞。平滑肌细胞的肌动蛋白/肌球蛋白值高达 15∶1，而骨骼肌却为 1∶1。因此平滑肌细胞的收缩对细胞外的 Ca^{2+} 有很强的依赖性。

3. 血管平滑肌细胞外 Ca^{2+} 的内流主要通过电位依赖型钙通道和受体操纵型钙通道两类钙通道。电位依赖型钙通道在动作电位产生时开放，受体操纵型钙通道可在当受体与各种配体包括神经递质、化学物质或激素等特异性结合时开放。因此血管平滑肌产生收缩时不一定会有动作电位的产生。

四、收缩时细胞胞内钙的调控机制

血管平滑肌细胞胞浆内钙离子浓度的升高是引发收缩的关键因素，平滑肌细胞胞浆内钙离子的来源是细胞外钙的内流和细胞内钙的释放。

1. *血管平滑肌细胞外钙内流的调控*　由于平滑肌细胞的肌浆网不发达，不能够储存足够的钙离子，对细胞外的 Ca^{2+} 有很强的依赖性。因此细胞外钙离子的内流对血管平滑肌细胞的收缩具有很强的调控作用。介导血管平滑肌细胞外钙内流主要是分布在细胞膜上的 L 型钙通道。当细胞膜受到胞外刺激，如电刺激、神经递质和激素等，可产生细胞膜的去极化，钙离子便通过 L 型钙通道进入细胞。使通道保持开放的膜通道电流称为“窗口电流”，自发瞬间外向钾电流(spontaneous transient outward currents，STOC)是一种能调节钙内流的“窗口电流”。当细胞内的钙离子浓度达到 1μmol/L，可激活细胞膜上的钙敏感的钾通道(calcium sensitive potassium channels，BKCa)，使其产生 STOC，在这一过程中 BKCa 通道的 β_1 亚单位发挥了关键作用。STOC 可使细胞膜出现超极化，而抑制 L 型钙通道，减少胞外钙流入。L 型钙通道和 BKCa 通道二者相互作用形成一个功能单位，对于细胞外钙内流起着重要的调控作用。一氧化氮也可通过环磷酸鸟苷和蛋白激酶 G 直接调节 L 型钙通道，调节细胞外钙的内流，以发挥其生理作用。在单个分离的血管平滑肌细胞中，沿长轴的牵拉可以激活一种内向的非选择性离子流，包括钾、钠、钙三种离子，其通过率依次减小，其作用可能为使细胞膜去极化引起 L 型钙通道的开放，增加细胞外钙的内流。

2. *血管平滑肌细胞内钙释放的调控*　平滑肌细胞内钙的释放主要来源于肌质网，其上的钙释放通道包括雷诺停受体(ryanodine receptor，RyR)通道和 IP3 通道。血管平滑肌大多属于紧张性平滑肌，在没有收缩因子存在的情况下，对于细胞胞浆总体钙浓度影响不大，而起主要作用的是经 L 型钙通道从细胞外流入的钙离子。而对于膀胱平滑肌等时相性平滑肌，RyR 通道可以为总体浓度提供 70％的钙离子，另外 30％由钙内流承担。RyR 通道分布于肌浆网上，其本身就是钙通道，可引起钙诱导的钙释放(calcium induced calcium release，CICR)，使得大量钙离子从肌浆网进入胞质，胞质钙离子的浓度升高引发平滑肌收缩。平滑肌细胞中的第二信使物质环腺苷二磷酸核糖被认为是 RyR 的生理性配体，环腺苷二磷酸核糖先与肌浆网上的结合位点结合，间接作用于 RyR 通道，促进肌浆网中的钙离子进入胞质。

肌浆网三磷酸肌醇(inositol triphosphate3，IP3)受体本身也是钙离子通道。血管收缩剂通过 G 蛋白偶联受体而激活磷脂酶 C(Phospholipase C，PLC)，从而产生第二信使 IP3。IP3 作用于 IP3 受体后开放肌浆网上的 IP3 通道，释放肌浆网中的钙离子到胞浆。这些钙离子一方面可以直接升高胞浆中总体钙离子浓度，另一方面还可以作用于邻近的 RyR 通道，引发更多的钙通道的开放和钙释放及钙波。另外经 IP3 通道释放的钙离子还可以导致细胞膜上的钙通道通透性增加，促进肌浆网钙离子进入胞质。

五、收缩的调节机制

大多数研究认为单纯的平滑肌细胞的肌动蛋白与肌球蛋白结合，肌球蛋白并没有表现出明显的 ATP 酶活性，只有在特殊的调节蛋白加入后，在 Ca^{2+} 存在的情况下，肌球蛋白才表现出明显的 ATP 酶活性。血管平滑肌收缩调节机制目前尚未完全阐明，不同的学者根据各自分离提纯到的不同的调节蛋白提出不同的假说。

1. *肌球蛋白磷酸化学说*　肌球蛋白磷酸化是指肌球蛋白轻链(myosin light-chain，MLC)在激活的 MLCK 作用下，使肌球蛋白头部轻链发生磷酸化，形成磷酸化肌球蛋白，并激活其上的 ATP 酶使之能分解 ATP 获得能量，导致横桥摆动，并产生血管平滑肌收缩。MLCK 由 CaM 和一个分子量为 130 000Da 的亚基二个亚单位构成。在 Ca^{2+} 的存在下，CaM 与 MLCK 的结合能导致 MLCK 的激活。MLCK 在胰蛋白酶的作用下，可产生一个分子量为 3600Da 的片段，而这一片段含有与 CaM 结合的位点和催化位点。糜蛋白酶对 MLCK 进行限制消化，可得到不含 CaM 结合位点的片段，但具有不依赖于 Ca^{2+} 的激酶作用，也可导致 MLC 的磷酸化。依赖于 cAMP 的蛋白激酶可导致 MLCK 的二亚基磷酸化，从而降低 MLCK 对 CaM 的亲和力，进而减少球蛋白轻链磷酸化的速率。

2. *平滑肌张力素学说*　平滑肌张力素是平滑肌中在化学计量学上与肌钙蛋白不同的蛋白，在结构和功能上也与 CaM 不同。平滑肌张力素由分子量为 80 000 道尔顿的平滑肌张力素 A 和分子量为 18 000Da 的酸性 Ca^{2+} 结合蛋白即平滑肌张力素 C 二个亚基组成。研究发现认为肌球蛋白磷酸化过程不是平滑肌收缩所必须的，平滑肌张力素作用位点在细丝上，它不依赖于肌球蛋白可单独立发挥作用而引发平滑肌的收缩。肌动蛋白是平滑肌张力素发挥作用所必须的，因为平滑肌张力素作用位点在细丝的肌动蛋白上。平滑肌张力素 C 的结构与 CaM 相似，在平滑肌张力素系统中，CaM 可替代平滑肌张力素 C 而起作用。不同组织的血管平滑肌收缩调节机制可能不尽一致，因为不同组织的血管平滑肌含有不同的 CaM 和平滑肌张力素。

六、研 究 展 望

平滑肌的收缩功能是平滑肌细胞的重要功能，但其详细的过程、参与的信号转导通路及调控过程，这些问题目前均没有完全阐明清楚。了解平滑肌细胞的收缩功能及其调节机制以及在病理状况下的变化规律，对阐明血管收缩功能异常参与的疾病如高血压等的发病机制和寻找新的治疗靶点都具有十分重要的意义。

(周寿红)

参 考 文 献

吕军，臧伟进，张春虹.2003.心肌细胞和血管平滑肌细胞收缩调控机制的研究进展.生理科学进展，34(3)：207-11.

石莹，王艳霞，姚泰，等.2008.尾加压素Ⅱ对自发性高血压大鼠胸主动脉的收缩效应及其对血管平滑肌细胞内

ERK1/2 磷酸化的影响.复旦学报(医学版),35(1):48-52.

Goulopoulou S,Webb RC.2014.Symphony of vascular contraction: how smooth muscle cells lose harmony to signal increased vascular resistance in hypertension.Hypertension,63(3):33-39.

Schmidt L,Carrillo-Sepulveda MA.2015.Toll-like receptor 2 mediates vascular contraction and activates RhoA signaling in vascular smooth muscle cells from STZ-induced type 1 diabetic rats.Pflugers Arch,467(11):2361-2374.

Yoshioka K,Sugimoto N,Takuwa N,et al.2007.Essential role for class Ⅱ phosphoinositide 3-kinase alpha-isoform in Ca^{2+}-induced,Rho-and Rho kinase-dependent regulation of myosin phosphatase and contraction in isolated vascular smooth muscle cells.Mol Pharmacol,71(3):912-920.

第十八节　血管平滑肌祖细胞

一、生理、生化、生物学特征

平滑肌祖细胞(SPCs)是在体内外能直接分化为血管平滑肌细胞(VSMCs)的前体细胞。近年来在对出生后新生血管形成的研究中发现,SPCs 可能存在于成体的骨髓、循环血液和动脉外膜及心脏、骨骼肌等外周组织中,并且参与新生内膜形成和动脉粥样硬化的发生与发展。

(一)平滑肌祖细胞的起源与分布

即使在胚胎发育时期,SPCs 的起源也没有完全被洞悉。心血管系统的干/祖细胞起源中,心神经嵴干细胞研究得较为充分,其次还包括前心外膜细胞。也有研究提示,血管平滑肌细胞可能是由内皮(祖)细胞转分化而来的。在成体,新近的研究发现,骨髓、循环血液、动脉外膜及心脏、骨骼肌等外周组织中也可能存在 SPCs。

1. *骨髓源干细胞*　骨髓曾一直被认为是成体中保有真正干细胞的唯一场所。有关 SPCs 一个备受争议的问题是:存在于血管损伤部位的平滑肌细胞是否来源于骨髓?骨髓中存在两种截然不同的、具有自我更新和多向分化潜能的干细胞造血干细胞(HSCs)和间充质干细胞(MSCs)。许多研究提示,循环 SPCs 可能来源于骨髓的多能干细胞池。

利用 α-肌动蛋白(α-actin)和绿色荧光蛋白(GFP)双标记技术,Sata 等发现 HSCs 中富集的 $c\text{-}Kit^{+}$、$Sca\text{-}1^{+}$、Lin^{-} 部分有分化为内皮细胞和平滑肌细胞的潜能。血管成形术后再狭窄、移植血管病和动脉粥样硬化的实验动物模型数据显示,有 25%~50%参与血管新生内膜形成且表达 SMα-actin 的细胞为骨髓 KSL 细胞起源。但用单个 HSC 重建骨髓实验证明,纯化的 HSCs 极难转分化为血管细胞。HSCs 中富含 KSL 部分,但此 KSL 部分可能还包括骨髓中具有多向分化潜能的、更为原始的 MSCs 等多能干细胞。即使细胞融合的可能性未被排除,但这些非 HSCs 的 KSL 部分也可能是损伤处平滑肌细胞的来源。此外,另有研究表明,骨髓中高度纯化的 $c\text{-}kit^{+}$、$Sca\text{-}1^{+}$、$CD45^{+}$、CD34low/-、Lin-侧群细胞可以分化为内皮细胞,但并不能分化为平滑肌细胞。在人体,排除了细胞融合的可能性,在接受性别错配骨髓移植人体的动脉粥样硬化损伤部位,研究者发现了供者起源的平滑肌细胞。而 Hu 等的研究却得出了相反的结论:他们将 SM22-Lac-Z 小鼠(仅在平滑肌细胞表达 Lac-Z 基因)的骨髓移植到 apo-E 缺陷小鼠,在后者的主动脉同种异体移植物中发现,新生内膜和动脉粥样硬化损伤部位的细胞均为 Lac-Z 阴性,因此认为血管受损部位的平滑肌细胞并非起源于骨髓。但当他们将 ROSA26 小鼠(即所有组织细胞都表达 LacZ 基因的 LacZ 小鼠)和 SM22-Lac-Z 小鼠的骨髓干细胞在体外给予血小板衍生生长因子-BB (PDGF-BB)诱导培养时，生长出的细胞却为 SMα-actin 和 β-gal 双阳性，提示骨髓干细胞的确有分化为平滑肌细胞的潜能。但骨髓源干细胞是否会在病理过程中迁移、演变为平滑肌细胞，并整合至动脉粥样硬化的损伤部位，尚需进一步研究验证。

2. 循环 SPCs　有学者认为，并非骨髓源干细胞本身，而是循环血液中存在的、造血干细胞系的后代能分化为平滑肌细胞。Simper 等将人外周血单个核细胞接种在Ⅰ型胶原包被的培养皿中，分别在含有 VEGF 和 PDGF-BB 的内皮培养基(EGM-2)中体外培养。结果在含 PDGF-BB 的培养基中生长出快速增殖的平滑肌样细胞，其数量在 4 个月内增长了 40 倍。这些细胞表达平滑肌细胞特异的表面标志——SMα-actin、calponin 和平滑肌肌球蛋白重链(SM-MHC)，同时亦表达 CD34、Flt-1、Flk-2 等内皮细胞系的标志。因这种现象没有在单细胞起源的细胞克隆实验中被验证，因此很难弄清培养细胞的异质性以及到底是哪个细胞亚群能够分化为平滑肌细胞。即便如此，该研究亦提示，外周血的单个核细胞中的确存在能分化为平滑肌细胞的前体细胞。作为对急性损伤和心血管疾病进程的反应，体内骨髓或循环血中极可能存在既能分化为内皮细胞，又能分化为平滑肌细胞的、具有双重分化潜能的血管祖细胞。这种血管祖细胞因后天体内微环境的不同可能会走向不同的分化通路。但这种猜想还有待单细胞起源的细胞克隆实验加以验证。

3. 动脉外膜的 SPCs　在鼠科动物主动脉根部的外膜，发现了大量表达 Sca-1、c-kit、CD34 和 Flk-1 等干细胞标志的细胞。这些动脉外膜 $Sca\text{-}1^+$ 细胞在添加有 PDGF-BB 的培养环境中能分化为平滑肌细胞。当携带 Lac-Z 基因的动脉外膜 $Sca\text{-}1^+$ 细胞被转移到 apo-E 缺陷小鼠移植血管的外膜侧时，在动脉粥样硬化内膜损伤部位亦发现了 $\beta\text{-gal}^+$ 细胞，提示动脉外膜可能存在 SPCs 参与血管损伤后新生内膜的形成。ApoE 基因敲除小鼠动脉粥样硬化斑块中的平滑肌细胞均来自局部动脉壁，而不是循环祖细胞。

4. 外周组织的 SPCs　在心脏和骨骼肌等外周组织中，SPCs 也有所发现。在啮齿类动物心脏中发现了具有自我更新和克隆形成能力的 $c\text{-kit}^+$ Lin^- 多能干细胞群。将此种细胞注射到缺血心肌，它们不仅能再生心肌细胞，还能整合入新生血管，生成内皮细胞和平滑肌细胞。Majka 等则描述了骨骼肌中两种截然不同的血管祖细胞参与损伤引起的肌肉血管再生的情况：侧群干细胞在新生血管形成时能分化为血管内皮细胞；而非侧群干细胞则分化为平滑肌细胞。同时这两群细胞似乎都是从骨髓起源并更新的。值得注意的是，迄今为止有关 SPCs 的研究，几乎都不能排除血管祖细胞在新生内膜和动脉粥样硬化形成过程中，迁移至内膜部位，与已存在的平滑肌细胞融合形成新生平滑肌细胞的可能性。这样的融合可能使得这些病理性质的平滑肌细胞具有更强的增殖力。因此，新生内膜中的平滑肌细胞是否只来源于血管祖细胞，还是上述融合细胞，抑或二者兼有，尚需进一步的研究阐明。

(二)平滑肌祖细胞的分化与调控

Yamashita 等发现了一种 $VEGF\text{-}R2^+$ 胚胎干细胞分化而来的胚胎血管祖细胞，在 VEGF 和 PDGF-BB 的刺激下分别分化为内皮细胞和平滑肌细胞。这与胚胎原血干细胞样细胞的分化通路相一致——胚胎原血干细胞具有分化为内皮细胞并转分化为平滑肌细胞的能力。有学者认为，成体循环 SPCs 也可能是由内皮系细胞转分化而来的，因为成熟内皮细胞在转化生长因子-β(TGF-β)或 activin A 存在的情况下会表现出平滑肌细胞的特征。但这种现象很罕见(0.01%～0.03%)，也有其他细胞污染的可能性，因此其生理意义还不确定。平滑肌细胞如何由血管祖细胞分化而来，目前还不清楚。因为即便在成体，平滑肌细胞也有相当大的表型可塑性,"谱系标志"和"分化标志"还没有明确的界定。来自胚胎的研究发现,细胞因子 TGF-β1、TGF-β3 和 PDGF-BB 在平滑肌细胞由血管祖细胞分化而来的成熟过程中起着关键作用。胚胎血管祖细胞和成人循环血单个核细胞在 PDGF-BB 的诱导培养液中都生长出了具有平滑肌表型的细胞。但也有研究给出了相反的提示:只要 PDGF-BB 存在,包括 SMα-actin 和 SM-MHC 在内的平滑肌细胞表面标志基因的表达就持续受到抑制,表明它在平滑肌细胞分化过程中是一个有力的负性调控角色。这种矛盾现象可能是由于体外研究中平滑肌细胞所处的分化程度不同而造成的。目前对 PDGF-BB 的体内作用人们仍所知甚微。在体外实验中,TGF-β 可以诱导平滑肌细胞 SMα-actin 和 SM-MHC 表达上调。另外,研究发现的血清反应因子(SRF)的转录辅助因子 myocardin,是一种特别强效的转录激活剂,它能够通过与 SRF 形成三元复合物而激活平滑肌细胞特异基因的表达,是许多平滑肌细胞表面标志基因表达和胚胎发生初始分化所需要的一个关键因素。

(三)平滑肌祖细胞的动员、补充和整合

当内膜损伤时,SPCs 可能通过三种方式进入内膜修复损伤:功能障碍的内皮细胞被新的内皮细胞替代时,SPCs 连同血中的单个核细胞黏附在新的内皮细胞上并迁移进入内膜;血管壁中存在的 SPCs 可能成为早期损伤处平滑肌细胞的直接来源;代替死亡内皮细胞的 EPCs 可能转分化为平滑肌细胞。对于 SPCs 动员、补充和整合至血管及其他靶组织的具体机制目前尚不清楚,但推测其整合至血管可能与白细胞浸润到炎症组织的情形相似,而这一过程与 SPCs 整合素(integrin)的表达特征密切相关。Deb 等发现,SPCs 高表达促进纤维连接蛋白相互连接的 α_1 和 β_1 整合素(integrin)。与此相一致,SPCs 在体外与纤维连接蛋白的黏附性增强;在体内,带有荧光的 SPCs 经冠状动脉注射亦能定位到纤维连接蛋白包被的支架上。这样的特性也许的确与动脉粥样硬化的发病机制有关:试想,斑块的裂隙和接着暴露的底层纤维连接蛋白,可能导致在后续的疾病进程中,SPCs 易于黏附在这些受损部位并促进新生内膜的形成。另外,SPCs 缺乏足够的、在血管形成(angiogenesis)中起关键作用的 $\alpha v\beta_3$ 和 $\alpha v\beta_5$ 整合素,而 EPCs 却大量表达这些整合素,胶原联结的重要介质 $\alpha_2\beta_1$ 整合素亦在 SPCs 缺乏,而在 EPCs 高水平表达。

二、平滑肌祖细胞与血管疾病

很多研究发现血管内膜损伤后,在新生内膜增生之前有大量的血液细胞黏附于损伤局部。严重损伤导致局部中膜细胞全部坏死后,新生内膜也能很快地形成,且在最初一周内新生的内膜细胞不表达 SMC 的标记,提示新生内膜的 SMC 不是或至少不全是来源于局部中膜组织中的 SMC,而近年来已有大量试验研究了多来源的 SPC 在动脉粥样硬化和机械损伤等血管疾病中的病理生理作用。

1. *平滑肌祖细胞与动脉粥样硬化* 异种基因小鼠骨髓移植后诱导主动脉粥样硬化实验发现,粥样斑块中 a-SMA 阳性的细胞分别有(42.5±8.3)%或者(58.2±8.6)%为骨髓供体来源;并发现供体来源的 SMC 样细胞为合成型图。这提示骨髓来源的 SPC 可能参与了动脉粥样硬化的形成过程。病变局部释放趋化因子和黏附因子,促进 SPC 局部归巢黏附并增殖,从而使内膜增厚。

但是在移植动物模型和同种异性移植者动脉粥样硬化斑块新生和增殖的 SMC 并非都是受体来源的;而骨髓来源的 SPC 进入外周血循环并归巢到病变局部分化增殖需要时间,可能在骨髓移植之前，已入外周血的受体 SPC，在骨髓移植之后归巢到病变局部分化增殖，使病变斑块中只有部分 SMC 系骨髓供体来源。当然这提示非骨髓来源的 SPC 也可能参与了动脉粥样硬化的形成。要明确动脉粥样硬化形成过程中不同来源 SPC 所起的作用仍需要进一步研究。

2. 平滑肌祖细胞与移植后血管病变　研究发现，人移植肾血管内发生的动脉粥样硬化斑块，其中大部分增生的内膜细胞为受体来源。将野生型小鼠心脏移植至 Lac-Z 小鼠，4 周后供体来源血管内形成的增生内膜中，大部分细胞为受体来源，表达 Lac-Z 基因，发现一些移植血管的中膜细胞也被受体来源的细胞所取代。并且受体来源的细胞大部分表达 SMC 的分子标记。以 Lac-Z 小鼠心脏移植至野生型小鼠及异性小鼠之间的心脏移植，也得到了相似的结果。先对野生型小鼠进行骨髓移植使之骨髓带有 Lac-Z 或者 GFP 标记，4～8 周再对之施以野生型小鼠来源的心脏移植，发现移植心脏内新生的血管内膜多带有 Lac-Z 或者 GFP，且部分新生细胞表达 a-SMA。这就说明受体骨髓来源的 SMC 参与了移植相关动脉粥样硬化中内膜的增生。

3. 平滑肌祖细胞与血管机械损伤的修复　PCI 术后再狭窄问题直接影响着冠心病患者的预后。因此，PCI 等导致血管机械损伤引起的血管内膜增生的机制备受研究者关注。近年来也使用类似前述的特异型基因小鼠骨髓移植模型，发现了多来源的 SPC 参与了血管机械损伤的修复和重构。机械损伤后，1 周内就可见供体来源的细胞黏附于损伤血管壁的管腔侧，但此时这些细胞并不表达 a-SMA 或者 CD31。第 4 周时，新生内膜和中膜细胞分别有(63.0±9.3)%和(45.9±6.9)%为骨髓来源，并且其中部分细胞表达 a-SMA 或者 CD31。此研究比较了血管内膜金属弹片扩拉伤、血管外膜套管及颈总动脉结扎 3 种不同损伤的修复情况，发现血管内膜金属弹片扩拉伤后新生的内膜和中膜中存在大量的骨髓来源的细胞，而血管外膜套管损伤和颈总动脉结扎新生内膜中很少见骨髓来源的细胞，这提示不同损伤的修复机制亦不同。推测 PCI 等导致血管内膜严重损伤时主要由骨髓来源的细胞参与血管的重构。目前就 SPC 在局部聚集和增殖的调控分子机制尚不明了。有研究发现，骨髓来源、能分泌组胺的细胞参与了动脉粥样硬化的形成。而局部 MCP-1、基质细胞衍生因子-1(SDF-1)及 VEGF 基因的表达对 SPC 的归巢可能起重要作用。也有学者发现一些阻断趋化因子和黏附分子的作用可以抑制 SMC 的增殖，这说明局部组织中的这些因子的释放可能促进了血源性的 SPC 归巢和黏附。

三、研究展望

SPCs 可能存在于成体骨髓、循环血液，动脉外膜及心脏、骨骼肌等外周组织中。在血管损伤的病理情况下，SPCs 参与血管重塑中新生内膜形成和动脉粥样硬化的发生、发展。由于 SPCs 与 EPCs 的分化在时间和空间上存在紧密的关联，推测其在分化为专能干细胞之前也许有相似的表型和细胞表面标志；亦或二者也极有可能来源于同一祖细胞，只是在后天的微环境中，在各种病理生理因素的作用下走向了不同的分化方向。自发性动脉粥样硬化与移植、机械损伤等原因造成的动脉粥样硬化，其发病机制是不同的。SPCs 是否在不同病因的血管疾病中以相似的方式参与疾病的发生、发展呢？迄今为止，有关 SPCs 的研究几乎全部来自动物模型，虽然少数在人体可行的研究得到了类似的结果，但更多的研究结论还需在人体得到证实——人类对血管祖细胞的探索才迈出了很小的一步。只有彻底洞悉了血管祖细胞的动员、定位，对化学趋化物的反应，其在体内外分化的分子作用机制，了解其参与血管发育、血管损伤修复及血管重塑的生物学知识,才能真正利用血管祖细胞,成功实施血管疾病的基因或细胞治疗。相信在不久的将来,将血管祖细胞作为细胞治疗的靶点应用于临床将不会只是科学研究者们脑海中的设想。但在目前,人类有关血管祖细胞的知识还很有限,过早地将其纳入临床实验和治疗可能是不安全和不现实的。

(郭东铭　袁中华)

参考文献

Carrier S, Nagaraju P, Morgan DM, et al. 1997. Age decreases nitric oxide synthase-containing nerve fibers in the rat penis. J Urol, 157(3): 1088-1092.

Martinez PL, Lopez TJ, Alonso DJM, et al. 1995. Preliminary results of a comparative study with intracavernous sodium nitroprusside and prostaglandin Elin patients with erectile dysfunction. J Urol, 153(5): 1487-1490.

Moody JA, Vernet D, Laidlaw S et al. 1997. Effects of long-term oral administration of L-arginine on the rat erectile response. J Urol, 158(3 pt 1): 942-947.

Moreland RB, Goldstein I, Traish A. 1998. Sildenafil, a novel inhibitor of phosphodiesterase type 5 in human corpus cavernosum smooth muscle cells. Life Sci, 62(20): 309-318.

第十九节　血管平滑肌细胞内物质能量代谢

平滑肌广泛分布于人体各部,心肌和大部分内脏肌都是由平滑肌组成。平滑肌的特点是受自主神经支配的不随意肌,其主要功能是作为紧张性肌和保持肌的功能,在不同的器官或部位有不同的功能。为了维持平滑肌细胞的正常功能,各部位的平滑肌其物质代谢存在其独特的特点。而平滑肌细胞物质代谢紊乱则可影响其正常的功能,导致一些疾病的发生,如动脉硬化的发病与血管平滑肌的表型改变有着重要的关联,其表型的改变是由收缩型平滑肌细胞转化为合成型平滑肌细胞,后者增殖速度快且能够迁移。本文就血管平滑肌细胞的物质代谢进行综述,以期为疾病的发生和发展研究提供依据。

一、糖　代　谢

各种物质代谢间存在广泛的联系,代谢中大部分化学反应是在细胞内由酶催化而进行,经过严密的调节,伴随有多种形式的能量变化。目前对于平滑肌的糖代谢研究较多的是血管平滑肌细胞(vascular smooth muscle cells, VSMCs)的糖代谢。糖是机体的一种重要的能量来源,其代谢中间产物还可转变成其他的含碳化合物,像氨基酸、核苷酸、脂肪酸等。糖在人体肠道被消化后以单糖形式在小肠被吸收,而在单糖中以葡萄糖为多,其他单糖如果糖、半乳糖、甘露糖等所占比例很小,且也主要转变为葡萄糖代谢的中间产物进行代谢。

1. 葡萄糖的分解代谢　葡萄糖的分解代谢主要包括糖的无氧氧化、有氧氧化和磷酸戊糖途径,但在肌组织中基本缺乏葡萄糖的磷酸戊糖代谢途径。葡萄糖转运入细胞内是其进行代谢的基础,主要通过葡萄糖转运蛋白(GLUT)来实现,现已在人体中发现 12 种葡萄糖转运蛋白,在血管平滑肌中主要表达 GLUT1 和 GLUT4,GLUT4 是以胰岛素依赖方式摄取葡萄糖。在进食后血糖可迅速升高,引起胰岛素分泌,这时胰岛素可使平滑肌细胞内囊泡中的 GLUT4

重新分布于细胞膜，从而促进细胞对血糖的摄取。对于一般的细胞而言，在组织氧供充足的情况下，葡萄糖进行有氧氧化生成 CO_2 和 H_2O；缺氧时，葡萄糖进行无氧氧化生成乳酸用于迅速提供能量。葡萄糖的有氧氧化和无氧氧化有共同的起始步骤便是糖酵解，一分子葡萄糖在胞质内经糖酵解可分解为两分子丙酮酸。在氧供不足时，丙酮酸在胞质中还原生成乳酸迅速提供能量；在氧供充足时，丙酮酸进入线粒体内进行彻底氧化，生成足够量的ATP，为细胞活动供能。在肌组织中，因ATP含量相对较低，收缩时耗能较快，但葡萄糖的有氧氧化供能所需时间较长，当人体运动量大、肌组织需氧量高时即使不缺氧，肌细胞也会通过无氧氧化快速获得能量。一般来说葡萄糖有氧氧化可以抑制其无氧氧化，可在正常安静的环境下，正常的VSMCs有着不同寻常的高葡萄糖利用率和乳酸生成率，且这时的乳酸生成增多与肌组织氧化能力不足没有关联。Paul等曾提出假设：糖酵解和乳酸生成主要为细胞 Na^+ 和 K^+ 的转运提供能量，而葡萄糖的有氧氧化则为细胞的收缩运动提供能量。进一步的研究表明，平滑肌细胞从血液中获取的葡萄糖主要用于糖酵解生成乳酸为 Na^+ 和 K^+ 的转运提供能量而糖原代谢主要进行有氧氧化为平滑肌收缩供能，但一些研究也表明这种“分工合作”并不完全绝对，还需要进一步的研究证实。

2. *糖原的合成与分解*　摄入的糖类除分解供能外，大部分会转变成脂肪储存于脂肪组织中，还有一小部分将合成糖原。糖原的合成主要发生于肝和骨骼肌中，分别称为肝糖原和肌糖原。肌糖原也存在于平滑肌中，主要由糖酵解的中间产物葡糖-6-磷酸经过一系列的化学反应合成。像前文所述肌糖原的分解主要为平滑肌细胞的收缩运动供能，因肌组织中缺乏葡糖-6-磷酸酶，使得葡糖-6-磷酸不能被水解为葡萄糖只能进行糖酵解为肌组织活动供能。但肝糖原的分解则是转变为葡萄糖释放入血，在饥饿时可补充血糖维持血糖平衡。除此途径可补充血糖外，还可通过糖异生维持血糖的平衡，糖异生主要在肝、肾细胞的胞质和线粒体中进行，平滑肌内糖异生活动低。

二、脂　代　谢

脂质包括脂肪和类脂，脂肪就是三酰甘油，而类脂包括固醇及其脂、磷脂等。脂代谢主要包含三酰甘油、胆固醇及磷脂的代谢。脂代谢异常与心血管疾病的发生有着重要的关联，平滑肌细胞的脂质代谢作为全身脂代谢的一部分也有其重要的作用。

1. *三酰甘油代谢*　三酰甘油是机体内重要的供能和储能物质，进食后机体可大量合成三酰甘油，储存于脂肪组织中。当遇禁食、饥饿或交感神经兴奋等情况时，脂肪细胞中的三酰甘油可大量动员，分解释放大量能量。三酰甘油是甘油的3个羟基分别被脂肪酸酯化形成的酯，它的合成主要是在肝、脂肪细胞及小肠中进行。三酰甘油的分解代谢首先通过脂肪动员水解释放出甘油和脂肪酸，然后脂肪酸再氧化分解产能供全身其他组织利用。在心肌中脂肪酸氧化较强，彻底氧化可提供大量能量。但在肝中，脂肪酸氧化所产生的乙酰CoA部分可被转化为酮体，酮体可为肝外组织利用供能，在心肌中利用酮体能力大于利用葡萄糖的能力。在饥饿时由于脂肪动员增加，酮体生成也增加，可供脑、心肌等全身组织利用供能。在动脉粥样硬化发生过程中，VSMCs的迁移、增殖不仅与糖酵解增高有关，还与脂代谢的紊乱有关联。油酸和亚油酸等脂肪酸可通过增强一些生长因子的影响来调节平滑肌细胞的增殖。

2. *磷脂、胆固醇代谢*　磷脂是构成生物膜的重要成分，像磷脂酰胆碱（卵磷脂）存在于细胞膜中；二磷脂酰甘油（心磷脂）存在于线粒体膜中，同时有些磷脂能转化成第二信使在胞内传递信息起重要的作用。胆固醇也是构成细胞膜的重要物质，同时它也能在不同部位转化成具有不同重要功能的固醇化合物，像类固醇激素、胆汁酸、维生素 D 等。磷脂可分为甘油磷脂和鞘磷脂两类，甘油磷脂人体各组织细胞内质网中均含有其合成酶系，但以肝、肾及肠等活性最高，生物体内也存在多种磷脂酶可使其降解。人体内胆固醇的来源有食物和内源合成两条途径，体内胆固醇合成的主要场所是肝，其主要去路也是在肝内转化为胆汁酸。

三、氨基酸代谢

氨基酸是蛋白质的基本组成单位。氨基酸来源主要有食物、蛋白质的降解及体内合成，蛋白质降解所产生的氨基酸大部分又被利用合成新的蛋白质。氨基酸分解代谢首先要脱氨基生成 α-酮酸再进行下一步的代谢。在心肌中存在丰富的氨基转移酶，像天冬氨酸转氨酶（AST）可使谷氨酸转氨后生成 α-酮戊二酸，还可通过嘌呤核苷酸循环脱去氨基。生成的 α-酮酸有三种代谢途径，一是彻底氧化供能，二是生成非必需氨基酸，三是转变成糖和脂类化合物。

四、研 究 展 望

平滑肌的物质代谢基本同寻常细胞一样，由细胞外摄取葡萄糖、脂肪酸、氨基酸等物质进入细胞内，在不同的情况下经过一定的代谢途径或氧化供能或相互转化或满足细胞的其他需要。在本文中重点描述了平滑肌细胞的葡萄糖代谢及三酰甘油代谢，平滑肌细胞葡萄糖代谢的主要特点是其细胞膜上存在胰岛素依赖的葡萄糖转运蛋白，也就是平滑肌对葡萄糖的摄取受血液中胰岛素水平的影响；转运入细胞内的葡萄糖主要用于糖酵解生成乳酸为 Na^+ 和 K^+ 的转运提供能量，而平滑肌的收缩主要靠糖原分解代谢供能。有研究表明 2 型糖尿病患者比平常人更易患动脉粥样硬化，且在动脉粥样硬化中平滑肌细胞的迁移和增殖是一个重要的过程，平滑肌这样异常的迁移和增殖与其糖代谢失调有着重要的关联。VSMCs 表型转化，增殖、迁移至血管内膜这些病理过程不仅存在于动脉粥样硬化中，也是血管介入治疗后再狭窄的一个重要原因。寻找抑制平滑肌细胞增殖的药物对动脉粥样硬化的防治有一定的意义。支气管哮喘患者中平滑肌细胞过度增殖是气道重塑的一个重要特征因素，抑制平滑肌细胞增殖也可能成为治疗该病的一个新靶点。糖尿病患者中高血糖可通过一定途径促进平滑肌细胞的收缩及过度增生，导致高血压、脂代谢紊乱等并发症。2 型糖尿病患者也常伴有脂代谢紊乱，这些全身性物质代谢的紊乱可影响平滑肌细胞的功能而致疾病的发生。许多疾病的发生与平滑肌细胞的物质代谢有着重要的关联，但本文主要介绍了 VSMCs 的物质代谢，在概括所有组织平滑肌细胞的物质代谢上还存在一定的局限性。但在寻找与平滑肌细胞相关疾病的病因时不妨考虑从细胞分子水平进行探究，通过纠正细胞的物质代谢，恢复细胞的正常功能，或可指导临床干预，有助于疾病的预防与治疗。

（唐艳珍　尹　凯）

参 考 文 献

Butler TM，Siegman MJ.1985.Highenergy phosphatemetabolism in vascular smooth muscle.Annu Rev Physiol，47：629-643.

Cecchettini A，Rocchiccioli S，Boccardi C，et al.2011.Vascular smooth muscle cell activation：proteomics point of view.Int Rev Cell Mol Biol,288：43-99.

Mack C P.2011.Signaling mechanisms that regulate smooth muscle cell differentiation.Arterioscler Thromb Vasc Biol,31 (7):1495-1505.

Mario Chiong,Pablo Esteban Morales,Gloria Torres et al.2013.Influence of glucose metabolism on vascular smooth muscle cell proliferation.Vasa,42：8-16.

Sutendra G,Bonnet S,Rochefort G,et al.2010.Fatty acid oxidation and malonyl-CoA decarboxylase in the vascular remodeling of pulmonary hypertension.Sci Transl Med,2：44-58.

第二十节 血管平滑肌细胞衰老

一、生理、生化、生物学特征

衰老(aging or senescence)是机体的细胞、组织与器官在结构和功能上逐渐出现不可逆的退行性变化。细胞衰老包括两种类型,即复制型衰老和早衰型衰老。细胞衰老一般指复制性衰老(replicative senescence),被定义为细胞周期阻滞同时伴随细胞复制能力的不可逆丧失,通常表现为细胞经过一段旺盛的增殖期后,细胞不再分裂,DNA合成能力丧失,但仍保持一定的代谢活性,直至死亡。此外,正常细胞在许多生理刺激下,可迅速发生衰老,被称为"应激诱导性早衰(stress-induced premature senescence,SIPS)",细胞衰老是普遍存在的一种生物现象,贯穿于机体整个生命活动过程的一种基本生理机制,清除组织器官中的衰老细胞,可以延缓器官异常的发生,促进生物体健康和寿命延长。某些致病因子可使细胞衰老的基因调控失常,致使细胞衰老减弱或增强,从而导致疾病的发生;此外,衰老细胞可分泌衰老相关分泌表型(senescence-associated secretory phenotype,SASP),参与调节人类多种疾病的发生与发展。血管平滑肌细胞(VSMCs)衰老是一项重要的细胞生物学过程,在一定程度上反应血管老化及机体衰老,参与多种心血管疾病如动脉粥样硬化、冠心病、高血压等的发生发展。

1. 形态学特征 衰老的血管平滑肌细胞随着细胞分裂次数的增加,形态扁平,体积增大,排列不规则;核膜内折,染色质固缩化;胞质区域增大,细胞质/细胞核的比例增加,胞质中可见较多颗粒或空泡;胞质中内质网弥散性地分散于核周胞质中,粗面内质网的总量减少;胞质中线粒体的数量减少,而线粒体的体积增大;此外,衰老细胞膜的透性和脆性提高,间隙连接减少,组成间隙连接的膜内颗粒聚集体变小。用平滑肌α-激动蛋白(α-actin)抗原染色,血管平滑肌细胞呈阳性。VSMCs还表达SM22α、平滑肌肌球蛋白重链(SM-MHC)等抗原。

2. 生物化学特征 衰老的血管平滑肌细胞DNA复制与转录受到抑制,但个别基因会异常激活;端粒DNA丢失,线粒体DNA特异性缺失,DNA氧化、断裂、缺失和交联,甲基化程度降低;mRNA及tRNA含量下降;自由基使蛋白质肽键断裂,蛋白质发生交联而变性;酶分子活性中心被氧化,发生酶失活;衰老相关β-半乳糖苷酶活性升高,衰老相关异染色质(SAHF)形成,细胞代谢能力降低等。

3. 血管平滑肌细胞衰老的特异性指标

(1)β-半乳糖苷酶表达:在众多的衰老的特异性指标中,β-半乳糖苷酶因其操作的简易性、特异性高而被作为不同种类细胞的衰老指标,是被广泛接受的反映衰老程度的重要生物学指标,也是鉴定衰老细胞的经典方法,衰老细胞表达高活性的β-半乳糖苷酶,以X-Gal为底物,在衰老特异性的β-半乳糖苷酶催化下会生成深蓝色的产物，从而在光学显微镜下观察到细胞质中蓝色的表达β-半乳糖苷酶的细胞，即衰老细胞。以往研究证明，人类AS斑块中取材分离出来的VSMCs经过几代培养后，不止表现出形态扁平增大，其β-半乳糖苷酶阳性细胞率也异常高，即使在最初培养的几代细胞中；用RAS逆转录入VSMCs，发现RAS能够诱导血管AS形成，同时伴有VSMSsc的衰老形态变化，细胞内β-半乳糖苷酶表达较未诱导的细胞明显增加。这提示血管平滑肌细胞衰老为AS进程中的一个特征性病理变化。新近研究发现，血管平滑肌细胞衰老可作为糖尿病治疗的新靶点；在Ang-Ⅱ诱导的血管平滑肌细胞衰老中β-半乳糖苷酶表达也明显上调。此外，SHR大鼠VSMC衰老相关β-半乳糖苷酶含量明显高于WKY组。上述研究结果证明，衰老的血管平滑肌细胞β-半乳糖苷酶的表达明显上调。

(2)细胞的增殖能力和周期变化：细胞衰老的另外一个重要指标就是细胞的增殖能力下降，细胞周期变化可反映细胞的增殖能力。细胞周期沿着G_1-S-G_2-M期的顺序有序进行，细胞周期具有G_1/S与G_2/M两个调控点，其中G_1/S点是启动细胞周期循环的关键。流式细胞结果显示衰老细胞G_0/G_1期细胞百分率逐渐增多，而S期细胞百分率逐渐减少，即细胞被阻滞于G_1期。研究表明，细胞的增殖障碍与多种心血管疾病的发生、发展和预后密切相关，如动脉粥样硬化、糖尿病、高血压等。研究发现，从斑块中提取的VSMCs进行体外培养，其增殖能力有着明显的限制。根据供体的年龄，正常的VSMCs可以在体外培养10～20代；但斑块中的VSMCs在体外培养不到10代，便表现出增殖能力明显不足。在细胞周期检测中发现，斑块标本中的VSMCs只有很少的百分比的细胞处于代表DNA合成的S期，而大部分细胞都是处于增殖静止的G_1期。上述研究结果提示斑块中的VSMCs可能处于衰老前期或者衰老期。文献报道，体外Ang-Ⅱ诱导的血管平滑肌细胞衰老中发现VSMCs的增殖能力明显下调；在用球囊损伤后14d的动物分离培养VSMC，研究发现损伤后老年鼠细胞增殖能力显著下降。

(3)*端粒长度和端粒酶*　端粒和端粒酶是细胞衰老的生物钟，端粒缩短、端粒DNA损伤、端粒结构异常改变是导致细胞复制性衰老的关键因素，端粒长度的缩短变化可引发多种衰老相关疾病继而影响寿命。研究发现，随着年龄的长端粒长度呈现越来越短的趋势。此外，端粒长度变化与细胞分裂次数呈反比，端粒在细胞的分裂过程中不断缩短，直至5～7bp时，细胞在形态学和功能学都表现出明显的衰老特征，这可能也是细胞衰老发生的潜在机制。实验证实，在众多刺激AS形成的危险因素中如氧化应激、炎性反应、血流动力学改变及高脂饮食等均可以引起细胞的端粒的缩短；经过RAS基因反转录的VSMCs的端粒缩短明显；在另一项相似的研究中，也发现血管紧张素Ⅱ能够诱导AS形成，其中的VSMCs的端粒也较正常对照组明显缩短。早期端粒酶活性增强及端粒长度增加导致内膜血管平滑肌增生是高血压早期血管重塑的表现。自发性高血压大鼠(SHR)血管平滑肌细胞(VSMC)端粒长度明显延长，端粒酶活性显著升高，细胞增殖增加。以上研究结果提示端粒可能参与了心血管疾病的发生、发展，也可能是心血管疾病治疗的新靶点。但端粒缩短和心血管疾病之间的因果关系尚不明确，目前的研究结论也不完全一致，需要更多的研究明确端粒在心血管疾病中扮演的角色。

(4)细胞周期调控因子：细胞周期与人类的衰老有着密切关系，其相关调控因子是我们了解衰老和干预衰老进程的重要目标。细胞衰老与细胞周期调控有关，表现为细胞周期停滞(cell cycle arrest)。调控细胞周期的因子包括3类：细胞周期蛋白(cyclin)、细胞周期蛋白依赖性激酶(cyclin-dependent protein kinases，CDKs)和细胞周期蛋白依赖性激酶抑制子(cyclin dependent kinase inhibitors，CKIs)。其中cyclin和CDK分别为调节亚基和催化亚基，两者相结合起到调节细胞周期的作用，如 CDK 和 cyclin 可促进细胞增殖、分化，因此被认为是细胞周期的正调节因子；CKIs 则通过抑制 CDK 活性，导致细胞周期停滞，阻止细胞增殖，为细胞周期负性调节因子。目前 CKIs 主要分为两类，INK4 即 p16 家族，包括 p15、p16、p18、p19，这类蛋白能够特异性结合 CyclinD-CD4/6-RB 的磷酸化过程；另一类为 CIP (Cdk-interacting protein)/KIP 即 p21 家族，包括 p21、p27、p53，对 CDK 具有广泛的抑制作用。上述 CKIs 的激活表达均与 G_1 周期停滞有关。研究表明，在斑块内的 VSMCs 体外培养中，p16、p21、p27、p53 等表达均明显高于正常细胞，这提示斑块内的 VSMCs 衰老与 CKIs 的激活密切相关。

二、调控及机制

(一)遗传因素影响血管平滑肌细胞衰老

1. *端粒、端粒酶与衰老*　端粒酶在一定程度可以修复不断损伤的端粒末端序列。一旦细胞发生分化，其端粒酶活性就会明显下降，可见端粒长度对细胞和机体寿命的决定作用受遗传因素影响。目前，研究证实血管平滑肌细胞的衰老中存在端粒缩短和端粒酶的活性改变。因此，端粒与端粒酶活性是调控平滑肌细胞衰老的重要物质之一。

2. *DNA 损伤与衰老*　外源性的理化因子、内源的自由基均可导致 DNA 的损伤。正常机体内存在 DNA 的修复机制可使损伤的 DNA 得到修复，但随着年龄的增加，这种修复能力下降，导致 DNA 的错误累积，最终导致细胞衰老。研究表明，DNA 损伤是造成血管平滑肌细胞减少、进而产生衰老的主要原因之一。

3. *基因与衰老学说*　衰老相关基因：① p53 是生物抑癌基因的一种，研究证明 p53 基因参与细胞周期和细胞增殖的调控如下。p53 可调控处于生长停滞状态的静止期细胞从 G_0 到 G_1 期转变。研究发现，体外或体内诱导 VSMC 原癌基因 Ras 激活可使细胞端粒缩短导致 DNA 损伤而上调 p53 的表达，进而促进各种下游靶基因如 p21 的表达，导致 VSMC 早衰。研究也报道，原癌基因 Ras 激活导致的细胞衰老可能是通过 p38 途径诱导 PRAK 表达，后者直接作用于 p53 通路。新近研究发现，p53 参与调节动脉粥样硬化斑块中血管平滑肌细胞的衰老。② p16 基因是抑制肿瘤的基因，也是一种细胞周期负调控因子。近几年研究发现，$p16^{INK4a}$ 基因是细胞衰老过程中的关键效应物，在遗传控制程序中起着重要作用，$p16^{INK4a}$ 基因的敲除，可显著促进 VSMCs 的增殖能力，延缓衰老。③ p21 为细胞周期抑制因子，它通过调控细胞周期进程，参与细胞的生长、分化、衰老及死亡。p21 基因是 p53 基因最重要的下游作用基因之一，细胞受到体外各种损伤后，p53 蛋白作用于 p21，使其迅速表达，和 CDK2 结合抑制其活性，阻滞细胞于 G_1 期，抑制 DNA 复制和有丝分裂，从而引起细胞衰老，也是引发细胞衰老的重要分子通路。④ Klotho 基因是一种能抑制衰老的基因，主要在肾和脑脉络膜表达，具有抗衰老、抗氧化、抗凋亡作用，对高血压、糖尿病、冠心病等多种心血管疾病具有保护作用。Klotho 基因编码膜结合型 Klotho 蛋白和分泌型 Klotho 蛋白发挥生物学效应。研究证明，当 Klotho 基因在小鼠中的表达缺失而不能表达蛋白时会导致各种类似人类衰老的表现如动脉粥样硬化、寿命减短、异位钙化、能量代谢异常等变化。而过表达 Klotho 可以改善衰老症状，延长小鼠的寿命。目前有关血管平滑肌细胞的衰老基因和长寿基因研究还处于起步阶段，还有很多问题值得进一步探讨。

(二)环境因素影响平滑肌细胞衰老

血管平滑肌细胞的衰老还涉及环境因素，如于 1956 年由 Harman 首次提出的氧化损伤学说，认为代谢过程中产生的活性氧基团或分子（reactive oxygen species，ROS）引起脂质、蛋白质和核酸分子的氧化性损伤的累积，引起细胞功能的多方面异常如细胞膜破坏以及线粒体受损等，最终导致衰老的发生。清除 ROS，就可以减缓衰老。以往氧化损伤学说在衰老的理论研究中具有重要地位，然近年来，支持和反对的实验研究都大量存在，因此，自由基引起衰老的证据还有待进一步深入研究。此外，miRNAs 的差异表达、细胞因子的变化（血管紧张素Ⅱ）、磷酸盐、阿霉素、应激、多种疾病因素等均对血管平滑肌细胞的衰老有影响。新近研究报道，衰老细胞通过分泌衰老相关表型（senescence related secretory phenotype，SASP）因子既可以诱导自身衰老又可以促进细胞增殖。

三、生物学意义

1. *阐明心血管疾病的发病机制* 血管平滑肌细胞衰老在多种心血管疾病中起着重要作用，如动脉粥样硬化、高血压、心肌梗死、糖尿病等。因此，通过诱导血管平滑肌细胞衰老重新获得衰老模型，对于心血管疾病的发病机制研究具有重大意义。

2. *建立新的治疗方法* 对心血管疾病的新认识可促使新的治疗方法出现，将治疗的策略转向血管平滑肌细胞的衰老，在信号途径研究中寻找新的诊治靶点是方向之一。因而，抑制（或促进）血管平滑肌细胞衰老可望成为心血管疾病治疗的新方法。

3. *新药或化学物质的毒性及效能的评估研究* 诱导的原代血管平滑肌细胞衰老可应用于新药的发现及筛选。诱导的原代血管平滑肌细胞衰老提供了新药的药理、药效、毒理及药代等细胞水平的研究手段，大大减少了药物实验所需的动物数量，并为进一步机制的深入探讨提供了细胞模型。只有这样才能逐步认识衰老的过程及阐明衰老成因的机制，更为抗衰老药物的筛选指引正确的方向。

四、研究展望

随着全球人口老龄化步伐的加快，衰老正逐步成为全球关注的焦点，但要真正揭开细胞衰老的本质还要走很长的路。我们研究了解细胞衰老死亡规律，目的并不是为了避免死亡，而是要延缓细胞衰老的到来。因此，一旦揭开了细胞衰老的秘密，那么延缓衰老、延长寿命将成为可能。目前，血管平滑肌细胞衰老与心血管疾病的发生和治疗的研究才刚刚起步，许多与衰老相关的基因还未被克隆，诱导细胞衰老作为一种有较大应用前景的心血管疾病的治疗方向，还需要进一步的研究和探讨。

（王爱平）

参考文献

Leon LJ，Gustafsson ÅB. 2015. Staying young at heart：Autophagy and adaptation to cardiac aging. J Mol Cell Cardiol，S0022-2828(15)：30111-30115.

Qian DH，Gao P，Feng H，et al. 2015. Down-regulation of mir-542-3p promotes neointimal formation in the aging rat. Vascul Pharmacol，72：118-129.

Thompson AM，Wagner R，Rzucidlo EM. 2014. Age-related loss of SirT1 expression results in dysregulated human vascular smooth muscle cell function. Am J Physiol Heart Circ Physiol，307(4)：H533-541.

Wang J, Uryga AK, Reinhold J, et al. 2015. Vascular Smooth Muscle Cell Senescence Promotes Atherosclerosis and Features of Plaque Vulnerability. Circulation, 132(20): 1909-1919.

第二十一节　脑血管平滑肌细胞生物学

一、生理、生化、生物学特征

机体的血管形成有两种方式，血管发生和血管生成。血管发生是指胚胎发育过程中成血管细胞形成原始血管的过程，包括成血管细胞的增殖、分化、迁移、连接并形成原始血管丛。血管生成是指原始血管丛或已经存在的血管经发芽或其他方式形成新血管的过程，包括内皮细胞的激活、趋化、增殖形成新的管腔，血管平滑肌细胞等血管周围细胞移入，黏附至内皮细胞形成完整的血管壁，血管经过重塑形成成熟的血管系统等过程。脑血管生成可区分为 4 个阶段，即最初的内皮细胞活化阶段、主动的血管生成的两个连续阶段和仅为血管周期性增殖的最后阶段。有研究认为脑血管生成是一个紧密的调控过程，它受神经外胚层来源的生长因子与内皮细胞上表达的酪氨酸激酶受体结合而调节。脑动脉壁是由内膜、中膜和外膜组成，脑动脉的中膜由 10～12 层平滑肌环组成，肌纤维呈轻度螺旋形排列，平滑肌细胞间散在有弹力膜和少量的胶原纤维。微动脉壁的中膜仅含一、二层平滑肌。平滑肌是引起血管收缩及血管痉挛的重要血管壁成分，平滑肌细胞的增殖和凋亡的消涨对与血管各种生理状态有着重要的作用，血管平滑肌凋亡可引起血管胶原增多、弹性降低，而胶原是细胞外基质中的框架结构，血管间质胶原由血管平滑肌合成和分泌，与局部血管的牵张力、血管各种成分的变化等各种因素都有关系。同时有研究表明血管平滑肌细胞发生凋亡时，有可能激活了纤维蛋白溶酶，从而导致了高血压脑出血。血管平滑肌细胞(vascular smooth muscle cell, VSMC)是构成血管壁的最主要细胞。除了收缩功能外，它还能支配细胞外基质纤维的排列和组装，合成细胞外基质中的结构和非结构蛋白以保证血管壁的黏弹性和抗压性，在维持血管壁的正常结构和功能方面起到重要作用，平滑肌细胞的增殖和凋亡的消涨对血管各种生理状态有着重要的作用，血管平滑肌凋亡可引起血管胶原增多、弹性降低，而胶原是细胞外基质中的框架结构，血管间质胶原由血管平滑肌合成和分泌，与局部血管的牵张力、血管各种成分的变化等各种因素都有关系。同时有研究表明血管平滑肌细胞发生凋亡时，有可能激活了纤维蛋白溶酶，从而导致了高血压性脑出血。

二、调控及机制

(一)H_2S 及内皮源性超极化因子(EDHF)相关的脑血管平滑肌调控与机制

血管生成是内皮细胞的激活、趋化、增殖形成新的管腔，血管平滑肌细胞等血管周围细胞移入，黏附至内皮细胞形成完整的血管壁，血管经过重塑形成成熟的血管系统等过程。乙酰胆碱对兔小动脉平滑肌的舒张作用是通过血管内皮细胞表面的受体实现的，提示血管内皮细胞参与对血管功能的调控作用。同样在脑血管中，血管内皮细胞也参与了对血管平滑肌的调控。近年来，在大鼠和人的脑组织中测得含量较高的内源性 H_2S，表明 H_2S 在脑组织中有着重要的生理学作用。H_2S 具有舒张血管的生理活性，并且被列为是继 NO 和 CO 之后的第 3 种具有重要生理学意义的气体信号分子。内源性 H_2S 的产生在细胞胞质内，由 5-磷酸吡多醛依赖性酶包括胱硫醚-β-合酶(CBS)、胱硫醚-γ-裂解酶(CSE)、半胱氨酸转移酶等催化底物L-半胱氨酸(L-Cys)产生的。内源性 H_2S 不但可以直接对中枢神经系统发挥作用，而且还可以通过调节血管平滑肌的张力来调节大脑的血供，进而影响中枢神经系统的功能。H_2S 可以超极化血管平滑肌细胞并产生明显的舒张血管的作用于大脑皮质小动脉上，H_2S 起浓度依赖性的舒血管作用，此外，研究发现催化产生 H_2S 的胱硫醚-γ-裂解酶(CSE)存在于大鼠大脑中动脉的平滑肌细胞和内皮细胞中，并且CSE的作用底物L-半胱氨酸(L-Cys)能引起CSE依赖性的脑血管舒张。H_2S 舒张脑血管的机制可能与钾通道的开放有关。H_2S 是一种气体分子，具有引起平滑肌细胞的超极化并且舒张血管作用，具备EDHF反应的某些特征。

内皮源性超极化因子(EDHF)是一种内皮源性的血管舒张因子，是除一氧化氮(NO)和前列环素(PGI_2)外的第3种舒张血管的自体活性物质。乙酰胆碱(ACh)、缓激肽等可诱发多种血管内皮释放EDHF，引起血管舒张反应。研究表明，脑血管EDHF可能是 H_2S，是半胱氨酸(L-Cys)在胱硫醚-γ-裂解酶(CSE)催化作用下产生的，CSE在脑血管平滑肌细胞和内皮细胞中皆有表达。在大鼠大脑中动脉和脑基底动脉上，内源性 H_2S 对血管平滑肌细胞具有超极化作用和血管舒张作用，并且具有明显的内皮依赖性，提示脑血管内皮可通过释放 H_2S(EDHF)舒张脑血管。在外周血管中已被证明有EDHF样作用，脑血管中EDHF作用与外周血管中EDHF反应有着较大的差异。有研究显示，与正常组比较，I/R大鼠脑组织 H_2S 含量显著增加，脑血管内皮细胞CSEmRNA表达明显增强。这表明I/R损伤促进脑血管内皮 H_2S 的合成，即促进EDHF的合成及释放，从而缓解I/R损伤。表明内源性EDHF(H_2S)对局灶性I/R损伤有保护作用。

(二)离子通道相关的脑血管平滑肌调控与机制

VSMC膜上的离子通道对离子的异常转运起重要作用。已发现，包括脑动脉在内的VSMC上有 Ca^{2+} 通道、K^+ 通道、Cl^- 通道和非选择性阳离子通道。

脑VSMC上有ATP敏感型钾通道(K_{ATP})、钙激活型钾通道(K_{Ca})、电压敏感型钾通道(K_V)及内向整流型钾通道(K_{IR})4种 K^+ 通道。K_{ATP} 是受细胞内浓度调控的一种内向整流型钾通道，随胞内ATP增加而关闭，无电压依赖性。在脑血流量降低时，感觉神经末梢释放降钙素基因相关肽(CGRP)，CGRP通过激活 K_{ATP} 而扩张脑动脉，从而增加脑血流量。K_{Ca} 根据其电导大小可分为3种，其中大电导钙激活钾通道，对VSMC膜电位和细胞内钙浓度变化敏感，当膜去极化、细胞内钙浓度增加时，引起自发性瞬时钾外流从而负反馈调节血管的张力。有研究结果提示，大电导钙激活钾通道对SHR脑动脉静息张力的调节起重要作用。自发性高血压大鼠脑阻力VSMC上 K_{Ca} 的电流密度、幅度增加。K_V 又称延迟整流钾通道(K_{DR})，膜去极化时激活且与胞质钙浓度无关。K_V 在血管平滑肌上有两大生理作用：通过超极化机制拮抗细胞兴奋性、形成细胞静息膜电位，而在大脑大动脉张力的调节中起负反馈调节作用。有研究显示，盐敏感性高血压大鼠，在新鲜分离的脑动脉SMC上，膜电位记录发现细胞膜去极化，去极化程度约15mV；全细胞膜片钳技术测量钾电流，K_V 电流密度降低，与膜电位去极化一致。K_{IR} 在VSM上可能有两大生理意义：参与胞外钾引起的血管扩张和调节静息膜电位与静息紧张性。在大鼠脑血管平滑肌上记录到一个内向整流型钾电流，但是其功能还不清楚，可能参与介导脑血管的松弛。有研究显示病理状态下 K_{IR} 在高血压时功能活动减弱。对高血压脑VSMC上钾通道的研究较清楚，由于钾通道的异常，脑VSMC处于去极化状态，易激活电压依赖性钙通道(VDCC)，引起细胞内钙离子浓度升高。

脑血管平滑肌细胞上的 Ca^{2+} 通道主要有四型：L 型、T 型、受体操纵型钙通道(ROCC)和钙池操纵型钙通道(SOCC)。L 型 VDCC 决定平滑肌舒缩活性的主要钙离子通道，目前临床上使用的钙通道阻断药大多作用于此。L 型钙通道的电流密度随着收缩压的升高而升高。钙通道的调节机制与 PKC 的磷酸化、cAMP 依赖的激酶、ATP 相关机制及 GTP 连接蛋白依赖机制等有关。研究显示高血压时血管平滑肌上 PKC、G 蛋白的活性有改变，这些细胞内的机制可以解释 L 型通道活性的变化。病理状态下大脑动脉平滑肌细胞 eNOS/NO 途径异常，且与钙通道电流密度的改变成比例，提示钙通道活性的上调归因于第二信使调节途径异常，即 eNOS 功能障碍，钙通道的调节发生变化。T 型钙通道属于低电压、小电导通道，在细胞生长和增殖中起着十分重要的作用。有研究显示在肠系膜小动脉和肾阻力血管平滑肌中，T 型钙通道可能行使血管收缩的作用，但脑血管上 T 型钙通道的存在与作用仍存在争议。脑 VSMC 上存在有 ROCC 和 SOCC，ROCC 的开放仅与膜受体激活有关，目前对它的特性还未完全明了。ROCC 和 SOCC 紧密相联，二者同属于非电压依赖型钙通道，并由同一 TRPC(transient receptor potential channel)蛋白家族形成，只不过 TRPC 蛋白亚单位的组成不同而已。有研究认为 ROCC 包含了 SOCC 的一部分。作用于细胞膜上的受体经由 IP_3 途径引起钙池耗竭激活 SOCC，引起钙池操纵性的钙内流(SOCE)或称充电性钙内流(CCE)。在高血压病理状态下，脑 VSMC 上经由 Rd 敏感的 ROCC 的钙内流随血压值的升高而升高，而 VDCC 在高血压发生发展过程中的作用不如 ROCC 显著。

研究显示，在哺乳动物组织中存在编码为 Cl^- 通道的 9 种不同的基因。目前已确认在外周 VSMC 上，与血管平滑肌收缩功能及细胞增殖密切相关的 Cl^- 通道有二型：Ca^{2+} 激活 Cl^- 通道(CaCC)和容积调节性 Cl^- 通道(VRAC)。在脑 VSMC 上存在有与收缩功能有关的 Cl^- 通道，研究发现 Cl^- 通道在脑 VSM 收缩的生理调节中有重要的作用。Cl^- 通道可能也参与了脑 VSMC 的增殖促进脑血管重构的形成，在高血压脑卒中的发生发展过程中发挥了关键作用。

三、生物学意义

脑血管病变可能导致人类脑血管疾病的发生，包括由缺血性脑血管病引起的短暂性脑缺血性发作与脑梗死及由出血性脑血管病引起的脑出血、蛛网膜下隙出血等。血管的发生、生成及重塑受到多种生物信号网络的调节，是血管细胞成分在相关的生长因子、细胞因子作用下增殖、迁移、细胞外基质合成和分解等复杂功能活动的结果。研究认为，平滑肌细胞是构成血管的重要组成部分，它的完整性对血管功能有重要意义。正常情况下，构成动脉壁的平滑肌细胞通过增殖和凋亡，维持血管自身的平衡和稳定，而血管平滑肌细胞凋亡可引起血管胶原增多、弹性降低，也可激活纤维蛋白溶酶，所以血管平滑肌细胞凋亡过度可能是高血压脑出血的重要机制。与此同时在颅内动脉瘤基础实验和临床研究中均可看到因大量平滑肌细胞凋亡，致使二者的平衡被打破。由于脑血管壁中平滑肌细胞的凋亡，降低了血管壁承受张力的能力，从而诱发颅内动脉瘤的形成。平滑肌细胞凋亡不仅在颅内动脉瘤的发生发展中扮演着重要角色，而且是导致动脉瘤破裂的重要因素。VSMC 的相关生物学行为是病理性血管重塑的关键环节，针对 VSMC 的干预措施，已经成为这类疾病治疗研究的重要方向，通过阻抑 VSMC 的增殖、迁移及细胞外基质的分泌等功能活动，可以在动脉粥样硬化及血管成形术后再狭窄的防治中发挥重要作用。相反，促进 VSMC 的相关功能活动则有助于脑动脉瘤的血管内栓塞治疗。

四、研究展望

对 VSMC 的增殖、迁移和细胞外基质分泌等生物学行为的研究有助于对脑血管疾病的发生、发展的理解，对 VSMC 的生物学行为的调控研究可能为临床治疗方法的改进提供有益的思路。探讨脑 VSMC 上离子通道的研究，尤其是 ROCC、SOCC 和 Cl^- 通道及内皮细胞对平滑肌细胞调控机制，将成为脑卒中及其他心脑血管疾病干预的重要研究方向，同时也将为开发新靶点的防治心脑血管疾病药物提供基础。

（黄　镇　陈临溪）

参考文献

蔡圣年.H_2S 与大鼠大脑中动脉平滑肌细胞内皮衍生超极化因子介导的超极化反应的关系.安徽医科大学学位论文.

史小莲，关永源.2005.高血压发展过程中脑血管平滑肌细胞离子通道的变化.中国药理学通报，21(2)：129-132.

童晓琴，周方杰，蔡圣年，等.2015.内皮衍生超级化因子对脑缺血损伤大鼠脑血管的影响.安徽医科大学学报，50(9)：1233-1236.

Nakata S，Fuj ita N，Kitagawa Y，et al.2007.Regulation of platelet-derived growth factor receptor activation by afadin through SHP-2：implications for cellular morphology.J Biol Chem，282：37815-37825.

第二十二节　冠状血管平滑肌细胞生物学

一、生理、生化、生物学特征

1. 特征　脊椎动物的心脏是产生有效血液循环、为机体的组织及器官提供氧和营养的泵器官。在心脏的发育及工作过程中，结构及功能正常的冠状动脉系统的形成是保证心脏自身营养和氧供的基础，对心脏的正常工作至关重要。闭合的、有效的胚胎冠状动脉系统的发生及形成是胚胎继续发育及存活的前提，先天冠状动脉异常可导致重大心血管畸形。了解冠状血管各成分的发生机制，将有利于利用现代生物学技术诱导血管修复及再生工程的进展，有利于提高冠状血管疾病的治疗水平。冠状动脉系统结构及功能的形成依赖于内皮细胞及平滑肌细胞的正常发育，任何一类细胞的发育缺陷都可导致冠状动脉系统异常。

2. 冠状血管平滑肌细胞来源　冠状血管平滑肌细胞的发生是由多种细胞因子、多条信号通路相互作用的复杂的过程。血管平滑肌谱系的发育错综复杂。基因谱计划确定了至少 8 种独立的血管平滑肌细胞的前体细胞，每种前体细胞均有不同的谱系背景。这些前体细胞均可分化为平滑肌细胞，且均能表达平滑肌细胞的标志基因，如 SMαActin（Acta2）、SM22α（Tagln）、SM-calponin(Cnn1)、SM-MHC(Myh11)。不同分化通路来源的前体细胞如何向平滑肌细胞分化，及其在细胞迁移、增殖过程中的作用均不甚清楚。与血管内皮细胞不同，不同部位的血管平滑肌细胞起源可不同，如大动脉管壁平滑肌细胞多来源于背侧神经管上皮前体细胞，而降主动脉平滑肌主要来源于表达 Pax3 及 FoxC2 的体节上皮细胞。冠状血管平滑肌细胞的来源，既往研究认为，近端冠状动脉平滑肌细胞来源于神经嵴，其余部分来源于前体心外膜及心外膜，而冠状静脉平滑肌细胞来源于心房肌细胞。现在大多研究者认为冠状血管平滑肌细胞主要来源于心外膜前体，即小鼠胚胎 E8.5（人胚卡耐基胚胎发育 10～11 阶段）日出现在窦房连接处的短暂的间皮细胞的聚集。心外膜是由前体心外膜衍生形成，包被于心脏表面，具有多向分化潜能的多能间充质细胞。心外膜基因谱系示踪提示，前体心外膜细胞可分化为管周成纤维细胞、血管平滑肌细胞及冠状血管内皮细胞。对于冠状血管平滑肌细胞，心外膜是最重要的来源，其参与调节冠状血管平滑肌细胞的发生。现代研究可示踪心外膜前体的分化命运，其经 EMT 参与大部分心肌细胞及部分冠状血管平滑肌细胞的形成。研究表明，Wt1 缺失可导致窦房结头部、心室、心房及主动脉部分结构消失，心外膜下间充质减少及其向冠状血管分化的功能丧失。研究表明心外膜基因 Tbx18 在冠状血管平滑肌细胞的形成过程中也至关重要，利用小鼠示踪模型示踪 Tbx18 基因及其衍生细胞，体内及体外试验结果均提示，$Tbx18^+$ CPCS 参与冠状血管平滑肌细胞的形成。在心脏冠状血管发育方面，Tcf21 阳性细胞可诱导分化为心脏成纤维细胞及冠状血管平滑肌细胞。

二、调控及机制

1. *心外膜 EMT* 心外膜祖细胞是心脏内部心肌细胞、成纤维细胞、平滑肌细胞等细胞的重要来源，细胞的定向分化决定了心外膜细胞发生 EMT 的能力。多种信号可激活心外膜 EMT，这些信号作用于特定效应器使细胞间黏附力减弱、细胞结构和极性改变，并减少了细胞外基质。心外膜 EMT 包括细胞角蛋白向波形蛋白的转化，但波形蛋白在 EMT 过程中使细胞形态发生改变的确切机制尚不明确。心脏冠状血管平滑肌细胞发生起源可分为心外膜及其衍生细胞来源以及心肌细胞来源。心外膜 EMT 是心脏冠状血管平滑肌细胞的主要来源。多种与 EMT 相关的生长因子通过影响心外膜 EMT 而影响冠状血管平滑肌细胞的形成，某些基因及信号通路也可直接影响心脏冠状血管平滑肌细胞的形成，如 Notch 信号通路、Wnt1/β 联蛋白通路、TGF-β 及维甲酸等。

2. *Notch 信号通路* Notch 信号通路在决定细胞命运、分化、增殖、凋亡以及再生等过程中具有重要作用。有研究表明，Notch 受体是重要的心血管疾病调节因子，对心脏损伤可能有保护作用，其介导心肌保护作用的机制是复杂的，包括防止心肌细胞凋亡、再次激活心脏祖细胞及促进新生血管形成等。有研究认为，Notch 通路是心外膜向冠状血管迁移分化的中间通路，其在心脏损伤后的修复及再生过程中具有重要作用。大量 Notch 通路相关受体及配体在心外膜及冠状血管发育过程中表达。前体心外膜及心外膜中 Notch 信号通路唯一胞内介质 Rbpj 转录因子的缺失可导致冠状血管严重的形态异常，且 Rbpj 缺陷的胚胎其心外膜祖细胞可向冠状动脉分化，但不能形成有效的冠状动脉平滑肌细胞。Notch 信号通路的活化可导致心外膜细胞过早分化为平滑肌细胞。Notch 信号通路对心脏冠状血管平滑肌细胞的形成起重要作用。

3. *TGF-β 通路* TGF-β 分子信号家族同样是参与调节心外膜分化及心脏冠状血管发生的重要信号通路。在冠状血管发生过程中，TGF-β 受体在心外膜及心肌膜周围区域均有表达，TGF-β_1 主要在 E12.5 日小鼠心外膜呈不连续表达，后主要在流出道区域表达，TGF-β_2 主要在 E9.5～E10.5 日小鼠前体心外膜及心外膜表达，TGF-β_3 仅在小鼠 E11.5 日心外膜形成后开始有表达，持续至 E15.5 日之后。体外试验表明，TGF-β 配体可促进前体心外膜及心外膜 EMT 的发生，TGF-$β_2$ 基因剔除可导致冠状血管严重畸形。TGF-β Ⅰ 型及 Ⅲ 型受体在冠状血管发育过程中起着重要作用，TGF-β Ⅰ 型受体 ALK5 缺失的小鼠胚胎，心外膜 EMT 未完全阻断，但心外膜向心肌细胞分化的通路被扰乱，其冠状血管能够形成，但较正常细且有淤血，在发育过程中冠状动脉的重构出现障碍，冠状血管中平滑肌细胞标志物表达明显减少。以上结果表明，在冠状血管平滑肌细胞的形成及分化过程中，TGF-β 信号通路起重要作用。

4. *Wnt/β 联蛋白通路*　Wnt 通路是多种生物如果蝇和小鼠心脏发育过程中至关重要的信号转导通路，心脏发育过程中有多种 Wnt 相关受体的表达。标准的 Wnt 通路的发生依赖于 β 联蛋白的作用。心外膜缺失 β 联蛋白基因可导致孕晚期胚胎或新生小鼠死亡。β 联蛋白缺失的小鼠因心肌细胞增殖障碍所以心肌较薄，且心外膜间质层减少，故心外膜 EMT 减少。虽然这种基因剔除小鼠的冠状动脉发生障碍，但冠状静脉发育完整。研究表明，β 联蛋白基因缺失小鼠的冠状血管平滑肌细胞发育障碍，且心外膜体外培养试验表明，该小鼠心外膜细胞中加入 TGF-β 后仍不能表达平滑肌细胞的标志物。以上结果表明，Wnt/β 联蛋白通路在冠状血管平滑肌细胞发育过程中也具有重要作用。

5. *其他信号通路*　与冠状血管平滑肌细胞发生机制相关的信号通路除上所述外，还有一些通路及细胞因子如维甲酸、血小板生长因子 BB、成纤维细胞生长因子等可通过影响心外膜 EMT 或直接影响平滑肌细胞的分化而调节冠状血管平滑肌细胞的发生，且不同信号通路之间并不是各自作用而是相互影响，共同调节冠状血管平滑肌细胞的发生。

三、研究展望

冠状血管平滑肌细胞的发生是由多种细胞因子、多条信号通路相互作用的复杂的过程。这些发生机制可能在成人心脏损伤后也被激活，并可能在心脏疾病的治疗及心肌和血管的修复中起重要作用。故了解冠状血管平滑肌细胞的发生机制可能对心脏损伤后血管的修复及再生有重要意义。通过大量的研究，了解了部分与冠状血管平滑肌细胞发生相关的胚胎基因及其信号通路，但如何利用这些基因或怎样使信号通路激活或失活以达到调节血管平滑肌细胞的增殖仍需进一步探索。

（赵　红　陈临溪）

参考文献

Brade T，Mnner J，Kühl M.2006.The role of Wnt signaling in cardiac development and tissue remodelling in the mature heart.Cardiovasc Res，72：198-209.

Christoffels VM，Grieskamp T，Norden J，et al.2009.Tbx18 and the fat of epicardial progenitors.Nature，458(7240)：E8-E9.

del Monte G，Casanova JC，Guadix JA，et al.2011.Differential Notch signaling in the epicardium is required for cardiac inflow development and coronary vessel morphogenesis.Circ Res，108(7)：824-836.

Esner M，Meihac SM，Relaix F，et al.2006.Smooth muscle of the dorsalaorta shares a common clonal origin with skeletal muscle of themyotome.Development，133(4)：737-749.

Ivaska J，Pallari HM，Nevo J，et al. 2007.Novel functions of vimentin in cell adhesion migrationand signaling.Exp Cell Res，313(10)：2050-2062.

Lagha M, Brunelli S, Messina G, et al. 2009. Pax3: FoxC2 reciprocal repression in the somite modulates muscular versus vascular cell fate choice in multipotent progenitors.Dev Cell,17(6):892-899.

Majesky MW.2004.Development of coronary vessels.Curr Top Dev Biol,62: 225-259.

Olivey HE,Mundell NA,Austin AF,et al.2006.Transforming growth factor-beta stimulates epithelial-mesenchymal transformation in the pro-epicardium.Dev Dyn,235(1): 50-59.

Pérez-Pomares JM,de la Pompa JL.2011.Signaling During Epicardium and Coronary Vessel Development.Circ Res,109(12):1429-1442.

Wasteson P,Johansson B,Jukkola T,et al.2008.Developmental origin of smooth muscle cells in the descending aorta in mice.Development,135(10): 1823-1832.

Zhou B,Ma Q,Rajagopal S,et al.2008.Epicardial progenitors contribute to the cardiomyocyte lineage in the developing heart.Nature,454(7200): 109-113.

第二十三节　肺动脉血管平滑肌细胞生物学

肺动脉血管平滑肌细胞(pulmonary arterial smooth muscle cells,PASMCs)是构成肺动脉壁的主要细胞,位于肺血管壁中层。

一、生理、生化、生物学特征

肺循环包括肺动脉、肺静脉和之间的微循环血管,参与气体交换,为功能性血管。肺动脉由中心的“管道型”肺动脉起源,渐渐分支到外周的“阻力型”肺动脉。近端肺动脉的管壁与管腔相比较薄,其中层主要由很多弹性层组成,这些弹性层又被多层平滑肌层所隔开,随着分支动脉管腔内径逐渐变窄,弹力层也逐渐消失,继而被平滑肌所替代。至终末细支气管远端伴行的小肺动脉已经只有局部为螺旋状盘绕的平滑肌组织。肺泡内肺动脉的管壁已经没有平滑肌,被称为肺循环中的毛细血管前部分,这一部分是整个肺循环中压力成分下降最大的部位,并且是肺血管阻力的主要组成来源。这一部分的血管张力或者管壁发生轻微的变化即可使整个肺循环的压力发生很大的改变。

毛细血管前最远端的小肺动脉主要由两层组成,内层为内皮细胞,外层为弹性层。再远端的小肺动脉由中间细胞和弹性层组成,这些中间细胞介于平滑肌细胞和内皮细胞之间。再往远端,小肺动脉的外层弹性层被出现的外周细胞所代替。

二、调控及机制

(一)细胞增殖调控机制

1. *RhoA/ROCK 信号通路*　RhoA 是 Rho 家族中重要的一员,隶属于 Ras 超家族的小分子 GTP 蛋白。多种生长因子或细胞因子可通过其受体激活与之偶联的 RhoA 蛋白分子。ROCKs 是一种丝/苏氨酸激酶,有 ROCK1、ROCK2 两种亚型。ROCKs 作为 RhoA 下游的主要靶分子,可传递或执行 RhoA 的多种细胞生物学功能。RhoA/ROCK 信号通路介导了多种缩血管物质诱导的血管收缩,与 PASMCs 增殖密切相关,在缺氧引起的肺动脉高压(pulmonary artery hypertension,PAH)动物模型中,ROCKs 的活性明显增强,抑制该信号通路可明显抑制缺氧诱发的肺血管重塑。RhoA/ROCK 信号通路激活后可以增加基质金属蛋白酶 2 的分泌,促使细胞外基质降解增加,释放多种生长因子进而促进 PASMC 增殖。活化的

RhoA还可促使磷酸化的ERK1/2MAPK核转移,调控增殖相关基因的表达介导PASMCs的增殖。多项临床前及临床研究均显示,抑制RhoA/ROCK信号通路可抑制血管平滑肌细胞增殖,有效改善肺血管重塑。现已有ROCKs抑制剂法舒地尔初步用于临床,其可以抑制PASMC增殖,减轻肺血管重塑的程度,显著降低肺动脉压力,治疗PAH。

2. 钙激活的Calcineurin/NFA信号通路 Calcineurin是一种钙离子/钙调蛋白依赖的丝氨酸/苏氨酸去磷酸化酶,可使胞质内活化的T细胞核因子(nuclear factor of activated T-cells,NFAT)去磷酸化并转移至细胞核内,与其他转录因子协同调控相关基因的转录,调节细胞收缩、增殖、分化、炎性反应等多种功能。多种细胞外刺激及介质可通过诱导细胞外钙内流及细胞内钙释放激活该信号通路。体内研究证实,在缺氧诱发的PAH动物模型中可检测到Calcineurin/NFAT信号通路激活,通过药理学方法抑制该信号通路可显著减轻肺血管重塑并抑制PAH的发生。

3. Notch信号通路 Notch是一个高度保守的细胞信号通路,与细胞的增殖、分化、收缩、迁移等细胞生物学功能密切相关。研究发现,在正常PASMCs中仅表达低水平的Notch3受体,但在PAH患者或动物模型中Notch3受体表达明显增加,且Notch3受体表达量与PAH的严重性呈正相关。体外实验也证实,Notch3信号通路的活化可刺激PASMCs增殖,基因技术降低Notch3受体表达可抑制PASMCs的增殖。但是,Notch3信号通路活化调控哪些靶基因的表达,进而导致PASMCs增殖,目前尚不清楚。

4. MAPK信号通路 丝裂原活化蛋白激酶(mitogen activated protein kinase,MAPK)是丝氨酸/苏氨酸激酶高度相关的蛋白激酶超家族,包括ERK1/2、p38丝裂原活化蛋白激酶(p38 mitogen activated protein kinase,p38MAPK)和JNK。研究发现,缺氧及生长因子可激活PASMCs中ERK1/2、P38MAPK、JNK信号通路,抑制上述3种MAPKs的活性可以减轻PASMCs增殖。其中,ERK是MAPKs家族中最重要的成员,也是研究最多的亚型。ERK1/2诱导的PASMCs增殖可能与细胞周期蛋白cyclinD1的增加,以及DNA结合转录因子Egr-1和GATA-4的上调有关。而使用PD98059(ERK抑制剂)或沉默cyclinE1基因,则可以抑制PASMCs增殖。

5. PI3K-Akt信号通路 PI3K/Akt信号通路参与细胞的增殖、分化、凋亡、葡萄糖转运等多种细胞功能的调节。PI3K可经两种方式激活,一是活化的小分子G蛋白Ras与PI3K的p110亚单位(催化亚基)结合激活PI3K;另一种方式是酪氨酸激酶受体与多种生长因子结合导致受体二聚体化,进而激活PI3K。激活后的PI3K可使细胞膜上的PIP2磷酸化为PIP3,进而激活蛋白激酶B(Akt)。Akt可激活或抑制下游多种靶分子,调控细胞的增殖、分化、浸润、转移、存活/凋亡。在PAH大鼠动物模型中,Akt的磷酸化水平显著升高,同时伴有细胞周期抑制蛋白p53和p27的下调以及细胞周期蛋白cyclinD1的上调,促进细胞周期进展,诱导平滑肌细胞增殖。缺氧及生长因子可激活PASMCs中PI3K/Akt信号通路的活性,诱导平滑肌细胞增殖,抑制PI3K-Akt信号通路或沉默AKT基因可逆转PASMCs增殖。提示PI3K/Akt信号通路可特异性介导PASMCs增殖。

(二)细胞表型转化调控机制

与骨骼肌和心肌细胞等不同,血管平滑肌细胞是一种非终末分化细胞,其表型具有较强的可塑性,处于高分化状态的血管平滑肌细胞可返回未分化状态,并再进行增殖。细胞根据结构和功能的不同,以往把血管平滑肌细胞分为收缩型(分化型)和合成型(未分化型或去分化型)

两种表型。这两种表型可能代表了共存于血管壁内一系列不同表型的两个极端类型，它们对自分泌和旁分泌因子、基质有不同的反应，并表达不同的基因和蛋白。正常成人的血管平滑肌细胞主要是收缩表型（分化型），收缩表型是其中的成熟类型，分化程度高，这一表型的血管平滑肌细胞构成正常血管的中膜，调节血管张力和顺应性及维持血压动态稳定、增殖、迁移。其蛋白分泌能力差，细胞呈梭形或条带状，含有丰富的肌丝，结构蛋白含量多，高尔基体和粗面内质网等细胞器较少，合成基质能力无或差，体积相对较小。合成表型属于不成熟表型，分化程度低或未分化，形态上类似成纤维细胞，呈扁平形，胞质内肌丝含量很少，核糖体、高尔基体和粗面内质网等细胞器含量较多。合成表型的平滑肌细胞具有较强的合成与分泌功能，能合成分泌细胞外基质及血管活性物质，主要功能是增殖、迁移及蛋白分泌，参与生长因子或损伤等刺激下血管壁的形成与修复。其细胞体积比收缩型者大，主要位于胚胎中期血管或病理血管中。在多种刺激因素作用下，血管平滑肌细胞可从具有收缩功能的分化表型转化为有较强增殖、迁移和分泌能力的合成表型，此过程称为表型转化。该过程多发生于疾病的早期阶段，同时伴随血管平滑肌细胞增殖活性和分泌活动的增加。血管平滑肌细胞的表型转化是其增殖、迁移等事件发生的起始步骤，是肺血管重构、PAH 等病理改变的关键步骤。

血管平滑肌细胞表型转化的调节是血管重塑的关键。血管平滑肌表型转化受控于一系列复杂的信号分子和环境因素整合效应的影响。现已明确的影响因素主要包括外界的机械力、细胞外环境中的细胞因子、细胞与细胞之间的相互作用以及细胞内环境的改变。

1. *血小板源性生长因子* B(platelet derived growth factor-B，PDGF-BB)　PDGF-BB 是最早发现的一种可以促进血管平滑肌细胞表型转化的因子，它是一种较强的促有丝分裂因子，具有促增殖和迁移的生物活性，能使血管平滑肌细胞的合成和分泌功能增强。PDGF-BB 可以诱导特定 DNA 的表达或沉默，从而刺激血管平滑肌细胞表型转化和增殖。分化成熟的血管平滑肌细胞合成和分泌 PDGF-BB 的能力弱，低剂量的 PDGF-BB(20ng/ml)也是目前离体试验中制作血管平滑肌细胞去分化模型的常用药物。

2. *血管紧张素*Ⅱ(angiotensin Ⅱ，AngⅡ)　AngⅡ具有诱导血管平滑肌细胞增殖和迁移的作用，可减少血管平滑肌细胞中收缩性蛋白 SM-α-actin、SM22α 等的表达，增加合成性蛋白 OPN 的表达。内皮素-1、表皮生长因子(EGF)与血小板源性生长因子(PDGF)、溶血磷脂酸等细胞因子及去甲肾上腺素均能促进血管平滑肌细胞向合成表型转化。

3. *转化生长因子*-β(TGF-β)、*胰岛素样生长因子* 1(insulin-like growth factor-1，IGF-1)　TGF-β、IGF-1 和肝素等则有助于血管平滑肌细胞维持收缩表型。

4. *微小* RNAs(microRNAs，miRNAs)　miRNAs 是一类进化上高度保守的非编码小分子单链 RNA，通过降解 mRNA 或抑制基因翻译，在翻译水平调控基因表达。目前已被证实有数种 miRNAs 参与血管平滑肌细胞表型转化。如研究发现球囊损伤血管后，miR-143 和 miR-145 基因敲除小鼠血管平滑肌细胞分化受阻，表明这些 miRNAs 在血管损伤后的修复过程中发挥作用。以 miRNAs 为切入点来调控血管平滑肌细胞表型转化，从而达到相关疾病的预防和治疗目的是现代生物医学的热门领域。

5. *丝裂原活化蛋白激酶*(MAPK)*级联途径*　MAPK 通过各种生长因子与酪氨酸激酶受体在细胞表面结合，通过受体二聚化反应及两个受体分子内部交互磷酸化激活，使下游底物分子磷酸化，如 MAPK 活化蛋白激酶(MAPKAPK)、核转录因子、热休克蛋白和细胞质磷脂酶 A2(PLA2)等，诱导细胞增殖、分化、发育、炎性反应和凋亡等一系列反应。在哺乳动物细胞中，三条 MAPK 通路已被明确，即经典的 ERK 通路、C-JUN N 末端激酶（JNK/SPAK）途径和 p38MAPK 途径。活性氧族（ROS）通过 p38MAPK 途径促进血管平滑肌细胞分化，此外，循环血流剪切力可通过 MAPK 级联通路诱导细胞向收缩表型转化。

6. NO　NO 刺激产生的 cGMP 可使 PKG 活化，后者通过磷酸化离子通道蛋白分子上的丝/苏氨酸对细胞内的钙离子浓度发挥调节作用。转染 PKG 可使体外培养的合成型血管平滑肌细胞转化为收缩表型，细胞形态学和一些标志基因如 SM-MHC、SMα-actin 和 calponin 等的表达均发生明显的变化，同时骨桥蛋白和 PDGF 受体表达水平下降，抑制 PKG 的表达则血管平滑肌细胞又转化为合成表型。

此外还有 PI3K 通路、血管交感神经调控机制、ras/raf/ERKs 信号途径、环磷酸腺苷（cAMP）通路等参与血管平滑肌细胞表型转化的调控。目前有关 PASMCs 表型转化的调控信号转导通路研究甚少。

三、生物学意义

肺动脉在受到各种损伤或缺氧等刺激后，血管壁组织结构及其功能发生病理改变，包括内皮损伤、增殖，平滑肌细胞增殖导致血管中层增厚，胶原蛋白过度沉积，小血管管腔闭塞等。此过程称为肺血管重构，一般起始于外周阻力血管，随着整个肺循环阻力持续上升到一定阶段，近端的大血管-主动脉壁等也开始发生重构。正常的肺循环是高流量、低阻力的血管系统，静息状态时血管张力很低，且有很强的蓄积血液和扩张的能力，即使右心排血量大幅度增加，肺动脉压力也仅有轻微的增加。当肺血管重构肺血管床的横切面积减少以后，血管扩张能力下降，其结果不但使运动时肺动脉压力增加，而且静息时肺动脉压力逐渐增高。血管最初重构是使管壁增厚、弹性增强，其目的是为了对抗血管管腔内压力的慢性增加。而随着平滑肌细胞和血管间质组织的增加，管腔内径却逐渐降低，导致流量和容量减少，使血管阻力持续上升，PAH 进一步加重。严重的 PAH 可以使患者静息状态下即产生右心衰竭。

在发生肺动脉重构时，没有平滑肌分布的肺泡内肺毛细血管肌化，即这些毛细血管壁内出现新生的平滑肌层。在毛细血管前的小动脉，分布在内弹性层的中间细胞有很强的增殖能力，可以分化为平滑肌细胞，大多数内径为 20～30μm 的远端血管外膜缺少弹性层，这些血管的肌化是依赖外周细胞的分化及周围肺实质组织中的间质成纤维细胞分化而成。外周小肺动脉的重构及血管收缩等导致肺动脉内压力增加，会使近端的肌型肺动脉的平滑肌细胞发生增殖、肥厚等病理变化，而这些平滑肌的病理改变可以使血管管腔内径明显下降。在平滑肌层之间会继发出现一些新的弹性层，这样管壁的僵硬度也明显增加。严重 PAH 时在内皮和内皮下的弹性层之间形成一层新生内膜，新生内膜里的细胞主要是肌纤维母细胞，这些细胞虽然可以分泌平滑肌标记物 α-平滑肌肌动蛋白和弹性蛋白，但它们缺乏平滑肌细胞高度分化标记物的表达，如平滑肌肌球蛋白。且从新生内膜里培养出的肌纤维母细胞与从中层平滑肌里培养的细胞对生长因子的刺激有截然不同的反应。因新生内膜里的细胞缺乏一种很好的标记技术，目前尚不清楚其起源于何处。

四、研 究 展 望

PASMCs 在肺血管重构过程中发挥重要作用，它不仅是肺血管收缩的效应细胞，同时也是迁移、肥大增殖等引起结构重构的细胞基础。PASMCs 的异常增殖、凋亡、迁移和表型转化参与肺中小动脉中膜结构改建过程。肺中小动脉中膜增厚,管腔狭窄及肌化,血管顺应性降低,血管重构,使肺血管阻力持久升高,造成持续性肺动脉压力升高,是 PAH 发生发展的病理生理学基础。

近年来,干预 PASMCs 生物学功能的新型信号转导抑制剂已进入临床研究。如 PI3K-Akt 通路特异性抑制剂 LY294002、新型的 PI3K 抑制剂 SF1126 及 ZSTK474 等能抑制 PASMCs 增殖。伊马替尼是 JAK 抑制剂,能阻断 PDGF 信号,抑制 PASMCs 增殖,逆转野百合碱诱导的小鼠肺动脉重塑。西地那非和他达拉非是选择性 5-型磷酸二酯酶抑制剂(PDE5),使 ERK1/2 去磷酸化,抑制 ERK1/2-MAPK 信号通路介导的 PASMCs 增殖。MnⅢ[四(4-苯甲酸)卟啉]配合物是一种 ROS 清除剂,降低细胞内 ROS 水平,下调 HIF-1α 的表达,抑制低氧条件下 PASMCs 的增殖。细胞内信号转导通路通过级联反应,调控上游或下游靶基因的表达,参与 PASMCs 增殖过程。但这些研究还处于细胞水平,其化学性质的稳定性及临床疗效还有待进一步研究。

(肖 凌)

参考文献

荆志成.2006.肺动脉高压专题继续教育讲座(七)肺血管重构.中华医学信息导报,5:20.

李明星,王勇,蒋德旗,等.2015.参与肺动脉平滑肌细胞增殖信号转导机制及信号转导抑制剂的研究进展.中国药理学通报,31(5):605-610.

Tajsic T, Morrell NW. 2011. smooth muscle cell hypertrophy, proliferation, migration and apoptosis in pulmonary hypertension.Comprehensive physiology,1(1):295-317.

第二十四节 肾血管平滑肌细胞生物学

一、生理、生化、生物学特征

肾动脉由腹主动脉垂直分出,经叶间动脉在皮质和髓质的交界处与弓形动脉接续,弓形动脉向皮质表面直角分出叶间小动脉,每根叶间小动脉又分出 70～100 根入球小动脉,与肾小球微血管网接续。其他脏器中微血管网是与静脉系统直接相接,但肾小球微血管汇合成出球小动脉后形成肾小管周围微血管或直小血管,最后汇入静脉。安静状态下,健康成年人肾血流量为心排血量的 20%～25%,因此肾是机体供血量最丰富的器官。肾动脉血管中膜由血管平滑肌、弹性纤维及胶原纤维三种成分构成,其组成成分的比例与厚度可因血管种类的不同而异。血管平滑肌的收缩与舒张可调节器官和组织的血流量,弹性纤维可使动脉扩张或回缩,若动脉发生硬化则会使弹性纤维断裂,导致动脉瘤。微动脉管壁血管平滑肌含量丰富,在生理状态下可保持一定的紧张性收缩,其舒缩活动可明显改变血管口径,从而改变对血流的阻力及其所在器官、组织的血流量,对动脉血压的维持有重要意义。毛细血管前括约肌由平滑肌组成,属于阻力血管的一部分,其舒缩活动可控制毛细血管的开放或关闭,可控制某一时间内毛细血管开放的数量。为了有效地将机体的可溶性终末代谢产物及时清除,保持内环境于相对稳定状态,与机体其他许多组织的毛细血管不同,肾小球毛细血管在正常情况下都处于开放状态,在某些情况下，如高蛋白饮食后，入球小动脉扩张，肾小球滤过率还会进一步增加。肾小球毛细血管网介于入球和出球小动脉之间，且入球小动脉比出球小动脉粗，这使得肾小球毛细血管网的压力高达平均动脉压的60%左右，比其他器官毛细血管动脉端血压高1倍左右。这种高压状态有利于血浆滤过。在球后毛细血管网，其压力显著降低，形成低压区，低压区毛细血管内血浆胶体渗透压较高，血流的流速较慢，这有利于肾小管的重吸收及对皮髓质渗透浓度梯度的维持。

二、调控及机制

肾动脉平滑肌具有强大的肌源性调节功能，去神经的入球小动脉平滑肌在灌注压升高而受到牵张刺激时，有更多的钙离子从胞外进入胞内，使平滑肌的收缩加强，血管口径变小，血流阻力加大，维持肾血流量相对稳定，反之，当动脉血压降低时，肾入球小动脉平滑肌受牵张刺激减小，血管平滑肌舒张，血管口径增大，血流阻力减小。这种肌源性调节作用，可以使肾动脉压在80～180mmHg范围内波动时，肾血流仍然保持相对稳定。用罂粟碱、水合氯醛或氰化钠等药物抑制血管平滑肌活动后，此种肌源性调节即消失。

入球小动脉和出球小动脉的血管平滑肌还受肾交感神经支配，安静时，肾交感神经的紧张性活动使血管平滑肌保持一定程度的收缩，肾交感神经兴奋时，入球小动脉收缩，肾小球(尤其是皮质肾小球)灌注减少，肾内血流重新分布。肾和其他组织一样，接受许多体液因子的调节，终末代谢产物浓度变化对肾小球血管的舒缩影响不大，但肾自身具有完善的体液调节系统。肾小管内尿钠浓度增高或入球小动脉张力增加可使肾素-血管紧张素系统活动亢进，肾可以合成多种前列腺素，这些前列腺素对肾血管均有舒张作用，使用阻抑前列腺素合成的药物，可以使肾血流量减少。总之，在正常血压情况下，肾主要通过肌源性自身调节来保持肾血流量和肾小球滤过率的相对稳定，在机体缺血、应激等多种情况下，则通过交感神经和血管活性物质等使全身血量重新分配，减少肾血流量，确保心、脑等重要器官的血液供应，但同时也导致了肾容易发生缺血。

肾动脉平滑肌在血管活动个性化中的作用具有重要意义，机体内不同部位血管的功能活动与调节均具有各自独特的性质，称为血管的个性，或称血管活动的不均一性或异质性。在生理学中，血管的个性主要表现为不同器官或区域的血管对同一刺激的反应不尽相同甚至截然相反。血管活动的这一特性与其功能有着密切关系，如机体在剧烈活动时，内脏器官的血管如肾动脉收缩，冠状血管和骨骼肌血管舒张，脑血管则保持相对稳定，这样可能使心肌和骨骼肌有充足的血液供应以适应其代谢需要，这一生理性移缓救急的调节使循环血液重新分配，是符合整体需要的，这主要是由于血管功能个性化的这一特性而完成的。血管活动的不均一性现虽已有较多了解，但对血管活动个性化的机制则还在探讨之中，血管活动个性化的机制可能与血管的结构、神经支配、受体亚型的分布，血管内皮和平滑肌细胞信号转导等诸多因素的差异有关。肾动脉血管平滑肌上α_1受体占绝对优势，肾动脉有强烈的α_1受体介导的缩血管效应，肾动脉的β受体分布密度不及其他内脏血管。血管平滑肌收缩时钙池的释放是钙动员的重要环节之一。肌浆网是细胞内可被动员的最重要的钙池。肾动脉为代表的内脏肌性动脉钙池较属于管道性大动脉的主动脉和肺动脉主干大，钙池大的血管平滑肌收缩时产生的张力大，对胞外钙的依赖性小，因此，在应激时，对交感儿茶酚胺刺激高敏感的肾动脉可发生强烈收缩反应，这些血管的平滑肌细胞具有较大的钙池是与其生理功能相适应的。

此外，血管活动个性化还和血管平滑肌细胞信号传导系统的复杂性和不均一性有关，目前已发现细胞膜受体接受外界刺激后可以通过三种不同的受体信号传导方式，分别以离子通道形成型受体、酪氨酸激酶型受体和G蛋白偶联型受体引起信号传导。G蛋白被激活后，其传导的程序并没有固定化，而是要通过一系列复杂的传导、整合过程，在G蛋白的信号通路中，信号的流向大体有汇聚和辐散两种趋势，其偶联方式也多种多样。在G蛋白之后到效应器之前的许多环节还要进行信号的再编码、再整合。因此最终出现的效应必然具有很大的可变性。因此，在不同血管平滑肌细胞的这一信号传导过程中也是有差异的。这种差异则与血管个性化的形成有着密切关系。

血管平滑肌细胞收缩装置的不均一性也影响血管活动的个性化，血管平滑肌细胞的收缩装置是完成血管平滑肌功能的最后一个环节，是一个主要由收缩蛋白质构成的体系。这些收缩蛋白质依其功能分为收缩蛋白质(肌凝蛋白和肌纤蛋白)与调节蛋白质(钙调素、肌球蛋白轻链激酶、肌球蛋白轻链磷酸酶和原肌球蛋白等)。血管平滑肌收缩调控机制具有多样性，包括粗细肌丝的调节。血管平滑肌收缩装置在不同血管的不均一性即可表现在收缩蛋白的结构差异方面，也可表现在调节方式上，其中以肌球蛋白同工酶的研究较多。其他方面如肌肉不同收缩速度与其ATP酶活力的关系、肌球蛋白的多态性、不同种属动物平滑肌肌球蛋白重链的异质性等虽也有一些研究，但不同血管平滑肌收缩装置的不均一性及其与血管活动个性化的关系资料还很少。

近些年，随着生物化学分离技术、微量分析方法和分子生物学的进展，研究发现大量的体液因子和血管活性物质，如肾素-血管紧张素-醛固酮、内皮素、肾上腺髓质素、尾加压素、前列腺素、降钙素基因相关肽、缓激肽等对调节肾血管平滑肌的收缩与舒张具有重要作用。除了经典的内分泌腺-血液-靶器官分泌途径外，这些血管活性物质还通过旁分泌、自分泌、邻分泌、胞内分泌、分子内分泌等途径发挥作用。

血管紧张素Ⅱ是一多功能的血管活性肽，在维持血管壁的正常状态或在血管性疾病的病理生理学中起到重要作用。血管紧张素Ⅱ能够通过AT1受体刺激培养的肾动脉血管平滑肌细胞蛋白合成速度加快，诱导细胞增殖肥大，而血管平滑肌细胞的过度增殖是许多心血管疾病，如高血压、动脉粥样硬化合血管成形术后再狭窄等疾病发生发展的重要病理基础，在此过程中，血管紧张素Ⅱ可起到类细胞因子或生长因子的作用，还影响血管平滑肌细胞的迁移和细胞外基质的合成和分泌。血管平滑肌细胞只表达AT1受体，血管紧张素Ⅱ的作用通过AT1受体介导。血管紧张素Ⅱ处理培养的血管平滑肌后，能迅速激活多种磷脂酶，水解膜磷脂产生信号分子，这些第二信使引起胞内钙释放，引起蛋白磷酸化而诱发一系列细胞反应。像许多生长因子一样，血管紧张素Ⅱ可促进多种酪氨酸蛋白激酶中的酪氨酸残基磷酸化，这一途径在血管紧张素Ⅱ激活早期生长反应基因及促血管平滑肌细胞生长和迁移效应过程中发挥作用。此外，血管紧张素Ⅱ还可激活MAPK途径，该途径参与调节血管平滑肌细胞的生长、增殖、分化及表型转化。血管紧张素Ⅱ促进血管平滑肌细胞生长作用除与其能够促进血管平滑肌细胞的DNA合成有关外，还可通过刺激细胞自分泌多种生长因子促进细胞增殖或通过激活磷脂酰肌醇-3激酶途径促进细胞增殖。血管紧张素Ⅱ通过不同的信号转导途径刺激血管平滑肌细胞合成或分泌多种与血管疾病相关的物质，包括肿瘤生长因子-β_1(TGF-β_1)、血管内皮生长因子(VEGF)和胰岛素样生长因子-1(IGF-1)等，刺激血管平滑肌细胞合成多种细胞外基质如纤粘连蛋白、胶原蛋白、层粘连蛋白和细胞黏合素等，总之，血管紧张素Ⅱ诱导血管平滑肌细胞合成多种活性物质共同参与血管疾病的发生和发展。

降钙素基因相关肽作为体内最强的内源性舒血管和抗血管平滑肌细胞增殖物质，通过直接舒张阻力血管，改善血流、舒张肾动脉、增加肾小球滤过率、促进钠盐排泄，与对抗血管平滑肌细胞增殖有较密切的关系。人肾上腺髓质素（ADM）由52个氨基酸组成，人ADM基因位于第11号染色体。ADM广泛分布于人和啮齿类动物的多种组织部位。研究表明ADM在正常肾上腺髓质、肺、心、血管内皮细胞、血管平滑肌细胞等组织中均有不同程度的表达。血浆中的ADM主要来源于血管内皮细胞和血管平滑肌细胞。现已证实ADM作为一种循环激素和旁分泌介质有多种生物活性。已证实ADM具有扩血管和缩血管双重作用，正是通过对血管的双重作用来调节血管张力与血流量。ADM的舒血管机制，认为可能与以下途径有关。①NO依赖机制：ADM使内皮细胞内钙离子浓度增加，激活磷脂酶C产生三磷酸肌醇，而后激活内皮型一氧化氮合酶，合成的NO通过旁分泌作用于血管平滑肌，以环磷酸鸟苷为第二信使介导血管舒张；②ADM通过直接作用于血管平滑肌表面的ADM特异性受体，以环磷酸腺苷为第二信使介导血管扩张；③ADM还可从基因水平、细胞水平调节内皮素和血管紧张素Ⅱ的释放并拮抗其作用从而在血管张力调节方面发挥重要作用。ADM还能收缩血管，其作用机制可能与以下因素有关：①ADM引起血浆肾素增多；②增强肾交感神经活动。③诱导肾上腺髓质素释放儿茶酚胺，激活α肾上腺素能受体。肾小管局部还能产生ADM，通过扩张肾小球入球、出球小动脉，增加肾血流量。

从血管内皮细胞中分离、纯化的内皮素（ET）由21个氨基酸残基组成，具有强大的缩血管和促进血管平滑肌细胞增殖作用。在心血管系统，血管内皮细胞、血管平滑肌细胞和心内膜是ET合成和释放的主要部位，通过旁分泌/自分泌的方式调节心血管的功能。ET是迄今所致作用最强和持续最久的缩血管活性肽之一，其缩血管作用具有浓度依赖和时间依赖性，用人的脐静脉和大鼠主动脉实验证明，ET的缩血管作用是血管紧张素Ⅱ的10倍、去甲肾上腺素的1000倍。ET的缩血管作用有两个特点：一是起效慢，二是作用持久、不易洗脱。ET的缩血管作用是由其特异受体所介导。ET既可以通过其受体引发短期信号介导其急性反应，又可以通过受体引发长效信号转导以调控其他基因的表达。ET-1除直接收缩血管外，还促进其他缩血管物质产生。ET-1可增加下丘脑释放血管加压素，促进交感神经和肾上腺髓质释放儿茶酚胺、肾上腺皮质酮，加强缩血管效应和诱发水钠潴留。ET-1还具有血管紧张素转换酶样活性，使血管平滑肌和心肌内局部血管紧张素Ⅱ合成增加，后者又反过来刺激内皮细胞合成更多的ET-1。ET-1同时还是一种强大的促血管平滑肌细胞生长和增殖的多肽。ET-1促进血管平滑肌细胞蛋白合成并可促进细胞的有丝分裂，增加细胞的数目。

三、研究展望

肾血管的张力是肾小球滤过率的主要决定因素，因此也决定了肾功能以及肾血管阻力和肾血流。而肾小球滤过率和肾功能的变化是心力衰竭管理中的一个棘手问题。已有钙通道阻滞剂选择性扩张肾血管，从而提高肾小球滤过率，进而影响肾功能和心功能。研究肾血管平滑肌细胞的生物学功能，可为肾病及心血管疾病治疗提供新思路和治疗靶标。

（肖　凌）

参考文献

陈孟勤，曹济民.1996.血管活动的个性化.生理科学进展，27(3)：203-209.

王车江，张庆富，刘勖.2005.肾脏微循环的研究进展.中国微循环，9(5)：365-368.

John J.Reho，Xiaoxu Zheng，Steven A.2014.Fisher.Smooth muscle contractile diversity in the control of regional circulations.Am J Physiol Heart Circ Physiol ，306 H16-172.

第二十五节　门静脉血管平滑肌细胞生物学

一、生理、生化、生物学特征

静脉是从身体各部位运输血液回流心脏，但不是所有血液都直接回到心脏。来自一部分内脏的静脉及尾部的静脉，要先把血液分别运送到肝和肾，然后由肝和肾的毛细血管汇集，再到总主静脉流回心脏，这一部分运送静脉血进入肝、肾的血管就是门静脉。门静脉与一般的静脉不同，两端均为毛细血管，管壁上无静脉瓣，故门静脉内压力增高时，血液容易逆流。

门静脉包括肝门静脉和垂体门静脉。成人的门静脉长约 8cm，直径约 1.5cm，由脾静脉和肠系膜上静脉在胰颈后方汇成，斜向右上行，进入肝十二指肠韧带的游离缘内，居于胆总管和肝固有动脉的后方，在肝门处分为左、右二支入肝，并逐渐分支，最后形成小叶间静脉，与肝动脉的分支小叶间动脉共同汇入肝血窦。脊椎动物颈内动脉的分支血管沿着垂体茎向上，终止于正中隆起并进一步分支形成毛细血管网，毛细血管再向下汇集成数条平行的长短不等的门静脉沿垂体柄下行终止于腺垂体，在腺垂体的腺细胞之间再次分支形成毛细血管网，这些下行的平行的门静脉系统就是垂体门静脉系统。

研究者通过重建门静脉及肝静脉的三维图像，分析了生理状态下人体肝段内的门静脉分支形式。得出肝右叶 4 个段的门静脉分支形式分为 4 个类型，肝左叶外侧段的门静脉分为 3 个类型，内侧段分为 2 个类型。肝门静脉管壁可分为内膜、中膜和外膜 3 层，中膜最厚，主要由平滑肌构成，弹性纤维和胶原纤维量少，散在分布。

平滑肌细胞(smooth muscle cell，SMC)是血管壁最主要的细胞成分，此外在内膜表面覆盖一薄层内皮细胞。SMC 是决定血管活性和血管构型的重要因素，其功能主要是通过收缩和松弛来维持血管壁的张力，通过增生和控制细胞外基质的合成来维持血管的完整性。因此在血管壁力学特征中 SMC 占有相当重要的地位。

血管壁的平滑肌具有成纤维细胞的功能，发育中的 SMC 可产生胶原纤维和弹性纤维等细胞外基质成分，血管壁发育成熟后，随着年龄的增加，SMC 的增殖能力逐渐降低。平滑肌为血管的主动张力因素，血管在低应力水平时，主要由弹性纤维和平滑肌承载。

研究发现，健康成人门静脉频谱形态均表现为单向入肝连续频谱。门静脉波动率与左心室缩短率、射血分数呈正相关，与肝静脉内径、左心直径、右心室直径、左心室舒张末期容积呈负相关。提示门静脉搏动率是反映心功能状态的一个较敏感的指标。

有实验表明，猪肝门静脉壁具有与人相似的组织学结构，测量其几何形态和管壁显微结构成分的相对含量，可为猪-人异种肝移植提供理论依据。实验发现，兔的门静脉 SMC 上有

Kvα1.2、1.4、1.5 和 Kvβ1.1、1.2、1.3 和 2.1、2.2 的基因表达，提示钾通道可能与门静脉 SMC 的一些生物学功能有关，参与其调控。

二、调控及机制

(一)增殖

观察内皮缩血管肽-1(endothelin-1,ET-1)和 ETA 受体拮抗药对体外培养的门静脉血管平滑肌细胞(vascular smooth muscle cell,VSMC)增殖和蛋白质合成的影响，发现 ET-1 可以显著促进体外培养的大鼠门静脉 VSMC 的增殖和蛋白质合成，参与门静脉系统的血管增生血管重构，并影响门静脉系统血流阻力的器质性部分。提示了门静脉高压症大鼠体内 ET-1 的过量表达通过影响门静脉系统血流阻力的功能性部分和器质性部分，在门静脉高压症的发病机制中具有重要作用。

(二)活化与迁移

缺氧诱导因子-1α(hypoxiainduciblefactor-1α,HIF-1α)是缺氧时广泛存在于哺乳动物和人体的一种转录因子。对肿瘤生长、血管形成、转移、凋亡等方面均有重要影响。研究表明，HIF-1α 调节多种细胞因子和生长因子的表达水平，而这些因子是肝硬化、门静脉高压性血管病变的重要始动和促进因素。

门静脉内 HIF-1α 过度表达可以降低 SMC 间、与基膜之间的黏着，有利于 SMC 迁移，高水平表达的上述因子与同源受体结合活化 MAPK 和 PI3K 信号通路导致 SMC 增殖、凋亡降低并刺激 HIF-1α 本身进一步表达。

研究证实，血吸虫病家兔门静脉 HIF-1α 显著增加，可能促进 SMC 活化，HIF-1α 过度表达提示其可能是门静脉纤维化形成，中膜平滑肌增殖、转化并向内皮下迁移等门静脉高血压病变病理学基础的重要参与因素。

(三)收缩

血管平滑肌的收缩主要通过肌球蛋白轻链(myosin light chains,MLC)的磷酸化，后者受到 MLC 激酶和 MLC 磷酸酶的双重调节。在血管平滑肌收缩的起始阶段，钙依赖机制起重要作用，主要通过 MLC 激酶的激活促使 MLC 磷酸化，导致平滑肌收缩。在平滑肌收缩的持续阶段，钙敏化机制起到了关键作用。钙敏化机制主要在于通过抑制 MLC 磷酸酶活性，降低磷酸化 MLC 的脱磷酸，使平滑肌收缩进一步增强。此外，平滑肌收缩还受到依赖电位的 Ca^{2+} 通道、蛋白激酶 C(protein kinase C,PKC)、细胞外信号相关激酶(extracellular signal-related kinase,ERK)等途径调节。

1. 钙依赖机制　SMC 的收缩效应通常由钙依赖性机制所启动，细胞内钙离子(Ca^{2+})浓度在血管 SMC 的收缩中起着关键的作用。正常情况下，细胞内 Ca^{2+} 浓度很低；当细胞兴奋时，细胞内 Ca^{2+} 浓度升高，引起细胞收缩。激动剂(如去甲肾上腺素、血管紧张素Ⅱ、内皮素等)与其膜上相应 G 蛋白偶联受体(G protein-coupled receptor,GPCR)结合后，通过 Gα 蛋白 Gαq/11 激活细胞膜上的磷脂酶 C(phospholipase C,PLC)，使细胞膜上 4,5-二磷酸磷脂酰肌醇(phosphatidylinositol-4,5biphosphate,PIP2)水解成 1,4,5-三磷酸肌醇(inositol-1,4,5trisphosphate,IP3)和二酰甘油(diacylglycerol,DAG)两个第二信使，细胞外信号转换为细胞内信号，这一信号系统又称为“双信使系统”。IP3 与内质网上的 IP3 受体相结合，促使内质网钙通道开放，内质网内的 Ca^{2+} 外流，使细胞内 Ca^{2+} 浓度升高，导致细胞去极化激活细胞膜上的 L 型 Ca^{2+} 通道，细胞外 Ca^{2+} 大量内流，提高细胞内 Ca^{2+} 的浓度，该过程可被钾离子(K^+)通道开放、K^+ 内流所阻滞。Ca^{2+} 与钙调蛋白(calmodulin，CaM)结合，激活依赖 CaM 的 MLC 激酶，磷酸化 MLC，平滑肌收缩。

2. 钙敏化机制　MLC 的磷酸化程度除了受 MLC 激酶激活影响外，同时也受 MLC 磷酸酶调控，后者可将磷酸化后 MLC 上的高能磷酸键移除，从而导致平滑肌舒张。钙敏化机制主要在于通过抑制 MLCP 的活性使 MLC 的磷酸化和平滑肌的收缩进一步增强，而 RhoA/ROCK 通路被认为在钙敏化机制中发挥主要作用。

3. 门控通道调节　在血管平滑肌上存在两种钙通道，电压依赖型通道(VDC)和受体调控型通道(ROC)。SMC 的收缩效应通常由钙依赖性机制所启动，细胞内钙离子(Ca^{2+})浓度在血管 SMC 的收缩中起着关键的作用。当钙通道开放时，细胞外钙经通道进入细胞，细胞内钙浓度升高，在钙调素调控下，引起平滑肌收缩。VDC 主要由高钾引起细胞膜去极化而激活。高 K^+ 诱发肌膜去极化与电刺激相似，是激活依赖电位的 Ca^{2+} 通道，使 Ca^{2+} 内流增加，导致平滑肌收缩。

采用离体兔门静脉平滑肌实验方法，发现普萘洛尔(propranolol，Pro)对兔门静脉环正常张力无影响；提示门静脉系统的血管调节机制是以 α 受体为主，β 受体的作用不明显。Pro 100μmol/L 和维拉帕米(verapamil，Ver)10μmol/L 显著抑制兔门静脉的自律性收缩。Pro 显著抑制高 K^+ 去极化所致门静脉环的收缩作用，得出较大剂量的普萘洛尔可能通过阻断血管平滑肌细胞膜上电压依赖性钙通道而发挥钙拮抗作用的结论。

Pro 和 Ver 使 $CaCl_2$ 量效曲线右移，最大反应压低，表明 Pro 和 Ver 对钙的拮抗方式是非竞争性的。Kaiman 认为，门静脉的自律性收缩由 Ca^{2+} 形成的动作电位诱发，并由 Ca^{2+} 来维持，Pro 能抑制门静脉自发性节律收缩，提示较大剂量 Pro 可能阻滞自律性收缩所需的钙内流。这些作用提示，Pro 影响门静脉 SMC 的 Ca^{2+} 转运过程，可能具有钙通道阻滞作用。Pro 不是一个特异的钙内流阻滞剂，也表明可能是 Pro 降低门脉压及其他的心血管药理作用的一个重要机制。

4. ERK 通路　激动剂和相应受体结合后通过 G 蛋白 Gαq/11 和(或) Gα12/13，不仅激活 PLC 和 RhoA/ROCK 通路，也激活了依赖 G 蛋白的 ERK 通路。激活的 ERK 可导致钙调蛋白结合蛋白(caldesmon，CaD)磷酸化，增强肌球蛋白 ATP 酶活性，促进 SMC 收缩。

(四)电生理调节

实验采用 SMC 跨膜电位与机械收缩同步记录方法，观察小檗碱(berb rine，Ber)对豚鼠门静脉平滑肌收缩特性及电活动的影响。Ber(24.5μmol/L)能引起 SMC 膜静息电位较小的去极化，抑制紧张性(tonic)收缩及自发性收缩频率，增加相性(phasic)收缩幅度。高钾对照组平滑肌细胞膜迅速去极化，紧张性收缩增加，相性收缩消失。Ber 能部分对抗 K^+ 收缩平滑肌的作用。研究发现，钙拮抗剂维拉帕米能取消血管平滑肌动作电位自发性发放。而 Ber 不能加以抑制，这提示 Ber 的作用方式不同于维拉帕米。豚鼠门静脉的收缩表现为相性收缩及紧张性收缩。前者与膜电位及动作电位的发放有密切联系，而后者不然。

另外，血管平滑肌的收缩也受神经递质的调节，α 受体兴奋引起的血管收缩反应并不伴有膜电位的去极化，但能引起细胞内 Ca^{2+} 释放，细胞内钙浓度增加，紧张性收缩增强。

另有研究表明，门静脉平滑肌的自动节律收缩运动可能与一种和胃肠道 Cajal 间质细胞类似的间质细胞(interstitial cells，ICs)有关，这种细胞可能是门静脉节律性运动的起搏细胞。

血管紧张素Ⅱ(angiotensin Ⅱ,AngⅡ)作为肾素-血管紧张素系统(renin-angio tensin system, RAS)的重要组成部分,是心血管系统常见的血管活性物质之一。

实验研究观察了家兔门静脉平滑肌自律性收缩运动特性及ICs起搏电流,并探讨了AngⅡ对门静脉自发性收缩运动及ICs起搏电流的影响。发现,AngⅡ可明显增加门静脉平滑肌收缩的张力的同时增加其自发性收缩的频率,张力的增加与AngⅡ对平滑肌的作用有关,而频率的增加与AngⅡ对ICs起搏功能的调控有关。

(五)调节细胞分化

RhoA蛋白在高钾去极化刺激后30s即发生了明显的胞膜移位,5μmol/L维拉帕米则抑制了RhoA的胞膜移位。RhoA/ROCK/LIMK/cofilin2信号途径被高钾引起的去极化激活。说明高钾去极化通过激活Rho/ROCK信号通路诱导心肌素表达的增加,进而调控平滑肌标志物的表达。

这说明高钾去极化刺激VSMC引起的MEF2A和MEF2D表达增加受到Rho/ROCK信号通路的调控。而MEF2B和EEF2C mRNA表达对高钾刺激不敏感。

应用原代培养小鼠门静脉VSMC,研究得出,MEF2A/2D通过调控心肌素参与了Rho信号通路调控去极化诱导的VSMC分化过程。

(六)结构及形态调节

通过实验观察,血吸虫病家兔不同时期门静脉和肠系膜上动脉壁的改变。结果发现,随病变加剧,门静脉壁内膜及中层平滑肌显著肥大、增生,肠系膜上动脉壁弹力纤维间出现大量红染的平滑肌纤维,呈环形分布。表明门静脉系统具有收缩性,以克服肝内阻力和维持入肝血流;门静脉壁肌张力增加表明门静脉系统不仅是容量血管,同时也是阻力血管。内脏高动力循环状态要求肠系膜上动脉收缩力相应增加,故其壁平滑肌亦肥大增生。

随着血吸虫病的发展,肝外门静脉壁和肠系膜上动脉壁纤维结缔组织亦有明显改变。门静脉壁内膜和中层平滑肌显著肥大、增生,肠系膜上动脉壁弹力纤维间出现大量平滑肌。我们认为,门静脉压持续升高,使静脉壁侧压力增加,是导致门静脉壁平滑肌肥大、增生的主要原因,这种改变亦可能是机体的一种代偿反应。

三、研究展望

由于门静脉两端都是毛细血管,没有静脉瓣,所以当肝门静脉回流受阻(如肝硬化)、血液淤滞时,血液容易逆流,引起肝门静脉的交通支开放,进一步会引起一系列症状,主要表现为静脉曲张、脾大、上消化道出血、腹水等。这就是外科常见疾病中的门静脉高压症。了解门静脉VSMC的生物学特征及相关调控机制,有助于揭示细胞生理功能的调节方式,探讨其引发的相关疾病的病理过程具有重要意义,进一步深入研究,阐明多种心血管疾病的发生发展规律,寻找有效的治疗药物等。但目前尚有很多问题有待阐明,如门静脉平滑肌的凋亡、衰老、迁移等生物学活动的机制尚需要进一步研究。随着不懈的研究,这些问题将可以逐渐得到阐明,为治疗及干预疾病病理变化提供新的靶点。

(杨　莉)

参考文献

黄旭,赵丹,张明亮,等.2008.血管紧张素Ⅱ对家兔门静脉平滑肌自发节律的调控作用.医用生物力学,23(10):43.

贾化平,张宏,段云友,等.2007.心力衰竭对门静脉频谱形态的影响.临床超声医学杂志,9(8):467-469.

任京力,王雁梅,宋国华,等.2013.MEF2A/2D 参与 Rho 信号通路调控去极化诱导的血管平滑肌细胞分化过程.中国病理生理杂志,29(3):398-403.

邹卫龙,陈新国,臧运金,等.2009.缺氧诱导因子-1a 在血吸虫家兔门静脉平滑肌细胞中的表达.武警医学,20(4):310-312.

第二十六节　胎盘血管平滑肌细胞生物学

胎盘不仅是胎儿与母体进行物质和气体交换的主要场所,也是胎儿血流和母体血压调节的重要组织器官,胎盘本身的血流和血管发育正常对胎盘功能的执行非常重要。正常妊娠情况下,胎盘血管内皮细胞产生的一氧化氮(Nitric Oxide,NO)等血管舒张性物质与内皮素(Endothelins,ET)等血管收缩物质之间的平衡,对维持正常妊娠及母体血压具有重要作用。胎盘血管病变不仅影响胎儿的生长发育,还可导致母体血压异常升高从而诱发先兆子痫及妊娠高血压综合征等。

一、生理、生化、生物学特征

胎盘内不仅含有 2 条脐动脉的各级分支,即直径在 0.1～2mm 的胎盘小动脉,还含有脐静脉的属支、大量毛细血管以及母体螺旋动脉的分支。胎盘小动脉管壁有少量平滑肌细胞围绕,随后其分支越来越细,最终在胎盘小叶末端的绒毛内形成数目庞大的毛细血管襻,毛细血管襻内血液与绒毛间隙内的母体血液进行物质和气体交换后,再汇集成 1 根脐静脉回到胎儿体内。绒毛间隙内的母体血液来自螺旋动脉的分支。成人体循环血管的内皮细胞和平滑肌细胞受神经和体液的调节,两者通过相互作用精细调节血管平滑肌的收缩和舒张,应对神经系统的调配和周围物理环境的改变。与成人体循环相比,胎儿胎盘血液循环不受母体神经支配,而且是一种低阻力高流量循环,这与胎盘血管的生成过程有关。正常妊娠 10 周时绒毛外滋养层细胞(extravillous trophoblast,EVT)开始沿螺旋小动脉逆行浸润,逐渐取代血管内皮,并使血管壁平滑肌凋亡被纤维样物质取代,以致管腔扩大、阻力下降、血流量增加,此生理现象称为血管重铸。正常妊娠时的血流力学特点是全外周静脉系统阻力下降,对扩血管物质产生反应而使血压下降。

二、调控及机制

1. *NO 及 RAS 相关的胎盘血管平滑肌调控与机制*　传统观点认为,血管壁的舒缩功能是受控于血管周围神经丛,而血管内皮细胞仅被视为血管的衬里。但后来的研究发现,乙酰胆碱对兔小动脉平滑肌的舒张作用是通过血管内皮细胞表面的受体实现的,提示血管内皮细胞参与对血管功能的调控作用。胎盘血管缺乏自主神经支配,血管内皮细胞对血管平滑肌的调控功能显得尤为重要。类似于其他部位的血管,NO是维持人类胎儿胎盘循环高排低阻的重要血管舒张因子。胎盘中的NO通过激活鸟苷酸环化酶(GC),增加细胞内的环磷酸鸟苷(cGMP)含量,抑制钙调蛋白介导的肌球蛋白轻链的磷酸化,使血管平滑肌松弛,从而发挥其强烈的舒张血管、调节血流速度和维持胎儿-胎盘血管张力的作用;NO还可以抑制血小板黏附、凝集于内皮表面。NO还有免疫保护作用,通过调节母体白细胞与滋养细胞的黏附,防止排斥反应,以适应妊娠的生理需要。

NO是左旋精氨酸在一氧化氮合成酶(nitric oxide synthetase,NOS)作用下生成的,胎盘中存在较为丰富的NOS,在胎盘绒毛血管床、合体滋养细胞及脐带静脉内皮细胞中都有内皮型NOS的表达,且胎盘合体滋养细胞表达NOS是NO的主要来源。妊娠期间胎盘合成大量的雌激素,可使血管及组织细胞中NOS活性增高,导致NO的产生增加。研究发现在早孕期绒毛组织及晚孕期胎盘组织中均有Apelin及其受体APJ的表达。Apelin不仅具有促内皮细胞有丝分裂活性及血管形成的特性,还能促进妊娠期胎盘及血管内皮生成更多的NO,以降低血管阻力,保证子宫胎盘充足的血流灌注,从而适应妊娠的需要。

胎盘组织局部也存在肾素-血管紧张素系统(RAS),它也是调控子宫胎盘血管系统的一个重要因子。血管紧张素Ⅱ(AngⅡ)是肾素-血管紧张素系统的主要活性介质,通过与其特异性膜受体血管紧张素受体(ATR)结合而发挥收缩血管、维持血压的生理效应。ATR分为AT1R和AT2R两型,在胎盘绒毛组织中的分布以AT1R为主,约占总血管紧张素Ⅱ受体的95%。AngⅡ与AT1R结合,调节滋养细胞的增殖、分化及浸润,影响胚胎的植入,还可以促进血管生成,诱导内皮细胞和血管平滑肌细胞增殖、激活、迁移,调节血管通透性,在子宫-胎盘血管网形成中发挥重要作用。研究发现低水平的AngⅡ可引起前列腺素合成增加,提高胎盘血流的灌注,但高剂量AngⅡ则增加胎盘血流阻力,减少子宫胎盘血流灌注。

2. *钾通道相关的胎盘血管平滑肌调控与机制* 钾通道是通道家族中最大、种类最多的一种,是细胞生存、膜电位的维持和执行特殊细胞功能必需的。钾通道也是正常平滑肌细胞调节血管收缩和舒张的关键。在妊娠期,K^+通道开放增多使血管扩张,引起血管张力下降,增加血流量。研究发现,胎盘血管平滑肌细胞存在电压依赖型钾通道(K_V)、ATP敏感性钾通道(K_{ATP})和钙激活钾通道(K_{Ca})。K_V通道通过对胎盘基础血管张力的积极调控,成为了参与胎盘血管反应性的重要一员。Kv通道的抑制剂能够升高胎盘灌注压,从而改变胎盘循环的氧合作用。缺氧对灌注的胎盘绒毛叶有升压作用,而缺氧抑制的是Kv而不是K_{ATP}。此外,具有胎盘血管舒张作用的降钙素相关肽在一定程度上受K_{ATP}通道活性的调节,因此证明了促使血管舒张的K_{ATP}在张力异常增加的胎盘血管中的作用。Kca对缺氧性血管收缩不是促进作用而是调节作用。生理条件时,孕妇血容量的增加可导致阻力小动脉中的跨壁压增大,平滑肌细胞膜去极化,激活电压依赖型钙通道(voltage-dependent calcium channel,VDCC),Ca^{2+}内流增加,血管收缩,血压升高;与此同时细胞内Ca^{2+}浓度的升高亦可激活K_{Ca}通道(大电导Ca^{2+}激活K^+通道),K^+外流增加,细胞膜复极化,启动负反馈调节机制,阻止Ca^{2+}的进一步内流和血压的持续升高。其次,细胞膜的去极化还可激活Kv通道,引起肌源性血管紧张度改变。

3. *ET相关的胎盘血管平滑肌调控与机制* ET是参与血管收缩平衡的一种多肽,最初于1988年从猪的主动脉内皮细胞中分离出来,由21个氨基酸组成,分子量为2.4kD,N端存在的两个二硫键结构决定其与受体的亲和力,C端是一些疏水性氨基酸的残基,它决定其与受体的结合位置。现已确认了ET-1、ET-2、ET-3三种同分异构多肽,其差别在于个别氨基酸残基,ET-1 是已知的缩血管效应最强的物质,它与其受体结合不仅能增加血管张力和血压,同时降低心排血量和心率。目前已在胎盘中发现了两种内皮素受体亚型,其中 ETA 受体与血管平滑肌收缩有关,而 ETB 受体能通过血管平滑肌发挥缩血管效应也能通过内皮细胞发挥舒张血管效应。两种受体在维持血液循环平衡和血管功能正常上都起着重要作用。ET-1 在胎盘上的定位说明了它在子宫胎盘血液循环中的重要调控作用,在高血压和子痫前期的孕妇胎盘组织中存在 ET-1 过度表达。另外,ET-1 在胎儿血液循环中也发挥重要作用,不仅参与了肺循环和出生后胎儿动脉导管的关闭,还与子宫内胎儿的生长受限有关。

4. *血管重铸相关机制*　由绒毛外滋养层细胞(EVT)介导的血管平滑肌细胞和血管内皮细胞凋亡是螺旋动脉重铸的关键步骤。肿瘤坏死因子超家族成员中的肿瘤坏死因子 α(TNF-α)、TNF 相关的凋亡诱导配体(TNF-related apoptosisinducing ligand,TRAIL)和 FasL 在 EVT 细胞中均有表达。TNF-α 的两种受体 TNFR-1 和 TNFR-2 在内皮细胞和血管平滑肌细胞中均有表达。与 TNF-α 相似的是,血管平滑肌细胞和内皮细胞表达 TRAIL-R1～TRAIL-R5,活化的 TRAIL-R1 和 TRAIL-R2 是介导血管平滑肌细胞凋亡的重要受体。另外,内皮细胞表达两类诱饵受体(decoy receptors,DcR1 和 DcR2),这两类受体将与 TRAIL-R1 竞争 TRAIL,对细胞凋亡起着负调控的作用。EVT 表面表达的 FasL 与靶细胞表面的相应受体 Fas 结合,进而通过 Fas 相关死亡结构域蛋白(Fas-associated death domain protein,FADD),募集并激活半胱氨酸天冬氨酸蛋白酶 8(caspase-8),通过级联反应,最终导致内皮细胞和平滑肌细胞凋亡。由此可见,EVT 在螺旋动脉重铸过程中起到了至关重要的作用。螺旋动脉重铸过程中细胞外基质的降解主要由 MMP 完成。MMP 为高度保守的 Zn^{2+} 依赖的中性内肽酶家族,是调控细胞外基质降解和重建的一类重要的蛋白水解酶。其中内皮细胞主要分泌 MMP-1 和 MMP-9,血管平滑肌细胞主要分泌 MMP-2 和 MMP-9 及弹性蛋白酶 MMP-12,NK 细胞、巨噬细胞和 EVT 分泌 MMP-1、MMP-2、MMP-9、MMP-12 和膜型 MMP。因此,螺旋动脉重铸过程中,大多数参与细胞均能分泌 MMP。研究发现,与正常妊娠相比,子痫前期胎盘 MMP-9 表达明显下降,而且子痫前期病情越重,MMP-9 表达下降越明显。

三、生物学意义

胎盘血管病变可能导致人类妊娠并发症以及结局不良的发生,包括胎儿宫内发育受限(IUGR)、胎儿宫内窘迫、胎死宫内、早产等,而在母体可伴有子痫前期、妊娠高血压综合征等。研究认为,内皮细胞功能障碍、子宫-胎盘滋养层细胞缺血缺氧和胎盘形成异常是妊娠并发症的常见原因。胎盘中缩血管物质的增多限制了对胎儿的血流供应,从而导致了胎儿的生长受限。在整个妊娠过程中,ET-1 在绒毛膜合体滋养细胞层有表达。在胎盘的早中阶段,ET 也在细胞滋养层细胞中表达。研究表明,患有先兆子痫的妇女胎盘血管 ET-1 的表达增加,且羊水中 ET-1 浓度与正常孕妇相比,其增高也有显著差异。在患有 IUGR 时母体和胎儿的 ET-1 血浆浓度均显著升高。ET-1 在 IUGR 并发先兆子痫的患者的血浆水平要比未并发先兆子痫或者正常妊娠者的血浆水平均高。正常妊娠胎盘绒毛滋养细胞中 NOS 活性增高且在孕早期活性最高。NOS/NO 不仅与 ET-1 相互作用调节血管张力,还与血管重铸有关。NO 的舒血管效应与 ET-1 的缩血管效应相抵消,NOS/NO 是维持胎盘对胎儿充足的血流灌注的重要物质。当 NOS 被抑制时,可以发现 ET-1 水平升高,这导致了妊娠期高血压和子宫胎盘床的灌注不足。与正常妊娠相比,患有 IUGR 时胎盘滋养层细胞中的 NOS 减少。

妊娠并发症与胎盘脐动脉循环中的高阻力血流之间存在临床相关性。若螺旋动脉重铸不全，部分血管肌肉弹性层不能被纤维样物质取代，管腔狭窄，导致胎盘缺血缺氧，胎盘发育受阻，此现象称为“胎盘浅着床”。螺旋动脉重铸不足导致高流量低阻力的螺旋动脉缺乏，使胎盘灌注减少，胎盘发育受阻；当胎盘功能无法满足正常妊娠而导致子宫-胎盘长期处于缺血缺氧状态时，母体血管内皮细胞活化，炎细胞因子释放，随着胎盘缺血缺氧加剧，最终导致先兆子痫或子痫的各种临床表现。滋养细胞有促浸润基因如 MMP-2、MMP-9 及抑浸润基因如 TIMP-1、TIMP-2 等的表达，先兆子痫患者滋养细胞浸润能力下降，“胎盘浅着床”使胎盘灌流下降，缺血缺氧，产生大量脂质过氧化物(LPO)，引发氧化应激。脂质过氧化物大量释放入血，破坏生物膜结构、损伤血管内皮，诱导缩血管活性因子与细胞毒性因子生成与释放增加，其结果更加重局部组织缺血、缺氧和血液高凝，使病情进一步加重。NO 可以上调促浸润基因 MMP-2、MMP-9 的表达，NO 水平下降可使滋养细胞生理浸润能力下降，不利于血管的重铸。Apelin 表达异常可能在子痫前期的发生发展中起重要作用。妊娠期高血压疾病组胎盘 Apelin 的表达量显著低于同期正常妊娠组，且随着病情程度的加重，各组胎盘中 Apelin 表达量呈下降的趋势，轻度、重度子痫前期患者胎盘 Apelin 表达量均显著降低。胎盘局部 AngⅡ和 AT1R 表达异常也可影响胎盘血管内皮细胞的生长分化，促使血管平滑肌细胞异常增殖迁移，导致胎盘血管网形成不良和动脉粥样硬化的发生，使胎盘血流灌注减少。同时，还可能影响滋养细胞本身的增殖、分化，损害滋养细胞的浸润能力，使血管重铸过程受阻，导致妊高征的发生。

ROS 可以调节钾通道的生理功能，是心血管疾病发生的诱导因素。在慢性高血压疾病中，钾通道减少会诱导血管平滑肌收缩增强。临床上使用彩色多普勒超声对胎儿生长受限(FGR)病例进行检测可以发现，脐动脉及胎儿胎盘循环的血流阻力增加，ROS 产生增加，至于 FGR 的钾通道是否也发生了类似慢性高血压病例中的改变，目前尚不清楚。腺苷酸(adenosine)可以通过对 K_{ATP}通道功能的修饰和促进 NO 的释放来改变血管张力，而且腺苷酸被发现在子痫前期的脐静脉血中含量增加，这可能是胎儿胎盘系统维持高流低阻型循环的一种生理反应。K_{ATP}通道调节剂虽然对血管有显著的扩张作用，但其在妊娠相关疾病研究中的应用还很少。

四、研究展望

内皮细胞激活、损伤与血管平滑肌舒缩异常导致胎盘缺血缺氧互为因果，也是引起妊娠并发症以及妊娠结局不良的深层次原因。探讨胎盘血管内皮细胞与平滑肌细胞相互作用的分子机制，将成为胎儿宫内发育受限及妊娠期高血压疾病干预的重要研究方向。胎盘血管平滑肌细胞收缩和舒张的调控机制、胎盘血管平滑肌细胞钾通道是否是改变胎盘氧合状态的主要传感器、钾通道调节剂是否可作为妊娠期胎盘血管阻力增加性疾病的治疗策略、妊娠早期能否通过一定的方式预测甚至确诊子宫螺旋动脉重铸不足等问题均需要继续探索，从而为监测和治疗妊娠相关疾病提供新方法和新思路。

(谢远杰)

参考文献

陈兢思，苏春宏.2015.胎盘血管生成与子痫前期的发生.中华产科急救电子杂志，(2):62-64.

Alexandra Paradis,Lubo Zhang.2013.Role of Endothelin in Uteroplacental Circulation and FetalVascular Function.Curr Vasc Pharmacol,11(5):594-605.

Dania A.Shah,Raouf A.2015.Khal.Bioactive Factors in Uteroplacental and Systemic Circulation Link Placental Ischemia to Generalized Vascular Dysfunction in Hypertensive Pregnancy and Preeclampsia.Biochem Pharmacol,95(4):211-226.

Ronghui Zhu, Daliao Xiao, Lubo Zhang. 2013. Potassium Channels and Uterine Vascular Adaptation to Pregnancy and Chronic Hypoxia.Curr Vasc Pharmacol,11(5):737-747.

第二十七节　肿瘤血管平滑肌细胞生物学

一、生理、生化、生物学特征

肿瘤血管的特征

肿瘤的生长依赖于新血管生成。肿瘤血管生成以两种方式发生:一是肿瘤细胞团现处于无血管期生长,后因缺氧而产生大量血管生成因子,从而诱导血管生成;另一种是瘤细胞先依赖宿主组织已存在的血管生长,继而出现瘤内血管消退,因缺氧而产生大量血管生成因子,从而诱导血管生成。在血管促进因子的刺激下,血管内皮基底膜降解,内皮细胞迁移至肿瘤部位并大量增殖形成微管样结构,继而在平滑肌细胞、周细胞等的支持下形成血管。因此,肿瘤血管生成与血管平滑肌细胞密切相关。

肿瘤血管分布于肿瘤生长活跃的间质中。多数内皮细胞增生发生于肿瘤周围,内皮细胞增生使血管发育并连接到宿主血管上。肿瘤不同区域的血管有不同的形态,反映了肿瘤生长不同时间内微血管变化状态与肿瘤细胞生长和增殖不同步有关。恶性肿瘤生长期血管床的重大变化就是从口径细小、较均一的毛细血管床变化为扩张窦状不成熟的血管。动静脉之间相互区别不明显,相互重叠与分支紊乱,血管周围常可见瘤细胞呈袖套状围绕。较大的癌块中间动静脉分支吻合可形成血管湖,这些统称为肿瘤相关性血管病变。内皮细胞超微结构中管样小体(Welbel-Palade body)明显增多,细胞之间连接松散、形成裂隙;浸润性肿瘤血管壁基底膜厚薄不一、断裂成碎片或缺乏。部分毛细血管壁缺乏内皮细胞,仅为肿瘤实质中血流从动脉分流到毛细血管静脉孔隙。

二、肿瘤血管生成与血管平滑肌细胞

血管生成是指在原有血管的基础上,内皮细胞以发芽的模式形成新血管的过程。血管生成是在促血管生成因子的作用下,血管内皮细胞从静止状态变成具有迁移能力的顶细胞(tip-cell),同时激活间质金属蛋白酶(matrix metalloid proteins,MMP2/MMP9)降解血管外基质,帮助顶细胞向周围扩增和迁移形成柱状丝状伪足,并逐步形成血管腔(lumen)。最后,血管平滑肌细胞和其他细胞等支持细胞环绕在内皮细胞周围形成完整的新生血管。而血管平滑肌细胞位于血管壁中膜,呈长梭形,其主要功能是调节血管的张力,还可通过迁移、增殖和合成细胞外基质来修复受损血管壁的血管细胞。它还可通过旁分泌和自分泌的生长机制,合成与分泌多种细胞基质成分与细胞因子,促进肿瘤细胞的增殖和侵袭。因此,血管平滑肌细胞在肿瘤血管生成中起着重要作用。然而,与前面报道相反,尽管血管平滑肌细胞是血管壁中层的主要细胞成分肿瘤新生血管缺乏平滑肌层，可能导致新生血管的不稳定性，这为肿瘤生长、浸润及转移提供了条件。目前已知物理、化学、生长因子、血管活性物质、细胞外基质、转录因子和原癌基因等均可促进抑制血管平滑肌细胞表型转换和增殖，许多研究表明原癌基因表达异常可能是血管平滑肌细胞表型转换的潜在机制。许多生长因子本身就是癌基因产物，如血小板生长因子的编码基因、肿瘤细胞、肿瘤基质细胞（包括内皮细胞、成纤维细胞、平滑肌细胞、周细胞、炎性细胞等）、细胞外基质及它们分泌或释放的各种细胞因子共同构成了肿瘤血管生成的调控网络。肿瘤细胞是肿瘤血管生成的启动子，它分泌的 MMP 等水解酶能降解细胞外基质，促使储存于细胞外基质中的促血管因子释放。还能募集宿主细胞如髓源抑制性细胞、间充质干细胞等至肿瘤部位，通过这些细胞分泌的各种促血管因子来帮助血管生成，也可直接表达多种促血管因子从而促进血管生成。研究肿瘤微环境对彻底了解肿瘤病理机制非常重要。肿瘤基质是肿瘤微环境的重要元素之一，包括细胞外基质（ECM）、成纤维细胞、内皮细胞（EC）和壁细胞，血管平滑肌细胞是壁细胞的重要组成成分。正常的血管平滑肌细胞嵌入血管的膜中，与内皮细胞和其他血管壁成分相互作用，共同调节细胞间信号。血管平滑肌细胞能表达 VEGF、Tie-2 等细胞因子，参与肿瘤血管的生成。

研究发现，与肿瘤血管生成有关的因子有 30 余种，如血管内皮细胞生长因子（vascular endothelial growth factor，VEGF）、血管抑素、纤维蛋白生长因子等。现已证实，VEGF 是目前所知道的最强的直接作用于血管内皮细胞的生长因子。VEGF 由 Farrare 等于 1989 年首次从小牛垂体滤泡细胞体外培养液中纯化提取，它广泛表达于成纤维细胞、平滑肌细胞、内皮细胞及肿瘤细胞等多种细胞，但其受体则仅存在于血管内皮细胞上，因此 VEGF 是一种高度特异性地作用于血管内皮细胞的因子。

VSMCs 亦能表达 Ang-1，Ang-1 与 ECs 上的 Tie-2 受体结合建立周细胞-内皮细胞相互作用，从而抑制 ECs 增殖和稳定新生血管。Tie-2 不仅在血管内皮细胞上表达，而且在肝癌组织中的血管平滑肌细胞上也表达，提示肝癌组织中，通过 Ang-2 和 Tie-2 信号传导通路，促进血管内皮细胞及平滑肌细胞增生、塑型及毛细血管出芽，形成新的血管。另外，Ang-2 还能通过结合 Tie-2，竞争性抑制 Ang-1 促 Tie-2 磷酸化作用，破坏血管稳定性，增加 VEGF 血管生成作用，促进肿瘤生长。提示肿瘤的生成与转移与血管平滑肌细胞的正常功能的维持密不可分。

三、抗肿瘤血管生成的药物与血管平滑肌细胞

抗血管生成药物既然恶性肿瘤的生长转移均依赖于肿瘤的血管生成，以肿瘤血管为靶点、抑制其生成或破坏其存在，从而阻断了肿瘤的生长或转移的营养通道的抗血管生成治疗成为肿瘤治疗的热点。目前的抗血管生成药物主要包括以下几类。

1. *内源性血管生成抑制因子*　目前有蛋白-血管抑素、内皮抑素、血小板反应素、血小板因子 4（platelet factor 4，PF-4）等。其中蛋白-血管抑素是 O'Relliy 等从 Lewis 肺癌小鼠模型的血液和尿中提取出的一种有抑制血管生成活性的蛋白，该蛋白的酪氨酸序列为纤溶酶原的一部分，是经弹性蛋白酶水解后的产物。这种蛋白在小鼠体内有效，其作用机制及应用还有待于进一步研究。

2. *外源性血管生成抑制剂*　目前有 AGM-1407（TNP-407）、squalamine 等。AGM-1407 是一种半合成的烟曲霉素的衍生物，是对血管生成有较强抑制效果的人工半合成物，它可在体内外抑制神经鞘瘤、神经纤维瘤、神经纤维母细胞瘤（CAM）实验中，能抑制新生血管的产生，

但对静止的内皮细胞无抑制作用，也不直接杀伤肿瘤细胞。

3. *以VEGF为靶点的抗肿瘤血管药物*　目前主要有单克隆抗体、可溶性受体、小分子抑制物等。Hotz等合成了VEGF的反义核酸，将其注入患有胰腺癌的裸鼠体内后肿瘤明显缩小。Yoshimura等构建了可溶性的血管生长因子受体(VEGFR)的腺病毒载体，注入患肾癌的荷瘤小鼠肌肉后显著抑制了肾癌的肺转移。VEGF-trap是一种可溶性重组血管内皮生长因子受体，作用于VEGF、PDGF、VEGF-B，通过与VEGF结合阻止其与VEGFR结合。贝伐(Bevacizumab)则是直接作用于VEGF的人源化单克隆抗体。Kabbinavar等研究证实其有效率、肿瘤进展时间和总生存期方面均优于对照组。这类药物还包括针对血管内皮生长因子受体的酪氨酸激酶抑制剂舒尼替尼、索拉非尼，以及血管内皮生长因子受体的单克隆抗体IMC-1C11等。

四、研究展望

肿瘤内的新生血管是由内皮细胞分化、增生形成的管腔样结构，其缺乏平滑肌层，壁薄，基底膜不完整，这为肿瘤的侵袭和转移提供了条件。虽然已经有数种血管生成抑制剂进入了临床试验阶段，但它们在人体试验中所显示的抑瘤效果并不如动物实验所显示的效果理想。说明体内肿瘤血管生成过程是一个有多种因素参与的、多条信号通路调控的极其复杂的过程，血管平滑肌细胞参与肿瘤血管生成的机制有待进一步深入阐明。

(莫　靓)

参考文献

陈莉.1997.肿瘤血管形成的生物学特性和临床意义.临床与实验病理学杂志，(1).
聂茜.肿瘤条件培养基诱导血管平滑肌细胞凋亡.学位论文.
钱朝南.1997.肿瘤血管生成与肿瘤治疗的新策略，医学与哲学杂志，(5).

第二十八节　眼血管平滑肌细胞生物学

一、生理、生化、生物学特征

1. *眼血管平滑肌细胞的分布及特点*　血管平滑肌细胞(vascular smooth muscle cells, VSMCs)是构成血管外壁的重要细胞。与机体其他部位的血管一样，分布于眼球外及脉络膜的血管外壁均有平滑肌细胞分布，它们接受神经及体液双重调节，影响眼部的血液供应并调节眼内压的高低。由于这些血管的平滑肌细胞与机体其他部位血管的平滑肌细胞的结构、功能及调控并无本质的不同。因此，很少有单独关于眼球外血管的平滑肌细胞方面的研究报道，所以，我们在本章节对这方面的内容将不做详细阐述。然而，人视网膜血管系统中的平滑肌细胞则与机体其他部位的血管不同，它缺乏明显的神经分布，因而不受神经系统的调节，而是受眼内非神经机制调节(体液调节)。这是一种特殊的相互自动调节系统，这种自动调节过程有助于保护视网膜血流在灌流压不同时的稳定性，以保证视网膜能够稳定地摄取所需的氧和营养物。此外，视网膜血管系统的微血管管壁(毛细血管、微动脉及微静脉)没有平滑肌细胞分布，取而代之的是与它同源的周细胞(Pericyte,PC)。鉴于周细胞在许多新生血管性眼病发病中起着至关重要的作用,有关周细胞的研究多年来一直是眼科领域的热点。

2. 血管平滑肌细胞与周细胞　通常,血管壁在结构上由血管内皮细胞和血管周围细胞(壁细胞)组成,其中,血管周围细胞包括血管平滑肌细胞和周细胞。由于形态学上的相似性、结构上的连续性及表达共同的抗原如血小板源性生长因子受体-β(platelet derived growth factor receptor β,PDGFR-β)及神经胶质抗原2(neuron-glial 2,NG2)等,因此血管平滑肌细胞和周细胞实质属于同一壁细胞群,即周细胞实质为覆盖于微血管壁外的"平滑肌细胞"。然而,值得一提的是,分布于毛细血管的周细胞与分布于大中血管壁的平滑肌细胞抗原的表达也存在差异。如α平滑肌肌动蛋白(alpha smooth muscle actin,αSMA)在体内和体外广泛用于识别周细胞和血管平滑肌细胞,然而体内毛细血管周细胞并不表达αSMA,但是,在某种特定的条件下,αSMA表达阴性的周细胞可以分化为αSMA表达阳性的平滑肌细胞。因此,一种观点认为,周细胞可能是血管平滑肌的前体细胞。基于以上认识,因此,我们将周细胞当作一种特殊的平滑肌细胞,在本章节将作重点阐述。

3. 周细胞的生理、生化及生物学特征　周细胞由Eberth和Rouget在1870年首次描述,并在当时以它的发现者的名字命名为"Rouget细胞"。由于周细胞的位置靠近内皮细胞,而且它们围绕在血管周围形成微血管系统,Zimmermann将它重命名为"周细胞"。血管周细胞的来源至今仍存在诸多争议,但多数学者认为,血管周细胞起源于中胚层。Tidhar等用脂肪组织特异性启动子控制Xlac2报告基因,证实了包括视网膜微血管在内的整个血管床中,周细胞及血管平滑肌细胞都存在报告基因的表达。将骨髓细胞应用于细胞因子诱导新生血管生成过程的模型中,可以产生与周细胞形态相似的细胞并表达周细胞标记物NG2及硫酸软骨素蛋白聚糖4(chondroitin sulfate proteoglycans 4,CSP4)。在新生血管化的角膜上,几乎一半的新生血管周细胞来源于骨髓细胞。利用干细胞抗原1基因启动子的绿色荧光蛋白标记的骨髓细胞的命运映射图,表明周细胞来源于骨髓细胞。这些实验充分说明了血管周细胞起源于中胚层。此外,视网膜作为中枢神经系统的一部分,与脑血管系统一样,其血管系统中的周细胞还有另外一个重要的来源——神经外胚层的神经嵴。这一理论在鹌鹑-雏鸡的大脑前额周细胞移植实验中发现,胚胎期神经外胚层细胞分化为脑小血管的周细胞和血管平滑肌细胞支持了前面的论断。而Wnt-1重组酶原基分布图的小鼠模型及Sox10-Cre小鼠模型的神经嵴命运映射图等研究中进一步证实了上述观点。

在生理条件下,周细胞分布于微血管的表面,并与内皮细胞嵌入共同的血管基底膜。周细胞胞核较突出,呈椭圆形,胞质伸出数支大的细胞突起与微血管的长轴平行。这种突起逐渐分支变细,末梢环绕微血管。周细胞的细胞质能够跨越几个内皮细胞并且形态各异,这取决于血管床及分化状态的不同。在不同的器官组织中,血管周细胞与血管内皮细胞有不同的接触关系,如紧密连接、缝隙连接、钉-槽复合体和黏着斑等。周细胞的密度及其在微血管表面的分布情况与血管床位置有关。研究发现周细胞密度(覆盖率)越高,血管屏障功能越好。在视网膜血管系统中,周细胞密度很高,且有纤毛延伸到内皮细胞之间的空隙,成为血-视网膜内屏障形成的重要条件之一。

过去数十年的研究已经发现周细胞具有许多功能,包括:协调内皮细胞功能,在维持血管内稳态上起重要作用;具有收缩性,参与血液流动的调节,维持局部和组织的代谢平衡;合成并且释放基底膜和细胞外基质的结构物质,参与新生血管的连接及微血管的生成。此外周细胞还具有免疫防御活性，吞噬作用及干涉凝血反应等诸多功能。周细胞还具有多向分化的潜能。在不同的条件下，血管周细胞可分化为平滑肌细胞系、软骨细胞系、成纤维细胞系、成骨细胞系、脂肪细胞系、成牙质细胞系、神经细胞系等诸多细胞。

二、调控及机制

前面已经提到，人视网膜血管系统中的平滑肌细胞不受神经系统的调节，而是通过体液调节。一氧化氮(nitric oxide，NO)与内皮素1(endothelin 1，ET-1)是参与这一调节的重要介质。NO是一种内源性血管扩张剂、炎症介质、细胞信使及神经递质，它是由一氧化氮合酶(nitric oxide synthase，NOS)催化L-精氨酸生成，并与半胱氨酸、白蛋白或组织型纤溶酶原激活剂结合到达靶细胞，激活鸟苷酸环化酶(guanine nucleotide cyclase，GC)使磷酸鸟苷(GMP)水平升高而发挥其生物学效应。视网膜血管内皮细胞有一氧化氮合酶分布，可以催化产生NO。作为一种小分子内源性反应气体，NO可以渗透入视网膜血管平滑肌细胞及周细胞，通过与铁离子结合活化GC，生成环磷酸鸟苷(cGMP)，使平滑肌细胞及周细胞内的cGMP含量增高，最后产生血管扩张效应。内皮素是一种含21个氨基酸的血管活性肽，是迄今已知的体内作用最强、持续最久的缩血管活性物质。人体内目前发现有ET-1、ET-2、ET-3三种不同形态，它们与相应的受体结合发挥生物学效应。参与视网膜血管调节的主要为ET-1。ET-1由血管内皮细胞产生，与分布于平滑肌细胞及周细胞上的ETA受体结合，激活磷脂酶C(phospholipase C，PLC)，引起二酰甘油(diacylglycerol，DAG)和三磷酸肌醇(inositol triphosphate，IP3)增加，IP3弥散至肌浆网内使细胞内Ca^{2+}释放，导致细胞内Ca^{2+}水平迅速上升，通过Ca^{2+}依赖途径介导ET的生物效应；而DAG则保留在质膜中并激活蛋白激酶C(protein kinase C，PKC)，通过PKC途径介导ET生物效应。这种生物学效应主要表现为强大的缩血管反应。在基础条件下，内皮细胞释放一定量的ET-1，刺激视网膜血管平滑肌细胞和周细胞收缩，导致血管管径变小，血流减少；同时，ET增多可以刺激内皮细胞合成并释放NO，使血管扩张，血流增多。机体正是通过ET-1与NO的动态平衡达到调节视网膜血管舒缩的目的，而血管的舒缩程度则是根据局部组织对血流的需要自动调节的。

除了上述的血管调节机制外，周细胞与内皮细胞之间还能通过其他邻分泌或旁分泌信号相互之间产生重要的影响及密切的联系。许多信号通路和细胞因子参与了内皮细胞与周细胞之间的信息交流，它们对周细胞发育、血管新生，血管渗漏、肿瘤形成等生理病理过程都有重要的调节作用。这些信号通路及细胞因子包括血小板源性生长因子B(platelet-derived growth factor B，PDGF-B)/PDGFR-β、转化生长因子β(transforming growth factor β，TGF-β)、血管生成素1(angiogenin1，Ang1)/Tie-2、鞘氨醇-1-磷酸盐(spingosine-1-phosphate)、Notch信号通路、人肝素结合性表皮生长因子(Heparin-binding epidermal growth factor，HB-EGF)/ErbBs和基质细胞衍生因子1α(stromal cell-derived factor 1α，SDF-1α)/CXCR4等。

1. *PDGF-B/PDGFR-β通路*　PDGF-B/PDGFR-β通路是周细胞发育和功能调节的关键信号通路。在血管发育中，血管内皮细胞合成分泌PDGF-B，并与表达在周细胞表面的PDGFR-β相结合，促进周细胞的增殖、迁移和细胞间连接，使新血管改建、稳定和成熟。血管内皮细胞、神经元细胞及造血细胞均可分泌PDGF-B，但只有内皮细胞源性的PDGF-B能对PDGFR-β阳性的血管周围细胞起明显趋化募集作用，这可能与内皮分泌造成的PDGF-B浓度梯度有关。在新生血管的内皮细胞中，只有处于血管前缘且活化的顶端细胞具有分泌PDGF-B的能力。因此，在新生血管芽顶端，PDGF-B 的浓度较高，周细胞的增生相对活跃。通常，损害 PDGF-B/PDGFRb 信号通路将不利于周细胞生成，从而导致微血管周细胞覆盖率减少，最终导致血管内皮细胞增殖、血管形态异常及微血管瘤。一项研究表明，周细胞密度比正常低 52%的所有小鼠均发生了增殖性视网膜病变。PDGF-B 的表达受巢蛋白增强因子的控制，巢蛋白增强因子减少会引起严重的视网膜发育缺陷，如视网膜折叠、视网膜纹理紊乱、发育延迟和异常血管形成及进行性视网膜退化。总的来说，内皮细胞适当产生 PDGF-B 及其恰当分布于周围血管及 PDGFR-β 功能正常对于视网膜血管的正常形成至关重要，而 PDGF-B/PDGFR-β 配体与受体的缺乏均可导致血管的形态及功能异常。

2. *TGF-β 通路* TGF-β 是周细胞和内皮细胞相互作用的另一主要分子。PDGF-B 募集并诱导附近的周细胞前体增殖，而 TGF-β 则使募集的周细胞开始分化成熟。TGF-β 受体有两种类型：1 型(转化生长因子 β 受体Ⅰ)包括 activin-like kinase 1 和 5(ALK1，ALK5)，2 型只有一种受体(转化生长因子 β 受体Ⅱ)。血管内皮细胞及周细胞均表达 TGF-β 受体。内皮细胞主要表达 ALK5 和 ALK1，而周细胞主要表达 ALK5。TGF-β 通过与其受体结合，使相应的信号通路活化。在周细胞中，ALK1 活化可以上调与内皮细胞增殖、迁移相关的基因，ALK5 活化会促进血管成熟，抑制周细胞增殖并上调收缩性蛋白的表达。TGF-β 的合成及分泌量由 TGF-β 通路自身调节，TGF-β/ALK1 通路可增加 TGF-β 生成和分泌，TGF-β/ALK5 通路则起下调作用。当周细胞募集至内皮细胞并与内皮细胞形成适当的接触后，TGF-β 使 ALK5 活化，进而抑制内皮细胞分化，促进其成熟。当 TGF-β 通路受抑制时，血管发生部位附近间质细胞(血管周围细胞的前体)分化为周细胞系的比例大大降低，血管壁的完整性间接受到破坏。

3. *Ang1/Tie-2 信号通路* Ang1/Tie-2 是联系周细胞与内皮细胞又一重要通路。Ang1 是强效的血管保护剂，主要由血管周细胞分泌，其受体为较特异表达于血管内皮细胞及某些造血祖细胞的酪氨酸激酶型受体——Tie-2 受体。当 Ang1 与 Tie-2 受体结合时，可上调内皮细胞的 HB-EGF 的表达，增加其与周细胞膜表面 EGF 受体结合力，从而促进周细胞的移行和对血管的包裹，加强内皮细胞之间、内皮细胞与周细胞之间的联系，减少血管渗漏，增加血管的稳定性。当 Ang1 或者 Tie-2 受体缺乏时，会促进周细胞丢失，导致内皮细胞和血管周围细胞联系松弛，引起血管稳定性下降和微血管异常改建。Ang1 的作用可被 Ang1 拮抗。Ang2、Ang1 和 Tie-2 受体有着相似的亲和力，当 Ang2 过表达时，将会与 Ang1 竞争性与 Tie-2 受体结合，导致内皮细胞表面的 Tie-2 失活，从而可以产生与 Ang1 或 Tie-2 缺乏类似的表型。至于 Ang1/Tie-2 信号通路是否会影响周细胞的募集目前尚存在争论，但越来越多的证据表明，Ang1/Tie-2 信号在周细胞的生理病理过程起着至关重要的作用。

4. *Notch 通路* Notch 信号通路是一条进化中高度保守的信号传导通路，由受体、配体和 DNA 结合蛋白 3 部分组成，具有调控各组织和器官增殖、分化和凋亡的作用。Notch 通路对血管发育至关重要，也与周细胞发育和维持密切相关。目前在哺乳动物中已鉴定出 4 个 Notch 受体及 5 个 Notch 配体，受体分别为 Notch1-4，配体包括 Delta 样配体(分别为 Delta-like1、Delta-like3、Delta-like4)和 Serrate 样配体(分别为 Jag1 和 Jag2)。与周细胞关系密切且研究得最为透彻为 Jag-1 配体和 Notch3 受体。血管平滑肌细胞和周细胞均可表达 Notch3 受体，与配体 Jag-1 结合后可以促进周细胞增殖、分化或存活。Notch3 突变会影响周细胞募集和增殖，如 Notch3 突变的小鼠视网膜血管中血管周围细胞大量减少，从而可以导致视网膜血管病变的发生。此外，Notch 信号还可以促进血管平滑肌细胞中 PDGFR-β 的表达，表明 Notch

和 PDGF-B/PDGFR-β 信号通路之间还可能有交叉作用。

5. 鞘氨醇-1-磷酸通路　鞘氨醇-1-磷酸主要由血管内皮细胞表达，其受体则广泛分布于各种细胞，包括血管内皮细胞及间质细胞等。鞘氨醇通路激活可促进 N-钙黏蛋白及 VE-钙黏蛋白往细胞膜运输，促进由 N-钙黏蛋白介导的嵌合连接以及 VE-钙黏蛋白介导的内皮细胞间的连接，从而维持必需的胞间贴附与连接，影响细胞的增殖、移行和存活。

此外，人肝素结合性表皮生长因子/ErbBs 和基质细胞衍生因子 1α/CXCR4 等信号通路也参与了周细胞募集、血管生成、成熟和稳定等的调节。

三、生物学意义

视网膜血管平滑肌细胞及周细胞正常是调节视网膜血流量、维持视网膜血管稳定、保障视网膜正常营养供应的组织细胞学基础。目前的研究已经发现，视网膜血流调节失衡及周细胞丢失或功能障碍是许多视神经视网膜血管性病变（如青光眼神经萎缩、糖尿病视网膜病变、缺血型中央或分支静脉阻塞、视网膜静脉周围炎、早产儿视网膜病变等）重要的发病机制。因此，深入研究视网膜血管平滑肌及周细胞的生物学特征及调节机制，不仅可以进一步阐明上述疾病的发病机制，而且可以为上述疾病的防控带来新思路。

四、研究展望

ET-1 与 NO 的动态平衡是调节视网膜血管舒缩的重要基础，但 ET-1 与 NO 的产生受多种因素影响，这些因素的交互作用如何，至今仍不十分清楚。此外，视网膜组织中含有 ET-1、ET-2、ET-3 三种不同形态的 ET，并且分布着 ETA、ETB、ETC 三种不同的受体，它们在视网膜不同部位分布情况不同，产生的生物学效应也存在差别，产生这种差别的原因有待于进一步阐明。

周细胞在维持微血管稳态上起着重要作用，周细胞功能障碍及其数量的减少直接造成病理学改变，因此周细胞可能成为视网膜血管性疾病干预治疗的新靶点。为了充分利用周细胞作为分子“药店”的价值，必须对周细胞在健康和疾病中的作用有更充分的了解，从而给未来的研究留下足够的空间。周细胞具有多向分化的潜能，如果能够探索出周细胞向不同细胞系分化的具体条件，有希望使其成为未来再生疗法的治疗靶点。

（肖启国　刘明之）

参考文献

蒋福林，艾冬青，官秋玥.2015.周细胞概念及在血管形成信号转导通路研究中的进展.中国组织工程研究，19(46)：7504-7508.

Arboleda-Velasquez JF，Primo V，Graham M，et al.2014.Notch signaling functions in retinal pericyte survival.Invest Ophthalmol Vis Sci，55(8)：5191-5199.

Andrea T，Simona L，Falk S，et al.2016.Brain and Retinal Pericytes：Origin，Function and Role.Front Cell Neurosci，10(1)：20-42.

Hill RA，Tong L，Yuan P，et al.2015.Regional Blood Flow in the Normal and Ischemic Brain Is Controlled by Arteriolar Smooth Muscle Cell Contractility and Not by Capillary Pericytes.Neuron，87(1)：95-110.

Genové G，Mollick T，Johansson K.2014.Photoreceptor degeneration，structural remodeling and glial activation：

a morphological study on a genetic mouse model for pericyte deficiency.Neuroscience,279(1):269-284.

第二十九节　子宫血管平滑肌细胞生物学

一、生理、生化、生物学特征

VSMC位于血管壁中膜，呈长梭形，其主要功能是调节血管的张力，还可通过迁移、增殖和合成细胞外基质来修复受损血管壁的血管细胞。它还可通过旁分泌和自分泌的生长机制，合成与分泌多种细胞基质成分与细胞因子，同时细胞表面的受体也可接受不同因子的信号刺激，引起一系列的生物学行为的改变。子宫是女性特有的器官，子宫体部组织由密集的平滑肌细胞和少量的间质组成，其舒缩功能的调节主要靠子宫平滑肌完成，而下面这些细胞因子和血管活性物质在调控子宫平滑肌的舒缩功能中发挥着主要作用。

1. **转化生长因子β(transforming growth factor β，TGF-β)**　在人类，TGF-β有3种亚型：TGF-β_1、TGF-β_2和TGF-β_3，其基因分别定位于染色体19q13.1、1q41和14q23，均含有7个外显子，核苷酸序列高度同源。细胞最初合成的TGF-β是无活性的前体蛋白，经氨基末端酶解修饰而成为活化型的TGF-β。TGF-β在靶组织的生物学效应是通过细胞膜上特异性的受体来介导的，分别为受体RⅠ、RⅡ和RⅢ型。其中Ⅰ和Ⅱ型为糖蛋白，具有丝氨酸/苏氨酸激酶的活性，Ⅲ型则是蛋白聚糖构成的二聚体，主要起细胞表面结合蛋白的作用。研究已经证实，TGF-β信号转导是通过其受体依次结合、逐级磷酸化实现的。人类子宫平滑肌及肌瘤组织都表达TGF-β_1、TGF-β_2和TGF-β_3亚型及TGF-β RⅠ、RⅡ和RⅢ。Lee等通过研究发现，体外培养的子宫肌瘤细胞(human uterine leiomyoma cell，LSMC)高表达TGF-β_3，其mRNA水平是同源正常MSMC的5倍，TGF-β_1在两者之间表达无差异，并且还发现，TGF-β_1和TGF-β_3可抑制正常子宫肌层DNA的合成，而TGF-β_3却能增加肌瘤组织DNA的合成。

2. **胰岛素样生长因子1(Insulin-like growth factor 1，IGF-1)**　IGF系统由IGF、胰岛素样生长因子受体(Insulin-like growth factor receptor，IGFR)与IGF特异性结合的胰岛素样生长因子结合蛋白(Insulin-like growth factor-binding protein，IGFBP)及IGFBP的水解酶组成，其中IGF-1是影响子宫血管平滑肌调控的重要生长因子。IGF-1是一类具有促进细胞增殖、分化及血管形成等多种生物活性的多肽生长因子，主要由肝产生，是70个氨基酸组成的单链蛋白，分子质量为7649×10^3，其基因定位于12号染色体q22～24，含5个外显子和4个内含子，长度约45kb，它与胰岛素有很大的同源性，二者的空间结构相似，使其具有胰岛素样活性。人子宫组织有IGFs及其受体存在，在子宫平滑肌层中也发现有IGFs mRNA的表达和相应蛋白质的分泌，并且表达量随子宫内膜周期性改变而改变。动物实验表明IGF-1可在雌激素的作用下促进平滑肌细胞的有丝分裂，介导平滑肌细胞的增生。在雌激素影响下，平滑肌细胞的IGF-1分泌增多，如果在雌、孕激素的共同刺激下，IGF-1基因的表达量比单独雌激素作用明显增多，这说明IGFs不仅是一种雌激素介质，还是一种孕激素介质。IGF-1，TGF-2受体mRNA均表达于平滑肌层细胞中，但和性激素调节的关系仍未确定。此外，IGFBP-2、IGFBP-3、IGFBP-4、IGFBP-5均可由子宫平滑肌细胞分泌，其中IGFBP-3m RNA受雌激素作用而表达下降，而IGFBP-2、IGFBP-4、IGFBP-5则高度表达，提示IGFBP-3对IGF-1促进平滑肌细胞增生的抑制作用。

3. *表皮生长因子受体*(epidermal growth factor-receptor,EGFR)　EGFR 相对分子量为 170 000,是由 1186 个氨基酸组成的跨膜糖蛋白,它包含 2 个主要区域,即配体结合区位于细胞外部分;酪氨酸激酶区位于胞浆部分,两者由跨膜区连接,酪氨酸激酶区具有蛋白激酶活性,其激活依赖与细胞外配基 EGF 的结合。EGF 由 53 个氨基酸组成,是一种强效的细胞分裂促进因子,多以自分泌或旁分泌方式发挥作用。当 EGF 与靶细胞膜上的 EGF-R 结合后,受体的胞内部分酪氨酸残基磷酸化,受体即被激活,可识别细胞内含酪氨酸残基的靶蛋白并使之磷酸化,后者可激活处于休眠状态的核转录因子,从而影响有关基因的表达,发挥调节细胞增殖和分裂的作用。Yeh 等报道,在子宫平滑肌细胞体外培养中加入 EGF,能使平滑肌细胞的 DNA 合成明显增加。

二、信号调控及机制

子宫平滑肌具有与其他组织平滑肌类似的收缩机制和分子通路,包括 Ca^{2+}、Na^{+}、K^{+} 等对细胞内外电位变化的调控,其中,主要是钾离子通道蛋白中的大电导钙激活钾通道(large-conductance Ca^{2+}-activated K^{+}-channel,BKCa),它决定了细胞膜静息电位及兴奋性。同时子宫作为孕育器官,又拥有一些自身特性,包括缩宫素受体(oxytocin receptor,OTR)、β 肾上腺素受体和促肾上腺皮质激素释放激素受体(corticotropin-releasing hormone receptor,CRH-R),临产后其通过加强肌动蛋白和肌球蛋白的相互作用引起子宫收缩。此外,细胞缝隙连接(gap junction,GAP)也与子宫平滑肌细胞的收缩作用密切相关。

1. *大电导钙激活型钾通道*(BKCa)　子宫肌兴奋性的高低主要与膜电位有关,决定膜电位水平的主要因素是钾离子通道的数量和功能。子宫平滑肌细胞(myometrial smooth musclecells, MSMC)存在着多种钾离子通道,如钙敏感型钾通道、电压依赖型钾通道、ATP 敏感型钾通道等。BKCa 是妊娠子宫平滑肌钾离子通道中最主要的通道,具有电导大、表达密度高的特点。BKCa 通道的分子结构由 4 个 α 亚单位和 4 个 β 亚单位组成。每个 α 亚单位结合一个 β 亚单位之后再形成 BKCa 通道的四聚体结构,α 亚单位 C 末端具有通过细胞内游离 Ca^{2+} 调节通道活性的区域,β 亚单位对几乎所有的通道调控特征都起到修饰作用。BKCa 在兴奋性刺激及细胞内 Ca^{2+} 升高的情况下可以导致复极化电流,在 MSMC 中,BKCa 存在于细胞膜穴样凹陷中,与其中的支架蛋白和陷窝蛋白 1 (caveolin-1,cav-1)相连接。England 小组的研究报道称,cav-1 siRNA 可以抑制人子宫平滑肌细胞的总 K^{+} 电流,BKCa 与陷窝蛋白通过 BKCa 碳端的陷窝蛋白结合位点相互作用,这个位点的芳香族残基变异体可导致 K^{+} 电流减小。然而,在免疫荧光和免疫沉淀实验结果表明,只有变异体 Y1007A、F1012A 和 Y1015A 这 3 个芳香族残基变异体同时出现时才能破坏陷窝蛋白和 BKCa 之间的连接。因此,陷窝蛋白结合位点的破坏会干扰 cav-1/BKCa 的相互作用,而 cav-1/BKCa 相互作用的缺失可减少 MSMC 中的总 K^{+} 电流,从而抑制子宫平滑肌的舒张。此外,England 小组的研究还发现,在人子宫肌层中高水平表达一个变异的 BKCa 通道,此通道中含有一个 44 氨基酸的插入片段(44-aminoacidinsertion,mk44)。Nardilysin 是胰岛素酶家族中的一种 Zn^{2+} 依赖性金属蛋白酶,它可以调控 mk44 在质膜上的表达及 mk44 对细胞内钙增加的反应性。Nardilysin 转化酶亚型在人子宫肌层中有表达,且与 mk44 共定位,Nardilysin 转化酶可以调控 mk44 在静止的子宫平滑肌细胞内质网中的停滞及 mk44 在质膜上的表达。在人子宫平滑肌细胞中,抑制 Nardilysin 转化酶可以促进 mk44 的定位及增大 BKCa 电流,由此可见,在人子宫肌层中,Nardilysin 转化酶可以通过 BKCa 的 mk44 来调控子宫平滑肌细胞的兴奋性。如果在分娩开始时,人子宫肌中 BKCa 通道 α 亚基 mRNA 的表达量减少,同时 BKCa 通道 α 亚基的一个 132bp 剪切外显子表达增多,可引起参与 BKCa 通道对钙和电压敏感性的降低,从而增强分娩时子宫收缩的活性。

2. 缩宫素受体(oxytocin receptor,OTR) OTR 存在于子宫平滑肌和蜕膜,是 OT 抗利尿激素受体家族的成员,其包括 OTR 和抗利尿激素受体 V1a、V1b、V2。这些受体是 G 蛋白配对受体超家族的成员,与 G 蛋白耦连,启动多种胞内信号转导通路,包括依赖于 Ca^{2+} 的蛋白激酶 C (protein kinase C,PKC),催产素通过增加细胞膜的钙离子内流和肌质网的钙离子外流,增加平滑肌细胞胞质内钙离子浓度,发挥收缩子宫平滑肌的作用。Kimura 等报道,人类子宫 OTR 在整个妊娠期逐渐增加,孕期越长子宫平滑肌对催产素的敏感性越高,产程开始后子宫平滑肌 OTR 水平进一步迅速增加,比正常子宫高 200 多倍,比分娩启动前则增加了 2 倍。虽然血液催产素浓度在分娩启动前没有明显增加,但分娩时子宫 OTR 水平的增加有利于循环中低水平 OT 发挥收缩子宫的作用,使垂体来源的 OT 与子宫局部分泌的 OT 共同参与分娩启动过程。妊娠期子宫 OTR 水平的增加与雌激素的诱导有关,孕激素对 OTR 的作用与雌激素的作用相反。除了雌激素和孕激素,蜕膜合成的白细胞介素-1β(interleukin-1β,IL-1β)和 PG 均可诱导子宫 OTR 的表达。CRH 也可以促进 OTR 的表达。

3. β 肾上腺素受体 β 肾上腺素受体分为 3 种,β_1 受体主要分布在心、肠道,β_2 受体分布于子宫、血管、支气管、肝,β_3 受体分布在白色及棕色脂肪。因此对子宫平滑肌收缩有抑制作用的 β_2 受体激动剂,其机制是 β_2 受体激动剂与子宫平滑肌细胞膜 β_2 受体结合后,导致子宫肌层 cAMP 水平增加,促使钙离子结合到肌浆内质网上,使游离钙减少;同时激活腺苷酸环化酶,促进 ATP 转换为 cAMP,降低肌浆蛋白轻链激酶活性,从而抑制子宫收缩。

4. 促肾上腺皮质激素释放激素(corticotrophin releasing hormone,CRH) CRH 是由 41 个氨基酸组成的神经多肽,主要由滋养细胞中的合体滋养细胞合成,根据与 CRH、蛙皮降压肽、硬骨鱼紧张肽的亲和力不同,CRH 受体可以分为两种:CRH Ⅰ型受体(CRH-R1)和 CRH Ⅱ型受体(CRH-R2)。CRH-R1 与三者的亲和力基本相同,主要分布于中枢神经系统、皮肤、卵巢和子宫平滑肌等组织,产程开始后 CRH-R1 出现向上调节现象,提示 CRH 在分娩过程中的作用增强;CRH 可能通过多种机制促进子宫收缩,如促进胎盘、胎膜、蜕膜细胞合成释放 PGE2 和 PGF2α,促进催产素受体表达、促进促肾上腺皮质激素(ACTH) 释放使孕激素/雌激素比例下降等。CRH-R1 和 CRH-R2 在氨基酸水平有 70%的同源性。各自有不同的亚型,在人类妊娠子宫平滑肌中,不同孕期和不同组织表达不同的 CRH 受体。母体血浆 CRH 水平在妊娠早期很低,与未妊娠时相似,于妊娠 18~20 周开始升高,妊娠晚期增加迅速。在妊娠最后 6~8 周,母体血浆中 CRH 水平可增加至妊娠前的 20 倍。临近分娩时 CRH 达最高水平,于产后 24h 迅速下降至妊娠前水平。Grammatopoulos 研究发现,妊娠子宫肌可表达 CRH-R1 的 4 种亚型(α、β、C、D)和 3 种 CRH-R2 亚型(R2α、R2β、R2γ),而非妊娠期子宫仅表达 CRHR1α、CRH-R1β 及 CRH-R2β。CRH-R1 通过 G 蛋白调节蛋白激活腺苷酸环化酶,使子宫肌细胞 cAMP 升高,因而可使子宫静息。足月时,OT 上调 PKC,使 CRH 受体蛋白磷酸化,导致其敏感性下降,抑制收缩作用解除。妊娠子宫表达不同的受体亚型,耦连不同的第二信使,这可能是 CRH 具有不同作用的原因。

5. 细胞缝隙连接(gap junction,GAP) 间隙连接是由间隙连接蛋白组成的跨膜蛋白通道结构,相邻细胞间隙连接通道允许分子量小于 1kD 的代谢产物和信息分子通过,由连接蛋白(connexin,CX)介导的 GAP 通讯是细胞间最普遍的通讯方式,能传递生长抑制或增殖信号,CX 的表达对维持细胞的生长、分化和凋亡起重要的调控作用。缝隙连接蛋白 43(connexin 43,CX43)是构成细胞 GAP 的主要蛋白,在子宫平滑肌呈特异性表达,存在磷酸化(P-CX43)与非磷酸化(NP-CX43)两种形式。磷酸化是其转录后非常重要的一种修饰,通过磷酸化修饰可影响 CX43 的合成、转运、装配、解离和降解,从而快速调节细胞膜上 GAP 通道的数量。在分子水平,GAP 通道和 CX43 多聚体形成的缝隙连接将肌细胞相连,这些通道使得肌细胞发生电耦连,可调控子宫平滑肌细胞内信号通路,影响子宫收缩的协调性和节律性。此外,研究还发现,在非妊娠期、绝经前的正常子宫肌肉组织中 CX43 水平较低,足月分娩前和早产时,CX43mRNA 和蛋白急剧增加。临产时子宫平滑肌活性的一个重要方面是同步收缩的形成,表现为子宫细胞之间的偶联加强,GAP 连结增加。临产后 GAP 大量增加,GAP 的半衰期只有 1～2h。因此,需要不断地合成以维持妊娠。Chow 等曾报道,足月妊娠和临产后子宫肌细胞 CX43 mRNA 和蛋白表达均增加,CX43 mRNA 水平升高,使子宫肌肉中 CX43 蛋白迅速表达,形成间隙连接通道,这一改变显著地加强了电耦连,在电兴奋组织中,其功能是为子宫肌肉细胞间收缩的控制提供低电阻通路,使离子容易通过间隙连接的通道,保证子宫肌肉细胞群在代谢和行为上的协调。PGF2α 的旁分泌作用和局部钙离子的释放也使肌细胞之间的连接增多。这种广泛的物理和生物的连接使单个细胞的去极化迅速传导至相邻的细胞,形成广泛的去极化波,引起子宫收缩,宫腔内压力升高,宫颈进行性扩张,使胎儿娩出。

三、研究展望

探讨子宫血管平滑肌细胞生理生化以及调控的机制对于了解子宫平滑肌在生理病理条件下的变化具有重要的作用。一系列细胞因子刺激引起了子宫平滑肌的细胞生物学的改变,从而导致子宫平滑肌的收缩和舒张的功能变化。但是,这其中的机制原理也有许多亟待阐明的地方,如细胞因子之间相互调控通路还未完全了解,女性性激素在对细胞因子的影响是通过何种调控机制,细胞间质对子宫平滑肌细胞的信号传递过程,妊娠和非妊娠状态下,各种通路的不同调控方式等,这都是以后需要继续研究的方向,同时随着这些问题的逐渐深入,将为临床的药物开发提供新的机制和药物作用靶点,并为相关的子宫疾病的预防和治疗提供理论依据。

(程　俊)

参考文献

Brainard AM,Korovkina V,England SK.2009.Disruption of the maxi-K-caveolin-1 interaction alters current expression in human myometrial cells.Reprod Biol Endocrinol,7：131.

Lee BS,Nowak RA.2001.Human leiomyoma smooth muscle cells show increased expression of transforming growth factor-beta 3 (TGF beta 3) and altered responses to the anti-proliferative effects of TGF beta .J Clin Endocrinol Metab,86(2):913-920.

Yeh J,Rein M,Nowak R.1991.Presence of messenger ribonucleic acid for epidermal growth factor (EGF)and EGF receptor demonstrable in monolayer cell cultures of myometria and leiomyomata.Fertil Steril,56 ：997-1000.

第三十节　阴茎血管平滑肌细胞生物学

一、生理、生化、生物学特征

阴茎分为阴茎头、中部的阴茎体以及后部的阴茎根三部分。阴茎头为阴茎前端的膨大部分，外形因物种的不同而不同。中部的阴茎体由阴茎海绵体和尿道绵体组成，具有丰富的血管、神经、淋巴管。阴茎后端为阴茎根，藏于阴囊和会阴部皮肤的深面，固定于耻骨下支和坐骨支，为固定部分。

阴茎由3个平行的长柱状海绵体组成，上面两个海绵体称阴茎海绵体，下面一个称尿道海绵体。每个海绵体的外面都包有一层厚而致密的纤维膜，分别称为阴茎海绵体白膜和尿道海绵体白膜。海绵体内部由许多海绵体小梁和腔隙构成，腔隙是与血管相通的窦隙。当腔隙充血时，阴茎即变粗变硬而勃起。3个海绵体外面共同包有浅、深阴茎筋膜和皮肤。

阴茎平滑肌主要由阴茎海绵体平滑肌和阴茎血管平滑肌构成。其中阴茎海绵体平滑肌细胞是组成阴茎海绵体的主要功能成分，占整个阴茎组织成分的40%～50%。一般认为，海绵体中平滑肌细胞是调节阴茎勃起及维持勃起的重要因素，是阴茎神经调控的主要效应器部位。

二、信号调控及机制

阴茎海绵体组织结构有平滑肌细胞、弹性纤维、胶原纤维、血窦、窦内皮细胞、窦间隙等成分。其中平滑肌是阴茎勃起功能的组织学基础，因为海绵体回流静脉的关闭必须依赖平滑肌。阴茎海绵体平滑肌细胞数的减少和功能上的衰退与勃起功能障碍有密切关系。另外，在众多导致阴茎海绵体平滑肌细胞病变的因素中，海绵体内氧分压下降既影响阴茎平滑肌细胞的舒张功能，又可导致阴茎平滑肌细胞纤维化。阴茎海绵体窦内氧分压的变化通过影响血管活性因子、细胞因子、核因子和受体来调节小梁平滑肌的张力和代谢。因此，阴茎平滑肌张力调节中细胞信号转导的研究，对理解勃起生理学、勃起功能障碍的病理生理学及开发治疗勃起功能障碍新的选择性药物具有重要意义。

1. 一氧化氮与内皮素　现代勃起生理的研究显示，非肾上腺能非胆碱能(NANC)神经递质一氧化氮(NO)是介导阴茎平滑肌松弛的主要成分。NO是调节阴茎勃起的主要血管活性因子，它通过cGMP依赖和非依赖两个途径，松弛小梁平滑肌。一方面，NO扩散至平滑肌细胞内，与鸟苷酸环化酶的亚铁血红素结合，刺激cGMP的合成增加，导致细胞内钙降低、肌凝蛋白脱磷酸化、平滑肌松弛。另外，NO还可通过cGMP非依赖途径，如直接激活Na^+-K^+-ATP酶，降低细胞内ATP含量，松弛小梁平滑肌。

阴茎组织中NO是在一氧化氮合酶(NOS)的催化作用下由左旋精氨酸(L-arg)转变而来，NOS是这一过程的主要限速酶。NOS分布在阴茎海绵体的神经、内皮、平滑肌上，它在介导阴茎动脉血管平滑肌和海绵体窦平滑肌松弛过程中起关键作用。NOS以分子氧和精氨酸为底物合成NO，低氧分压抑制其活性，因此氧是NO生成率的限制因子。已研究证实，NOS分为原生型(cNOS)和诱生型(iNOS)两种，前者又包括神经细胞型(nNOS)和内皮细胞型(eNOS)，现各型NOS均已用于勃起功能障碍(ED)基因治疗的研究，并取得了较好的效果。吴晓军等通过免疫组织化学染色表明，大鼠阴茎组织中NOS mRNA的表达水平随年龄的增长而减少。Chanecellor 等用多种基因转移方法将 eNOS 基因转入成年大鼠阴茎海绵体内，发现均显著增强了其勃起能力，尤以腺病毒转染的成肌细胞载体最有效，腺病毒载体次之。Bivalacqua 等对 DE 的 eNOS 基因治疗进行了系列的研究，他首先用腺病毒载体转导 eNOS 基因，逆转了老龄鼠(60 周龄)的 ED，使其勃起能力与壮年鼠相似，而且转导的基因表达可以维持 30d。

内皮素(endothelin，ET)是 21 个氨基酸组成的多肽，由蛋白前体分解而成，共有 3 种。内皮素从血管内皮细胞培养物中分离出来，能有效地收缩阴茎勃起组织。3 种内皮素与平滑肌细胞均有很高的亲和力，通过海绵体上特异性 ETA 和非特异性 ETB 受体而起作用。内皮素和 NO 的平衡，对维持小梁平滑肌张力起重要作用。低氧分压诱导血管内皮细胞内皮素的表达，但抑制 NO 合成酶及其基因表达。内皮素对平滑肌的收缩作用，被认为是 ED 的病理、生理动因，但需进一步的研究证实。

2. 转化生长因子与前列腺素 E　正常情况下，海绵体窦由螺旋动脉直接提供动脉血，但其氧分压因阴茎的功能状态而异，非勃起时 PO_2 为 25～40mmHg，勃起时，PO_2 为 90～100 mmHg，氧分压的这种变化可影响转化生长因子($TGF\text{-}\beta_1$)和前列腺素 E_1(PGE_1)的表达。两者均是海绵体平滑肌细胞合成的血管活性因子，合成速度受氧分压调节。阴茎非勃起状态的低氧分压诱导 $TGF\text{-}\beta_1$ 合成增加 2.5～4 倍，$TGF\text{-}\beta_1$ 可诱导阴茎平滑细胞合成胶原蛋白。长期缺氧可增加 $TGF\text{-}\beta_1$ 生成，从而导致阴茎平滑肌细胞纤维化，这种合成过程可被单剂量的 PGE_1 抑制，而勃起状态的高氧分压使 PGE_1 的合成增加 3 倍。

$TGF\text{-}\beta_1$ 通过诱导胶原蛋白、纤维黏蛋白和糖蛋白的表达，同时抑制胶原酶和其他蛋白酶活性和表达改变着细胞外基质组成。胶原的增加对平滑肌生长起负面影响，最终导致了平滑肌的萎缩和凋亡。前列腺素在勃起组织中起血管活性作用，不同的前列腺素在阴茎勃起中的作用不同，PGE_1 可以使海绵体松弛，而 PGE2a、血栓素和前列环素可以引起阴茎海绵体收缩，研究还表明 PGE_1 和 PGE_2 可以抑制胶原的合成。用 PGE_1 处理过的成纤维细胞胶原合成下降 47%，而对其他蛋白质合成没有影响。PGE_2 可以抑制 $TGF\text{-}\beta_1$ 的胶原合成。PGE_1 通过增加 cAMP 的水平抑制 $TGF\text{-}\beta_1$ 诱导的胶原合成。因此，决定阴茎海绵体结缔组织和平滑肌平衡状态的一个关键因素是 PGE 和 $TGF\text{-}\beta_1$ 的相互作用。

3. 胆碱能受体与肾上腺素能受体　乙酰胆碱是体液性神经递质，使平滑肌松弛，对抗肾上腺素能神经，加强阴茎海绵体中 NO 的作用。乙酰胆碱受体的表达，在人类海绵体上为 M_1～M_4，而在海绵体平滑肌细胞培养中为 M_2 和 M_4。M_1 是胆碱能神经受体亚型，可激活 NANC 神经通路。证据表明，人类阴茎海绵体内皮细胞存在 M_3，该受体被乙酸胆碱激活后，可提高细胞内钙水平，并通过内皮的 NOS 增加 NO 的合成。在其他血管组织中证明，低氧分压改变乙酸胆碱的作用结果并影响其受体水平，但在阴茎海绵体，低氧分压对胆碱能神经受体的影响有待研究。

阴茎的血管内皮和海绵体平滑肌上存在 α 和 β 肾上腺素能受体。α 受体主要作用是保持阴茎的非勃起状态。α_1 受体的 3 个亚型(α_{1a}、α_{1b}、α_{1d})和 α_2 受体的 3 个亚型(α_{2a}、α_{2b}、α_{2c})在人类阴茎海绵体活检中均有表达。α_{1a}、α_{1d}、α_{2a}、α_{2c} 在人类阴茎海绵体平滑肌培养中有表达。这些受体的功能和意义尚不完全清楚，异丙肾上腺素和 α 受体拮抗剂能提高平滑肌细胞的 cGMP；去甲肾上腺素能与所有 α_1 受体结合，海绵体的反应是这些受体联合作用的结果。研究证明人类阴茎海绵体 α_1 受体随年龄和血管疾病的增加而增多；长时间低氧分压或组织缺血，选择性增加动脉而非静脉壁平滑肌上 α_{1b}受体的功能表达。相反组织缺氧后的再供氧，降低动脉 α_{1b}受体的功能表达。局部慢性缺血缺氧，可增加局部和全身血循环的儿茶酚胺，并可诱导局部血管增生。

4. 缺氧诱导因子　近来国外学者报道了缺氧诱导因子-1 在阴茎海绵体平滑肌细胞纤维化方面的研究。缺氧诱导因子 1(HIF-1)是细胞在缺氧条件下产生的具有转录活性的核蛋白，它能够与靶基因相结合，通过转录及转录后的调控，使机体对缺氧、缺血产生适应反应。HIF-1 是 Semenza 等在研究缺氧条件下促红细胞生成素的 3′增强子时发现的。随后研究表明，HIF-1 可以上调细胞存活、生长、分化及凋亡等基因的表达，尤其在缺氧状态下对氧的平衡起中心作用。HIF-1 是由 α 亚基和 β 亚基组成的异二聚体核转录因子，属于 bHLH-PAS 家族成员，其中 β 亚基为芳香烃受体核转运子，在细胞内稳定表达；而在不同状态下，α 亚基的表达存在显著性差异，因此在功能调控方面起主要作用。在切除阴茎神经血管束的小鼠阴茎模型中发现 HIF-1 与Ⅰ型胶原蛋白的表达呈正相关。Jillt 等发现 HIF-1 诱导的肾纤维化途径是有别于 TGF-β_1的诱导途径。HIF-1 在组织缺氧的调节过程中起着中心作用，但有关 HIF-1 在阴茎海绵体纤维化方面作用机制尚不清楚，有待于进一步研究。

5. 其他活性因子　在阴茎组织和支配神经中还有其他一系列神经递质和神经调质。如血管内皮生长因子、血管活性肽(VIP)降钙素、P 物质垂体腺苷酸环化酶激活肽、ATP、5-羟色胺、多巴胺、催产素及组胺等，但这些物质在正常勃起反应中的作用仍有争议。

三、生物学意义

1. 阴茎平滑肌收缩(阴茎疲软)的分子生物学机制　阴茎平滑肌收缩的信号来自神经元和内皮细胞。神经元的末梢释放去甲肾上腺素，去甲肾上腺素与阴茎平滑肌细胞膜上的 α_1 和 α_2受体结合，启动不同的级联反应。α_1受体激活腺苷酸环化酶使 cAMP 降解；α_2受体、内皮素和 PGE_2激活蛋白激酶 C 等，增加磷酸肌醇的浓度，其可以直接作用于细胞膜钙离子通道或作用于细胞内质网，提高细胞内钙离子的浓度，进而导致平滑肌收缩，使阴茎血液灌注量下降，抑制阴茎勃起或维持阴茎疲软状态。

2. 阴茎平滑肌松弛(阴茎勃起)的分子生物学机制　阴茎勃起是由神经内分泌调节下的阴茎动脉和阴茎海绵体一系列血流动力学变化过程。当性刺激时，副交感神经、非肾上腺素非胆碱能神经末梢和血管内皮细胞，在 NOS 的作用下释放 NO，NO 激活鸟苷酸环化酶，使 GTP 转化成 cGMP，cGMP 使细胞胞质内钙离子浓度降低，使平滑肌松弛，阴茎血流量增加而诱发勃起。大量证据表明 NO 是海绵体中介导阴茎勃起的一种重要神经递质。nNOS 定位在支配海绵体及相关血管平滑肌系统的神经元，表明 NO 是介导海绵体平滑肌松弛的节后神经递质。NO-cGMP 通路在阴茎勃起过程中起着重要的调控作用。

四、研究展望

阴茎平滑肌张力调节中细胞信号转导的研究对理解勃起生理学、勃起功能障碍的病理生理学及开发治疗勃起功能障碍新的选择性药物具有重要意义。磷酸二酯酶抑制剂西地那非于 1998 年在美国问世并在全世界应用于治疗勃起功能障碍以来，大大激发了人们对海绵体细胞内信号转导机制研究的兴趣，从而使阴茎勃起机制的基础研究取得了显著进展。目前阴茎血管、海绵体平滑肌收缩方面的研究正逐渐走向成熟。随着新型分子生物学技术和设备的应用，多种活性因子重组产物和阻断剂的不断出现，以及具有不同生物学特征体外体系和动物模型的建立，有关阴茎海绵体平滑肌收缩调节机制的研究必将得以深入和突破。

（胡昊良　谢　凤）

参 考 文 献

Behrends S，Steenpass A，Porst H，et al.2000.Expression of nitric oxide sensitive guanylyl cyclase subunits in human corpus cavernosum.Biochem Pharmacol，59：713-717.

Lau A，Tu R，Lue TF.2000.Expression of three isoforms of c GMP2 binding c GMP2 specific phosphodiesterase (PDE) inhuman penile cavernosum.Biochem Biophys Res Common，268：628-635.

Sezen SF.2000.Intracavernosal pressure monitoring in mice：responses to electrical stimulation of the cavernous nerve and to intracavernosal drug administration.J Androl，21：311-315.

第三十一节　Apelin/APJ 系统与血管平滑肌细胞生物学

一、Apelin/APJ 系统的发现及其生物学功能

1993 年，O'Down 等首次发现孤儿 G 蛋白偶联受体，并将其命名为 APJ（血管紧张素受体 AT1 相关的受体蛋白，putative receptor protein related to the angiotensin receptor AT1），并发现在人类基因组中它是定位于 11 号染色体上且与 AT1（血管紧张素Ⅱ受体 1 型，angiotensinⅡ type 1 receptor）在疏水跨膜区有 40%～50%的同源性。结构决定功能，蛋白质所有的功能信息都蕴藏在蛋白质的氨基酸排列中。利用氨基酸序列信号，可以预测蛋白质未知功能。APJ 三维结构未知，在已知 APJ 的氨基酸序列以后，可以从序列信息预测蛋白质结构，推测蛋白质的功能。APJ 是由 377 个氨基酸组成有 7 次跨膜结构，2 个糖基化位点，6 个激酶磷酸化位点，6 个酰基化位点和 1 个 7tm-1 结构功能域，为预测其结构和功能，本实验室对 APJ 受体的三级结构模型及其三个潜在的结合位点进行了预测（图 1-2）。

1998 年，Tatemoto 等用反向药理学的方法从牛的胃分泌物中分离纯化出 APJ 的内源性配体 Apelin（APJ endogenous ligand），它是一种生物活性多肽，前体由 77 个氨基酸组成，由于其羧基(C)端含多个潜在的翻译后加工酶切位点，先被截成含 55 个残基的前体 Apelin，随后被血管紧张素转化酶或前蛋白转化酶枯草溶菌素 3 裂解为：Apelin-36、Apelin-17、Apelin-13 和 Apelin-12 等多个有活性的亚型，其中 Apelin-13 在体内的活性最强，所以在科研设计中研究者最常用的 Apelin 亚型就是 Apelin-13（表 1-8）。虽然 APJ 与 AT1 有高度的同源性，但 Apelin 不仅不能激活 AT1 且还可以拮抗 AngⅡ（血管紧张素Ⅱ，angiotensin Ⅱ）的作用。

Apelin 能激活 APJ 受体发挥多种生物学功能，具有增强心肌收缩力、降低血压、利尿、促进摄食摄水、调节胃肠道功能和胰岛素敏感性、促进血管新生和肿瘤生长、调节免疫功能、调控垂体激素释放等多种生物学效应。本实验组致力于研究 Apelin/APJ 系统对心血管疾病及其相关功能的研究并发现 Apelin 可以促进心肌肥大、舒张血管，还可以增强单核细胞和人类脐静脉内皮细胞黏附，肺腺癌细胞增殖，迁移和自噬，肝癌 $HepG_2$ 细胞中的自噬；Apelin 还能促进血管平滑肌细胞增殖和迁移。血管平滑肌细胞异常增殖是动脉粥样硬化等血管增生性疾病

的发生发展重要因素。探讨 Apelin/APJ 系统是如何促进血管平滑肌增殖迁移的详细分子机制，将有望为抗动脉粥样硬化等血管增生性疾病及其治疗方法提供强有力的依据。Apelin/APJ 系统已经被证实成为一种新的多疾病治疗潜在靶点。

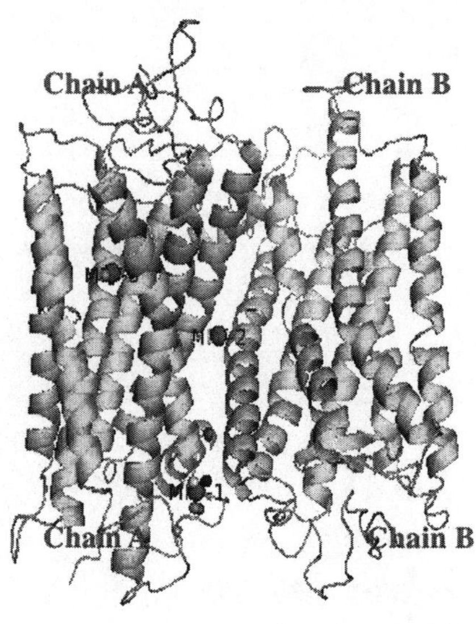

图 1-2 APJ 的三维模型及其结合位点

表 1-8 人 Apelin 各亚型氨基酸序列

Apelin	(C)氨基酸序列(N)
前体(77)	MNLRLCVQALLLLWLSLTAVCGGSLMPLPDGNGLEDGNVRHLVQPRGSRNGPGPWQ GGRRKFRRQRPRLSHKGPMPF
前体(55)	GSLMPLPDGNGLEDGNVRHLVQPRGSRNGPGPWQGGRRKFRRQRPRLSHKGPMPF
36	LVQPRGSRNGPGPWQGGRRKFRRQRPRLSHKGPMPF
17	KFRRQRPRLSHKGPMPF
13	QRPRLSHKGPMPF
12	RPRLSHKGPMPF

二、Apelin 与血管平滑肌细胞

Apelin 广泛表达于各种细胞系并促进它们的生长，如血管平滑肌细胞、视网膜内皮细胞、人脐静脉内皮细胞、血小板和人成骨细胞等。Apelin 能促进血管平滑肌细胞增殖和抗凋亡、迁移和钙化，通过血管新生促进内皮细胞增殖，Apelin 能抑制凝血酶和胶原引起的血小板聚集但不能抑制腺苷二磷酸(adenosine diphosphate，ADP)和血栓素 A_2 引起的血小板聚集，并促进人成骨细胞增殖但不影响其分化。Apelin 参与血管功能的维持和调控，能够通过内皮细胞舒张血管或在内皮损伤时收缩血管，调节血管平滑肌的功能，所以 Apelin 与血管平滑肌细胞关系密切。

三、Apelin 促进血管平滑肌细胞增殖和抗凋亡作用

Apelin 可以通过 JNK 和 PI3K/Akt 信号通路刺激 MC3T3-E1 细胞增殖。另外，Apelin 还可以刺激人成骨细胞增殖，PI3K/Akt 也参与这个增殖的过程。所以有研究者提出 Apelin 是否会通过 PI3K/Akt 途径诱导刺激血管平滑肌细胞增殖。2008 年，本实验组首次发现 apelin 可以通过上调磷酸化细胞外信号，调节激酶和细胞周期蛋白 D_1 以时间和浓度依赖性的方式来促进血管平滑肌细胞的增殖。在 1μmol/L Apelin 的刺激下，处于 G_0/G_1 期的细胞增多了约 92%而处于 S 期的细胞减少了约 9%。所以，Apelin 能加快血管平滑肌细胞有丝分裂过程中 G_0/G_1 向 S 期的转化从而加快细胞循环，G_1 期和 S 期对于血管平滑肌细胞的表型转换是十分重要的。而细胞增殖和一些调节细胞周期蛋白对整个细胞周期是十分重要的，细胞周期蛋白 D_1 对于调节 G_1 到 S 期的检查点也发挥了重要作用。而细胞外信号调节激酶可以促进细胞周期蛋白 D_1 的合成。Apelin 可以通过 PI3K/Akt 信号通路刺激内皮细胞、人成骨细胞增殖。Apelin 促进血管平滑肌细胞增殖可能涉及其他途径，Jagged-1/Notch3 信号通路也被发现可以激活 $CyclinD_1$ 蛋白来使血管平滑肌细胞增殖。Jagged-1/Notch3 在血管平滑肌细胞增殖和分化中发挥了十分重要的作用，在肺动脉高血压中也证实了它的这个作用。Notch 家族有 4 个亚型，其中 Notch3 主要在成熟的动脉平滑肌细胞。过表达肺小动脉血管平滑肌细胞中的 Notch3 和肺小动脉中的血管平滑肌细胞增殖是肺动脉高血压的重要特征。而 Jagged 家族是 Notch 的配体，Notch3 在血管发育的很多方面都发挥了一定的作用：血管生成、血管新生、分化、血管重建，还有血管平滑肌细胞的成熟、迁移、增殖。Notch3 还会影响 $CyclinD_1$ 的表达，Cyclin D_1 通过加快细胞周期，参与调节 Apelin 促 Jagged-1/Notch3 信号通路上调，导致血管平滑肌细胞增殖，并且 ERK 在这个过程中也发挥了重要作用。Apelin 不仅可以促进血管平滑肌细胞增殖，还有抑制细胞凋亡的作用。Apelin 在营养缺乏条件下，对人血管平滑肌细胞有一定的保护作用，可以抑制其凋亡，而 PI3-K/Akt 信号通路参与了这个过程，但 ERK 没参与 apelin 的抗凋亡作用。

总之，大量研究发现 Apelin 可以通过调节细胞周期和 PI3K 途径来促进血管平滑肌细胞增殖及其抗凋亡作用，从而使血管平滑肌细胞总量增多。但是其具体机制还不是很明了，Apelin 是如何促进血管平滑肌细胞增殖及抗血管平滑肌细胞凋亡的详细分子机制还有待进一步研究，也为寻找动脉粥样硬化和高血压等增生性疾病药物及治疗靶标提供更详细的理论依据。

四、Apelin 促进血管平滑肌细胞迁移

随着对血管平滑肌细胞研究的深入，许多研究者开始关注血管平滑肌细胞的迁移及它可能的机制。Liu 等发现并报道 Apelin 不仅可以促血管平滑肌细胞增殖，还可以通过上调 Egr-1 和 OPN 促进它的迁移，Egr-1(早期生长反应因子-1)是核转录因子，还可以调节很多增殖相关基因。PI3K/Akt/FoxO3a/MMP-2 途径也可以介导 Apelin 诱导的血管平滑肌细胞迁移。Apelin 可以将 FoxO3a(Forkhead box O3a) 从核转移到胞质从而发挥其促迁移的作用。血管平滑肌细胞常呈非增殖收缩表型维持血管壁张力，血管平滑肌细胞迁移在动脉粥样硬化的发展中发挥了重要的作用，不对称的内膜增厚是动脉粥样硬化病变的重要标志。正常的动脉血管由内膜、中膜及外膜这三层组成，中膜主要由平滑肌细胞组成以维持血管弹性和血管收缩的

收缩型存在。在一些机械性创伤或其他刺激下,原本处于收缩型血管平滑肌细胞激活为合成型,导致血管平滑肌细胞在动脉血管中层膜增殖,然后迁移到内膜变成泡沫细胞,然后释放大量的生长因子、血管活性物质和细胞因子,促进血管平滑肌细胞进一步增殖。这提示 Apelin 是否会将收缩表型的血管平滑肌细胞转换为合成型的。血管平滑肌细胞的异常增殖、迁移和表型改变导致的血管重构是大血管病变的主要病理学基础之一,是动脉粥样硬化、高血压等血管增殖性疾病发生发展过程中的重要病理基础。Li 等认为动脉粥样硬化的终末期血管平滑肌细胞会从中膜迁移到动脉的内膜层,这个过程促进动脉粥样硬化斑块纤维帽的形成,并且 VSMC 增殖与迁移是决定粥样硬化斑块"纤维帽"稳定性的主要因素,血管平滑肌细凋亡可促进斑块破裂。所以,动脉粥样硬化的发生发展与血管平滑肌细胞的增殖和迁移有非常紧密的联系。动脉粥样硬化是动脉硬化中最常见的一种,它的主要特点是在动脉壁上沉积了一层像小米粥样的脂类形成血栓,最终会阻塞动脉腔,使其供应的组织和器官缺血坏死。除了促进血管平滑肌细胞增殖和迁移的作用外,Apelin 还可以通过促进内膜新生来推动动脉粥样硬化的发展。在 zhou 等的文章中还推测 Apelin 可以通过氧化应激来促进动脉粥样硬化,氧化应激可以促进活性氧的生成,来促进动脉粥样硬化的发展,Apelin 可以通过提高 NOX4 的表达来促进活性氧的生成。非常有趣的是 Apelin 不仅可以促进动脉粥样硬化的形成,而且它也可以抑制 AngⅡ 诱导的动脉粥样硬化。Apelin 与动脉粥样硬化之间的关系还需要更深入的研究。Apelin 表达及其受体给治疗血管增殖性疾病提供了新的治疗方案。

五、Apelin 与血管平滑肌细胞的收缩与舒张

大电导钙激活型钾通道(BK_{Ca})是 K 离子通道的一种,并且能被细胞内钙离子激活的离子通道,它高度表达在血管平滑肌细胞中并调节血管平滑肌细胞的静息膜电位及血管平滑肌的收缩。激活 BK_{Ca}通道会导致 K 离子外流诱导超极化(减少 L 型钙离子电压门控的活性)最终导致血管舒张。BK_{Ca}通道的活性受到许多因素的控制,其中包括 Apelin。有研究报道,在脑动脉分离的血管平滑肌细胞中,利用膜片钳技术发现 Apelin 可以抑制 BK_{Ca}通道开始并导致血管平滑肌收缩。但利用膜内面向外模式,Apelin 则不能改变 BK_{Ca}通道的开放率。这将提示着 Apelin 不是直接作用在 BK_{Ca}通道上的。经过进一步研究发现,Apelin 是通过增加 PI3K 的活性从而抑制 BK_{Ca}通道的开放导致血管平滑肌细胞收缩。Apelin 在调节血压和血管张力是有争议的,它可以通过调节内皮细胞使血管舒张,又可以通过调节血管平滑肌细胞导致血管收缩。Apelin 可以通过刺激内皮细胞释放 NO 作用到血管平滑肌细胞使血管舒张,但后有研究报道在不对称二甲基精氨酸(ADMA)诱导的内皮细胞损伤的高血压小鼠中,Apelin 可以直接作用到血管平滑肌细胞引起肌球蛋白轻链(MLC)磷酸化导致血管收缩,导致病情恶化。有研究发现 Apelin 使冠状动脉收缩且显著表达在人类动脉粥样硬化冠状动脉中,还有一些是与血管平滑肌细胞共同表达在动脉粥样硬化斑块中。但在动脉粥样硬化冠状动脉中层的 Apelin 表达相对于正常冠状动脉是没有差别的。且据上文所述 Apelin 可以抑制 AngⅡ 使内膜增生引起动脉粥样硬化,所以 Apelin 是减缓或加重动脉粥样硬化还有待进一步的研究。

六、Apelin 抑制血管钙化

血管钙化(VC) 会使心血管疾病的风险增加,是慢性肾病患者最常见的死因。血管平滑肌细胞向成骨细胞分化会导致血管钙化,且血管钙化主要发生在有大量血管平滑肌细胞存在

的中膜。有研究报道，Apelin 可以抑制人血管平滑肌细胞中的钙沉积，并且 Apelin 可以通过 APJ/ERK 和 APJ/PI3-K/Akt 信号通路来抑制血管平滑肌细胞向成骨细胞分化。研究还发现，在已经钙化的血管平滑肌细胞中 Apelin 可以抑制碱性磷酸酶(ALP)的活性、骨钙素分泌与矿化结节的分泌，这些都是成骨细胞分化的早期标志。并且有研究者推测 Apelin 对血管钙化有潜在的治疗价值，因为其发现 Apelin 可以通过下调磷钠转运体(Pit-1)抑制血管平滑肌细胞向成骨细胞分化最终缓解血管钙化。目前发现，高磷引起血管平滑肌细胞钙化的直接机制有 3 个，其中包括收缩表型的平滑肌细胞向成骨/成软骨表型转变和平滑肌细胞凋亡。Apelin 既可以抑制前者也可以抑制后者，进一步说明了 Apelin 可以抑制血管平滑肌细胞钙化，从而抑制血管钙化。进一步被证实了 Apelin 对心血管系统的保护作用。

七、研究展望

本章详细描述了 Apelin/APJ 系统可以促进血管平滑肌增殖、迁移及在内皮受损时至血管平滑肌细胞收缩的现象，但鲜有 Apelin 对于血管平滑肌细胞表型的影响。血管平滑肌细胞的增殖与其表型转换密切相关，可以通过研究 α 平滑肌肌动蛋白等进一步研究 Apelin 是否促进血管平滑肌表型转换及如何转换。

Apelin/APJ 系统在机体内广泛分布，具有非常重要的生理学功能。越来越多的研究报道表明，Apelin/APJ 在心血管疾病、代谢性疾病、肿瘤等多种疾病中的重要作用。Apelin 为 APJ 的内源性配体且有很好的体内活性，但目前为止没有研发出 APJ 受体的药物。所以积极发现或研究 APJ 受体的激动或抑制药是很有意义的，特别是对一些老药新用的发现。

Apelin 在正常情况下可以促进血管舒张降低血压，在内皮细胞受损的动脉粥样硬化模型中，Apelin 会通过促进血管平滑肌细胞收缩、增殖、迁移，加速斑块形成而加重动脉粥样硬化。推测当血管壁损伤时如发生动脉粥样硬化时，一定量 Apelin 刺激是否会通过促进血管平滑肌细胞增殖、迁移对血管壁的损伤进行修复而减缓动脉粥样硬化。

（罗旭灵　陈临溪）

参考文献

Li，F.et al.2008.Apelin induced vascular smooth muscle cell proliferation：the regulation of cyclin D1.Frontiers in bioscience ：a journal and virtual library，13：3786-3792.

Li，L. et al. 2013. Jagged-1/Notch3 signaling transduction pathway is involved in apelin-13-induced vascular smooth muscle cells proliferation.Acta biochimica et biophysica Sinica，45：875-881.

Liu，C.et al.2010.PI3K/Akt signaling transduction pathway is involved in rat vascular smooth muscle cell proliferation induced by apelin-13.Acta biochimica et biophysica Sinica，42：396-402.

第2章　血管平滑肌细胞与疾病

第一节　血管平滑肌细胞与高血压病

高血压是指以体循环动脉血压[收缩压和(或)舒张压]增高为主要特征(收缩压≥140mmHg,舒张压≥90mmHg),可伴有心、脑、肾等器官的功能或器质性损害的临床综合征。高血压是最常见的慢性病,也是心脑血管病最主要的危险因素。目前认为,自发性高血压发病机制主要由于外周小动脉壁平滑肌张力增强和对血管活性物质(如儿茶酚胺、5-羟色胺及血管紧张素-Ⅱ等)反应性增强(功能性变化)及血管腔狭窄(结构性变化)等所致的外周血管阻力提高的结果。按其病理学改变可分为全身细小动脉痉挛、细小动脉硬化、组织供血不足,最终导致全身各器官特别是心、肾等脏器病变。

血管平滑肌细胞是构成血管壁组织结构及维持血管张力的主要细胞成分,其结构及功能的改变可导致细小动脉硬化甚至高血压的发生发展。高血压病是一种以血管平滑肌细胞增殖为主要病变的疾病。高血压病时血管结构的改变主要表现在血管平滑肌细胞肥大、增殖及结缔组织含量增加,中小动脉壁肥厚。因此,血管平滑肌细胞的病理生理变化与高血压的发生发展关系密切。

一、高血压时血管平滑肌的病理生理变化

1. 细动脉中膜平滑肌萎缩　发生于全身细动脉,如肾小球入球及出球细动脉、脾中央动脉。表现为细动脉玻璃样变。这是由于动脉长期痉挛、动脉壁缺血、缺氧,内皮细胞受损,动脉内膜通透性增高,血浆蛋白渗入内膜下间隙,凝固为均质玻璃样物。另外长期血压升高和动脉痉挛,也使内皮细胞和平滑肌细胞合成基底膜样物质合成增多,并与内膜下血浆蛋白融合。随着病变的进展,玻璃样物质愈积愈多,动脉壁增厚,管腔狭窄,中膜平滑肌萎缩,动脉弹性减弱,此即细动脉硬化。

2. 小动脉中膜平滑肌细胞肥大和增生　小动脉在长期承受高压情况下,其内膜发生纤维组织和弹性纤维增生,中膜平滑肌细胞肥大和增生,并呈向心性排列,形成层状洋葱皮样结构,结果导致血管壁增厚、管腔狭窄。平滑肌细胞还可以产生大量胶原及蛋白多糖,使管腔陷于高度狭窄。这种改变在肾的弓形动脉、叶间动脉尤为显著。由于全身细、小动脉广泛硬化,外周阻力持续增加,使血压持续增高并相对恒定,舒张压常在110mmHg以上,患者症状明显,常有头痛、眩晕、心悸、疲乏等症状。此期治疗不能使血压完全恢复正常。

3. 遗传学血管平滑肌细胞膜缺陷　高血压疾病状态下血管平滑肌细胞膜可发生遗传缺陷,如血管平滑肌细胞膜内侧面对钙离子结合率下降,血管平滑肌细胞膜对阳离子通透性及转

运异常，血管平滑肌细胞膜及肌浆网钙离子泵活性下降，血管平滑肌细胞膜上 Na^+-K^+ 依赖性 ATP 酶活性异常，血管平滑肌细胞膜表面某些受体密度及反应性的改变。

二、与高血压的发病机制及意义

1. *内源性 NO 分泌不足*　NO 是迄今为止发现的体内唯一的气体信息分子，它具有扩张血管、抑制血管平滑肌细胞增殖、抑制血小板聚集等多种心血管生理效能。一氧化氮(NO) 是维持心血管功能的重要活性分子，一氧化氮合酶(NOS) 是 NO 合成的关键酶，其活性受 NOS 基因表达控制。NO 主要由血管内皮细胞(EC)和血管平滑肌细胞产生，以旁分泌和自分泌方式作用于血管平滑肌，使之舒张，并抑制血管平滑肌细胞增殖和诱导细胞凋亡。抑制 NO 的合成可以导致冠状动脉和主动脉发生明显的增殖反应，出现血管壁增厚及血管腔狭窄，导致高血压和冠心病的发生，这也进一步说明 NO 在抑制血管平滑肌细胞的增殖中发挥着重要作用。其机制是 NO 通过增加细胞的环鸟苷酸 (cGMP)水平，激活 cGMP 依赖性蛋白激酶，抑制 Ca^{2+} 内流，影响细胞内早期基因的激活与表达，使细胞无法通过细胞周期而增殖。同时 NO 还通过影响基因的转录、信使核糖核酸的翻译、蛋白质翻译后的加工等多种非 cGMP 途径干扰细胞的正常代谢。总之，NO 可以通过 cGMP 途径和非 cGMP 影响相关基因的表达和干扰细胞的代谢，从而发挥其抑制血管平滑肌细胞增殖的作用。另外，NO 分泌减少可致实验大鼠血压升高，其减少与自发性高血压大鼠的 NOS 基因表达水平降低有关。高血压病患者血管平滑肌细胞分泌 NO 的功能明显低于血压正常者。NO 的合成不足，不能拮抗缩血管活性物质，引起血管平滑肌收缩，血管平滑肌细胞增殖肥大，血压升高。外源性增加 NO 的水平可以降低高血压患者血压和抑制动脉血管平滑肌细胞的增殖，从而抑制高血压患者动脉血管的重构，阻止高血压病的发生、发展。

2. *血浆内皮素-1(ET-1)分泌升高*　已经证明，高血压病患者及实验性高血压动物血浆内皮素-1(ET-1)均升高。内皮素是由 21 个氨基酸残基组成的生物活性多肽，有 4 种异构体，其中 ET-1 与心血管系统关系密切，明显刺激血管平滑肌细胞增殖，与其刺激原癌基因表达密切关联。而原癌基因的激活是血管平滑肌细胞增殖的一个始动因素。实验结果显示，内皮素可以明显刺激高血压病患者的血管平滑肌细胞增殖，且其增殖作用与剂量呈正相关。实验表明降低血浆中 ET-1 的浓度显著抑制高血压病患者血管平滑肌细胞增殖、改善高血压患者血压。

3. *氧化应激水平增高*　活性氧通过促进血管平滑肌细胞增生，已被认为是高血压和动脉粥样硬化的病因之一。高血压可导致动脉平滑肌细胞线粒体功能受损和氧化应激水平提高。实验发现，高血压大鼠血管平滑肌细胞线粒体 ATP 产生减少且胞质内 ROS 水平明显升高，这表明氧化应激与高血压患者血管平滑肌细胞功能损害的关系非常密切。增多的 ROS 可激活细胞炎性分子、细胞增殖和分化相关蛋白，在高血压、动脉粥样硬化等疾病中发挥作用。另一方面，ROS 作为调节血管结构和张力重塑的因子，可以导致血管舒张因子释放受抑、细胞内钙超载、细胞外基质沉积最终导致血管重塑，外周阻力增加，加重高血压的发生发展。ND1 基因被认为可能在能量合成、氧自由基生成、线粒体途径的细胞凋亡中起重要作用。高血压大鼠平滑肌细胞线粒体上的 ND1 基因表达降低导致线粒体膜电位改变、氧化磷酸化过程发生障碍，ROS 生成增加，对氧的利用率降低，合成的 ATP 减少，胞质内钙离子浓度升高引起细胞收缩，加重高血压的发生发展。研究高血压状态下大鼠平滑肌细胞线粒体功能及 ND1 亚基表达的改变，进一步明确 ND1 基因与高血压之间的存在重要关联，为今后在线粒体基因水平研究高血压的发生提供依据。

4. 凋亡相关基因 bcl-2、c-myc 的表达　bcl-2 基因表达能阻断细胞程序性死亡过程，其作用在于抑制细胞凋亡而非加速细胞增殖。c-myc 基因则具有双重调节效应，既可以激活某些诱导增殖的基因，也激活某些诱导凋亡的基因。要有效促进细胞增殖，需有另一种因素（如血清、生长因子等）积极抑制凋亡，当凋亡受到主动抑制才会出现有效的细胞增殖。转基因试验表明，bcl-2 能阻止 c-myc 引起的凋亡，使 c-myc 增生效应释放。

高血压使血管壁平滑肌肥厚增生。近来发现自发性高血压大鼠小动脉平滑肌细胞中 bcl-2 的表达异常增高。bcl-2 的显著表达使靶器官平滑肌细胞凋亡受抑，表现出以增生肥大与组织肥厚的特点。结扎大鼠主动脉，可见 c-myc 基因的表达增加。bcl-2 的显著表达还可以促使 c-myc 的增生效应释放，使高血压靶器官此时以增生为主。血管平滑肌细胞增生与凋亡一般情况下维持着平衡。在高血压时，增生与凋亡失衡，细胞增生数超过凋亡数，其靶器官肥厚；c-myc 作为凋亡基因其高度表达可以促进细胞凋亡，上调 c-myc 可使细胞凋亡数大于细胞增生数，而使靶器官肥厚逆转。

5. 血中肾素及血管紧张素Ⅱ的活性和浓度升高　有临床研究资料证明：血中肾素及血管紧张素Ⅱ(ATⅡ)的活性和浓度明显升高与高血压发病过程中血管平滑肌细胞的增殖与肥大而导致血管壁结构的重塑密切相关。ATⅡ可以通过血管平滑肌上的 ATⅡ受体，刺激细胞膜上的瞬间受体电位蛋白通道使细胞内游离钙浓度升高。细胞质游离钙水平增高可能通过钙神经磷酸酶/钙调节蛋白途径引起血管平滑肌细胞的异常增殖及血管重塑。另外，细胞质游离钙从细胞内向胞外转运时可消耗大量 ATP，钙超负荷也可引起线粒体结构和功能损害造成 ATP 合成不足，细胞内高能磷酸缺乏从而导致血管平滑肌细胞变性。许多研究结果表明抑制 ATⅡ受体、减轻细胞内钙超负荷可以抑制血管平滑肌细胞的增生和改善高血压。

三、研究展望

目前尚无专门针对高血压患者血管平滑肌细胞功能不全的治疗药物。然而实验证明当前常用的降压药物大多数对血管平滑肌细胞功能有一定的改善作用。

硝普钠在降血压的同时还可以作为 NO 的供体药物分解产生大量的外源性 NO，纠正高血压病患者动脉血管平滑肌细胞的 NO 含量不足的缺陷，抑制高血压病患者动脉血管平滑肌细胞的增殖，从而抑制高血压患者动脉血管的重构，抑制血管壁的增厚及管腔的狭窄，阻止高血压病的发生、发展。

咖啡酸和阿魏酸可竞争性地抑制 ET-1 与其受体结合，降低血浆中 ET-1 的浓度并可减少 ET-1 引起的 c-fos、HSP70 mRNA 基因表达的增加，从而显著抑制高血压病患者血管平滑肌细胞增殖、改善高血压模型大鼠的血压。

依那普利可以控制高血压患者血压和上调 c-myc，药物使用在降压的同时使左心室肥厚逆转，将有利于治疗高血压及降低死亡率。

ATⅡ受体拮抗剂氯沙坦，其不但可以抑制血管平滑肌细胞的收缩、舒张血管，还可以抑制血管平滑肌细胞的增殖活性，改善高血压病血管重塑。血管紧张素转化酶抑制药(ACEI)可减少血管紧张素Ⅱ的水平，增加 NO 生成并降低氧化应激从而改善血管平滑肌细胞功能。钙拮抗剂如硝苯地平等抑制 L-型钙通道，减少钙内流，可避免细胞内钙的超负荷以减轻动脉壁的损害，抑制血管平滑肌细胞的增生和改善高血压。

因此，以改善血管平滑肌细胞为治疗靶点的新一代抗高血压药物的研发，必将带动心血管系统药物的创新，为高血压病的防治带来更大的突破。

（陈　哲　陈临溪）

参考文献

高天，陆惠华，方宁远，等.1999.bcl-2 和 c-myc 基因在高血压病靶器官血管 SMC 中的表达.上海第二医科大学学报，19（1）：41-44.

温进坤，韩梅.2005.血管平滑肌细胞.北京：科学出版社.

张宇，傅义程，魏国良，等.2015.线粒体功能在自发性高血压大鼠动脉平滑肌细胞中的改变与机制探究.中国煤炭工业医学杂志，18（11）：1982-1986.

Jin H，Liu M，Zhang X，et al.2016.Grape seed procyanidin extract attenuates hypoxic pulmonary hypertension by inhibiting oxidative stress and pulmonary arterial smooth muscle cells proliferation .The Journal of nutritional biochemistry，36：81-88.

Oyagbemi A A，Omobowale T O，Adedapo A A，et al.2016.Kolaviron，Biflavonoid Complex from the Seed of Garcinia kola Attenuated Angiotensin II-and Lypopolysaccharide-induced Vascular Smooth Muscle Cell Proliferation and Nitric Oxide Production.Pharmacognosy research，8（Suppl 1）：S50-55.

第二节　血管平滑肌细胞与动脉粥样硬化

动脉粥样硬化是引起心脑血管疾病死亡的主要原因，严重危害着人们的健康，随着 CT 及 MR 血管成像技术的不断完善和发展，使动脉粥样硬化斑块的非侵入性影像学诊断成为可能。动脉粥样硬化斑块的存在及形态学特征不断得到较清楚的检测和描述，大大提高了心脑血管疾病的预防和治疗。准确评估动脉粥样硬化患者发生心脑血管事件的风险性，是促进心脑血管性疾病防治的关键所在。大量研究证实，心脑血管事件的突然发生是“易损斑块”的存在所引起的必然结果，“纤维帽”的破裂是引起“易损斑块”破溃、导致心脑血管事件的主要原因。血管平滑肌细胞（VSMC）是血管壁的一个重要构成部分，其增殖与迁移在动脉粥样硬化形成的早期、中期、后期以及血管狭窄性疾病的发病机制中都起着关键性的作用，它是“纤维帽”的主要组成部分，是决定粥样硬化斑块“纤维帽”稳定性的主要因素。

一、血管平滑肌细胞的表型转化与动脉粥样硬化

1. *血管平滑肌表型转化的特点*　血管平滑肌细胞在胚胎发生期来自中胚层，在发育过程中，逐渐分化为不同的细胞群，并获得具有成年特征的分化表型。VSMC 分化的特征是表达平滑肌特异的细胞骨架和可收缩蛋白变异体，调节细胞外基质和细胞膜整合蛋白的构成。在高血压、动脉粥样硬化和血管成形术后再狭窄等血管病变，VSMC 在新生内膜形成过程中暂时变成更接近胚胎期的未分化表型，而在增厚的新生内膜中逐渐恢复为分化表型。在血管病变部位，表型发生转化的 VSMC 在增殖的同时合成与分泌各种细胞因子和细胞外基质，在 AS 斑块形成和 RS 发生过程中发挥重要作用。因此研究 VSMC 表型转化的分子机制，对高血压 RS 和 AS 等血管疾病的防治具有重要意义。正常的 VSMC 呈非增殖性的收缩表型，在神经及激素的影响下调节血管壁张力、维持组织血流量。VSMC 分化程度高，呈典型的纺锤形或

条带状,胞质内有丰富的肌纤维,可见致密体和致密斑,粗面内质网和高尔基体等细胞器较少,仅产生极微量的细胞外基质(ECM),体积相对较小。主要通过表达一系列特异的收缩蛋白和骨架蛋白来维持收缩及调节血管张力、增殖、迁移能力。合成型 VSMC 分化程度低或未分化,成纤维细胞样形态结构,胞质内含极少肌丝,但有大量粗面内质网、核糖体、高尔基体等细胞器,具有强大的合成和分泌功能。细胞体积比收缩型大,参与分泌细胞 ECM 和合成血管活性物质与血管壁的形成和损伤的修复及在生长因子刺激下的分裂和增殖。VSMC 表型具有多样性和可变性的特点。在胚胎发育过程中,由未分化表型逐渐分化为具有成年特征的分化表型。当血管受到损伤或体外培养的 VSMC 受到生长因子刺激时,VSMC 又从分化型转化为去分化型并获得增殖能力,这个过程称为表型转化。

2. *血管平滑肌细胞表型转化* 在动脉粥样硬化中的调控研究表明,VSMC 表型转化是高血压、AS 和血管成形术后再狭窄等的心血管疾病的关键性始动因素,这些疾病都牵涉到血管 SMCs 增殖和迁移。在动脉粥样硬化的不同阶段,VSMC 表型的转换具有重要的病理生理学意义。VSMC 表型转化是一个渐进的过程,虽然整体上人们将之分为收缩表型和合成表型,但这两种表型代表的仅是两个极端,大量过渡状态的中间类型可共存于同一血管壁内。VSMC 在增殖过程中其表型由收缩型向合成型转变,合成型的 VSMC 移向内膜并吞噬内膜下的脂质变成泡沫细胞;另一方面各种损失因素导致血管壁受损,继而释放各种生长因子和细胞因子,激活 VSMC 表面受体,并引起细胞内信号转导,最终导致细胞核内某些基因的表达,使 VSMC 大量增殖。合成型 VSMC 最具特异性的标志蛋白是 CRBP-1 和平滑肌细胞肌球蛋白重链亚型 Smemb。处于合成状态的 VSMC 能够合成和分泌大量细胞外基质,而细胞外基质又可影响血管 VSMC 的增殖、黏附和迁移过程。

二、血管平滑肌细胞源性泡沫细胞与动脉粥样硬化

1. *泡沫细胞的分类及病理生物学特性* 泡沫细胞根据其来源不同分为巨噬细胞源性泡沫细胞和平滑肌细胞源性泡沫细胞,其中巨噬细胞源性泡沫细胞主要产生于 AS 的损伤的早期,中后期病变则以肌源性泡沫细胞为主要病理细胞成分。两种来源的泡沫细胞具有一些相同的病理学特性及生物学特性:其一是在形态学上,细胞质内脂质成分明显增多,并聚集成滴,苏木素-伊红染色镜下可见胞质呈泡沫样改变;其二是细胞内脂质成分大量堆积细胞内总胆固醇增多,且胆固醇醋占总胆固醇的一半以上。

2. *肌源性泡沫细胞的形成* 在 AS 病变中,除了巨噬细胞表面表达清道夫受体(SR)外,平滑肌细胞和内皮细胞表面也可适量表达 SR,并且对这些细胞的功能有不同程度的影响。SR 可介导平滑肌细胞摄取氧化型低密度脂蛋白,使平滑肌细胞转变成泡沫样细胞,即肌源性泡沫细胞。大量泡沫细胞聚集即形成脂纹,内皮隆起及变形。

3. *血管平滑肌细胞源性泡沫细胞促进动脉粥样硬化* 研究表明,合成型 VSMCs 可表达多种胆固醇摄入性受体,包括低密度脂蛋白受体、极低密度脂蛋白受体、CD36、Ⅰ型和Ⅱ型清道夫受体及 CXCL16/SR-PSOX。CD36 可介导细胞摄入氧化型低密度脂蛋白和卵磷脂,若基因剔除 CD36 后,AS 发生显著降低。实验证明,在 AS 病变发展的早期阶段,Ⅰ型和Ⅱ型清道夫受体主要在 VSMCs 表达。炎性细胞分泌的干扰素 γ 和肿瘤坏死因子 α 可增加 VSMCs CXCL16 mRNA 表达,促进 VSMCs 释放大量的可溶性 CXCL16,后者可促进巨噬细胞、VSMCs 对氧化型低密度脂蛋白的摄取,提示 VSMCs 内脂质的蓄积可能促进 AS 的发展。

三、血管平滑肌细胞的增殖、迁移与动脉粥样硬化

1976 年，Ross 提出损伤反应学说，认为血小板黏附、聚集后释放的血小板衍生生长因子 PDGF 通过旁分泌作用导致 VSMC 增殖。随着研究工作的深入，认为同时内皮细胞和巨噬细胞合成分泌 PDGF、成纤维细胞生长因子(FGF)分泌内皮细胞生长因子(EDGF)等生长因子，这些生长因子和血源性生长因子一起通过“旁分泌”机制刺激动脉中膜的 VSMC 向内膜移行增殖，并合成分泌 FGF、PDGF 等生长因子，进而通过“自分泌”机制刺激中膜 VSMC 大量移行增殖。总之，这些生长因子通过“旁分泌”和“自分泌”与靶细胞表面的受体结合，引起受体构象变化，激活相应的蛋白激酶，使特定的转录因子磷酸化。从而将生长因子作用的信号传递到细胞核内，在转录水平上调控基因的表达，产生靶细胞应答。PDGF 为 A、B 二链聚合体，AA 或 BB 两条相同链的聚合体有致有丝分裂活性，但两链分开时有丝分裂活性消失。PDGF-A 链基因位于 7 号染色体的近长臂上，PDGF-B 链基因位于 2 号染色体上。PDGF 在正常生理情况下存在于血小板的颗粒内，当血小板与凝血酶、胶原、ADP 等接触时便聚集脱颗粒使 PDGF 释放入血。由于血小板不具备合成蛋白质的能力，多认为它是 PDGF 的储存所。此外，单核巨噬细胞系统、内皮细胞、血管平滑肌细胞、胚胎细胞等也合成 PDGF。在生理状态下，PDGF 和血浆中的一种 PDGF 结合蛋白结合，以防止其与相应受体结合。PDGF 受体广泛分布于成纤维细胞、血管平滑肌细胞、胶质细胞、成骨细胞、成软骨细胞膜上，但 vEc 上未测到。PDGF 受体由 a、p 两个受体亚单位组成，两个受体亚单位组成连在一起，能与 PDGF 单链结合。a 受体亚单位与 A、B 链有高度亲和力，而 p 两个受体亚单位只与 B 链结合。PDGF 的生物活性在 AS 发生发展中的作用在于：促进 VSMC 增殖，一方面可直接促进 VSMC 从 G_0期进入 G_1期，另一方面可通过合成分泌生长调节素 C 间接促进主动脉 VSMC 增殖，诱导 VSMC、单核细胞由中膜向内膜趋化迁移。诱导效应基因表达，以直接、间接调节细胞增殖，刺激 VSMC 膜表面的受体活性。提高动脉内膜细胞对 LDL 的反应性，促进 VSMC 通过受体途径摄取 LDL；同时加速细胞胆固醇合成与酯化，促进泡沫细胞的形成。促血管收缩、促胶原合成，促进 AS 形成中细胞基质的分泌。在 AS 中 VSMC 增殖是其关键环节，AS 斑块中有 PDGF 基因的较高表达，巨噬细胞是早期 PDGF 释放的主要来源。当 VSMC 增生加速时，受损处的 VSMC 表达 PDGF-A 链，斑块中巨噬细胞表达 B 链，vEc 表达 A 链和 B 链。PDGF 抗体能阻止血管平滑肌细胞从中层向内膜下移行，但不抑制血管平滑肌细胞增殖。相反，FGF 抗体在动脉壁损伤修复过程中，阻断了血管平滑肌细胞的增殖，提示 FGF 可能是参与血管壁损伤修复和动脉粥样硬化病灶形成的关键因素之一。

四、血管平滑肌细胞凋亡与动脉粥样硬化

1. *血管平滑肌细胞凋亡的证据*　实验性 AS 模型和人类动脉粥样硬化标本均证实了 VSMCs 凋亡与 AS 的关系。1968 年 Imai 等通过透射电镜观察猪脑动脉粥样斑块发现 VSMC 细胞核和胞质呈现凋亡细胞的特征，但当时归为坏死。Bennett 等将人的正常冠状动脉、主动脉及有 AS 的冠状动脉的 VSMC 分离培养，以电镜下凋亡小体和凝胶电泳中典型的阶梯状图谱为特点来计算凋亡细胞的数量。发现正常 VSMCs 仅在清除血清后才发生凋亡，且凋亡率极低，仅为 3%左右。而 AS 斑块中的 VSMC 即使在高浓度血清培养时，24h 凋亡率已达(8.7±1.8)%。当清除血清时高达(16.8 ±2.7)%，显著高于正常 VSMCs，说明斑块内

的 VSMCs 具有内在凋亡易感性。Han 等分析了 35 例高度狭窄的冠状 AS 病变标本，并将 AS 斑块分为三区：①富含巨噬细胞区；②富含星形 VSMC 区，又称黏液瘤区；③富含胶原区，又称硬化区。结果发现 25 例标本检测出 VSMCs 凋亡，其再狭窄的血管比原发 AS 的血管凋亡率更高。

2. *动脉粥样硬化中血管平滑肌细胞凋亡诱导因素* 在 AS 中诱导细胞凋亡的因素繁多，可以是生理性的或病理性的。最近研究发现除了激素和许多生长因子、细胞因子影响细胞凋亡外，在 AS 中有多种损伤因素均可诱导 VSMCs 凋亡。

(1)氧化型低密度脂蛋白(OX-LDL)：研究发现 OX-LDL 能诱导 VSMCs 凋亡，参与 AS 发病过程。Nishio 等在 VSMCs 培养液中加入 7-酮胆固醇进行孵育，发现 7-酮胆固醇能诱导 VSMCs 凋亡，并且是由脂质过氧化作用引起。Bjorkerud 等又观察了 VSMCs、巨噬细胞和成纤维细胞在 ox-LDL 作用下 3 种细胞发生增殖和凋亡的情况，由紫外线(UV)或铁离子(Fe^{3+})作用于低密度脂蛋白(LDL)产生的 OX-LDL 对三种细胞均有明显的增殖作用。随着 UV 作用的时间延长，LDL 产生细胞毒作用，诱导三种细胞发生凋亡，而 Fe^{3+} 则无此作用。他认为，细胞凋亡是由于 LDL 在 UV 作用下部分分解为小分子量物质而诱导，OX-LDL 促进细胞的增殖或凋亡取决于 LDL 氧化作用的程度。Fruhwirth 等进一步研究发现 OX-LDL 中氧化磷脂成分 POVPC 和 PGPC 在低浓度血清条件下抑制 VSMCs 生长并诱导其凋亡，但在高浓度血清中这些磷脂成分水解。由此产生含降解产物的脂质混合物不再诱导其凋亡且具有抗增殖作用，因此 POVPC 和 PGPC 的直接或间接作用可能解释了 OX-LDL 对 VSMCs 的不同影响。此外，活性氧族产物作为第二信使参与 OX-LDL 诱导 VSMCs 凋亡。Sukhanov 等研究发现在离体细胞 OX-LDL 通过下调甘油醛-3-磷酸脱氢酶(GAPDH)消耗细胞内 ATP，抑制糖酵解，在 VSMCs 凋亡过程中发挥作用。

(2)一氧化氮(NO)：NO 是具有很强生物活性的介质，广泛分布于各种组织器官中。许多细胞因子，如白介素-1(IL-1)和 TNF-α 能通过 NO 依赖机制，使介导 VSMCs 凋亡的 Fas 膜蛋白表达上调。Nishio 等还发现 NO 也能通过不依赖于 cGMP 蛋白激酶途径直接介导 VSMCs 凋亡，且通过改变 VSMCs 的数量参与 AS 的发展过程。进一步发现，还原性谷胱甘肽能使 NO 介导的 VSMCs 凋亡阻断。

(3)细胞成分：在 AS 斑块中巨噬细胞和 T 淋巴细胞由于炎性反应或局部免疫作用产生的炎细胞因子，如 T 淋巴细胞分泌的干扰素 γ，巨噬细胞分泌的白细胞介素 1 和肿瘤坏死因子 α 可致 VSMCs 凋亡。肥大细胞所分泌的糜蛋白酶通过核因子 κB(NF2κB)介导的生存信号途径引起 VSMCs 凋亡。在急性冠状动脉综合征患者中 CD^{4+} T 细胞表达增加，促进 VSMCs 凋亡。此外，血管紧张素Ⅱ通过抑制磷酸化蛋白激酶 B(p-Akt)表达并上调膜 Fasl 表达，刺激外源性细胞死亡信号途径诱导 VSMC 发生凋亡。

(4)其他：诱导 VSMCs 凋亡的因素还有很多，短波紫外线对大鼠的正常主动脉和家兔粥样硬化斑块中的平滑肌细胞有诱导凋亡作用。另外，缺血、缺氧、病毒感染、去血清、抗氧化剂等均能促进 AS 斑块中 VSMC 凋亡。

3. *血管平滑肌细胞凋亡促进动脉粥样硬化发生、发展* 在 AS 的发生和发展过程中，VSMCs 的增殖和凋亡始终伴行，但两者的平衡程度随病变的进展而有所变化。在正常情况下，VSMCs 仅有少量凋亡。组织学研究表明在 AS 初期中膜 VSMCs 迁移增殖的同时伴凋亡不足，VSMCs 增殖和凋亡活动同时增加。但增殖活动要强于凋亡活动，结果导致 VSMCs 数量明显增加，促进纤维帽的形成与发展。纤维帽中的纤维成分是维持斑块稳定的主要成分，而 VSMCs 是纤维成分的唯一来源。VSMCs 能够分泌多种基质金属蛋白酶（mat rix metalloproteinases，MMPs），而 MMPs 可能降解斑块内的胶原纤维而导致斑块的破裂。VSMCs 凋亡还导致多种炎症因子，如 IL-1α、IL-8、MCP-1 的释放。使得斑块内炎性反应加重，促进巨噬细胞的浸润，而增加的炎细胞导致脂核内粥样物质的增多，令斑块更加不稳定。VSMCs 凋亡使抗凝成分减少而促凝的磷脂酰丝氨酸迅速暴露，从而促进血栓的形成。凋亡的 VSMCs 不容易被清除，残存的部分成为钙化基质的主要来源，从而导致血管的钙化。同时 Boyle 等研究还发现巨噬细胞能够促进 NO 及 Fas 的生成，从而增加 VSMCs 的凋亡。这与 VSMCs 促进巨噬细胞浸润形成恶性循环，更加促进斑块的不稳定。

五、AS 中血管平滑肌细胞的分子影像学研究

近年来，随着分子影像学设备及分子影像学技术的发展，心血管分子影像学在 AS 斑块成像等方面的研究中取得了进展，不同的靶向探针可用于不同的分子事件。使用超顺磁性纳米粒子靶向粥样斑块内的巨噬细胞，可以对斑块的进展以及治疗效果进行检测。使用不同的成像方法靶向斑块内的氧化型低密度脂蛋白可有助于不稳定粥样斑块的早期检测，通过磁共振活体成像来检测内皮母细胞在损伤血管局部的靶向归巢、黏附及修复受损血管内皮等生物学过程。目前在实验中所用到的各种成像技术各有优缺点，如磁共振具有高空间分辨率和多序列成像的特点，但成像灵敏度较差。核医学技术，如单光子发射计算机体层显像（single photonemission computed tomography，SPECT）、正电子发射体层显像灵敏度高，但空间分辨率差。光学成像技术灵敏度高，但其穿透力有限。因此，应用多模态分子探针利用多种影像技术来检测分子事件，克服彼此的不足已成为分子影像学发展的趋势。SMCs 增殖是 AS 疾病形成的重要环节之一，因此针对增殖的 SMCs 分子影像学的研究也必定会越来越受到重视。Z2D3 是一个复杂的脂质抗原产生的只针对增殖的 SMCs 高度特异性的 IgG1 亚类的鼠嵌合型抗体。早在 1998 年 Carrio 等用 ^{111}In 标记抗人 AS 斑块中增殖的 SMCs 抗原的单克隆鼠/人嵌合型抗体 Z2D3 片段，注入 11 例经过血管造影术和彩色多普勒超声确诊的 AS 病变形成的患者体内，分别于 4h、24h、48h 和 72h 行 SPECT 显像，并将颈动脉内膜剥离术后的标本进行显像和免疫组织化学染色分析。结果显示，所有病例在注入标志物 4h 后 SPECT 显像均能检测到颈动脉斑块内 Z2D3 的吸收，SPECT 显像证实了 AS 斑块标志物的局部吸收，并且抗体显像部位与血管造影术证实的斑块位置是一致的。通过颈动脉内膜剥离标本的免疫组织化学染色分析，进一步验证了斑块内 Z2D3 的聚集区域含有 SMCs。Johnson 等使用球囊扩张技术在 14 只小型猪的冠状动脉内放置了 24 个支架，并以 ^{111}In-Z2D3 为探针，用 SPECT 成像技术成功检测了冠状动脉支架置入后再狭窄形成过程中增殖的 SMCs。Jimenez 等在进行小型猪冠状动脉移植实验的过程中以 ^{111}In-Z2D3 为探针，进行 SPECT 成像发现在全部的异体移植和大部分的自体移植血管中均可探及示踪剂的聚集，经免疫组织化学等方法确定示踪剂的聚集区域内 SMCs 的增殖指数高。因此认为 ^{111}In-Z2D3 能够用于增殖 SMCs 的检测，并可作为移植血管病变的早期无创检测方法。Riviere 等用合成的纳米材料 Fe_3O_4 标记离体大鼠的血管 SMCs，通过检测发现这种标记没有影响细胞的活力，将这种标记的细胞移植到心肌梗死的大鼠模型的心室，用 1.5T MRI 可示踪到这种铁标记细胞 48h 后在离体心脏损伤心肌层中的聚集。Chung 等用微流控技术，离体成像动态观察了 SMCs 向支架的迁移以及抑制内皮细胞生

长的现象，为在狭窄基质的研究提供了可靠置管的实验研究方法。

六、研究展望

多种因素共同作用导致VSMCs增殖与凋亡的失衡，促进AS的发生和发展。动脉粥样硬化的发生发展是一个十分复杂的过程，包括VSMCs、内皮细胞、单核/巨噬细胞等多种细胞成分及细胞因子均在其中发挥着重要作用。而VSMCs在其中的作用很是复杂，对其增生或凋亡也不能单纯采用抑制或促进来概括。随着人们对其生理特性及调控条件的不断了解，相信会找到某种有效的方法来控制其在动脉粥样硬化发生中的生物学行为，从而有效的防治动脉粥样硬化。

（袁中华　郭东铭）

参考文献

Lusis AJ.2000.Atherosclerosis.Nature，407(6801)：233-241.

Rensen SS，Doevendans PA，van Eys GJ.2007.Regulation and characteristicsof vascular smooth muscle cell phenotypic diversity.NethHeart J，15(3)：100-108.

Roger VL，Go AS，Lloyd-Jones DM，et al.2011.Heart disease and strokestatistics-2011 update：a report from the American Heart Association，Circulation，123(4)：e18-e209.

Stary HC，Chandler AB，Dinsmore RE，et al.1995.A definition of advancedtypes of atherosclerotic lesions and a histological classificationof atherosclerosis. A report from the Committee on VascularLesions of the Council on Arteriosclerosis.AmericanHeartAssociation.Circulation，92(5)：1355-1374.

Van Assche T1，Hendrickx J，Crauwels HM，et al.2011.Transcription profilesof aortic smooth muscle cells from atherosclerosis-prone andresistantregions in young apolipoprotein E-deficient mice beforeplaque development.J Vasc Res，48(1)：31-42.

第三节　血管平滑肌细胞与脑血管病

一、疾病状态血管平滑肌细胞病理、病理生理变化

脑血管病(cerebrovascular disease)是脑部血管源性疾病的总称，包括脑动脉系统和静脉系统疾病，以动脉系统疾病为常见。以脑卒中为代表的脑血管疾病是非常严重的健康和社会问题，具有发病率高、致残率高、复发率高、病死率高及医疗花费比例高等特点，且仍呈上升趋势。在欧美国家，脑血管疾病是继肿瘤和心脏疾病之后的第三大死亡原因；而在中国，脑血管疾病是继肿瘤之后的第二大死亡原因。

血管平滑肌细胞(VSMC)是血管壁的主要细胞成分之一，是具有收缩、合成、储存及分泌功能的细胞，它是决定血管活性和构型的重要因素，与心脑血管有关的许多疾病的血管结构和功能的变化密切相关，这些变化均涉及VSMC。与成年骨骼肌细胞和心肌细胞一旦分化形成即失去分裂增殖能力的特点不同，VSMC具有分化的可逆性，即处于高分化状态的VSMC可返回到未分化状态并能再进行分裂增殖。正常条件下VSMC细胞呈长梭型，体积小，核质比例减小。与合成分泌功能相关的细胞器减少，细胞胞质内含丰富的肌丝和致密斑，此为收缩

型,细胞收缩能力强。在各种理化因素的刺激,如缺血缺氧等,均可使 VSMC 发生表型转化,促使其形态结构、合成分泌功能及增殖分化能力发生变化。此时 VSMC 细胞体积肥大,胞核较大且形态不同,呈异染性。胞质内含丰富的粗面内质网、线粒体等细胞器,而且线粒体固缩、空泡化、内质网扩张。胞质内出现髓鞘样结构,核内可见膜性结构。此时主要表现为合成型,细胞合成分泌功能增强,收缩能力下降,生理发育早期的 VSMC 亦表现为合成型。收缩型 VSMC 是保持血管张力及血管收缩运动的动力学结构基础,而合成型 VSMC 的形成是血管在生物学适应反应中的表现形式,是血管重塑的细胞学基础。合成型 VSMC 的功能及意义,主要表现在以下几个方面。①增殖功能:在成体,正常情况下 VSMC 进行着适量凋亡,通过合成型 VSMC 的形成与适当的增殖活动起补充作用而维持血管的正常结构与功能;②分泌生长因子和细胞因子功能:合成型 VSMC 能通过合成与分泌多种自/旁分泌因子作用于局部来调节血管结构与功能的稳定,这些因子包括促进增殖与收缩的促生长因子和抑制增殖与促进舒张的抑制生长因子等;③迁移功能:在各种改变血管内外环境的因素长期存在或者是血管内膜损伤时,合成型 VSMC 可表现出显著的游走性与迁移性,它们可由中膜层迁入内膜层,甚至能进入腔面附着的脂质斑块内;④分泌胶原蛋白和细胞外基质功能:合成型 VSMC 表现为大量合成与分泌胶原蛋白和细胞外基质成分(约占增生内膜总量的 89%),从使内膜局部增厚与代偿性修复。目前 VSMC 在损伤因素下表型改变及增殖分化能力的变化正日益受到重视。血管损伤反应主要在中膜,以 VSMC 增生、迁移为特征。其主要病理基础是 VSMC 的可塑性,血管损伤尤其是内皮细胞损伤时,内皮裸露,中膜暴露于管腔,可以触发血管中膜 VSMC 从收缩型转变为合成型以促使血管修复。另一方面,内皮细胞损伤时,它释放的各种细胞因子或者生长因子(如 ET-1、成纤维细胞生长因子、白细胞介素等)也可以促进 VSMC 的表型转变,切变应力的改变也是 VSMC 表型转变的原因。

病理状态下平滑肌细胞表型会发生相应的转变,相关的蛋白会发生一系列的变化,有研究显示平滑肌肌动蛋白(α-SM-Actin)在脑缺血再灌注损伤中发挥作用。Actin 是细胞骨架微丝的基本成分,Actin 具有球状肌动蛋白(G-Actin)和肌动蛋白丝(F-Actin,丝状肌动蛋白)两种形式。其功能主要为:构成细胞支架,维持细胞形状;参与细胞及细胞内细胞质的运动;介导细胞内信号传递及参与蛋白质的合成等,并与胞内细胞器功能相关。α-SM-Actin 属于其亚型之一,特异性的在 VSMC 中表达。α-SM-Actin 在人脑梗死组的小动脉血管壁 VSMC 中表达强度升高,维持小动脉硬化后血管的弹性及收缩性。在缺血再灌注早期,Actin 的表达强度随时间变化呈下降趋势,α-SM-Actin 的含量被认为是判断 VSMC 表型的重要指标。当 VSMC 为收缩型时,α-SM-Actin 的含量较多,细胞收缩功能强;而表现为合成表型时其含量减少,细胞合成分泌功能占优。有研究发现,α-SM-Actin 的表达在缺血再灌注 6h 后即可出现表达量的明显减少。在第 3 日后出现表达量的增高,表明在此阶段中,随着损伤因素的出现和消失,VSMC 可能经历了收缩-合成型及合成-收缩型转化,这一表型转化对于缺血缺氧急性期和恢复期血管的构型、活性及功能均有一定的意义。表现在合成型的 VSMC 合成分泌功能增强,胶原、弹性蛋白和蛋白聚糖等胞外基质增多;吞噬作用增强,对 LDL 及 VLDL 的结合增加,而降解 LDL 能力降低;刺激分泌多种生长因子,保护内皮及其他细胞活性,维持血管构型;但同时具有分裂和增殖能力,并可迁移在内膜下增生,导致血管管腔变窄,管壁弹性下降,血管阻力增大。同时 VSMC 分泌前列腺素增多,增多的前列腺素亦可促进 VSMC 的表型转化。

二、参与发病机制、意义

1. 血管平滑肌参与脑卒中的发病机制　脑卒中患者脑血流灌注下降易导致神经元功能缺损、死亡，长期可致残疾，血管平滑肌细胞（VSMC）在脑缺血再灌注的维持和调节过程中发挥重要作用。当发生功能性或神经血管性充血时，通过区域性收缩血管和增加血管活性物质，调节再灌注区的脑活动以增加葡萄糖的摄入和氧消耗，这一期间 VSMC 的表型变化起到了重要作用。脑卒中发生后，VSMC 的增殖和合成能力增强。细胞从收缩表型向合成表型转化，促进脑梗死区域新生血管的生成和侧支循环的重建，对于神经元功能的恢复有重要的保护作用；在再灌注期，VSMC 又从合成型向收缩型转化。使血管收缩功能增强，减少血管内血流量，减轻再灌注损伤。在高血压的发生与发展的过程中，脑血管重构是最重要的病理生理变化，而脑血管重构可能涉及血管平滑肌的增殖、凋亡、炎症及纤维化过程。这一期间平滑肌细胞上的离子通道发生着相应的变化，高血压时基底动脉 K_{ATP} 的活性降低。K_{Ca} 电流向上调节并减弱脑阻力血管的收缩增强趋势，而 K_{IR} 在高血压时功能活动减弱。敏感的 ROCC 的钙内流随血压值的升高而升高，而 VDCC 在高血压发生发展过程中的作用不如 ROCC 显著，同时在脑动脉 SMC 的增殖可能有 ROCC 和 SOCC 参与。Cl^- 通道可能也参与了脑 VSMC 的增殖促进脑血管重构的形成，在高血压脑卒中的发生发展过程中发挥了关键作用。

2. 血管平滑肌参与脑血管痉挛（cerebral vasospasm，CVS）的发病机制　脑血管痉挛的发生机制大致概括为以下三点：①神经因素；②机械因素（机械刺激等）；③生物因素（溶血产物、血管舒张收缩因子失衡、血管结构和功能的改变、血管壁增厚引起的管腔狭窄、各种诱导自由基的产生、免疫炎性反应、细胞凋亡及基因调控等）。如氧合血红蛋白（oxyhemoglobin，OxyHb）结合一氧化氮（nitric oxide，NO）所引起的化学“沉淀”作用，即对血红素具有高度亲和力的 NO 与 SAH 后红细胞释放出的 Oxy Hb 的亚铁血红蛋白结合，使平滑肌细胞使用 NO 的量减少。有效地削弱了扩血管作用，由于有效 NO 的利用率降低因而导致 CVS。内皮素（endothelin，ET）所包含的 ET21 对脑血管平滑肌的作用，即有关研究已证实 ET21 的水平升高主要出现在 SAH 患者的血液及脑脊液，发生 CVS 的患者血液及脑脊液 ET21 的含量还会继续增高。ET21 的含量越高 NO 的生物活性就越低，破坏 ET21 与 NO 之间的动态平衡。因 ET21 含量的增高，不仅导致 SAH 后脑血管 NO 释放量减少，还会导致脑动脉对 ET21 的反应性增高，从而形成脑血管痉挛。神经肽 Y（neuropeptide Y，NPY）对脑血管的收缩作用及对缩血管物质的收缩效应，虽然神经肽 Y 对脑血管的收缩效应并不是很迅速，但其可在较长时间内持续收缩脑血管。收缩能力比较强，而且能增强脑血管对肾上腺素与组胺等缩血管物质的敏感性，强化缩血管物质的收缩效应。发生 CVS 的患者血浆和脑脊液所含的 NPY 含量有所升高，与 CVS 严重程度成正比。蛋白激酶 C（protein kinase C，PKC）的促进迟发性脑血管痉挛发生和发展的作用，即 PKC 作为参与血管平滑肌收缩的重要钙敏感蛋白酶，具有加重迟发型脑血管痉挛（delayed cerebral vasospasm，DCV）的作用。在整个过程中起关键作用的是平滑肌细胞收缩蛋白的磷酸化，也就是说 PKC 的磷酸化。PKC 的磷酸化代表 PKC 的活性增加，PKC 活性的增加则代表 DCV 发生发展将被加剧。活性被改变的钾通道在 CVS 中也发挥作用，即具有不同功能特点和具有激活机制的钾通道分布脑血管平滑肌上。SAH 后很有可能血管平滑肌钾通道活性降低，因而脑血管平滑肌细胞去极化造成脑血管收缩。人工合成的 ATP 敏感性钾通道激活剂的扩血管作用在蛛网膜下隙出血后脑血管痉挛的实验中已得到证实，这一研究在一定的程度上表明钾通道是造成 CVS 的发病机制之一。有研究显示在 CVS 死亡患者的基底动脉内膜细胞观察到细胞凋亡存在，细胞凋亡在脑血管痉挛中的临床作用得到重视。早期脑损伤可能通过细胞凋亡，炎性反应及细胞缺血等途径，最终导致细胞的早期死亡。平滑肌是引起血管收缩及血管痉挛的重要血管壁成分，平滑肌细胞的增殖和凋亡的消长对与血管痉挛有着重要的作用，有研究对血管壁病理生理改变和血管平滑肌细胞凋亡状况的观察发现，在蛛网膜下隙出血(SAH)后血凝块及氧合血红蛋白、血管活性物质、细胞因子、自由基、炎症及免疫反应等一系列病理改变导致血管损伤。并且能明显诱导血管平滑肌细胞凋亡的产生，血管平滑肌细胞凋亡后。细胞壁结构发生改变，进而进一步激活细胞核内基因的表达。使得血管平滑肌细胞的表型变化，从收缩型转变成合成型，使得平滑肌细胞及细胞外基质大量增生，并从中膜向内膜下迁移。结果导致了血管壁的显著增厚和血管痉挛，引起血管的狭窄。平滑肌细胞的凋亡与脑血管痉挛有一定的联系，调控平滑肌细胞凋亡，为今后临床治疗血管痉挛提供其他途径的可能。

三、研究展望

血管平滑肌细胞的表型变化和平滑肌细胞间离子通道及相关细胞间信号传递的变化与调节是脑血管疾病生理和病理学研究的重要内容，了解表型间的相互转化机制及在病理条件下的相关变化具有重要的意义。但目前很多问题尚未研究清楚，如脑血管重构的分子基础，VSMC 的表型转化的调控机制及 VSMC 的增殖、迁移和分泌等生物学行为对疾病发生发展的研究等，这些问题均有待进一步阐明。相信随着对 VSMC 及脑血管相关疾病研究的不断深入以及新的研究方法的建立，这些问题可以逐步解决。从而为探索疾病的发生过程中 VSMC 细胞的变化及细胞间信号传递与交流出新的分子机制，并对干预与治疗疾病寻找到新的靶点，从而促进临床发展更有效、安全的治疗方法。

（黄　镇　陈临溪）

参考文献

范宏军，韩德清，刘健，等.2015.血管平滑肌细胞凋亡在大鼠蛛网膜下腔出血后血管痉挛中的表达.临床神经外科杂志，12(1)：32-35.

王志勇，邹祖玉，刘维新.2001.血管平滑肌细胞的表型标志 α-SM-actin 的表达与调控的研究进展.数理医药学杂志，14(5)：443-445.

麦麦提力・米吉提.动脉瘤性蛛网膜下腔出血临床流行病学特征分析及其出血后脑血管痉挛影响因素研究.学位论文.

曾涛.脑动静脉畸形临床病理与血管平滑肌细胞的相关生物学研究.学位论文.

朱光明.缺血性脑卒中小动脉平滑肌细胞表型转化的实验研究.学位论文.

第四节　血管平滑肌细胞与冠状动脉硬化性心脏病

一、疾病状态血管内皮细胞病理、病理生理变化

冠状动脉硬化性心脏病(coronary atherosclerotic heart disease)指冠状动脉发生粥样硬

化，引起血管管腔狭窄或闭塞。导致心肌缺血缺氧或心肌细胞坏死而引起的心脏病，简称冠心病(coronary heart disease，CHD)，又称缺血性心脏病(ischemic heart disease)。

动脉硬化类型又分为小动脉硬化(arteriolosclerosis)、动脉中层钙化(Monckeberg arteriosclerosis)及动脉粥样硬化(atherosclerosis，AS)。小动脉硬化指小动脉弥漫性增生性病变，多见于高血压患者小动脉。动脉中层钙化好发于中型动脉尤其是下肢动脉，在血管壁中层可见钙沉积，多不产生明显症状。AS是动脉硬化中最常见的类型，常见于大动脉(胸或腹主动脉)及中等动脉(冠状动脉和颈动脉)内膜下，有脂质、钙质和复合糖类积聚。同时有平滑肌细胞和纤维基质成分增殖，伴有血管中层退变，逐渐发展为动脉粥样硬化性斑块(atherosclerotic plaque)。斑块内部组织坏死与内膜积聚的脂质相结合，呈黄色粥样，因此称动脉粥样硬化。动脉粥样硬化虽然是动脉硬化的一种类型，但因临床上最常见且意义重大，因此习惯上简称“动脉硬化”。

冠状动脉硬化性心脏病的病理改变过程大致如下：由于血浆脂质水平升高，血浆脂质进入动脉内膜并沉积在内膜下间隙。此时血液中的单核细胞(monocyte)易与内皮细胞发生黏附，并通过内皮细胞间隙跨过内皮进入内皮下。单核细胞能摄取内皮下沉积的脂质而转化成巨噬细胞(macrophage)，后者又通过其细胞膜上的清道夫受体(scavenger recepter)摄入大量脂质而形成泡沫细胞(foam cell)。泡沫细胞意味着AS斑块的形成开始，该阶段病例表现为大量泡沫细胞形成的脂质条纹(fatty streaks)，脂质条纹在光镜和肉眼下可见，该阶段仍可逆。同时该阶段可见到胶样隆起(gelatinous elevagtion)和附壁微血栓(microthrombi)。

病变进一步发展，受到沉积的脂质及斑块局部产生的细胞因子和生长因子的影响，血管平滑肌细胞(vascular smooth muscle cells，VSMCs)开始增殖，并向内膜方向迁移。VSMCs自身也能够通过摄入脂质而转化成泡沫细胞继而参与斑块形成，VSMCs的增殖使动脉壁变厚并发生纤维化，从而导致AS斑块成熟。成熟斑块内含有脂质、泡沫细胞、增殖的平滑肌细胞和淋巴细胞及基质成分(包括胶原、弹性蛋白、糖蛋白及蛋白聚糖等)。动脉粥样斑块上有内皮覆盖，但斑块较大时其表面可出现裂隙或溃疡。继发血栓形成，从而易造成该血管及分支支配器官组织的缺血及梗死，以心、脑、肾脏器多见。

二、参与发病机制、意义

(一)冠状动脉硬化性心脏病内皮功能改变

1. *血管内皮细胞功能* 曾经认为血管内皮受损时脂质才能进入内皮下间隙，但后来研究证明，脂质进入内皮主要是由于内皮功能的改变。内皮细胞具有以下功能：①形成血管腔内屏障，使血液保留在血管腔内；②表达表面分子如硫酸类肝素(heparan sulfate)，并释放出抗凝物质如前列环素(prostacyclin)，所以内皮细胞具有抗血管内血栓形成作用；③表达内皮依赖扩血管因子(endothelium derived relaxation factor，EDRF)，该血管因子是硫化型NO(thiolated form of nitric oxide)，对局部血管张力的调节起作用；④表达低密度脂蛋白(low density lipoprotein，LDL)受体，该受体可结合以及转运LDL；⑤合成促细胞分裂物质，如血小板源性生长因子(platelet-derived growth factor，PDGF)，参与动脉粥样硬化的形成；⑥分泌蛋白形成内皮细胞的基底膜层，形成防止血栓形成的内皮表面。

2. *血管内皮细胞功能改变* 研究表明高水平的血浆LDL，尤其是氧化修饰的LDL能够导致内皮细胞受损。从而使脂质更易进入沉积在内皮下，脂质进入内皮后又对内皮具有活化作用。活化的内皮又促进活性氧的产生继而又使 LDL 氧化，氧化的 LDL 重复损伤内皮细胞，内皮功能紊乱使大量脂质进入内皮下，使 AS 斑块进一步发展。

血管内皮改变时，活化的内皮可产生一些黏附分子，称血管细胞黏附分子(vascular cell adhesion molecule-1，VCAM-1)和细胞间细胞黏附分子-1 及细胞黏附分子-2(intercellular cell adhesion molecule 1、2，ICAM-1，ICAM-2)。VCAM-1、ICAM-1 和 ICAM-2 促进血流中的单核细胞与血管内皮细胞发生黏附，并使单核细胞进入内皮下。活化的内皮细胞还能合成一种对单核细胞有特异化学趋化作用的蛋白质，称单核细胞化学趋化蛋白-1(monocyte chemotactic protein-1，MCP-1)。单核细胞化学趋化蛋白-1 能够促进单核细胞的迁移，使与内皮黏附的单核细胞更容易通过内皮细胞间隙从而沉积在内皮下，形成斑块。

内皮功能障碍时，除上述使脂质容易通过内皮外，还将导致合成促凝和抗凝物质的合成紊乱。如内皮表面的蛋白聚糖丢失将使内皮的抗凝作用减弱，纤溶酶原激活物(plasminogen activator，PA)的合成不足使内膜表面形成的微血栓不易溶解，从而促进加快斑块的形成及发展。

内皮功能障碍时，还将使内皮依赖的血管舒张因子(endothelium derived relaxing factor，EDRF)即一氧化氮(NO)的水平明显降低。EDRF 具有抑制单核细胞与内皮细胞黏附的作用，EDRF(NO)的减少从而增加了内皮细胞与单核细胞的黏附性，促进斑块的发生发展。

(二)冠状动脉硬化性心脏病血管平滑肌细胞的改变

1. *血管平滑肌细胞的表型改变* 血管平滑肌细胞(vascular smooth muscle cells，VSMCs)是参与 AS 斑块形成的重要细胞，大量研究表明其在 AS 斑块形成过程中具有迁移、增殖活动。VSMC 被生长因子激活，其表型从正常的收缩型变成幼稚的合成型，此过程称为表型转化。据相关研究，收缩型 VSMC 特点是其肌球蛋白重链(SM-MHC)和平滑肌蛋白(smoothelin)，而合成型 VSMC 中，肌原纤维中的肌丝(myofilament)减少。同时粗面内质网(rough endoplasmic reticulum)及高尔基体(Golgi body)增多，可分泌大量基质进入 AS 斑块中，同时又可影响 VSMC 的增殖、黏附迁移过程。合成型 VSMC 对丝裂素(mitogen)具有反应，细胞因此能发生分裂与增殖。

2. *血管平滑肌细胞源性泡沫细胞* 合成型 VSMC 可表达多种胆固醇摄入性受体，如低密度脂蛋白、极低密度脂蛋白受体、CD_{36}、CXCL16/SR-PSOX、Ⅰ型和Ⅱ型清道夫受体。在 AS 病变发展早期Ⅰ型和Ⅱ型清道夫受体主要在 VSMC 中表达，增殖的 VSMC 通过清道夫受体摄取脂质，其过程是不可逆的。干扰素 γ 和肿瘤坏死因子-α(tumor necrosis factor-α，TNF-α)促进 VSMC 释放大量可溶性 CXCL16 继而导致巨噬细胞、VSMC 对 LDL 摄取，VSMC 在其迁移至内皮下的过程中遇到大量的 LDL 特别是氧化修饰的 LDL，可能会通过摄入脂质而转化为泡沫细胞参与 AS 斑块的形成。当 VSMC 摄取过多脂质时将导致细胞破裂，脂质细胞外沉积，VSMC 死亡后从而形成 AS 斑块中的纤维成分。这些变化是 AS 斑块发生发展并同时具有粥样成分及纤维硬化的基础。

3. *血管平滑肌细胞的迁移与增殖* 起初认为血小板源生长因子(platelet derived growth factor，PDGF)是促使 VSMC 增殖的主要生长因子，随后表明，巨噬细胞源生长因子(macrophage derived growth factor，MDGF)对此具有更大作用。AS 斑块形成过程中血管中膜的 VSMC 发生增殖的过程既有生长因子又有细胞因子参与，生长因子和细胞因子来源于内皮细胞、单核/巨噬细胞、成纤维细胞和血小板以及来源于 VSMCs 自身，如血小板源生长因子、成纤维细胞生长因子、上皮生长因子、胰岛素样生长因子、白细胞介素、内皮素血管紧张素Ⅱ等。VSMC自身也能够分泌类似PDGF及mitogen样的物质从而促进自身的增殖活动,同时VSMC还能够自分泌迁移因子(smooth muscle cell-migration factor,SMC-DMF),促使VSMC向内膜方向迁移,该活动可能也与内膜增厚及脂质沉积相关。血管炎性反应也可刺激VSMC发生迁移、增殖,并于炎性成分形成混合物使血管壁增厚,死亡的VSMCs形成纤维成分与单核细胞的积聚进一步成为脂质核心与坏死组织的纤维帽。

三、研究展望

冠状动脉硬化性心脏病是威胁人类健康重要疾病之一,而AS是CHD的重要病因。VSMCs与AS的发生发展密切相关,其在AS的发展中机制极为复杂。AS发展过程既有炎症和又有免疫机制参与,不能单用某一种机制概括,而现在普遍认为高脂血症是AS的重要发病因素。最近相关研究发现,内皮细胞能分化为VSMC样细胞,进而促进新生内膜形成,管壁中膜VSMC不仅能迁移增殖,也能够在内膜摄取脂质而分化为巨噬细胞参与AS发生发展;并且VSMCs在AS发展中既可能维护斑块纤维帽稳定,又可能改变表型、摄取脂质而转化为泡沫细胞促使斑块继续发展的双重特点等。是否能通过这些线索来探讨AS的发病过程继而对冠状动脉性心脏病防治,仍需要更进一步的研究。

(杨　震)

参考文献

Johnson JL.2014.Emerging regulators of vascular smooth muscle cell function in the development and progression of atherosclerosis.Cardiovasc Res,103(4):452-460.

Lao KH,Zeng L,Xu Q.2015.Endothelial and smooth muscle cell transformation in atherosclerosis.Curr Opin Lipidol,26(5):449-456.

Orlandi A, Bennett M. 2010. Progenitor cell-derived smooth muscle cells in vascular disease. Biochem Pharmacol,79(12):1706-1713.

Pidkovka NA,Cherepanova OA,Yoshida T,et al.2007.Oxidized phospholipids induce phenotypic switching of vascular smooth muscle cells in vivo and in vitro.Circ Res,101(8):792-801.

Ross R.1999.Atherosclerosis--an inflammatory disease.N Engl J Med,340(2):115-126.

第五节　血管平滑肌细胞与肺动脉高压症

一、肺动脉高压

肺动脉高压(pulmonary arterial hypertension,PAH)是心血管领域常见病症,可由多种心、肺和肺血管自身疾病引起,进展到一定程度可导致肺血管床阻力增大、顺应力下降,最终因肺血管梗阻性病变而失去手术根治的机会。肺循环阻力增加可引起反复慢性心、肺功能衰竭,预后很差,目前尚无有效的治疗手段。不明原因所致的肺动脉高压称为原发性肺动脉高压(primary pulmonary hypertension,PPH),其他为与结缔组织疾病、先天性体-肺循环分流、低氧血症、HIV感染、合并或不合并肝硬化的门脉高压和食欲抑制剂等疾病相关肺动脉高压。

二、肺动脉高压症与血管平滑肌

各种原因引起的严重肺动脉高压共同的基本病理学改变是肺血管重构，主要表现在细胞成分和细胞外基质的重构，这些特异性的结构改变包括肺小动脉中膜平滑肌增殖和增厚、末梢非肌性小动脉肌化和小动脉数量减少、细胞内膜增厚(新生内膜形成)、内膜纤维化、从样病变、外膜增生肥厚和细胞外基质沉积。肺血管重构的细胞和分子机制十分复杂，各种损伤因素如血管内压增高、机械牵张、剪切应力、低氧破坏血管内皮完整性，导致内皮功能紊乱，血浆因子进入管壁，致使各种促增殖效应的介质通过旁分泌和自分泌作用生成增加并与血管基质和血管平滑肌细胞(VSMC)接触，VSMC 的肥厚和增生与这些促增殖因素有直接的关系。其次，在 PAH 的早期，收缩和舒张的活性物质的失活及小动脉中膜的平滑肌细胞收缩，继而平滑肌细胞增生、肥厚。进而出现以新生内膜形成先导的不可逆转的一系列病理形态学改变，包括管腔横截面的急剧缩小、血管壁纤维化、坏死性动脉炎、外膜增厚和扩张性病变如丛状病变的形成。

三、血管平滑肌增殖机制与肺动脉高压症

肺血管重塑在 PAH 的发生中起着关键性的作用，肺血管重塑是指构成肺动脉血管的内皮细胞、平滑肌细胞、成纤维细胞的增殖和肥大及细胞外间质合成分泌的增多。继而引起肺动脉血管管壁增厚、僵硬，肺循环阻力增大，最终导致 PAH 的发生。目前的研究认为，肺动脉平滑肌细胞(pulmonaryarterial smooth muscle cell，PASMC)增殖在肺血管重塑中起着主导性的地位，因而探索介导 PASMC 增殖的分子生物学机制并据此而进行相关的干预，是治疗 PAH 的热点之一。

1. *RhoA/ROCK 信号通路与 PASMC 增殖*　RhoA 作为 Rho 家族中最重要的一员，隶属于 Ras 超家族小分子 GTP 蛋白。与其他 G 蛋白分子相似，具有 GTP 酶活性，有 GTP 偶联激活和 GDP 偶联非激活两种存在状态，多种生长因子或细胞因子可通过其受体激活与之偶联的蛋白激酶。ROCKs 是一种丝/苏氨酸激酶，有 ROCK1(ROKb)和 ROCK2(ROKa)两种亚型。ROCKs 作为 RhoA 主要的下游靶分子，可介导 RhoA 的多种生物学功能。

PASMC 增殖与 RhoA/ROCK 信号通路密切相关，在 PAH 动物模型及患者的肺血管中，ROCKs 的活性明显增强。研究发现，RhoA/ROCK 信号通路通过激活 junN 端激酶(c-Jun NH2-terminal kinase，JNK)和细胞外信号调节激酶(extracellular signal regulated kinase，ERK1/2)介导 PASMC 增殖。进一步的研究表明，RhoA/ROCK 通过活化 ERK1/2，调控 p27 的表达从而发挥诱导 PASMC 增殖的作用。另一研究结果提示，RhoA/ROCK 信号通路激活后还可以增加基质金属蛋白酶 2 的分泌，基质金属蛋白酶 2 不仅使细胞外基质降解增加，破坏血管结构，而且还促进炎性细胞趋化、移行，释放细胞外基质中的多种炎性因子，促进 PASMC 增殖，导致肺血管重塑。

2. *Ca^{2+}-CaN-NFAT 信号通路与 PASMC 增殖*　钙调神经磷酸酶(calcineurin，CaN)是一种 Ca^{2+} 钙调蛋白依赖的丝氨酸/苏氨酸磷酸酶，它可以催化多种磷酸化蛋白质去磷酸化，主要通过活化 T 细胞核因子(nuclear factor of activated T-cells，NFAT)在 Ca^{2+} 介导的信号转导中发挥作用。NFAT 家族共有 4 种亚型，包括 NFATc1(NFAT2/c)、NFATc2(NFAT1/p)、NFATc3(NFAT4/x)和 NFATc4(NFAT3)。胞质内高浓度的 Ca^{2+} 加强 Ca^{2+} 钙调蛋白依赖

的丝氨酸/苏氨酸钙调磷酸酶的活性，使 NFAT 去磷酸化活化，激活的 NFAT 进入核内，诱导靶基因的转录。

研究表明，Ca^{2+}-CaN-NFAT 信号通路促进 PASMC 增殖。在 PAH 的动物模型及患者中，NFAT 的活性增强，电压门控性钾通道 Kv1.5 减少、抗凋亡基因 bcl-2 增加，表明 Ca^{2+}-CaN-NFAT 信号通路通过 Kv1.5/bcl-2 诱导 PASMC 增殖，参与肺血管重塑。在慢性缺氧性 PASMC 的研究中发现，NFATc3 是通过激活 RhoA/ROK 通路从而发挥介导 PASMC 增殖的作用。新近的一项研究发现，Ca^{2+}-CaN-NFAT 信号通路通过促进细胞周期进展（上调 cyclin A，激活 CDK2），进而引起 PASMC 增殖。

3. 转化生长因子 β(TGF-β)/Smad 信号通路与 PASMC 增殖 TGF-β 以无活性的蛋白前体形式合成与分泌，活化的 TGF-β 与细胞膜表面具有丝氨酸/苏氨酸激酶活性的 TGF-β 受体Ⅰ和 TGF-β 受体Ⅱ结合，激活下游效应蛋白，从而调控细胞的增殖、分化。Smad 蛋白是 TGF-β 最主要的下游靶蛋白，TGF-β 与其受体结合后，促使 Smad2/3 磷酸化，活化的 Smad2/3 与 Smad4 结合，形成 Smad2/3-Smad4 复合物进入细胞核内，与其他转录因子共同协调靶基因的转录。

大量的研究表明，TGF-β/Smad 信号通路在 PAH 的发病中发挥着重要作用。在 PAH 动物模型中，TGF-β 的活性明显升高，阻滞 TGF-β/Smad 信号通路，可以逆转右心室心肌肥厚、肺血管重塑，降低右心室压力。在转基因小鼠中，进一步证明 TGF-β/Smad 信号通路参与低氧诱导的 PASMC 增殖，引起肺血管重塑，参与 PAH 的发病。近年来，尽管 TGF-β/Smad 信号通路在 PAH 的研究中取得了一定的进展，但它活化后调控哪些靶基因的表达，进而导致 PASMC 增殖引起 PAH，目前仍不清楚。由此可见，干预 TGF-β/Smad 信号通路在治疗 PAH 中具有很大的发展潜力。

4. Notch 信号通路与 PASMC 增殖 Notch 信号通路由 Notch 受体、配体、细胞内效应分子 CSL[CBF1、Su(H)和 LAG-1 组成]及 Notch 的调节分子等组成。Notch 受体由细胞外区域、跨膜区和细胞内区域(notch intracellular domain，NICD)组成。在哺乳动物中发现，Notch 受体有 4 种亚型(Notch 1-4)和 5 种配体(Jagged 1、Jagged 2 及 delta1、delta 3 和 delta 4)。Notch 受体与其配体结合后，经 α-转化酶、γ-促分泌酶作用，发生两次蛋白水解反应，Notch 释放出的胞内段结构域 NICD 进入细胞核内，与细胞核内的 CBF1 结合，取代 CBF1 与共抑制子 CIR、SKIP、SHARP、SMRT 等的结合，形成转录活化因子，从而促进下游靶基因 Hes、HRT 或 Hey 的表达。

研究提示，Notch 信号通路在 PAH 中处于异常激活状态。正常的 PASMC，仅表达低水平的 Notch3 受体，而在 PAH 患者的 PASMC 中，Notch3 和 Hes5 的表达异常增高，进一步研究发现，在低氧和野百合碱分别诱导的小鼠和大鼠的 PAH 中亦如此，并且 Notch3 和 Hes5 的表达量与疾病的严重性相关。更深入的研究表明，缺氧条件下，缺失 Notch3 基因的小鼠不能发展为 PAH。另一研究发现，Notch1 激活后可刺激 PASMC 增殖，并证明了这一作用与 Notch 活化导致的 HRT2 上调和 p27 下调有关。

Notch3 信号转导通路的活化可刺激 PASMC 增殖，进一步研究发现，基因敲除平滑肌细胞中的 Notch3 受体或给予 Gamma 分泌酶抑制剂 DAPT（可抑制 Notch3 受体裂解产生 NICD）干预，可抑制 PASMC 的增殖。此项研究提示，Notch 信号通路在治疗 PAH 中具有重要的研究价值。

5. MAPKs 信号通路与 PASMC 增殖　丝裂原活化蛋白激酶(mitogen activated protein kinases,MAPKs)信号通路广泛存在于各种细胞中,是由一组级联活化丝氨酸/苏氨酸蛋白激酶组成,包括 ERK 1/2、P38 丝裂原活化蛋白激酶(p38 mitogen activated protein kinase,p38 MAPK)和 JNK。MAPKs 可以被缺血、低氧、激素等多种细胞外信号激活,发生 MAPKKK-MAPKK-MAPK 三级级联反应,作用于核内转录因子,调控基因的表达,参与细胞的生长、增殖、分化、凋亡等。

研究发现,缺氧及生长因子可激活 PASMC 中 ERK1/2、P38 MAPK、JNK 信号通路,抑制上述 3 种 MAPKs 的活性可以减轻 PASMC 增殖。其中,ERK 是 MAPKs 家族中最重要的成员,也是研究最多的亚型。研究发现,ERK1/2 诱导的 PASMC 增殖可能与细胞周期蛋白 cyclin D1 的增加,以及 DNA 结合转录因子 Egr-1 和 GATA-4 的上调有关。最新研究提示,ERK1/2 通过上调 cyclin E1 的表达,从而促进 PASMC 增殖,而 PD98059(ERK 抑制剂)或沉默 cyclin E1 基因,则可以抑制 PASMC 增殖。由此可知,在动物和人体外研究中,MAPKs 信号通路抑制剂可以抑制 PASMC 增殖,但它们是否可以安全有效的应用于临床,是今后研究的重点。

6. PI3K-Akt 信号通路与 PASMC 增殖　PI3K-Akt/PKB 信号通路具有调节细胞增殖、分化、存活、迁移等多种功能。蛋白激酶 B(Protein kinase B,PKB 或 Akt)是磷脂酰肌醇 3-激酶(phosphatidylinositol 3-kinase,PI3K)信号传导途径中一个重要的作用因子,活化的 Akt 进一步激活下游靶基因,与细胞增殖有关的基因有糖原合酶激酶 3、P21/Waf1、P27/Kip1、mTOR、结节性硬化症基因 2 等。

近年来研究发现,PI3K-Akt/PKB 信号通路与 PASMC 的增殖有关。多项研究发现,5-HT 或血小板衍生生长因子通过激活 PI3K-Akt 信号通路促进 PASMC 增殖。在大鼠的肺动脉高压模型中,Akt 的磷酸化水平显著升高,同时伴有细胞周期抑制蛋白 p53 和 p27 的下调以及细胞周期蛋白 cyclin D1 的上调。另一研究发现,5-HT 通过激活 PI3K-Akt(mTOR)/p70 核糖体 S6 激酶通路从而促进 PASMC 增殖,而特异性抑制 PI3K-Akt 信号通路或沉默 Akt 基因,可以减低核糖体 S6 激酶的磷酸化,逆转 PASMC 增殖。最新研究显示,血小板衍生生长因子激活 Akt/mTOR 通路后,增加钙池操纵的钙通道诱发的 Ca^{2+} 内流,从而促进 PASMC 增殖。

四、抗血管平滑肌增殖与肺动脉高压症

随着对 PAH 发病机制的深入研究,PAH 的治疗也取得了许多进步。依前列醇能扩张血管和抑制 VSMC 的增殖,目前同时开发了许多新的治疗手段如磷酸二酯酶(PDE)抑制剂、L-精氨酸、抗血小板治疗、血清素载体抑制剂、改变离子通道功能的药物、血管活性肠肽、弹力蛋白酶抑制剂、肝素、Pho 激酶抑制剂和受体酪氨酸激酶抑制剂。但类前列腺素静脉给药相关的不良反应及价格昂贵使其的使用受到限制,且多数新的治疗药物仍处于实验或临床研究中。近年 5 型 PDE 抑制剂如西地那非已被证实为一类强有力、选择性高的肺血管扩张药,同时西地那非的部分作用机制是通过抑制 PDE1 的抗增殖作用来实现的,其在肺血管重构中的作用机制有待深入研究。以上这些药物对 VSMC 的增殖作用具有一定抑制效果,但因有一定的不良反应而在体内应用受限。

尽管药物治疗取得了较大的进展,但 PAH 仍然难以取得满意疗效。目前抗 PAH 的治疗

以从血管扩张药为主转向抗增殖作用为主，故抑制平滑肌增殖是抗肺动脉高压的重要因素。

（黄仕芳　李兰芳）

参考文献

Riley DJ, Thakker-Varia S, Wilson FJ, et al.2000. Role of proteolysis and apoptosis in regression of pulmonary vascular remodeling. Physiol Res, 49(5): 577-585.

Sitbon O, Humbert M, Jaïs X, et al.2005. Long-term response to calcium channel blockers in idiopathic pulmonary arterial hypertension. Circulation, 111(23): 3105-3111.

第六节　血管平滑肌细胞与门静脉高压症

一、疾病状态血管平滑肌细胞病理、病理生理变化

门静脉高压症（portal hypertension，PHT）是指由各种原因所致的门静脉系统血流受阻和（或）血流量增加，导致门静脉及其属支血管静脉压力升高，从而出现一系列门静脉压力增高的症状和体征。包括脾大、脾功能亢进、食管-胃底静脉曲张和呕血、腹水等，能引起门静脉高压症的原发病因有乙型病毒性肝炎、血吸虫病、酒精性肝病、门静脉血栓形成、肝血管先天性畸形、布-加综合征、缩窄性心包炎、胰腺炎等，其中病毒性肝炎引起的肝炎后肝硬化位于我国门静脉高压症产生原因的首位。

肝硬化（hepatic cirrhosis）发展的基本病理变化是肝细胞坏死、再生、肝纤维化和肝内血管增殖、循环紊乱。肝硬化早期即出现肝窦毛细血管化，肝星状细胞（hepatic stellate cell，HSC）活化，合成细胞外基质（extracellular matric，ECM）增加，降解减少，以致其在肝内大量沉积，形成肝纤维化。目前国内外各项研究表明，HSC的激活是肝纤维化发展的中心环节。肝硬化时，肝窦血流阻力增加，肝窦为门静脉的终末支，长约450μm、直径10μm，肝窦内皮细胞（Hepatic sinus endothelial cells，SEC）相当于毛细血管的内皮细胞，而窦周肝星状细胞（HSC）相当于血管平滑肌细胞。

（一）肝星状细胞的病理变化

HSC占肝所有细胞的13%，每10～20个肝细胞即有一个。它位于肝窦的Diss间隙内，紧贴着肝窦内皮细胞，表达Desmin、A-actin等平滑肌细胞标志物，具有肌收缩特性。另外，HSC也可表达具有成纤维细胞特性的中间丝蛋白Vimentin，生成大量纤维物质，故具有成纤维细胞的特性。正常时HSC处于静止状态，增殖活性很低，主要功能是储存和代谢维生素A，还分泌少量细胞外基质（ECM）和一定量的基质金属蛋白酶（MMP）。在肝细胞损伤过程中，HSC激活，其表型和功能均发生改变。如HSC增殖增加，凋亡减少，变得具有移动性、收缩性、化学趋化性，合成ECM的种类及数量发生变化，合成一系列细胞因子等。根据其活化程度的不同，可分别表现为成纤维细胞和（或）平滑肌细胞的特性，故称为“肌成纤维细胞”（myofibroblast，MF），其激活过程如下。

1. *刺激性增殖*　研究表明，在各种肝损害的刺激下。肝星状细胞活化最早发生的病理变化即为细胞增殖增多、凋亡减少。细胞体积增大伴有细胞粗面内质网增多，细胞内脂滴减少，

并具有趋化性，可向坏死区及其周围迁移、移动。近期的一篇报道显示，Fascin可以视为HSC活化的新的标志物，不仅与HSC增殖、胶原合成有关，还与HSC的迁移关系密切。Fasdn是肌动蛋白的结合蛋白，是蛋白激酶C的作用底物，在细胞迁移、侵袭、黏附等方面起着核心作用。

2. 表型转换(phenotype transformation) 即通过过渡细胞由脂肪贮存细胞转变为MF，丢失脂滴，粗面内质网或核糖体扩张增生，出现丰富的结蛋白和A-平滑肌肌动蛋白(A-SMA)微丝。HSC激活过程中主要特点就是A-SMA的表达，这说明静息的肝星状细胞正向MF转化。近来研究发现，MF的来源除了活化的HSC外，还有其他的细胞起源。包括组织特异性成纤维细胞、骨髓源性祖细胞、周皮细胞和上皮细胞，不同的细胞来源均可以演变为肌成纤维细胞。最近Sebastien L.等发现了一种可以确定肝纤维化时MF来源的新的标记物，即smoothelin。他们发现肝纤维化时MF共同表达A-SMA及smoothelin，但smoothelin只与血管平滑肌起源的MF相关。

3. 表达和分泌各种细胞外基质，即胶原、蛋白多糖、纤维连接蛋白(FN)和透明质酸(HA)等 正常情况下，肝细胞外基质(ECM)成分包括胶原蛋白(Ⅰ、Ⅲ、Ⅳ、Ⅴ、Ⅵ等)，弹性蛋白、糖蛋白(层粘连蛋白、纤连蛋白等)、蛋白聚糖、透明质酸、基质金属蛋白酶(matrix metalloproteinases，MMPs)、金属蛋白酶组织抑制剂(tissueinhibitiors of metalloproteinases，TIMPs)等成分。细胞外基质蛋白成分时时刻刻都在被降解、同时被合成，降解和合成基本处于相互抵消状态。肝纤维化、肝硬化时肝胶原含量可数倍增加，MMPs可特异地水解胶原和其他基质蛋白，是细胞外降解ECM主要的酶。而TIMPs是调节MMPs活性的超家族，包括至少已知的4种MMP抑制剂，其中，TIMP-1是最主要的MMP抑制剂。肝的ECM主要由HSC产生，激活的HSC可以产生MMP1和MMP13。研究表明，MMP-1和MMP-13是属于胶原酶的一种剪切酶，他们主要负责剪切Ⅰ型、Ⅱ型和Ⅲ型胶原蛋白。但随着HSC不断活化，MMP1和MMP13表达减少，而TIMP1和TIMP2合成增加。活化的肝星状细胞上调TIMPs的表达，结果导致TIMPs和MMPs之间平衡打破，从而ECM积聚，这是肝纤维化形成的主要原因。

4. 获得收缩力，参与门静脉高压的形成 肝损伤时在内皮素(ET)、血管紧张素Ⅱ(AngⅡ)、前列腺素(PG)和白三烯(LT)等的刺激作用下，HSC成肌样收缩，调节血管功能，参与肝内微循环调节。其中ET 1是迄今发现的作用最强的缩血管物质，ET-1主要产生于内皮细胞和血管平滑肌细胞，通过和内皮素受体(endothelin receptor，ETR)结合发挥生物学效应。ET-1与HSC上的G蛋白偶联受体结合后，一方面通过Rho激酶信号通路调节细胞收缩，另一方面也可以通过调节细胞内Ca^{2+}浓度诱导细胞收缩。此外，ET-1也可以通过ERK/MAPK信号通路调节参与细胞收缩的蛋白表达来调控细胞收缩。

目前已发现三种ETR，即ETAR、ETBR、ETCR，均为G蛋白偶联受体超家族。ETAR为ET-1的选择性受体，对ET-1的亲和力大于其他内皮素家族成员。ETBR为ET非选择性受体，对ET-1、ET-2、ET-3具有基本相同的亲和力。Pinzani等证明在培养的HSC活化过程中伴随着有相对显著表达ETAR转变为显著表达ETBR，具有成纤维细胞表型的HSC分别有20%ETAR和80%的ETBR结合位点。HSC的激活由许多细胞因子介导，而ET-1被认为其活化的关键刺激因子。在应激时，肾上腺素、TGF-β、细胞素、内毒素均能促进细胞ET-1的分泌。正常肝SEC分泌的ET-1比HSC高25倍，但在肝损伤后，ET-1在HSC分泌增加，而在 SEC 明显下降,使 HSC 成为 ET-1 分泌的主要细胞。由于在肝损伤过程中 HSC 能显著上调 ET-1 的合成和 ET-1 受体的表达,并且 ET-1 亦可促进 HSC 的 ET-1 的表达,这样就形成一个旁分泌和自分泌环促进 ET-1 的释放。实验表明,肝纤维化时,门静脉对 ET-1 的反应性增强,使门静脉压力明显升高。

5. 分泌大量细胞因子和趋化因子,如转化生长因子-β(transforming growth factor β, TGF-β)、血小板衍生生长因子(platelet derived growth factor, PDGF)、血管内皮生长因子(vascular endothelial growth factor, VEGF)、肿瘤坏死因子-α(tumor necrosis factor, TNF-α)、结缔组织生长因子(connective tissue growth factor, CTGF)等 在这些细胞因子中, TGF-β 的作用最重要。哺乳动物中 TGF-β 包括 3 种不同亚型, TGF-β_1、TGF-β_2 和 TGF-β_3,其中 TGF-β_1 是由 390 个氨基酸残基组成的多肽,是加强肝星状细胞活化和细胞外基质蛋白合成的关键因子。各种损伤因素导致肝细胞损伤后,肝内巨噬细胞、血小板等分泌大量的细胞因子如 TGF-β_1、TNF-α、EGF、PDGF 等,刺激 HSC 活化转化为 MF。而 HSC 及 MF 在活化过程中可以自分泌 TGF-β_1,促进自身进一步活化,在肝损伤因素去除后也足以持续肝纤维化形成过程。目前认为 TGF-β_1 是通过 TGF-β/Smad 信号通路发挥作用的, TGF-β_1 可引起 HSC 内 Smad2、Smad3 依次磷酸化和细胞核内转移。Smad3 在 HSC 内过度表达引起Ⅰ型胶原沉积增加,诱导 TIMP-1 表达,同时抑制 MMP-1 表达,从而抑制基质蛋白降解。该信号传导通路可以通过多种机制被不同的蛋白紧密调节,其中 Smad7 是一个关键的负性调节因子。研究证明, TGF-β 信号通路的抑制因子可以通过肝星状细胞中 Smad7 过度表达而抑制 HSC 的转化并减弱肝纤维化发生。miRNA-30 可以减轻纤维化,导致体内 Smad7 大幅度升高,并被定义为 TGF-β 信号传导通路的关键抑制因子。PDGF 可以通过激活 HSC 的细胞外信号转导通路 Ras/ERK、PI3K、JAK/STAT 引起 HSC 增殖而致纤维化。而 CTGF 是一种高表达于许多纤维化病变中的多肽因子,具有趋化细胞,促细胞增殖、黏附,合成 ECM 的作用。研究发现靶向沉默 CTGF 基因可抑制 HSC 增殖,促进其凋亡,并显著减少Ⅰ型和Ⅲ型胶原蛋白的合成和分泌。

(二)肝外脾静脉的病理变化

门静脉高压症时,除了肝内血管阻力增加外,肝外门静脉系统血流动力学也会发生相应的改变。表现为内脏血管高动力循环状态,作为门静脉最大属支的脾静脉受累自然首当其冲。研究发现门脉高压症患者的脾静脉较正常人的脾静脉相比管壁明显增厚变硬,内膜增厚,表面高低不平,并有许多向腔内隆起的增生结节,电镜观察内膜的增生结节由大量增殖的平滑肌细胞和胶原纤维等细胞外基质所构成。血管平滑肌细胞以合成型为主,其胞浆中含有丰富的粗面内质网和高尔基体,整个管壁沉积有大量胶原纤维,并排列紊乱。血管平滑肌细胞的表型转变后使细胞外基质在脾静脉的内膜和中膜异常聚积,导致管壁纤维化,并增厚变硬、失去弹性,运动性和反应性亦减弱。脾静脉血管壁的变化与长期高压力、高流量血液的冲击有关,除此之外,研究发现肝硬化患者脾静脉 c-fos、c-myc 基因表达增强。说明平滑肌的增殖、迁移和表型转变与癌基因的激活有关,且有学者认为 c-myc 基因表达是门静脉高压症患者肝外血管平滑肌细胞增殖的起动基因,当然这种观点尚需进一步的研究验证。

二、参与发病机制、意义

国内外各种研究均表明,肝星状细胞(HSC)的活化是肝硬化所致门静脉高压症的中心环节，下面介绍 HSC 参与肝硬化门静脉高压的发病机制及意义。

1. HSC 收缩增强与肝内血管阻力增加　门静脉高压的病理生理基础是肝内血流阻力的增加，这一过程涉及肝结构、细胞及细胞因子的复杂变化。其中，HSC 收缩通过改变肝窦血管内径调节肝窦微循环，增加肝内血管阻力，在门静脉高压的形成中发挥主要作用。很多物质如加压素、凝血酶、ET 等均可引起肝星状细胞收缩，其中 ET-1 最强有力。肝硬化门静脉高压症时 HSC 分泌 ET-1 增加，使 HSC 收缩增强。α-SMA 是 HSC 内主要的参与细胞收缩的结构蛋白之一，实验表明 ET-1 刺激可显著诱导 HSC 表达 α-SMA，且 ET-1 可通过 ERK-MAPK 信号通路调节 α-SMA 蛋白表达来调控细胞收缩。氟非尼酮（fluorofenidone，AKF-PD）是一种吡啶酮类化合物，体外动物实验研究表明，它在多种大鼠肝纤维化模型中能够抑制胶原纤维合成、促进胶原纤维的降解，发展抗肝纤维化作用，而且能够降低门静脉压力。黄家明等研究发现 AKF-PD 可通过阻断 ERK-MAPK 信号通路调控 α-SMA 表达，抑制 ET-1 对 HSC 收缩从而达到降低门静脉压的作用。

2. HSC 合成大量 ECM 与肝窦毛细血管化及肝纤维化　肝纤维化就是长期慢性肝损伤后 ECM 在肝内的异常沉积所导致的。肝纤维化时 ECM 通常是由 MF 所产生的，而 HSC 是 MF 的主要来源，所以 ECM 主要由 HSC 产生。正常情况下 TIMPs 和 MMPs 处于平衡状态，ECM 不会大量沉积。而 HSC 在受刺激活化后会上调 TIMPs 的表达，$TIMP_1$ 和 $TIMP_2$ 合成增加，而 MMP_1 和 MMP_{13} 表达减少，使 TIMPs 和 MMPs 之间平衡打破，从而 ECM 积聚。HSC 不仅引起 ECM 过度沉积，而且导致 ECM 分布和组成的改变，Ⅰ型胶原过度沉积。由生理的Ⅲ＞Ⅰ转变为Ⅰ＞Ⅲ，肝窦内膜由不连续的网格状Ⅳ型胶原变为连续的Ⅰ、Ⅲ型胶原，破坏肝窦内膜的通透性，形成肝窦毛细血管化及小叶内纤维化。研究表明，ECM 尤其是Ⅰ型胶原的大量生成主要在于 HSC 活化后基因转录速度的提高。同时，HSC 激活后，其蛋白质活化产物与Ⅰ型胶原启动子的 GC-盒基序（GC-box motif）特异性结合，促使 HSC 进一步活化，增加 ECM 的合成。

3. HSC 分泌大量细胞因子与肝纤维化　HSC 活化后可大量分泌一系列细胞因子及生长因子，如 TGF-β、PDGF、VEGF、TNF-α、CTGF、IL-1、IL-6、IFN-γ 等。$TGF\text{-}\beta_1$ 是最强的促肝纤维化的生长因子，在 HSC 的初始激活阶段及肝纤维化阶段均起着重要的作用。PDGF 是目前 HSC 最强的促分裂剂，主要激活 HSC 以促进其分裂、增殖、转化，也可促进其产生胶原，合成 TGF-β 等细胞因子。PDGF 由 A、B 两条肽链组成，形成 3 种亚型，其中 PDGF－BB 导致肝纤维化的作用最强。IFN-γ 参与了多种肝损伤的病理生理过程，已成为目前研究最广泛的抗纤维化细胞因子。IFN-γ 可以抑制 HSC 的增殖和活化而减少 ECM 的合成，以及促进 HSC 的凋亡，其机制可能是通过抑制 TGF-β。这些细胞因子通过不同的细胞信号转导途径促进 HSC 的激活、ECM 的大量合成、肝纤维化的发生和门静脉高压的形成。

三、研究展望

血管平滑肌与门脉高压症是血管病理与临床研究的重要内容之一，目前研究已知肝星状细胞的活化与门静脉高压症的发生密切相关，但其具体发生机制有些尚未明了。随着我们目前对肝硬化门静脉高压发病机制的认识了解不断加深，以及分子水平上的不断探索，对于门脉高压症的早期诊断和治疗也有了新的突破，如 Fasdn、smoothelin 的发现，$TGF\text{-}\beta_1$ 拮抗药、IL-1 受体拮抗药、可溶性 TNF-α 抗体、VEGF 受体抑制药等。可以预见在不远的将来，会有更多疗效良好的新型药物在肝硬化门静脉高压的预防和治疗中发挥作用。

（曾　斌）

参考文献

曾璐，周本杰.2014.肝纤维化发病机制和治疗方法的研究进展.广东医学，(24)：3918-3921.

朱亚平，卜淑蕊.2016.肝纤维化发病机制研究新进展.肝脏，(05)：401-403.

Lepreux S，Guyot C，Billet F，et al.2013.Smoothelin，a new marker to determine the origin of liver fibrogenic cells.World J Gastroenterol，19(48)：9343-9350.

第七节　血管平滑肌细胞与生殖疾病

生殖健康不仅仅是指生殖过程没有疾病，而是个体在生命所有阶段的生殖功能和过程中，身体、心理和社会生活方面均完好状态下完成生殖过程。生殖健康是指生理状况完好和功能的正常完好，主要包括两性生殖系统、妊娠生产系统、胎儿发育期系统的正常运行。影响生殖健康的因素很多，如生物遗传、环境与社会经济背景等都可能对生殖产生一定的影响，其中正常的血液供应与生殖健康也密不可分，由于血液供应不足或者血管病变造成生殖疾病的发生也越来越多。在这一章节，我们主要介绍血管平滑肌与生殖疾病之间的关系。

一、血管平滑肌细胞与勃起功能障碍

阴茎勃起是神经内分泌调节、血流动力学变化及心理效应等多因素相互作用的结果，当海绵体神经受到刺激时，窦状隙组织主动松弛，小动脉主动扩张导致血流增多，白膜间的小静脉受压导致静脉回流受阻，从而使阴茎增粗、变硬而勃起。男性勃起功能障碍(Erectile dysfunction，ED)是常见的生殖疾病，完全性的ED可以导致不育，其病因错综复杂，血管性病变是ED的主要原因，占ED病人的50%，按照病因又可分为“动脉性ED”和“静脉性ED”两大类。其中以动脉性ED最为常见，动脉性ED常见于主髂动脉及阴部动脉粥样硬化、下尿道损伤、骨盆骨折等因素导致阴茎海绵体动脉管腔狭窄、创伤性动脉阻塞，使血液灌注压力降低和流量减少，导致阴茎完全勃起硬度不足或潜伏期延长等勃起障碍症状。而静脉性ED是在阴茎动脉灌注充足，但出现静脉泄漏过度引起的阴茎勃起障碍，此时阴茎动脉灌注量不能补偿其静脉泄漏量，从而使阴茎勃起不能达到足够的硬度，且勃起维持时间过短不足以完成性生活。常见于海绵体平滑肌萎缩纤维化、阴茎白膜过薄或缺损、糖尿病等。

阴茎海绵体平滑肌细胞同血管平滑肌细胞有相似性，是海绵窦间隙舒张及阴茎勃起的结构基础，在正常阴茎勃起的血流动力学变化中发挥着关键作用，并能根据细胞的局部环境变化重塑其表型改变细胞的收缩和舒张能力，并且提升其合成细胞外基质的能力，促进海绵体纤维化，进而引起阴茎海绵体血流动力学发生改变，同时阴茎海绵体平滑肌细胞为各种因素作用的终末组织，处于重要的核心地位。任何引起阴茎海绵体平滑肌细胞损伤的因素均可能导致患者血管性ED的发生。

血管内皮细胞是一个活跃的内分泌器官，具有多种重要的生物活性，能感受生理刺激，同时做出调节反应，以维持血管内环境的平衡，在阴茎勃起的过程中扮演了十分重要的角色。血

管内皮功能降低能引起产生或作用于血管壁的舒张血管或收缩血管的物质失衡，是导致全身脉管系统动脉粥样硬化的血管损伤的早期阶段，许多因素像心血管危险因子（如高血压、糖尿病、吸烟、高血脂等）能损伤血管内皮，从而影响 NO(Nitric oxide，NO)的释放，增加血管内皮的黏滞性，引起动脉粥样硬化，最后由于血管狭窄引起严重的血管疾病症状，而导致 ED。

在阴茎勃起过程中，内皮来源的 NO 直接进入海绵体平滑肌细胞内，激活鸟苷酸环化酶，导致 cGMP 含量增加，最后通过调节平滑肌细胞膜上 K^+、Ca^{2+} 通道开放水平使平滑肌完全舒张，阴茎动脉血流增加，大量血流注入海绵窦，牵拉白膜压迫静脉回流以使阴茎坚硬的勃起。已经有研究表明，ED 的病理生理基础是一氧化氮通路受损，致一氧化氮合酶(Nitric oxide synthase，NOs)降低，从而导致海绵体平滑肌的舒张和顺应性降低。而 NOs 分为神经型 NOS(nNOS)、内皮型 NOS(eNOS)和诱导型 NOS(iNOS)，前两种在生理状态下就分别存在于自主神经和海绵体血管内皮中。勃起的发动是由性冲动传导至阴茎海绵体勃起神经，刺激其末端的 nNOS 合成和释放一氧化氮，诱导阴茎海绵体舒张而充血，充血过程中的血流剪切应力刺激海绵体内皮，激活内皮表面的 eNOS，促进其合成与释放一氧化氮，从而维持海绵体平滑肌的舒张，而保持勃起状态。eNOS 基因敲除小鼠模型证实小鼠在敲除 eNOS 基因后再注射罂粟碱，其海绵体内压明显变低。而最后一种仅在炎症刺激等病理情况下才会出现。

糖尿病(diabete mellitu，DM) 是继心、脑血管病和肿瘤之后病死率较高的第三疾病，DM 并发阳痿的发生率为 50%～70%。它的病因非常复杂，其中血管因素引起的 ED 主要是在病变的早期，阴茎小动脉硬化样改变，随病变发展，可引起血管内膜变性、管壁钙化、管腔狭管。有研究表明，DM 患者存在 eNOS 的表达受到抑制，其本身 L-精氨酸-NO 途径的损伤，也造成了合成 NO 原料的减少。一些 NOS 抑制剂，如不对称的二甲基精胺酸也有竞争性抑制 eNOS 的作用。另外，研究者还发现吸烟也对血管内皮有直接损伤作用，并增加内皮损伤后血栓因子的表达，使内皮结构功能改变，从而降低 eNOS 活性。慢性肾衰竭也有 ED，其病因主要为海绵体动脉供血不足和海绵体静脉关闭不全两大类。慢性肾衰竭会促进患者发生全身动脉粥样硬化，也能使海绵体动脉远端弥漫性粥样硬化形成，从而海绵体动脉供血不足而导致 ED。而海绵体平滑肌舒张若不充分，海绵体组织被胶原纤维替代而失去其顺应性，海绵体内压的增加也无法充分压迫白膜下静脉，导致海绵体静脉关闭不全，从而引起 ED。

二、血管平滑肌细胞与精索静脉曲张

精索静脉曲张(varicocele，VC)是男性生殖系统常见的疾病，是精索静脉回流受阻而扩张或静脉瓣膜功能紊乱使血液反流致精索内蔓状静脉丛引起异常扩张、伸长和纡曲的渐进性疾病。近年来研究表明，VC 是引起睾丸生殖功能障碍导致男性不育症最常见的原因，主要的因素是由于人的直立姿势影响精索静脉回流，另外静脉壁平滑肌薄弱及其周围结缔组织薄弱、静脉瓣膜缺损或关闭不全也容易导致精索静脉曲张。近来有临床实验研究表明精索静脉曲张血管重塑的血管平滑肌细胞异常增生，从收缩表型向合成表型转化及细胞外基质(extracellular matrix，ECM)中胶原异常改变，使得管壁收缩效应降低。同时，病理检查发现精索内静脉内膜的内皮细胞变形，平滑肌细胞严重空泡化，肌层明显增生肥厚，血管增殖并形成多腔血管结构，瓣膜严重机化，这可能是精索静脉曲张发生和发展的机制之一。精索静脉曲张可以通过诱导睾丸局部的温度升高、缺血缺氧、内分泌障碍、生精细胞凋亡及肾上腺、肾的代谢产物反流从而引起男性患者不育。

三、血管平滑肌细胞与妊娠性疾病

女性的妊娠是一个复杂的生理过程，正常妊娠的维持需要母体良好的身体状况、下丘脑-垂体-卵巢轴激素协调分泌及子宫同步发育。影响妊娠的因素众多，包括卵巢因素、阴道因素、子宫因素及免疫因素等。其中因血管病变引起的胎儿宫内窘迫、生长受限及流产的发生率也逐年增长，如妊娠高血压血管病变、糖尿病血管病变等。

妊娠高血压综合征(pregnancy induced hypertension，PIH)简称妊高征，是指妊娠前及妊娠 20 周前血压正常，在妊娠 20 周后新发生的高血压[收缩压≥ 140mmHg 和(或)舒张压≥90mmHg]、蛋白尿和其他先兆子痫特征。如果收缩压≥160mmHg 和(或)舒张压≥110mmHg，持续 6h 以上，为病情严重的标志。高血压的血管病变的病理基础开始表现为全身细、小动脉间断性痉挛，内压持续升高，内皮细胞间隙扩大，血浆蛋白渗入内皮下间隙，其中膜 SMC 坏死，释放溶酶体酶，引起局部蛋白溶解，以致该处管壁通透性升高，渗出的血浆蛋白连同 SMC 产生的胶原纤维使细动脉壁细胞愈来愈减少，陷于玻璃样变，形成细动脉硬化。而对于一些肌型器官动脉如冠状动脉、脑动脉等，表现为中膜 SMC 肥大、增生，产生胶原纤维、弹性纤维，使中膜增厚，造成管腔某种程度狭窄。

妊高征是导致孕产妇死亡、胎儿生长受限甚至死亡的主要原因，是产科四大死亡疾病之一。正常妊娠的胎盘床螺旋动脉的妊娠生理性改变是胎盘的细胞滋养细胞突破螺旋动脉终末端进入血管壁，并沿血管壁逆行性浸润，逐渐破坏血管壁的肌-弹性纤维，由无收缩功能的纤维素样物质取代，使管腔增大，管壁变薄，使较多的母血无阻碍地流入胎盘绒毛间隙，以保证胎盘和胎儿的正常发育。而妊高征患者的全身性特征性病理改变为小动脉痉挛，造成管腔狭窄，周围阻力增大，内皮细胞损伤，通透性增加，体液和蛋白渗透，抗凝血因子和血管扩张因子减少，进而在受损部位引发促凝血因子合成并激活凝血系统，导致血小板聚集、血栓形成和血管收缩等妊娠高血压疾病一系列病理变化。并且细胞滋养细胞对螺旋动脉的逆行性浸润受到抑制或不发生，螺旋动脉仍为管径小、富于肌-弹性纤维的动脉，从而使管壁平滑肌细胞内可有大量脂质积聚，诱发急性动脉粥样硬化。其变化包括母体蜕膜血管内膜巨噬细胞聚集和成纤维细胞增殖、中膜纤维蛋白坏死及血管周围单核细胞浸润。而正常妊娠的螺旋动脉因其管壁失去了平滑肌成分而不发生动脉粥样硬化。

妊高症患者的胎儿脐血管病变的表现包括血管内皮细胞受损呈空泡变性，严重时坏死脱落；脐动脉管壁增厚，呈粥样硬化改变，血管腔狭窄变形；脐血管壁破裂致脐带内出血；脐静脉内血栓形成伴管腔不全阻塞。脐血管一旦发生病变，将直接影响胎儿的血液供应，导致胎儿宫内窘迫或流产。

另有研究发现，对妊娠高血压症合并胎儿宫内发育迟缓的胎盘经 HE 染色光镜及电镜形态学观察，发现妊高征患者细胞滋养细胞增生，基底膜增厚，胎盘绒毛细小血管壁增厚，管壁纤维素样坏死，血管内皮细胞脱落，胎盘绒毛合体滋养细胞结节增多，绒毛间质纤维化及纤维素样坏死较正常胎盘明显增多，反映了妊高征患者的胎盘绒毛血管发生了管壁损伤。电镜下细胞内结构及滋养细胞表面微绒毛肿胀、消失。反映了胎盘血流灌注不足，导致绒毛功能不全、胎盘胎儿血流减少，进而引起胎儿宫内发育迟缓。

妊娠高血压持续发展对母婴危害很大，严重危害之一就是诱发胎盘早剥。它的作用机制是妊娠高血压症引起子宫底蜕膜层的小动脉发生动脉粥样硬化，毛细血管缺血坏死和破裂出血，血液流至底蜕膜层，使得胎盘易从子宫壁剥离而发生胎盘早剥，从而造成早产、难产，使胎儿窒息及新生儿疾病的发生率增加。

糖尿病并发微血管病变是糖尿病患者的特异性损害，主要的病理表现为微循环障碍、微血管瘤形成和微血管基底膜增厚。糖尿病能引起动脉粥样硬化的发生及发展，研究表明长期高血糖可使蛋白发生非酶促糖基化修饰，形成高级糖基化终末产物（advanced glycation end products，AGEs），促进动脉粥样硬化形成，同时可使纤维交联，引起弹性减弱乃至丧失。另外糖尿病患者存在脂质代谢异常，能使胆固醇和胆固醇脂在 SMC 内堆积，从而导致动脉粥样硬化发生与发展。此外，高胰岛素血症可诱导平滑肌细胞生长和增殖，并向内膜移行，进而促使动脉粥样硬化的形成。研究结果显示患糖尿病的女性发生不孕症的概率约为 2%，流产率可达 15%～30%，围生期死亡率为 5%～10%，糖尿病孕妇的胎儿及新生儿畸形率为非糖尿病孕妇的 4～10 倍。而一旦糖尿病并发微血管病变时上述风险将进一步增加。妊娠加重糖尿病，使代谢紊乱更加恶化，并且可引起子宫螺旋动脉发生动脉粥样硬化，管腔变窄，引起供血不足，增加孕妇和胎儿、新生儿的并发症。

四、研究展望

血管平滑肌细胞与生殖疾病之间关系是生殖生理学与病理学研究的重要内容，了解它们间的相互联系及在病理条件下的变化具有重要的意义。尽管目前对于这方面已经进行了大量深入的研究，但对于生殖疾病与血管平滑肌细胞之间的联系的理解还不够全面，相信随着研究的不断深入以及新研究方法的建立，可以为研究血管平滑肌与生殖疾病的病理变化寻找新的突破，从而也为临床生殖疾病的治疗提供新的治疗靶点，促进人类的生殖健康。

（欧含笑　莫中成）

参考文献

毕海，侯小飞.2015.慢性肾功能衰竭患者性勃起功能障碍的机制.肾脏病与透析肾移植杂志，24：474-477.

Burnett AL.2004.Novel nitric oxide signaling mechanisms regulate the erectile response，16：S15-S17.

Pijnenborg R，Vercruysse L，Hanssens M.2006.The uterine spiral arteries in human pregnancy：facts and controversies.Placenta，27：939-958.

第八节　血管平滑肌细胞与糖尿病

一、糖尿病过程中血管平滑肌细胞病理、病理生理变化

糖尿病（diabetes）是全球常见的内分泌代谢障碍疾病，据 2014 年世界卫生组织（WHO）公布数据显示，糖尿病的全球发病率约为 9%。心脑血管并发症为导致糖尿病患者残疾和死亡的最重要因素，VSMCs 是血管中层主要组分，调节血管收缩舒张功能。在糖尿病发病过程中，血管平滑肌细胞形态和功能均发生一系列变化，导致糖尿病血管病变，最终引起心脑血管重构和并发症。

VSMCs 根据其形态学、功能和标志蛋白表达的不同分为收缩型和合成型这两种表型。

收缩型 VSMCs 呈长梭形，胞内有丰富而有序组织的收缩骨架蛋白，主要由丝状肌动蛋白（filamentous actin，F-actin）组成，维持细胞收缩功能。收缩型 VSMCs 标志蛋白，主要有 α-平滑肌肌动蛋白（a-smooth muscle actin，α-SMA）、平滑肌肌球蛋白重链（smooth muscle myosin heavy chain，SM-MHC）和平滑肌蛋白 22α（smooth muscle 22 alpha，SM22α）等。SM22α 与肌动蛋白微丝结合而促进应力纤维的形成，诱导细胞收缩。当 VSMCs 从收缩型向合成型转化时，这些收缩型标志蛋白表达将显著减少，细胞 F-actin 骨架排列紊乱、松散、细胞收缩纤维成分减少，而非肌肉特异 β-actin 表达增加。合成型 VSMCs 表现出类上皮、菱形状细胞形态，细胞核和高尔基体增大，核糖体内容物增加，细胞合成分泌功能和迁移能力显著增强。在正常情况下，血管中的 VSMCs 以收缩型为主，维持血管的收缩舒张功能，细胞增殖和迁移能力低下。VSMCs 的表型转换受其周围环境的影响。

研究发现，糖尿病大鼠血管平滑肌细胞与正常大鼠血管平滑肌细胞相比，其典型的长梭状形态丧失，收缩型标志蛋白减少。在糖尿病患者血管也发现血管类似结果，表明在糖尿病疾病条件下，VSMCs 发生表型转换（phenotype switch），即 VSMCs 从收缩型向合成型转化。血管中收缩型 VSMCs 减少，而合成型 VSMCs 显著增加，细胞增殖、迁移及细胞外基质合成能力显著增强。VSMCs 本身存在显著异质性，尽管在糖尿病状态下，VSMCs 也不可能全部转化为合成型，而是两种表型共存。实质上为合成型和收缩型的比例失调，两者在受多种因子调节，可逆转换。

糖尿病的高血糖、胰岛素抵抗、代谢紊乱和慢性炎症反应等因素促使血管平滑肌细胞表型转变、增殖及迁移能力增强。2 型糖尿病患者胰岛素水平显著增高，胰岛素除了调节糖稳态，还具有生长激素类效应，胰岛素呈浓度依赖地促进糖尿病 VSMCs 增殖，该效应受促分裂原活化蛋白激酶（mitogen-activated protein kinase，MAPK）信号通路激活所调控。因此，使用外源性胰岛素治疗 2 型糖尿病加剧高胰岛素水平，作用于平滑肌细胞，引起细胞向合成型转换，更易导致心血管疾病发生，这已经引起了研究者的重视。

与高胰岛素的效应相比，VSMCs 对高糖本身的反应存在差异性。一些研究发现高糖增加 VSMCs 合成型，促进细胞增殖。然而，也有研究发现高糖并未引起 VSMCs 的表型改变。因此，高糖本身对血管平滑肌细胞表型转换存在争议性。高糖除了对 VSMCs 有直接作用之外，长期高糖促进晚期糖基化产物（advanced glycation end-products，AGEs）的生成，这是糖尿病血管病变的重要诱导因素之一。AGEs 通过与它的受体 RAGE（receptor for AGEs）结合，刺激细胞释放炎症因子、细胞黏附因子和促纤维化因子等，同时也促进 VSMCs 增殖和迁移，表明 VSMCs 向合成型转换。

长期炎症反应作为糖尿病的一个重要特征，以白介素-1/6（interleukin-1/6，IL-1/6）、单核细胞趋化因子-1（monocyte chemoattractant protein-1，MCP-1）和肿瘤坏死因子 α（tumour necrosis factor-α，TNF-α）在血循环中升高最为显著。这些因子共同作用诱导 VSMCs 去分化，增强细胞增殖和迁移能力，并且进一步促进 VSMCs 释放炎症因子，恶性循环地加剧细胞表型转换。

细胞表型转换调节机制复杂。绝大多数 SMC 标志基因受 CArG 盒基序（CArG box motif）调控，它结合到启动子后引起转录改变。血清反应因子（serum-response factor，SRF）同样结合到该区域，与 CArG 共同调控基因转录。Krüppel 样因子（Krüppel-like factor，KLF）家族是 VSMCs 表型转换的重要转录因子，其中 KLF4 尤其重要，通过减少心肌素（myocardin）的表达而减少平滑肌细胞标志蛋白的表达，因此 KLF4/心肌素/SRF 轴在 SMCs 表型转换中发挥重要作用。目前，关于 VSMCs 的调节因子和调控机制，大多数研究是在体外细胞中进行，在动物或者人体内仍缺乏充分研究。平滑肌细胞表型受多种因子调控，如血小板源生长因子 BB(platelet-derived growth factor，PDGF BB)促进细胞向合成型转化，而转化生长因子 β (transforming growth factor-β，TGF-β)促进细胞向收缩型转换。最新研究发现，miRs(microRNAs)在 VSMCs 表型转换的分子机制中扮演重要角色，其中 miR-21 被发现在大鼠新生内膜损伤部位水平显著升高，通过增强或者抑制其表达从而分别参与 TGF-β 和 PDGF 诱导 VSMCs 表型转换作用。与之相反，PDGF 通过诱导 miR-221 和 miR-24 而促进细胞去分化，减少收缩型 VMSCs 标志蛋白，促进细胞增殖。迄今为止，在血管平滑肌细胞中，miR-143/145 应该是被最为广泛研究 miRs。它们在血管壁呈高表达水平，miR-145 的下调参与血管内膜增生。反之，其上调则促进 VSMCs 向收缩型转换，抑制细胞增殖。还有研究表明，miR-133/195 等也在 VSMCs 表型转换中发挥作用。因此，未来将有更多的 miRs 被发现，为 VSMCs 表型转换干预提供新靶点。

糖尿病的高糖引起蛋白和脂质非酶糖化反应形成晚期糖基化产物(Advanced glycation end-products，AGEs)。AGEs 和高糖促发内质网应激(endoplasmic reticulum stress)从而诱导糖尿病 VSMCs 凋亡，参与糖尿病血管钙化(vascular calcification)和动脉粥样硬化不稳定斑块等病变过程。AGEs 诱导 VSMCs 凋亡信号传导机制比较复杂，多个信号传导通路被激活。NF-κB 过度激活、氧化应激(reactive oxidative stress)和促分裂原激活蛋白激酶(mitogen-activated protein kinases，MAPK)信号通路参与了 AGEs 介导 VSMCs 凋亡过程。高胰岛素除了促进 VSMCs 增殖，与高糖相似，长期高胰岛素通过肿瘤坏死因子相关凋亡诱导配体(tumor necrosis factor-related apoptosis-inducing ligand，TRAIL)激活而诱导 VSMCs 凋亡。当 VSMCs 凋亡增加，动脉粥样硬化斑块帽稳定性变差，易于破裂。

自噬(autophagy)是存在于真核生物中一种高度进化保守的代谢过程，细胞通过膜包裹待降解细胞器或者蛋白质形成自噬体，然后与溶酶体融合，形成自噬溶酶体对代降解物进行降解，维持细胞自身稳态。但是，过度自噬会引起细胞死亡，亦称之为自噬性细胞死亡。AGEs 激活 VSMCs 自噬，与 MAPK 信号通路激活有关，表明 VSMCs 自噬参与糖尿病血管病变过程。自噬除了影响细胞存活，也调节 VSMCs 的表型转换和细胞增殖。应用 PDGF 刺激 VSMCs，诱发细胞自噬，同时也减少细胞收缩表型蛋白的表达，而合成型标志蛋白表达增加。PDGF 诱导 VSMCs 自噬与细胞增殖和迁移能力增强密切相关，VSMCs 合成型转换增强与自噬清除收缩蛋白单元有关。反之，抑制细胞自噬，VSMCs 增殖就被抑制。可见，调控 VSMCs 自噬也是调控它的表型转换的一个关键手段。

现在存在一个共识：遗传学、表观遗传学(epigenetics)和环境因素一起影响个体表型和 2 型糖尿病易感性。表观遗传学机制并不改变 DNA 的核酸序列，一般通过 DNA 甲基化、转录后组蛋白修饰和 microRNAs 等调控染色体状态及其与转录因子结合变化，对基因表达进行调控。糖尿病条件下，VSMCs 也发生表观遗传学方面改变。DNA 甲基化经常发生于 CG 二核苷酸重复序列(CpG islands)，刺激或者抑制他们所在区域的基因表达。DNA 甲基化在糖尿病患者和非糖尿病患者脂肪组织上存在差异性，在 VSMCs 上是否存在甲基化差异，尚未清楚。但是，胰岛素受体底物 1(insulin receptor substrate 1，IRS1)和钾离子通道 KCNQ1 在糖尿病其他组织上存在 DNA 甲基化调节，它们参与了 VSMCs 的功能调节。因此，DNA 甲基化在糖尿病患者 VSMCs 值得进一步研究。

二、参与发病机制、意义

糖尿病多种致病因子诱发 VSMCs 表型转换，导致合成型 VSMCs 增多。血管壁增厚，管腔变窄，血管收缩性能也发生改变，血流的流动受损，终而引起心血管疾病并发症。另一方面，糖尿病患者 VSMCs 出现异常凋亡，与血管发生钙化和动脉粥样硬化斑块破裂密切相关，深入研究 VSMCs 的时空改变对于防止糖尿病血管病变至关重要。针对这些病变，目前也发现一些药物对糖尿病血管病变的 VSMCs 功能逆转有一定疗效。

许多常用临床降糖药，被发现有不依赖其降糖效应的心血管效应。

1. 二甲双胍(metformin)　为一线口服降糖药，增加肝和周围组织胰岛素敏感性，过去十多年研究发现二甲双胍发挥抑制 VSMCs 炎性反应、高增殖和分泌表型转换。该效应的机制复杂，主要与 NF-κB 和腺苷酸活化蛋白激酶(adenosine monophosphate-activated protein kinase，AMPK)介导的信号通路激活密切相关。

2. 噻唑烷二酮类(thiazolidinediones，TZDs)　作为 PPARγ 的配体，用于 2 型糖尿病治疗。此类药物也发现有不依赖于增加胰岛素敏感性作用的多效性(pleiotropic effects)，吡格列酮(pioglitazone)可能通过双向作用，即抑制细胞周期蛋白和(或)诱导细胞凋亡。从而能够抵消高糖和 AGEs 的促 VSMCs 增殖作用，这是它改善糖尿病心血管病变效应的重要原因。在口服降糖药当中，目前 TZDs 展现出最佳的改善 VSMCs 功能的效应。

三、研究展望

糖尿病血管平滑肌病变的表观遗传学机制的值得深入研究，将为糖尿病 VSMCs 病变治疗提供更多的干预靶点，表观遗传研究的阐明为在源头上逆转和重置 VMSCs 细胞表型提供理论基础和手段。

(陈文亮)

参考文献

赵志波，刘江华.2014.血管平滑肌细胞表型转变与糖尿病血管病变.临床与病理杂志.34(5)：616-621.

Harith HH，Di Bartolo BA，Cartland SP，et al.2016.Insulin promotes vascular smooth muscle cell proliferation and apoptosis via differential regulation of tumor necrosis factor-related apoptosis-inducing ligand.J Diabetes，Jul，8(4)：568-578.

Karen E.2015.Porter，Kirsten Riches.Vascular Smooth Muscle as a Target for Novel Therapeutics.Curr Diab Rep，15：72.

第九节　血管平滑肌细胞与肾病

肾是人体的重要器官，其基本功能是生成尿液，清除体内代谢产物及某些废物、毒物。同时经重吸收功能保留水分及其他有用物质，以调节水、电解质平衡和酸碱平衡。肾同时还有内分泌功能、生成肾素和促红细胞生成素等。肾疾病的种类繁多，主要有免疫引起的肾小球肾炎，各种原因引起的肾间质纤维化以及最终导致的肾功能不全等。在这个过程中，血管平滑肌细胞和内皮细胞通过共同合成、分泌多种活性因子参与细胞的迁移、增殖、凋亡以及表型转化等多种生理和病理过程的调节。

血管平滑肌细胞(VSMC)和内皮细胞是血管壁的主要细胞成分，二者在血管壁的修复和重塑中共同发挥作用。血管内皮损伤后 VSMC 的迁移、增殖、凋亡及细胞外基质的分泌和堆积，受到多种细胞因子、生长因子和基因调控的介导，共同参与局部血管重建和再塑过程。VSMC 和内皮细胞可共同合成、分泌促进细胞增殖的物质，如血小板衍生生长因子、转化生长因子和成纤维细胞生长因子等，也可分泌抑制细胞增殖的物质，如肝素类蛋白聚糖和降钙素基因相关肽等。另外，由于 VSMC 和内皮细胞在结构上相邻，内皮细胞直接与血流接触，感受切应力的变化，不仅自身会对此做出反应，也会影响 VSMC 的功能。因此，通过旁分泌和直接接触，这两种细胞之间存在着密切的相互作用。在疾病病理改变过程中相互影响。

一、肾小球肾炎

肾小球肾炎是由于各种不同原因导致双侧肾小球损伤的炎症性疾病，临床表现为一组症候群如水肿、蛋白尿，甚至肾功能损害。本病发生多与链球菌感染有关，原发性肾小球肾炎可由多种病理类型引起，常见的有系膜增生性肾小球肾炎(包括 IgA 和非 IgA 系膜增生性肾小球肾炎)、系膜毛细血管性肾小球肾炎、膜性肾病以及局灶性节段性肾小球硬化等。

1. *病理、病理生理* 光镜下可见肾小球细胞成分增多，血管襻肥大，毛细血管腔有不同程度的阻塞，偶有小血栓形成。以内皮和系膜细胞增生为主，病理上成为毛细血管内增生性肾小球肾炎。部分患者以渗出性病变为主，病变严重的患者可见毛细血管襻断裂，形成小血栓。增生渗出的差别程度很大，轻的病变仅有系膜细胞增生，重者内皮细胞增生，阻塞毛细血管襻，更严重者可形成新月体。肾小管改变不明显，可有肾间质水肿，中性粒细胞、单核细胞浸润。免疫荧光检查可见 IgG、补体 C3 为主的颗粒状物质沉积在毛细血管襻及系膜区。电镜检查可见上皮下致密物形成驼峰及膜内沉积，驼峰为不规则的团块状沉积，于起病 8 周后逐渐淡化形成透亮区。

2. *参与发病机制* 多数肾小球肾炎是免疫介导性炎症疾病。免疫机制是肾小球病的始发机制，在此基础上炎性介质(如补体、细胞因子、活性氧等)参与下，最后导致肾小球损伤和产生临床症状。在慢性进展过程中也有非免疫非炎性机制参与，但其血管内皮细胞损伤的确切发病机制尚不十分清楚。研究发现，抗内皮细胞抗体(AECA)、β_2整合素、补体调节蛋白 CD59 和膜攻击复合物(MAC)等对肾小球内皮细胞损害有重要作用。AECA 与血管内皮细胞表面抗原结合，改变血管内皮细胞功能，通过补体介导细胞毒作用及抗体依赖细胞介导细胞毒作用而使血管内皮细胞受损，血管炎症发生。补体系统在体内被激活后，参与机体免疫调节及免疫清除，并引发炎性反应。CD59 是一种补体调节蛋白，通过磷脂酰肌醇聚糖固定黏附于血管内皮细胞膜，在生理条件下抑制 MAC 在内皮细胞膜上聚集和形成维护内皮细胞膜的完整性。血管内皮细胞损伤后导致 CD59 分泌减少，阻止补体系统的免疫损伤作用降低，进一步加重了内皮细胞损伤。

3. *研究展望* 在肾小球肾炎发生、发展过程中内皮细胞的病理及功能变化起关键作用，由于血管平滑肌细胞和内皮细胞在结构上相邻，且通过旁分泌和直接接触，在疾病病理改变过程中相互影响。肾小球肾炎是免疫介导性炎症疾病，免疫机制是肾小球病的始发机制。在多种损伤因子的作用下，炎性细胞浸润，各种趋化因子和黏附分子的释放，内皮细胞及系膜细胞损伤、凋亡、增生，引起血尿、蛋白尿、最终导致肾小球纤维化和肾小球硬化。其中血管平滑肌细胞也参与，但其确切的分子生物学机制尚不清楚，随着研究的进一步深入，将为临床防治提供新的依据和思路。

二、肾间质纤维化

肾间质纤维化是慢性肾病和慢性肾衰竭进展到终末期的共同途径，慢性肾病特别是慢性肾衰竭的治疗效果依赖于肾间质纤维化的程度。因此，肾间质纤维化越来越受到人们的重视。目前认为肾间质纤维化主要发生机制与小管上皮细胞向间充质细胞的转分化作用、效应细胞的激活和局部缺血、缺氧等因素影响各种信号通路，从而对肾损伤起到了促进和修复作用。近年来发现肾小管周围毛细血管内皮细胞(peritubular capillary，PTC)的损伤对肾间质纤维化的进展起着不容忽视的作用。

1. *病理、病理生理*　PTC和VSMC正常情况下共同维持血管结构，还可通过自分泌和旁分泌的方式而产生多种生物活性物质(如内皮素、NO、PGI_2等)，发挥调节血管运动、触发炎性反应和维持自身稳定的功能。PTC和VSMC有着调节血管通透性及张力、调节血管平滑肌的生长增殖、参与炎性反应及参与止血等强大功能。但当这些内皮细胞功能受损时，如在免疫介导的损伤、高糖和高脂过氧化损伤等。可导致细胞与组织缺氧、炎症反应的激发、肾毛细血管丢失及凝血功能异常血栓形成等一系列病理生理反应，有进一步使内皮细胞分泌促血管收缩因子(ET-1、AngⅡ)增多，促使血管收缩、血压升高。由此内皮细胞发生表型转变表达细胞黏附分子(cell adhesion molecule，CAM)而促进白细胞黏附于肾小球毛细血管并向血管襻浸润，损伤和(或)激活的内皮细胞通过释放细胞因子如白介素-1(IL-1)、TNF-α、单核细胞趋化肽-1(MCP-1)等进一步吸引炎性细胞至肾小球并导致它们的激活。IL-1和TNF-α还可促进血栓的形成，在此过程中PTC和VSMC共同参与，从而导致肾病的进一步进展。

2. *参与发病机制*　肾间质纤维化是慢性肾病和慢性肾衰竭共同途径，与肾功能损害程度密切相关。其发病机制十分复杂，PTC和VSMC的形态结构和功能改变在其中的作用逐渐被重视。

(1)肾纤维化早期，成纤维细胞及系膜细胞被激活而促使肾小管上皮细胞向细膜质细胞转变，其中α-平滑肌肌动蛋白(α-SMA)的重新表达。不仅能使血管周围平滑肌细胞受到限制，还能过度表达胶原蛋白Ⅰ、Ⅲ及纤联蛋白等间质基质，由此，VSMC在早期就参与肾脏间质的纤维化。

(2)血管活性物质，包括一氧化氮(NO)、内皮素(ET)、AngⅡ、缓激肽(BK)、前列环素(PGI_2)、血栓素A_2(TXA_2)等，参与了肾间质纤维化的形成过程，对血管内皮细胞、平滑肌细胞的功能调节具有重大影响。血流动力学改变是导致肾缺血、缺氧是肾间质纤维化发生的关键因素，而血流动力学改变与血管活性物质的合成和释放有密切相关。

NO是内皮细胞合成并释放的舒血管物质，存在于肾血管，主要参与血管张力的调节和血小板聚集等。在内毒素或细胞因子的诱导下，短时间内产生大量NO，具有细胞毒作用，因此，NO对肾具有保护、损伤双重作用。一方面，NO可抑制血小板、白细胞聚集，减少肾小球内微血栓形成，减少ECM合成有利于防止肾纤维化；同时也发现NO有利于肾小管上皮细胞的重建。另一方面，研究显示，NO与超氧阴离子结合，直接和间接导致脂质过氧化而损伤肾系膜细胞。在肾间质纤维化时，NO 是一种抗细胞增殖因子，抑制炎性细胞浸润和延缓间质纤维化。近来发现血管内皮细胞功能损伤使血管活性物质平衡失调，可使舒血管物质 NO、缓激肽和前列环素生成减少，使肾局部 RAAS 激活，AngⅡ、ET-1 生成增加，加剧肾纤维化的进展。AngⅡ通过复杂的促纤维化途径调节肾炎性反应、细胞增殖、ECM 合成与降解，过度表达肾素和血管紧张素原导致大量 ECM 的沉积。缓激肽是一个强有力的血管扩张药，可通过引起内皮释放 NO、PGI_2及内皮源性极化因子而发挥扩血管作用。抑制 ACE 后通过内源性 BK 的积聚而促进 PGI_2及 NO 的形成，从而促进系膜细胞增殖。PGI_2是强大的血管舒张药、血小板聚集及细胞黏附抑制药，能预防血栓形成和消除血栓中血小板聚集，从而显著降低肾血管阻力，增加肾血浆流量。TXA_2是一种强烈促进血管收缩和血小板聚集的生物活性物质，与 PGI_2维持动态平衡，共同调解血管张力等作用。如在病理状态下，机体产生大量的 TXA_2，打破 PGI_2/TXA_2动态平衡。大量的 TXA_2可收缩出球小动脉，使肾小球囊内压增高，同时 TXA_2亦具有收缩系膜细胞、促进系膜细胞增殖及基质合成、促进血小板聚集等作用。肾小球高灌注、高滤过使肾小球毛细血管切流压增加，引起血管内皮细胞和 VSMC 损害。从而破坏正常的滤过屏障，导致蛋白滤过增加。长期作用肾小球形态、功能发生病理性改变。

(3)信号通路：在肾间质纤维化过程中存在各种信号通路，对肾损伤起到了促进和修复作用。AngⅡ活化了 JAK/STAT 信号通路，导致了细胞外基质 FN 产生过多，从而引起肾间质纤维化。TGF-β 在正常血管、损伤血管对血管内皮细胞和 VSMC 的效应十分复杂，对细胞外基质的合成、分泌、降解有明显调节作用，TGF-β 的过度表达可诱导肾间质纤维化形成。SHH 信号通路对血管内皮细胞和平滑肌细胞有着明显的影响，SHH 通路的激活可促进微血管内皮细胞的增殖、抑制其凋亡，有利于损伤毛细血管的修复。肾间质纤维化时 SHH 信号通路被激活，而阻断 SHH 信号的传递可抑制纤维化的形成。

3. *研究展望*　肾间质纤维化与内皮细胞和 VSMC 关系密切，是慢性肾病和慢性肾衰竭共同途径，血管活性物质在其中起到关键。不仅依赖血流动力学机制发挥肾损害作用，还可通过其他途径，如氧化应激、生长因子信号转导、炎性细胞因子等发挥作用。各种因素相互影响、相互协同，共同影响着肾间质纤维化的发生和转归，因此通过干预血管活性物质和信号通路可影响内皮细胞和 VSMC，从而达到干预肾间质纤维化的进展。随着血管活性物质和信号通路在肾间质纤维化发生机制日益受到重视及对其不断深入的研究，有望为肾间质纤维化的预防和临床治疗开创新的思路和途径。

三、肾功能不全

肾功能不全(renal insufficiency)是由于多种原因引起的肾小球严重破坏，使身体在排泄代谢废物和调节水、电解质及酸碱平衡等方面出现紊乱的临床综合征，分为急性肾功能不全和慢性肾功能不全。预后严重，是威胁生命的主要病症之一。

1. *病理、病理生理*　肾功能不全代偿期处于炎症反应期，肾损伤较轻，仅有轻度蛋白尿、血尿及水肿症状。肾功能不全失代偿期、肾功能不全衰竭期，处于肾纤维化形成期，此期病理损伤较前期加重。肾功能不全的病理生理过程复杂，各种原因所致的肾损伤可使功能肾单位减少，残余肾小球内压力增加。肾小球毛细血管内压增加，引起肾小球血管内皮细胞损伤，血小板聚集而导致肾小球内血栓形成。另外由于肾小球系膜区内大分子物质的聚集及局部释放生长因子的影响，系膜细胞增殖、系膜基质扩张，引起残余肾小球代偿性肥大，代偿过度的最终结局即是肾小球硬化。肾小管的损伤则是由于残余肾单位肾小球的负荷明显加重,导致肾小管的高代谢,小管上皮细胞酶活性的增强而引起肾小管的损伤。

2. *参与发病机制* 慢性肾功能不全机制复杂,近年关于血管内皮细胞的作用有了进一步研究。

(1)内皮源性舒张功能障碍:血管活性物质可调节血管舒缩,内皮舒张因子与收缩因子之间的失衡将导致内皮源性舒张功能障碍;另外,氧化应激引起的内皮舒张功能障碍是因为血管内皮氧气产生过多,与NO作用产生过氧化氮。后者使内皮NOS无法配对,转而使NOS合成氧气,而非NOS表达的减少。

(2)缺氧导致肾纤维化:缺氧可诱发肾成纤维细胞的纤维化反应,改变胞外基质代谢,使胞外基质产生增多,降解减少。缺氧还可导致肾微血管损伤,肾小球肥大,小管间质炎症和纤维化改变。缺氧在导致间质纤维化的同时,反过来又将加重间质缺氧,形成恶性循环。

(3)血管内皮细胞与炎性反应:白细胞在血管壁的黏附和迁移,主要由循环白细胞选择素家族与内皮细胞黏附分子相互识别决定。中性粒细胞弹性蛋白释放后,进入内皮细胞通过ERK、JNK和P^{38} MAPK途径激活凋亡前信号事件,NF-κB被裂解而活性下降,这可能是白细胞与内皮细胞在炎症部位"对话"的机制。

(4)血管活性物质通过调节血管内皮细胞和平滑肌细胞的功能,改变了血流动力学导致肾缺血、缺氧等肾损害,最终引起慢性肾功能不全。

3. *研究展望* 随着免疫学分子遗传和分子细胞学研究的进展,对肾病发病机制认识有了突飞猛进的进展,特别是血管内皮细胞和血管平滑肌细胞的药理和血流动力学的研究。对临床治疗方法有着更多和深入的认识,如ACEI和ARB等在肾病中的应用,已使慢性肾功能不全治疗明显改观。随着对血管内皮细胞和血管平滑肌细胞的药理机制研究的深入,将会有更多以此为靶点的药物在临床上运用。

(马松涛　杨　霞)

参考文献

Kida Y,Tchao BN,Yamaguchi I.2014.Peritubular capillary rarefaction;a new therapeutic target in chronic kidney disease.Pediatr Nephrol,29(3):333-342.

Matsui F,Meldrum KK.2012.The role of the Janus kinase family/signal transducer and activator of transcription signaling path-way in fibrotic renal disease.J Surg Res,(178):339-345.

Meng X M,Nikolic-paterson D J,Lan H Y.2014.Inflammatory processes in renal fibrosis.Nat Rev Nephrol,10(9):493.

第十节　血管平滑肌细胞与眼科疾病

一、疾病状态血管平滑肌细胞病理、病理生理变化

在"眼血管平滑肌细胞生物学"章节我们已经提及,分布于眼球外血管壁中的平滑肌细胞与机体其他部位血管的平滑肌细胞的结构、功能及调控并无本质的不同,因此对疾病状态下眼

球外血管平滑肌细胞病理及病理生理变化我们不再作详细阐述。然而，人视网膜血管系统中的平滑肌细胞及周细胞则与机体其他部位的血管有着不同的调控机制，这些部位的血管平滑肌细胞及周细胞功能异常或者丢失是青光眼、糖尿病视网膜病变（diabetic retinopathy，DR）及其他多种新生血管视网膜病变（如早产儿视网膜病变、视网膜静脉阻塞、视网膜静脉周围炎等）发病的重要环节或者核心机制。

1. *青光眼视神经视网膜血管平滑肌细胞病理及病理生理变化*　视盘血液供应来源两套不同的血管系统：视盘表面的神经纤维层由视网膜中央动脉的毛细血管供应，而筛板和筛板后的血供则来自睫状后短动脉的分支，即 Zinn-Haller 环，两套供血系统之间有沟通。由于人视网膜血管系统中缺乏明显的神经分布，因此，供应筛板表面及视网膜神经纤维层的血管系统缺乏神经调节而只依靠体液进行自我调节。青光眼视神经萎缩（神经节细胞凋亡）与视神经视网膜血管的自我调节机制障碍密切相关。大量的研究表明，原发性开角型青光眼和正常眼压性青光眼患者视盘血流下降、红细胞黏度升高、血管痉挛的发病率增高、视网膜中央动脉循环不足（表现为视网膜动脉狭窄、血流变慢、血流阻力高、血液循环时间变长等）及脉络膜循环异常等，上述改变与供应视网膜及视神经的血管壁平滑肌细胞及周细胞异常收缩密切相关。

视盘及视网膜血管壁平滑肌细胞及周细胞的舒缩功能主要由内皮细胞分泌的 ET-1 与 NO 调节，ET-1 与 NO 的动态平衡是保证视网膜血管舒缩正常的重要基础。健康的视网膜及视盘血液循环保持血管扩张因子优于血管收缩因子这样一个平衡。原发性开角型青光眼和正常眼压性青光眼患者存在血管扩张因子合成或分泌减少、释放的血管扩张因子失活及血管收缩因子分泌增加，使得这种平衡被打破，导致血管壁平滑肌细胞及周细胞异常收缩，出现血管痉挛及血流动力学改变，进而影响视神经血液的供应，引起神经节细胞凋亡。

2. *糖尿病视网膜病变视网膜血管周细胞病理及病理生理变化*　糖尿病视网膜病变早期的病理改变主要包括视网膜微血管周细胞丧失、基底膜增厚、无细胞毛细血管和无灌注区形成、血-视网膜内屏障破坏、血管通透性增强等，其中视网膜微血管周细胞的选择性丧失是糖尿病视网膜病变最早期的特征性组织学改变，也是糖尿病视网膜病变早期病变及病情进展的核心机制之一。研究发现，高糖环境下周细胞出现过度死亡、整体细胞增殖能力下降及细胞周期出现紊乱，使得周细胞在整个生长周期中细胞密度均处于较低水平。此外，糖尿病视网膜病变时，在视网膜周细胞与内皮细胞及内皮细胞之间的紧密连接处，构成细胞间连接复合体的跨膜蛋白 Occludin 数量减少并重新分布，细胞边界由连续形态变为间断性，表现为血-视网膜内屏障破坏。

前面已经阐述，周细胞在维持血管的稳定性、参与血液流动的调节、参与血管的连接及微血管的生成等方面具有重要作用，而分布于视网膜微血管的高密度周细胞，其纤毛延伸到内皮细胞之间的空隙，并通过紧密连接、缝隙连接、钉-槽复合体和黏着斑等方式与血管内皮细胞组成的细胞间连接复合体，是构成血-视网膜内屏障重要的细胞及分子基础。因此，周细胞丧失及功能异常将导致视网膜发生一系列的病理生理改变，包括：①周细胞丧失导致视网膜微血管失去正常张力；②周细胞、内皮细胞的损伤和基底膜增厚可导致血-视网膜内屏障遭到破坏、微血管通透性增加；③周细胞受损及继发内皮细胞受损，可形成无细胞结构的毛细血管，导致血流调节障碍、血管闭塞；④上述病变加重局部缺血缺氧，可以进一步加重周细胞的损伤及刺激血管生成刺激因子的产生，形成恶性循环；⑤周细胞的死亡还可引起内皮细胞的增生失去控制，使得内皮细胞过度增殖。

3. 其他新生血管性视网膜病变周细胞病理及病理生理变化　除了糖尿病视网膜病变外，其他常见的新生血管性视网膜病变包括视网膜静脉阻塞(缺血型)、早产儿视网膜病变、视网膜静脉周围炎等，它们共同的病理特征是形成病理性视网膜新生血管(rertnial neovasuclarization,RNV)。这些血管失去正常的生长抑制，缺乏重建和成熟，渗漏性强，进而导致视网膜水肿、出血和增殖等病变。

二、参与发病机制、意义

(一)血管平滑肌细胞与青光眼发病

长期以来，关于青光眼的发病机制可归纳为两大类：机械学说和血管学说(缺血学说)。机械学说强调眼压的作用，认为眼压升高引起筛板各层变形移位产生剪切力，使视神经细胞轴浆流阻滞于筛板区，轴突蛋白的生成和转运减少，导致细胞代谢受损。而血管学说则强调由于各种原因引起视神经盘微循环障碍，视神经供血不足，对眼压的耐受性降低的重要性。目前一般认为青光眼视神经损害的机制很可能为机械压迫和缺血的合并作用。

视神经血管自动调节功能正常是视神经血供正常的重要保障。正常的眼压存在一定的波动性，供应视神经血供的血管根据眼压的高低，通过增加或者减少自身的张力以维持恒定的血液供应，这种张力主要依靠血管平滑肌细胞的舒缩完成。青光眼患者由于调节血管平滑肌细胞舒缩的介质——ET-1 与 NO 的动态平衡被打破，导致血管自动调节功能减退，当眼压升高时，血管不能自动调节，视神经血液供应明显减少，导致神经节细胞凋亡，视神经出现病理性损害，引起特征性视野缺损、视力下降甚至盲目。

(二)周细胞与糖尿病视网膜病变

研究表明，糖尿病视网膜病变视网膜微血管周细胞的丧失是由细胞过度凋亡所引起的。引起糖尿病视网膜病变微血管周细胞过度凋亡的具体机制尚不完全清楚，可能与氧化应激(oxidative stress,OS)、慢性低氧刺激、促凋亡和抗凋亡基因比例失衡以及周细胞抗氧化能力下降等诸多因素有关。

1. 氧化应激与周细胞凋亡　糖尿病患者血糖水平升高，可以通过多条途径增加氧自由基(reactive oxygen species,ROS)的产生，包括糖基化终末产物(advanced glycation end prouducts,AGEs)增加、多元醇代谢途径及氨基己糖途径激活等。研究证实，血糖水平升高可以形成大量 AGEs。AGEs 形成过程中会经历许多氧化过程，伴有大量 ROS 的产生；同时一些抗氧化酶被糖基化后清除氧自由基的能力下降，也间接引起了 ROS 的增加。多元醇途径是葡萄糖代谢重要途径之一。该代谢途径会消耗还原型辅酶Ⅱ(dihydronicotinamide adenine dinuclectide phosphate,NADPH)，从而减少细胞内抗氧化剂的产生，增加 ROS 的产生。胰岛素抵抗和高血糖引起脂肪酸过度氧化，加速了果糖-6-磷酸通过氨基己糖途径的代谢，导致 ROS 的增多和 NADPH 氧化酶的激活，加重 OS 的产生。氨基己糖途径的过度活化可能是通过增加关键基因肿瘤坏死因子-α(tumor necrosis factor-α,TNF-α)及 TNF-β_1 的转录来实现的。

研究证实，ROS 具有激活聚 ADP 核糖多聚酶(poly ADP ri-bose polymerase,PARP)活性。少量被激活的 PARP 能修复 DNA、阻止钙镁依赖性核酸内切酶与核小体 DNA 的结合，从而具有抗凋亡特性。但当 PARP 被大量激活后，催化聚 ADP 核糖反应而消耗大量的 NAD^+ 与 ATP，会导致细胞缺乏能量而死亡。其次，ROS 可以经线粒体途径激活 caspase 家族，活化的 caspase 能对拓扑异构酶Ⅱ、核纤层蛋白 B、组蛋白 H 切割而使 DNA 上的核酸酶切位点暴露，使 DNA 更容易受到 ROS 和核酸内切酶的破坏，最终导致 DNA 片段化，细胞出现凋亡。再次，ROS 可增加及激活 NF-κB，活化的 NF-κB 可以降低凋亡抑制因子 Bcl-2 的表达，促进 caspase-3 的活性增加，引起细胞凋亡。最后，ROS 还可以引起视网膜毛细血管周细胞内 Ca^{2+} 浓度增加导致周细胞凋亡。

2. 慢性低氧刺激与周细胞凋亡　糖尿病时，血液黏稠度增加、红细胞变形能力下降、糖化血红蛋白增多、视网膜血流减少，而基底膜增厚使视网膜血管与视网膜组织之间的气液交换下降，这些均可以降低视网膜局部的氧供，使视网膜长期处于低氧状态。低氧时一方面使线粒体内还原型辅酶Ⅰ(nicotinamide-adenine dinucleotid，NADH)氧化酶活性降低，不能将 NADH 脱氢氧化为 NAD^{+}，使 AMP 降解产物次黄嘌呤在生成尿酸时以氧分子为电子接受体而产生过量的 ROS，从而引起细胞凋亡。另一方面慢性低氧刺激也可以直接引起细胞 DNA 链的断裂，破坏 DNA 损伤的修复，加速细胞凋亡。

3. 促凋亡和抗凋亡基因比例失衡与周细胞凋亡　bcl-2 基因及其家族成员 Bax 是抑制与促进细胞凋亡的基因。二者之间的比例决定了细胞的命运是生存还是凋亡。高糖与 AGEs 均能诱导促凋亡基因 Bax 的高表达与抗凋亡基因 bcl-2 基因的低表达，引起周细胞内促凋亡、抗凋亡基因比例失衡，导致线粒体基质肿胀、外膜破裂以及细胞色素 C(Cyt C)被释放入胞质，从而加速了 DNA 的损伤和细胞凋亡。

4. 周细胞抗氧化能力下降与周细胞凋亡　高血糖和缺氧诱导周细胞内 CPP32 基因和谷胱苷肽过氧化物酶表达升高，色素上皮衍生因子(PEDF)、谷胱苷肽还原酶以及铜锌超氧化物歧化酶表达下降，使周细胞抗氧化能力下降，从而增加了周细胞凋亡。

周细胞丧失导致视网膜发生一系列的病理生理改变与糖尿病视网膜病变及其并发症发生密切相关，包括：①周细胞的丧失导致视网膜微血管失去正常张力，继而出现视网膜微血管扩张、微血管瘤形成，引起早期糖尿病视网膜病变的微血管瘤及小的出血灶。②周细胞、内皮细胞的损伤和基底膜增厚导致的血-视网膜内屏障遭到破坏、微血管通透性增加，继而出现视网膜渗出改变，表现为早期糖尿病视网膜病变的硬性渗出。③周细胞受损及继发内皮细胞受损，可形成无细胞结构的毛细血管，导致血流调节障碍、血管闭塞，无灌注区形成，成为向增殖性糖尿病视网膜病变转变的重要病理生理基础。④周细胞的死亡引起内皮细胞的增生失去控制，使得内皮细胞过度增殖，成为增殖性糖尿病视网膜病变形成的另一重要因素。⑤长期缺血缺氧刺激血管生成刺激因子如血管内皮细胞生长因子(vascular endothelial growth factor，VEGF)及碱性成纤维细胞生长因子(basic fibroblast growth factor，bFGF)等的产生，抑制血管生成抑制因子如色素上皮衍生因子(pigment epithelium derived factor，PEDF)产生，引起血管生成刺激因子及血管生成抑制因子失衡，导致视网膜新生血管形成。新生血管由于功能不完善，一方面会加重渗出、出血及缺血缺氧，从而形成恶性循环；另一方面为玻璃体视网膜增殖膜的形成提供了基础。严重时，血管生成刺激因子可导致虹膜新生血管形成，引起新生血管性青光眼。长期缺血缺氧刺激也可以刺激炎性相关因子，如肿瘤坏死因子-α(tumor necrosis growth factor-α，TNF-α)、白细胞介素-1β(interleukin-1β，IL-1β)、细胞间黏附分子-1(intercellular adhesion molecule 1，ICAM-1)及胰岛素样生长因子-1(insulin-like growth factor-1，IGF-1)等的产生，引起局部炎性反应，导致组织损伤，加重局部渗出，促进糖尿病视网膜病变的发展。⑥激活肾素血管紧张素转换酶系统：肾素血管紧张素转换酶(rennin-angiotensin converting enzyme,ACE）和血管紧张素Ⅱ（Ang-Ⅱ）受体广泛分布于在视网膜和脉络膜血管。糖尿病状态时，患者体内以及眼睛局部的 RAS 活性增加，Ang-Ⅱ可促进视网膜表达 VEGF，且通过与其受体相互作用，激活下游通路刺激内皮细胞增殖，参与 DR 发病机制。

总之，高糖环境下引起血液流变学改变及蛋白质非酶糖基化产物堆积，通过多条途径导致视网膜微血管周细胞丢失。由于周细胞在维持视网膜微血管的稳定性、参与视网膜血流的调节、血管的连接及微血管的生成以及构成血-视网膜屏障等方面具有重要作用，因此周细胞的丢失必将导致视网膜发生一系列的病理生理改变，从而进一步引起糖尿病视网膜病变的发生与发展。

(三)周细胞与其他新生血管性视网膜病变

在第 1 章第二十八节"眼血管平滑肌细胞生物学"中已经阐述，视网膜微血管壁由视网膜周细胞和视网膜微血管内皮细胞两种细胞构成。视网膜微血管的生成是一个由内皮细胞和周细胞相互作用，众多细胞因子和信号途径时序性参与和制约的多步骤复杂过程。两种细胞相互作用的平衡对正常的血管生成和维持至关重要，一种细胞的损害或者功能异常会对另一种细胞产生影响。

RNV 形成的共同原因为缺血缺氧。从一定意义上讲，RNV 的形成是视网膜对缺血缺氧的一种紧急代偿。但是，正如在糖尿病视网膜病变的发生机制中阐述的那样，缺血缺氧可以促进周细胞凋亡，并刺激血管生成刺激因子及炎性因子等一系列细胞因子的产生，因此，在这种病理状态下代偿形成的新生血管失去了正常血管生成的调控和抑制机制，从而使得血管管壁结构不健全，成为血管渗漏及出血的病理生理基础。而渗出、出血又可以进一步加重缺血缺氧，从而形成恶性循环，推动新生血管性视网膜病变向前发展。

三、研究展望

青光眼研究的核心是病理性视神经损害的发生及进展机制，视神经功能的保护，研究高眼压状态下血管平滑肌细胞的调控不仅有利于阐明青光眼的发病机制，而且也为青光眼视神经的保护提供了新的干预思路。

虽然周细胞在视网膜新生血管性疾病发病的重要性已经得到极大的重视，但周细胞引起视网膜新生血管性疾病的调控网络尚有待于进一步阐明。鉴于周细胞选择性丢失是糖尿病视网膜病变最早期的改变，如果能够通过药物早期干预周细胞丢失及挽救周细胞功能，无疑对预防糖尿病视网膜病变的发生具有重要意义。此外，许多新生血管性视网膜病变常常是全身疾病的继发改变，因此，多学科协作研究可能是提高新生血管视网膜病变诊治的重要途径。

（肖启国　张亚兰）

参考文献

胡毅，唐罗生.2009.糖尿病视网膜病变时血管周细胞的凋亡.国际眼科杂志，9(2)：329-331.

Beltramo E，Porta M.2013.Pericyte loss in diabetic retinopathy：mechanisms and consequences.Curr Med Chem，20(26)：3218-3225.

Durham JT，Dulmovits BM，Cronk SM，Sheets AR，Herman IM.2015.Pericyte chemomechanics and the angiogenic switch：insights into the pathogenesis of proliferative diabetic retinopathy? Invest Ophthalmol Vis Sci，

56(6):3441-3459.

Haefliger IO, Flammer J, Lüscher TF. 1992. Nitric oxide and endothelin-1 are important regulators of human ophthalmic artery. Invest Ophthalmol Vis Sci, 33(7):2340-2343.

第十一节　血管平滑肌细胞与肿瘤

一、肿瘤中血管平滑肌细胞病理、病理生理变化

1945 年 Algire 提出血管生成现象的概念:"肿瘤血管生成(tumor angiogenesis)"或"血管新生化(neovasclarzation)"。1971 年 Folkman 提出"肿瘤生长依赖于血管生成"观点,使人们对血管生成的重要性有了新的认识。肿瘤血管生成是由于遗传不稳定性累积,获得导致血管生成的表型。血管促进因子相对于血管抑制因子取得优势后,血管生成启动。在血管促进因子的刺激下,血管内皮基底膜降解,内皮细胞迁移至肿瘤部位并大量增殖形成微管样结构,继而在平滑肌细胞、周细胞等的支持下形成血管。肿瘤微血管形态特点是:遍布整个肿瘤组织,但分布不均一,无规律,分支紊乱;管腔不规则,结构上不完善;内皮细胞比较幼稚,细胞间常有裂隙,且缺乏基底膜,有时血管外的肿瘤细胞可直接与血管管腔相连。VSMC 是血管壁的主要细胞成分之一,它是决定血管活性和血管构型的重要因素。

(一)血管促进因子对血管平滑肌的作用

1. 碱性成纤维细胞生长因子(basic fibroblast growth factor, bFGF)与白细胞介素-6(Interleukin-6, IL-6)　血管平滑肌细胞和内皮细胞是血管壁合成碱性成纤维细胞生长因子的主要细胞,碱性成纤维细胞生长因子通过促进血管平滑肌细胞 DNA 合成促进血管平滑肌细胞增殖,并且呈剂量和时间依赖性。碱性成纤维细胞生长因子能够通过上调血小板源性生长因子受体亚基与血小板源性生长因子-A 协同促进血管平滑肌细胞增殖,IL-6 不仅能够协助 bFGF 的对平滑肌的增殖作用,也能单独促进血管平滑肌细胞增殖,但其促血管平滑肌细胞增殖活性弱于碱性成纤维细胞生长因子。

2. 血小板源性生长因子(platelet derived growth factor, PDGF)　血小板源性生长因子(PDGF)能够与其特异的受体结合,通过介导细胞内一系列信号转导,在血管重构中起重要作用。如 PDGF 通过激活 BMK1 和促进 Gab1-SHP-2 信号通路的相互作用,促进 VSMC 的增殖和迁移。

3. 表皮生长因子受体(epidermal growth factor receptor, VEGF)　VEGF 家族是目前已知最重要的肿瘤血管促进因子之一,包括 VEGF-A、VEGF-B、VEGF-C、VEGF-D、VEGF-E 和胎盘生长因子(placenta growth factor, PIGF)等。VEGF-B 主要与维持血管存活有关,VEGF-C 和 VEGF-D 主要与肿瘤淋巴管生成有关。VEGF-A 促血管生成的机制是 VEGF-A 动员内皮祖细胞从骨髓进入外周血,分化为血管内皮细胞、平滑肌细胞和周细胞等,从而参与肿瘤血管的构成。

(二)其他基因、miRNAs 及 Jagged-1-Notch 信号对血管平滑肌的作用

1. Gax 基因　Gax 基因是核转录因子基因之一,表达于体内体外静止的血管平滑肌细胞中,参与调节血管平滑肌细胞的生物学行为。Gax 是血管平滑肌细胞生长的负性调节因子,Gax 基因的低表达与肿瘤组织的生长呈负相关。Gax 在肝癌组织中低表达,^{125}I 粒子抑制人

乳腺癌(MCF-7)细胞的分子生物学机制是降低 VEGF 表达和上调 Gax 表达,Gax 通过调控整合素(integrin)的表达从而影响血管平滑肌细胞对趋化性生长因子诱导的迁移作用。

2. HSG 基因　HSG 基因是一个 VSMC 增殖相关的负性调控基因,HSG 基因全长 4.16kb,可编码 661 个氨基酸。应用 Northernblot 证明,HSG 不仅在 VSMC 中表达,而且表达于心、脑、肺、肾和肝等组织。HSG 在内皮素-1、血管紧张素Ⅱ和白细胞介素-1 诱导的 VSMC 细胞增殖时低表达,心房钠尿肽和降钙素基因相关肽在抑制 VSMC 细胞增殖的同时使 HSG 基因的表达上调。

3. miRNA　smiRNAs 是一类长度为 18～24 个核苷酸的单链非编码 RNA 分子,在进化过程中高度保守。血管内皮细胞和血管平滑肌细胞特异性表达的 miRNAs,通过调控细胞增殖、分化、凋亡和应激反应等,在血管新生过程中发挥重要作用。研究表明,miR-143 和 miR-145 在血管平滑肌中高表达,参与平滑肌细胞收缩表型的维持。缺乏 miR-143/145 的小鼠血管平滑肌细胞处于一种未分化的合成表型,缺乏收缩能力,表现为血压下降。增殖型的平滑肌细胞中 miR-145 表达下降,miR-145 可显著抑制平滑肌细胞增殖。miR-221/222 通过调节 p27 和 p57 基因,抑制血管平滑肌细胞的增殖效应,而 miR-26a 促进血管平滑肌细胞增殖。

4. Jagged-1-Notch 信号　Jagged-1 是存在于哺乳动物细胞膜上 Notch 受体的主要配体之一,在许多组织的生长发育中起着重要作用。研究表明 Jagged-1-Notch 信号参与肿瘤新生血管化过程。Jagged-1-Notch 信号通过诱导血管特异性酶活化促进内皮细胞分化,导致内皮-间质细胞移行促进血管发育。Jagged-1-Notch 信号通过上调内皮细胞标志分子如血管内皮钙黏附蛋白、血小板内皮细胞黏附分子-1、血管生成素受体-2、纤维连接蛋白、血小板源生长因子受体和 α-平滑肌肌动蛋白等的表达,促进内皮和平滑肌细胞分化,Jagged-1-Notch 信号通过激活 TGF-α 和 EGF 等生长因子通路共同作用促进血管样结构的形成。Jagged-1-Notch 信号通路下游的 HERP1 通过阻止 myocardin 的表达而抑制血管平滑肌细胞标志蛋白 SM-MHC 和平滑肌 22-α 的表达,同时通过干扰血清应答因子与 SM-MHC 中含 CArG 的启动子结合而抑制血管平滑肌细胞的分化。Jagged-1 信号通过 p21Cip1 抑制 cyclinD 和 cdk4 的核定位以及 Rb 蛋白的磷酸化,从而抑制血管内皮细胞的增殖。

Jagged-1 在新生血管形成中的作用非常复杂和重要,可表现为促进或抑制血管形成。这可能与不同信号通路的交互作用有关它在新生血管形成与肿瘤浸润、转移中的作用受到越来越多的关注。肿瘤血管形成是一个多因子参与的复杂过程,Jagged-1 激活 Notch 信号通路在新生血管的形成中表现为促进或抑制血管形成,但产生此相反作用的机制仍不清楚。此外,Jagged-1-Notch 信号与其他血管生成相关因子的相互作用也有待进一步研究。

(三)细胞外基质、黏附分子和 VSCM 的 TNF-α 受体对血管平滑肌细胞的作用

1. 细胞外基质(extracellular matrix,ECM)和过氧化体增殖物激活型受体 γ　ECM 中的纤维粘连蛋白和层粘连蛋白对 VSMC 的表型调节起重要作用。体外实验表明纤维粘连蛋白促进 VSMC 表型转变,而层粘连蛋白作用相反,抑制 VSMC 表型转变。

细胞外基质(ECM)尤其是基底膜是 VSMC 迁移必须克服的生理屏障,基质金属蛋白酶是降解 VSMC 基底膜基质的主要酶类,血管平滑肌细胞(VSMC)的迁移需要细胞与 ECM 的黏附和解离的精细调控。许多 ECM 成分(如 FN、骨桥素和玻璃粘连蛋白等)具有生长因子样作用,能促进 VSMC 的迁移,而另外一些成分(如硫酸肝素和 LN)具有抑制 VSMC 迁移的作用。体外培养的 VSMC 随骨桥素浓度的升高,VSMC 迁移增加,同时伴随整合素 β3 的表达上调。

近年研究发现,VSMC 增殖除了与细胞周期调节基因激活有关外,还与细胞外基质降解及细胞本身合成黏附蛋白等多种因素有关。IL-1β 和 TNF-α 等促炎细胞因子除了能促进血管平滑肌细胞增殖相关基因表达外,还可同时诱导 MMP-2 和骨桥蛋白基因表达,说明这类细胞因子能同时在多位点、多层次上启动和(或)促进血管平滑肌细胞的迁移与增殖。

过氧化体增殖物激活型受体 γ 是配体激活的核受体转录因子家族成员之一,与配体结合后和维 A 酸 X 受体形成异二聚体,并与特异的靶基因激活区中的受体反应元件结合。进而调控基因表达,过氧化体增殖物激活型受体 γ 的激活能抑制 VSMC 的迁移和增殖。

2. *黏附分子(adhesionmolecules)*　黏附分子是由细胞产生,介导细胞与细胞间或基质间相互接触和结合的一类分子,分布于细胞表面或细胞外基质(extracellularmatrixes,ECM)中,研究表明整合素 β_3 与 ECM 蛋白相互作用在 VSMC 黏附与迁移方面起重要作用。体外培养 VSMC 随整合素 β_3 表达上调而迁移增加,使用 β_3 抗体能阻断 VSMC 迁移,表明 ECM 对 VSMC 的影响主要是通过 β_3 来实现。β_3 能够通过激活内皮生长因子受体-2,使 VEGF 发挥刺激内皮细胞增生和毛细血管形成作用。虽然近年来对于各种黏附分子的研究已取得很多重要进展,但仍有许多关键问题尚待阐明,有待进一步研究。

3. *肿瘤坏死因子 α(tumor necrosis factor-α,TNF-α)受体*　血管平滑肌细胞表面具有 TNF-α 受体,是 TNF-α 作用的靶细胞,TNF-α 与血管平滑肌细胞上的相应受体结合后可以促进血管平滑肌细胞的有丝分裂过程。NF-κB 是自然免疫和炎症的重要调节因子,也是内源性促肿瘤因子。NF-κB 在肿瘤或潜在的肿瘤细胞以及炎症细胞中都是很重要,NF-κB 激活了编码炎症因子、黏附分子、前列腺素合成酶通路中的酶 COX2、iNOS 和血管生成因子。TNF-α 通过与 VSMC 表面 TNF-α 受体结合,使 NF-κB 的表达和易位增加。从而在基因水平使 syndecan-4 蛋白的表达增加,syndecan-4 蛋白主要在血管平滑肌细胞上表达。随后激活 $P^{44/42}$ MAPK 信号传导通路,致血管平滑肌细胞增殖。

(四)其他影响血管生成的因子

除上述影响因素,目前已发现的可影响血管生成的因子至少还有数十种,如血管生成素、白细胞介素-8、白细胞介素-12、β-干扰素、TCF、肝细胞生长因子、血管抑素、内皮抑素、血小板因子-4 和血小板反应蛋白等。IFN-α、INF-β、INF-γ、IL-12 是具有多种功能的调节性细胞因子,对肿瘤有直接抑制作用。但近年来也发现,它们可以通过间接的作用方式抑制血管生成。随着研究的逐步推进,多种细胞因子如牙本质基质蛋白、G 蛋白偶联受体、人 β 防御素、胰岛素样生长因子结合蛋白-7、色素内皮衍生因子和雌激素等均被发现具有血管调控作用。但这些因子对血管平滑肌是否有作用待阐明。

二、血管平滑肌细胞参与肿瘤发生的机制、意义

(一)血管平滑肌细胞参与肿瘤发生的机制

肿瘤微环境(tumor microenvironment)是一个复杂的综合系统,与正常细胞及周围组织所形成的微环境有区别。肿瘤微环境由许多的基质细胞组成,包括免疫和炎细胞、脂肪细胞、胶质细胞、成纤维细胞、平滑肌细胞及一些血管细胞等。这些细胞和细胞外的其他分泌成分可以被肿瘤细胞诱导,在其周围产生大量的生长因子、细胞趋化因子、基质降解酶及相互信息传递的细胞因子,有利于肿瘤细胞的增殖和侵袭。组织缺氧和酸中毒、间质高压形成,大量生长

因子和蛋白水解酶的产生及免疫炎性反应等构成了肿瘤组织代谢环境的生物学特征，这种特性对于肿瘤的增殖、侵袭、迁移、黏附能力及肿瘤新生血管的形成具有重要影响。

肿瘤的生长依赖于新血管生成。肿瘤血管生成以两种方式发生：一是肿瘤细胞团现处于无血管期生长，后因缺氧而产生大量血管生成因子，从而诱导血管生成；另一种是瘤细胞先依赖宿主组织已存在的血管生长，继而出现瘤内血管消退，因缺氧而产生大量血管生成因子，从而诱导血管生成。

目前已知物理、化学、生长因子、血管活性物质、细胞外基质、转录因子和原癌基因等均可促进抑制血管平滑肌细胞表型转换和增殖，许多研究表明原癌基因表达异常可能是血管平滑肌细胞表型转换的潜在机制。许多生长因子本身就是癌基因产物，如血小板生长因子的编码基因、肿瘤细胞、肿瘤基质细胞（包括内皮细胞、成纤维细胞、平滑肌细胞、周细胞、炎性细胞等）、细胞外基质及它们分泌或释放的各种细胞因子共同构成了肿瘤血管生成的调控网络。肿瘤细胞是肿瘤血管生成的启动子，它分泌的 MMP 等水解酶能降解细胞外基质，促使储存于细胞外基质中的促血管因子释放。还能募集宿主细胞如髓源抑制性细胞、间充质干细胞等至肿瘤部位，通过这些细胞分泌的各种促血管因子来帮助血管生成，也可直接表达多种促血管因子从而促进血管生成。

（二）血管平滑肌细胞参与肿瘤发生的意义

血管为靶点治疗肿瘤已成为肿瘤研究的热点之一，血管生成过程中的各个环节都可能成为抗血管生成的潜在靶点。

目前已有抗肿瘤血管生成的靶向治疗，肿瘤诱导的新生血管与正常血管在构造上有巨大差异，表现为不成熟，缺乏神经、肌肉、淋巴引流。肿瘤血管内皮细胞也不同于正常血管内皮细胞，它是低分化、高增殖率，与正常血管内皮细胞在基因、表型和功能上都有很大差别。血管内皮细胞是制约肿瘤细胞生长的关键、是抗肿瘤血管生成治疗最好的靶位，也容易做到对肿瘤的高度选择性。目前抗肿瘤血管生成治疗的主要途径有：①抑制基底膜降解，如金属基质蛋白酶抑制剂（matrix metalloproteinase inhibitors，MMPI），通过抑制新生血管胚芽而阻断血管生成；②阻断或抑制促血管生成因子通路，如贝伐单抗（bevacizumab）、凡德他尼（vandetanib、zactima）、索拉非尼（sorafenib）和舒尼替尼（sunitinib）等阻断血管内皮细胞的迁移、增殖和肿瘤血管的生成；③抑制促血管生成因子的细胞受体，如易瑞沙（iressa，ZD1839）、西妥昔单抗（cetuximab）和帕尼单抗（panitumumab）等阻断 EGFR 信号传导使促血管生成因子不能作用于靶细胞，从而阻断血管生成；④直接抑制肿瘤血管内皮细胞为主要靶点，如 AGM-1470（TNP-470）、沙利度胺（反应停 thalidomide）、角鲨胺（squalamine）、内皮抑素（endostatin）和血管抑素（angiostatin）等通过诱导肿瘤内皮细胞的凋亡而阻断血管生成。此外还可中和已释放的促血管生成因子和损害肿瘤已形成的新生血管等，理想的肿瘤血管生成治疗不仅可抑制肿瘤新生血管的生成，而且对已经形成的肿瘤血管也应具有杀伤或破坏作用。

上述抗肿瘤血管生成药物的靶点主要是针对内皮细胞及其受体，然而以血管平滑肌细胞为靶点的药物罕见报道。

但通过抗血管生成治疗改善患者生存已被证明是有限的。诱导对肿瘤血管的免疫反应的疫苗接种方法结合了免疫治疗和抗血管生成的优点，并可能克服目前的抗血管生成药物的局限性。对关键的血管内皮生长因子信号轴使用全内皮细胞疫苗和 DNA 或蛋白质疫苗，以及肿瘤内皮细胞的特异性标志物的策略，已进入临床前研究阶段。

(三)平滑肌肉瘤

平滑肌肉瘤(leiomyosarcoma,LMS) 是起源于平滑肌细胞的间质性恶性肿瘤,发病机制仍不清楚。不同类型 LMS 存在染色体核型异常,在 LMS 可观察到 RB1 和 PTEN 表达异常可激活细胞周期和 PI3K/AKT 信号通路。手术完全切除是治愈本病唯一方法,不能手术切除的转移性 LMS 无法治愈。全身性化疗始终是姑息治疗,目前迫切需要进一步了解其生物学特性、提高诊断水平及开发有效和毒性低的治疗药物。

平滑肌肉瘤是最常见的软组织肉瘤之一,发病率仅次于脂肪肉瘤。发病率与年龄相关,高发年龄为 70—80 岁。发病部位为腹膜后、肢体深部、子宫、血管和真皮浅层 5 个部位,与性别相关。子宫 LMS 为女性最常见肉瘤,非皮肤软组织和皮肤 LMS 则多见于中年男性。

平滑肌肉瘤病因和诱发因素尚不明确。免疫功能低下的患者,LMS 可能与 Epstein-Barr 病毒(EBV)感染有关。化疗和雌激素也可能与 LMS 相关,但具体机制不明确。散发性 LMS 可能与 RB1 基因的丢失有关。

LMS 可以起源于任何器官,常见起源于肠壁平滑肌、肠壁血管平滑肌或肠壁黏膜肌,平滑肌肉瘤细胞与平滑肌细胞存在显著差别。瘤细胞胞体呈梭形,簇状排列,胞质丰富嗜酸性,胞核长染色深,位于细胞中心。瘤体巨大者可出现凝固坏死区域,局部细胞常见多形性改变。也可表现为广泛的细胞多形性,类似于未分化的软组织肉瘤,LMS 的病理类型有黏液 LMS、上皮 LMS、炎症 LMS、颗粒细胞 LMS 和去分化 LMS 等。肌肉特异性标志物有助于 LMS 的诊断,平滑肌肌动蛋白、结蛋白与 h-钙调结合蛋白常为阳性。近年来发现生物标记物对 ULMS 的诊断具有潜在价值,如 Ki-67、p53 和 bcl-2。另外,胰岛素样生长因子Ⅱ mRNA 的结合蛋白(IMP-3) 在鉴别 LMS 与良性肿瘤方面具有潜在的价值。

LMS 常表现为与相应的解剖部位有关器官受压所产生的非特异性症状。所有类型的 LMS 都需要通过活检加以确诊,手术切除标本需要进一步进行病理检查。通过每个高倍镜视野细胞的类型、有无坏死及有丝分裂情况可以将 LMS 与良性肿瘤进行鉴别,LMS 目前尚无特异性免疫组化学诊断方法,但肌肉特异性标志物有助于 LMS 的诊断。影像学可以协助 LMS 的诊断,但不能用于 LMS 的确诊。MRI 主要用于明确肿瘤的部位、肿瘤与周围器官的关系,特别是与血管和神经的关系,CT 可用于评估 LMS 局部浸润范围及有无转移和鉴别腹膜后 LMS 和血管 LMS。

软组织平滑肌肉瘤可发生局部复发和远处转移,罕见淋巴结转移。根据美国癌症联合委员会(AJCC)分期系统,LMS 的组织学分级、肿瘤大小和肿瘤侵犯的深度是决定预后的三大因素,但不包括胃肠道或子宫 LMS。目前最重要的预后因素是肿瘤部位和大小,发生于腹膜后及肿瘤较大者,切除困难或肿瘤不能完全切除,易局部复发和转移。大血管的平滑肌肉瘤预后不佳,局部复发和转移出现在诊断后的前几年,也可发生在 10 年后。腹膜后平滑肌肉瘤最常见的转移部位是肝和肺,非腹膜后肿瘤主要转移至肺。

手术治疗是治愈 LMS 的唯一手段。切除肿瘤组织,尽量使切缘无肿瘤细胞残留。不主张淋巴结清扫,对被侵及的淋巴结又处于切除范围者应一并切除。术后应积极预防,以防止复发,生物反应调节剂(BRM)类的药物为最佳选择。放射治疗软组织肉瘤的目的是控制疾病的进展,保护器官功能,减少局部复发,但放疗不能提高总生存率。放疗可用于姑息治疗,以缓解转移患者的症状。具有血行播散倾向的肉瘤,特别是 LMS。在危及生命的情况下,需要系统性化疗加以控制,化疗也适用于不能完全手术切除的转移性 LMS。化疗的目的只是姑息治疗,以减轻肿瘤负荷,缓解症状,提高生活质量,延长生存期。不同组织学类型的 LMS 对化疗的敏感性不同,与内脏 LMS 相比,子宫 LMS 对化疗相对敏感。

三、研究展望

虽然已经有数种血管生成抑制剂进入了临床试验阶段,但它们在人体试验中所显示的抑瘤效果并不如动物实验所显示的效果理想。说明体内肿瘤血管生成过程是一个有多种因素参与的、多条信号通路调控的极其复杂的过程,血管平滑肌参与肿瘤血管生成的机制有待进一步阐明。

单独使用某种血管生成抑制因子或是阻断与血管生成相关的某条信号通路并不能完全阻断血管的生成。如果联合应用血管生成抑制因子,可能会取得更好的效果。此外,抑制血管生成能增加肿瘤细胞对放化疗的敏感性,因此将抗血管生成疗法与放化疗联合应用,有望取得更好的治疗效果。目前需要探索抗血管生成的药物,寻找理想评价药物活性的生物学标志。如何合理联合应用传统化疗、放疗及免疫治疗,有待进一步探索。

(罗迪贤)

参考文献

王家宁,胡大一.2002.Gax 基因对血管平滑肌细胞生物学行为的调控作用.中国动脉硬化杂志,10(2):175-177.

Bourcier T,Dockter M,Hassid A.1995.Synergistic interaction of inter-leukin-1 and growth factors in primary cultures of rat aortic smoothmuscle cells.J Cell Physiol,164(3):644-657.

Hsueh WA,Jackson S,Law RE.2001.Controlof vascular cell proliferation andmi-gration by PPAR-gamma:a new approach to the macrovascular complications of diabetes.Diabetes Care,24(2):392-397.

Lee YR,Noh EM,Jeong EY,et al.2009.Cordycepin Inhibits UVB-induced matrix metallo proteinase expression by suppressing the NF-kappaB pathway in human dermal fibroblasts.ExpMolMed,41(8):548-554.

Reape TJ,Kanczler JM,Ward JPT,et al.1996.IGF-I increases bFGF-induced mitogenesis and upregulates FGFR-1 in rabbit vascular smooth muscle cells.Am J Physiol,270:H1 141-148.

第十二节　血管平滑肌细胞与器官移植

目前,器官移植已经成为治疗终末期疾病的常规而有效的方法,随着外科技术的进步,供体和受体组织配型的严格把关,免疫抑制药物的常规应用,移植的近期存活率大大提高了,但是其远期存活率仍无明显改善。究其原因,主要是由于慢性排斥反应所致移植物血管病(graft vascular disease,GVD)的发生,最终导致移植物功能丧失。

移植物血管病是各种器官移植后共有的病理过程,其主要病理特点是移植物血管新生内膜向心性增厚、中膜 VSMC 凋亡、血管外膜纤维化及细胞外基质沉积,导致移植器官血管狭窄,从而引起移植器官的长期慢性缺血最终功能丧失。移植物动脉新生内膜也主要是由过度增生的 VSMC 及其分泌的细胞外基质构成。因此,VSMC 是参与 GVD 发生、发展的重要因素。

一、移植物动脉新生内膜中 VSMC 的增生

(一)VSMC 增生的病理及病理生理特征

传统理论认为,新生内膜中 VSMC 主要来源于中膜 VSMC。各种损伤因素导致血管内膜受损,内皮细胞通透性增加。释放各种生长因子、细胞因子、趋化因子,激活中膜 VSMC 表面受体,并引起细胞内信号传导。最终导致细胞核内某些基因的表达,使 VSMC 向内膜下迁移并发生表型转换。由收缩型转变为分泌型,产生过度分裂增殖,且细胞基质分泌增加,同时淋巴细胞、单核细胞等炎细胞也渗出迁移至新生内膜。

目前研究表明,新生内膜中 VSMC 并非主要来源于中膜 VSMC,可能有多种来源,包括骨髓干细胞、血管外膜平滑肌祖细胞等。骨髓干细胞、血管外膜平滑肌祖细胞等在某些因素作用下迁移至损伤部位,并分化为 VSMC,与其内散在分布的少量单核/巨噬细胞组成新生内膜组织的两种主要细胞成分。

(二)VSMC 增生的机制

在器官移植过程中,因手术操作、缺血再灌注及免疫反应导致血管内皮细胞受损。易产生一系列趋化因子、细胞因子和生长因子,作用于 VSMC 膜受体、骨髓干细胞或外膜平滑肌祖细胞。使其迁移至血管受损部位并过度增殖,最终致新生内膜增厚。VSMC 增殖及其调控机制如下。

1. *血管活性物质的调控作用* 动脉壁分泌的血管活性物质如前列素(PGI_2)、血栓素(TXA_2)、内皮素(ET)、纤维蛋白原(FIB)、组织型纤溶酶原激活剂(tPA)、纤溶酶原激活剂抑制因子(PAI)及血管紧张素(Ang Ⅱ)等彼此间形成调节网络,在血管受损后的病理过程中发挥重要作用。PGI_2不仅具有扩张血管、抑制血小板聚集的作用,而且具有抑制平滑肌细胞增殖的作用。TXA_2具有较强的血小板聚集作用,PGI_2和 TXA_2的平衡失调,促使受损血管内膜增厚致管腔狭窄的发生。ET 具有调节平滑肌细胞的生长、分化和促增殖作用,tPA 下降和 PAI 升高使血管局部纤维蛋白不易溶解而刺激 VSMC 增殖,Reidy 等发现 tPA 有降解细胞外基质、阻止 VSMC 迁移的作用。Ang Ⅱ是肾素血管紧张素系统(RAS)的主要因子,可促进 VSMC 增殖作用。在动物模型和培养细胞都证实 Ang Ⅱ可能通过刺激生长因子(如 PDGF、FGF、TGF-β 等)的生成和分泌促进 VSMC 的增殖。此外,目前已从 mRNA 和蛋白水平证实血管紧张素样受体(apelin-angiotensin receptor-like,APJ)和 apelin 在血管平滑肌的表达,且 VSMC 有合成与分泌 apelin 的能力。apelin 前蛋白原可生成活性较高的 Apelin-13,Apelin-13 可通过促进 cyclin D_1的表达,推进细胞由 G_1期向 S 期的转变,从而促进细胞周期的运行,发挥对 VSMC 的促增殖作用。

2. *细胞生长因子的调控作用* 细胞因子在血管平滑肌细胞增殖过程中发挥重要作用,目前研究最多的有以下几种。

(1)血小板源性生长因子(platelet derived growth factor,PDGF):损伤的内皮细胞、激活的血小板、移行于内皮下的单核巨噬细胞能以自分泌、旁分泌连锁放大反应形式释放大量的 PDGF,PDGF 具有促 VSMC 增殖和迁移的生物活性,并能引起其合成及分泌功能增强。与其他生长因子协同,PDGF 可使细胞从非分裂状态的静止(G_0)期进入分裂状态的增殖(G_1)期。PDGF 还能诱导 VSMC 的早期表达基因,如 c-fos、c-jun、c-myc 的表达,表达产物为 DNA 结合蛋白,彼此相连形成异源二聚体。进入细胞核内促进与平滑肌细胞(smooth muscle cell,

SMC)增殖相关基因的开放,产生大量的生长因子样物质,使 VSMC 由收缩型转化为增殖型。从静止期进入增殖期,从而诱导 SMC 增殖。

(2)碱性成纤维细胞生长因子(basic fibroblast growth factor,bFGF):bFGF 是成纤维细胞生长因子(FGF)家族成员之一,体内广泛分布。具有多种生物学活性,是 VSMC 的一种强力的有丝分裂原,并有弱趋化作用。内膜损伤的血管局部的 bFGF 主要由增生的血管平滑肌细胞、成纤维细胞及内皮细胞合成。VSMC 合成的 bFGF 具有自分泌、旁分泌和细胞内分泌三种方式,其中前两种通过与 VSMC 的细胞膜上受体(FGFR-1)结合发挥促增殖作用。bFGF 促 VSMC 增殖的机制主要与增加细胞内 H_2O_2有关。后者不仅可以作为细胞内第二信使选择性灭活酪氨酸磷脂酶,从而活化具有丝裂效应的丝裂原激活的蛋白激酶(MAPK)。而且还增加了 bFGF 与 VSMC 表面 bFGF 受体结合的能力,促使 VSMC 增殖。

(3)转化生长因子-β(transforming growth factor,TGF-β):TGF-β 是一类多功能细胞因子超家族,与其下游信号通路参与干细胞性质细胞的分化调节,根据其下游信号通路的不同激活状态而产生不同作用效果。TGF-β 的受体分为Ⅰ、Ⅱ、Ⅲ类受体,其中Ⅰ类与Ⅱ类受体构成主要的受体复合物。当配体与 TGF-β 受体结合后,激活相应受体。从而磷酸化并激活胞浆内的 Smad 家族蛋白 Smad2/3,并与 Smad4 蛋白形成转录调控复合体。并向胞核内转位,调控相关基因的转录,促使血管平滑肌祖细胞增殖并分泌细胞外基质蛋白,加重移植物血管病变。

3. *内皮细胞的诱导募集作用* 在移植术中及术后,因手术操作、缺血再灌注及免疫反应导致血管内皮细胞受损,可产生 SDF-1α、TGF-β、E-选择素等一系列趋化因子、细胞因子和生长因子。还可通过 Caspase 途径介导细胞基底膜蛋白多糖生物活性物质的产生,以募集外周血中的骨髓干细胞及外膜平滑肌祖细胞。经过化学趋化、黏附、移行等迁移至损伤的移植动脉内膜处,并诱导分化为平滑肌细胞,分化后的平滑肌细胞大量增生并产生细胞外基质沉积在新生内膜促使内膜增厚、管腔狭窄。

二、移植物动脉中膜 VSMC 的凋亡

(一)中膜 VSMC 凋亡的病理及病理生理特征

中膜 VSMC 在 GVD 发展过程中起关键作用,是器官移植术后重要的免疫排斥反应靶细胞。动脉中膜的破坏是由 VSMC 凋亡所致,且其凋亡程度与新生内膜增生程度成正相关。

近年来研究发现:在器官移植术后早期即发生动脉中膜 VSMC 凋亡。在光镜下可见到具有典型凋亡特征的 VSMC:早期细胞核收缩变圆,与邻接细胞脱离接触,核固缩,呈强嗜碱性。染色质凝聚至核膜周边,形成半月形、戒指形、黑环等形状;并可见到凋亡晚期的形态,核呈花瓣状或呈芽状突出胞膜外;形成具有膜包裹的凋亡小体(apoptotic body)。

此外,大量的动脉中膜 VSMC 凋亡后可诱导产生 SDF-1α,活化 PI3K/Akt/mTOR 和 MAPK/ERK 信号传导通路,募集并诱导骨髓干细胞迁移和增殖,从而在促进内膜增厚。

(二)VSMC 凋亡的机制

VSMC 的凋亡贯穿整个血管形成、损伤后重构,是造成血管内膜增厚、血管阻塞的重要病理变化的原因,并在血管结构及功能上起着决定性作用。VSMC 凋亡与增殖的不平衡,是移植后血管狭窄的细胞学基础,因而 VSMC 是参与 GVD 发生、发展的重要因素。凋亡可以减少细胞整体数量,从而能够有效保护器官移植物血管。但当中膜 VSMC 大量凋亡时,反而可促进新生内膜 VSMC 增加,具体机制尚不明确。在动物实验中,当局部血管受到外来应激刺激

时，可诱导中膜 VSMC 凋亡，而细胞的凋亡受多种信号途径介导。

1. Fas 途径　Fas 是富含胱氨酸的Ⅰ型跨膜糖蛋白，其结构分为胞外、跨膜及胞内区。胞外区与其配体特异性地以三聚体形式结合，胞内区为 Fas 传导凋亡信号所必须，故称为死亡结构域(death domain，DD)。当死亡信息传递到细胞膜表面的时候，配体会与细胞膜表面凋亡信息受体结合，介导诱发一连串反应的途径，称为死亡受体启动途径，又称 Fas 途径。一般来讲，Fas 凋亡途径作用比较短暂、直接、迅速。Knapp 等研究发现：正常情况下 VSMC 对 Fas 和细胞因子诱导的凋亡有一定抵抗能力，但在内膜增厚的血管(尤其是动脉硬化)中，Fas 广泛表达于 VSMC，并促进细胞凋亡。

2. 线粒体信号途径　VSMC 凋亡由细胞内部的线粒体所发动，有别于依赖细胞外的受体信息传递模式，称线粒体途径。一旦线粒体接收到死亡讯息的时候，其膜的通透性会上升，释放出诸多物质可直接或间接地诱发细胞凋亡，损伤后的血管也可以通过内因式线粒体凋亡途径引起 VSMC 凋亡。有报道称，NO 亦可以经线粒体途径，通过抑制多种与线粒体电荷传递系统及柠檬酸循环相关的酶，抑制线粒体呼吸，促进 VSMC 凋亡、血管狭窄的发生。

3. MAPK 途径　丝裂原活化蛋白激酶(mitogen activated prote in kinase pathway，MAPK)信息转导路径是 TGF-β 信号通路中一种非 Smad 信号激活通路。MAPK 路径转导区分为三条：①细胞外信号调节激酶(extracellular signald regulated kinase，ERK)通路，此路径主要是负责细胞生长与分化；② p38MAPK 通路和 ERK5/大丝裂素活化蛋白激酶 1(big MAP kinasel，BMK1)通路；③c-Jun 氨基末端激酶(c-Jun N-term inal kinase，JNK)/应激活化蛋白激酶(stress activated protein kinase，SAPK)通路。后面两条路径则和 VSMC 凋亡有较大的关联性，其主要机制为：通过促进 Smad7/8 活化从而抑制 Smad2/3/4 复合物的形成，以抑制 Smad 转录因子复合体的转录功能及向细胞内转位。同时还能降低细胞膜表面 TGF-βⅠ类受体，从而抑制 Smad3 的活性，最终实现负向调控 Smad 信号通路，达到抑制 VSMC 增殖、促进 VSMC 凋亡的目的。生物学应力研究证实：p38/JNK 的活化可增加大鼠静脉移植物术后 VSMC 凋亡，有效抑制术后血管内膜增生。此外，VSMC 凋亡还可以由环境压力介导的 JNK 及 p38 MAPK 增多而触发。且体外实验表明：机械牵拉刺激能够激活 Ras/Rac/p38 信号途径和 p38 磷酸化途径。

4. 微核糖核酸(microRNAs，miRs)的调节作用　microRNAs 是一类约由 22 个核苷酸组成的内源性非编码小分了 RNAs，广泛存在动植物细胞中，主要通过抑制转录后基因表达或促进靶基因 mRNAs 降解发挥调节作用。据推测人类基因组约有 30%基因受 miRs 调控，近来研究热点集中在 miRs 参与 VSMC 的增殖、分化及凋亡的作用。在内膜过度增厚及动脉硬化中，部分 miRs 的过表达可导致 VSMC 凋亡。研究证实：miR-133 是 VSMC 表型转化的一个重要的调节因子，其表达受细胞外信号调节激酶 1/2 活化调节，能够有效抑制 VSMC 的表型转化，故与 VSMC 增殖呈负相关。进一步的研究发现，血管损伤后，在血管平滑肌中过表达的 miR-195 可通过抑制 Cdc42 (celldivision cycle 42)、周期素 D_1 (cyclin D_1)和成纤维细胞生长因-1 的表达，进而促进 VSMC 凋亡，最终有效限制内膜增厚。

三、研究展望

VSMC 增生与凋亡之间的平衡不仅是血管狭窄的重要病理过程，更是防治器官移植术后 GVD 不可忽视的一个因素。充分了解影响 VSMC 增生与凋亡的因素及作用机制，从而寻找有效的作用靶点药物及基因治疗手段以防治 GVD 的发生，达到有效改善器官移植术后患者远期存活率及提高生活质量的目的。

（黄秋林　谭岁赛）

参考文献

陈洁，熊国祚.2014.血管平滑肌细胞凋亡在血管再狭窄中作用的研究进展.临床与病理杂志，01：65-70.

Starickova EA，Sokolov DI，Selkov SA，et al.2011.Changes in the profiles of chemokines secreted by endothelial cells and monocytes under different coculturing conditions.Bull Exp Biol Med，150：446-449.

Hartmann D，Thum T.2011.MicroRNAs and vascular (dys)function.Vascul Pharmacol，55(4)：92-105.

第十三节　血管平滑肌细胞与血管支架

冠状动脉支架被广泛应用于各类心血管堵塞的治疗，很多原来需要实施外科血管移植手术的病例，被创伤更小、手术更简便的微创支架置入手段所取代。支架的置入克服了单纯经皮球囊冠状动脉成形术的很多缺陷，发展至今支架已成为经皮冠状动脉血运重建术中最为重要的机械性技术。所有的支架有着共同的治疗目标：增大血管腔面积，覆盖夹层分离，减少早期缺血性并发症及防止后期狭窄。早在 2000 年统计就显示，目前行经皮冠状动脉腔内成形的患者 75％～95％需要安装冠状动脉内支架。但支架的置入会造成局部血管的损伤，血管内再狭窄是局部血管损伤后的一种修复反应，血栓、炎症和平滑肌细胞增生迁移是血管内再狭窄的 3 个重要阶段。支架置入后炎性反应水平越高，血管内再狭窄的危险性就越大。每一个支架置入后，局部都会发生血管内膜增生反应，当这种增生超过一定限度时就发生动脉支架内再狭窄(in-stent restenosis，ISR)，严重时 ISR 可堵塞整个管腔。新生内膜形成与急、慢性炎症反应、细胞增长因子、平滑肌细胞增殖有关。增生内膜成分主要是平滑肌细胞，内膜增生反应是造成血管再狭窄的主要原因之一。

一、支架置入过程中 VSMC 的病理生理特征

1. VSMC 增生的病理及病理、生理特征　动脉内膜受损后，血小板和单核细胞释放大量生长因子，作用于 VSMC，使之由静息状态进入增殖状态。此时 VSMC 大量增生，并由中膜向内膜迁移，产生大量的细胞外基质(extracellular matrix，ECM)，使内膜不断增生，造成血管狭窄。

2. VSMC 增生的机制　血管支架的扩张过程导致内皮细胞剥落，血小板沉积和纤维团聚，激活的血小板表达黏附分子，导致白细胞的游走聚集，白细胞的聚集导致血小板受体与纤维蛋白原结合，白细胞在平滑肌细胞释放的趋化因子的作用下，穿过血小板及纤维包裹层进入到血管中层，从粒细胞及平滑肌释放的生长因子导致平滑肌细胞增殖和迁移，最终形成新生内膜。开始几个星期的新生内膜包括主要平滑肌细胞、细胞外基质及巨噬细胞。

二、支架置入术后 VSMC 的凋亡

聂晓敏等研究犬冠状动脉支架置入模型发现正常情况下 VSMC 处于静止状态，增殖和凋

亡均不出现；支架置入术后 1 周 VSMC 细胞增殖达到高峰，此时细胞凋亡率也最高；术后 4 周细胞的增殖活性逐步降低，细胞的凋亡也随之减少，再次表明增殖和凋亡是相伴并存的；比较术后各时间点增殖和凋亡的阳性 VSMC 细胞率看到，细胞的增殖率总是大于凋亡率而导致 VSMC 细胞总数增多、内膜增厚，相关分析显示内膜的细胞凋亡率与内膜面积呈负相关，提示 VSMC 细胞增殖过盛、凋亡相对不足可能是支架置入术后再狭窄形成的机制。文献报道在血管内皮损伤修复时存在 VSMC 增殖，且 bcl-2 有较强表达，bcl-2 可调节 VSMC 细胞增殖与凋亡之间的平衡以抑制内膜过度增生。

三、研究展望

VSMC 增生与凋亡之间的平衡不仅是血管狭窄的重要病理过程，更是防治支架置入术后 ISR 不可忽视的一个因素。充分了解影响 VSMC 增生与凋亡的因素及作用机制，从而寻找有效的作用靶点药物及基因治疗手段以防治 ISR 的发生，达到有效改善血管支架置入术后患者远期存活率及提高生活质量的目的。

（姚平波　赵　红）

参考文献

Deuel TF，Huang JS，Huang SS，et al.1983.Experssion of a plaetlet-derived growth factor like Portein in simian saroma virus transformed cells.Seienee，221：1348-1350.

Fuster V，Falk E，Fallon JT，et al.1995.The three processes loeading to post PTCA restenosis：Dependence on the lision substrate.Thrombosis and Haemostasis，74(1)：552-559.

第3章 血管平滑肌细胞药理学与药物临床应用

第一节 内皮素受体拮抗剂

内皮素(endothelin,ET)是1988年Yanagisawa等首次从猪主动脉内皮细胞培养液中分离纯化的一种由21个氨基酸残基组成的血管收缩肽,分子量为2400D。ET家族主要有ET-1、ET-2、ET-3和ET-4四种亚型,其中ET-1生物效应最强,主要来源于血管内皮细胞(vascular endothelial cell,VEC),是目前已知的最强血管收缩因子,比血管紧张素Ⅱ强10倍,比去甲肾上腺素强100倍;ET-1也是目前认为唯一能在人体内以蛋白质水平表达的内皮素多肽。

ET通过与ET受体(endothelin receptor,ETR)的结合发挥其生物学作用。ETR分为ET_A、ET_B、ET_C三种亚型及血管紧张素Ⅱ/ET-1受体。ET_A受体分子量约为48.7kD,含有427个氨基酸,ET_B受体分子量为35kD或40kD,含有442个氨基酸。ET_B受体又可分为ET_{B1}和ET_{B2}两种亚型,前者主要位于VEC,后者主要位于血管平滑肌细胞(vascular smooth muscle cell,VSMC),均由7个跨膜的片层结构组成,属于G蛋白偶联受体超家族。ET_C受体目前还在研究当中。

ETR拮抗药主要分为选择性ETR拮抗药和非选择性ETR拮抗药两大类。选择性ETR拮抗药可选择性地拮抗ET_A或ET_B受体。选择性ET_A受体拮抗药,主要代表药物有西他生坦、安立生坦和达卢生坦等,其对ET_A受体的亲和力是对ET_B受体的1000～10 000倍;选择性ET_B受体拮抗剂,主要代表药物有BQ-788和RES-70-1等。非选择性ETR拮抗药既能阻断ET_A受体,又能拮抗ET_B受体,主要代表药物是波生坦、替唑生坦、恩拉生坦和马西替坦等。

一、选择性ETR拮抗剂

1. **西他生坦**(sitaxsentan) 西他生坦的分子式为$C_{18}H_{15}ClN_2O_6S_2$,分子量为454.9。化学结构式见图3-1。商品名为Thelin,是由美国Encysive制药公司研制开发,经过长期的有关肺动脉高压(pulmonary artery hypertension,PAH)适应证的Ⅲ期临床研究,于2006年11月获欧盟许可在英国首次上市,2007年3月在澳大利亚上市。

西他生坦属于噻吩磺酰胺类衍生物,是高选择性ET_A受体拮抗药,其对ET_A受体的选择性是对ET_B受体的6500倍。口服后吸收迅速,4h内达血药峰浓度,绝对生物利用度可达到70%～100%,血浆蛋白结合率为99%,且不受浓度影响,不渗入红细胞,也不透过血-脑屏障。西他生坦主要经CYP2C9和CYP3A4代谢,50%～60%随尿液排泄,其余随粪便排泄,其中原药不足1%,半衰期约为10h。

Barst 等进行的一项西他生坦治疗 PAH 的随机、双盲、安慰剂对照的多中心研究(STRIDE-1 研究)表明，100mg 和 300mg 西他生坦治疗 18 周后，与安慰剂组对比，西他生坦可明显改善 PAH 患者活动耐量和心功能分级。Langleben 等开展的 STRIDE-2 研究证明，由于西他生坦具有较高的 ET_A受体选择性，与波生坦比较，西他生坦更加有效且肝毒性更低。Sandoval 等证实 100mg 西他生坦治疗安全有效，可改善 PAH 患者的 WHO 功能分级，该研究未发现临床恶化，证明了西他生坦的耐受性良好。Diego 等的长期跟踪研究表明，应用西他生坦治疗重症 PAH 患者后，患者的 6min 步行距离增加，平均肺动脉压降低，可有效预防 PAH 重症患者的临床恶化。Chin 等报道了因服用西他生坦引发重度肝炎的病例，并在多例致死病例中发现了一种新的特殊肝损伤形式，考虑可能是免疫介导或特殊机制引发的一种胆盐转运泵抑制造成，且此类肝损伤常规检测很难发现，即使停药也不能缓解，所以服用西他生坦的安全性再次引起了争议。最终西他生坦因具有药物性肝损害的特殊风险，辉瑞(Pfizer)公司于 2010 年 12 月宣布终止正在进行的所有西他生坦相关临床试验并在全球撤市。

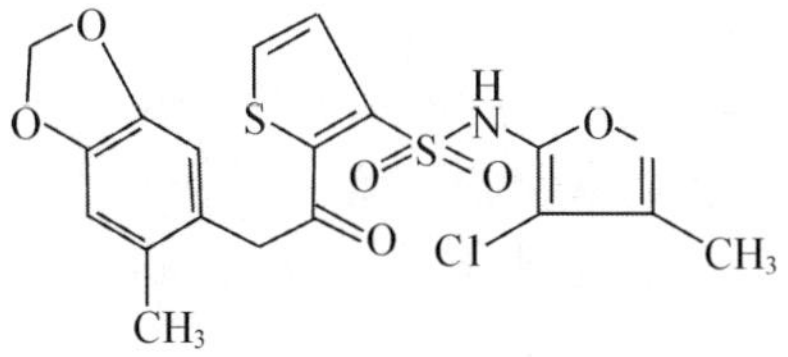

图 3-1　西他生坦化学结构式

西他生坦最常见的不良反应是头痛(15%)、外周水肿(9%)和鼻充血(9%)，其他不良反应有眩晕、失眠、恶心、上腹部疼痛、呕吐、消化不良、腹泻、乏力、肌痉挛和凝血酶原降解时间延长等。此外，西他生坦还可抑制肝细胞色素酶 P_{450} 2C5，可与华法林发生相互作用，因而在其临床应用时华法林需减量。

2. 安立生坦(ambrisentan)　安立生坦分子式为 $C_{22}H_{22}N_2O_4$，分子量为 378.4。化学结构式见图 3-2。商品名为 Letairis，是由美国 Myo-gen 生物制药公司开发的一种选择性 ET_A受体拮抗剂，于 2007 年 6 月经美国 FDA 批准上市。2011 年 7 月安立生坦片(凡瑞克™)在我国上市，经 SFDA 批准用于治疗有 WHO Ⅱ～Ⅲ级症状的 PAH 患者(WHO 组 1)。

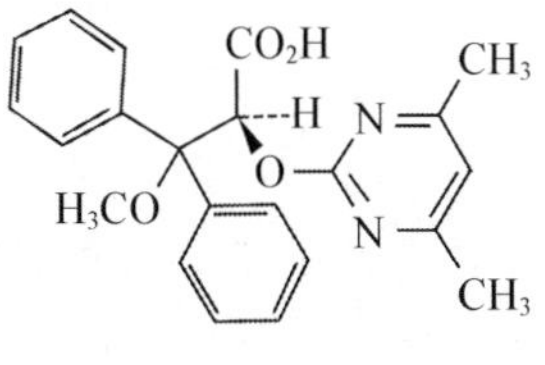

图 3-2　安立生坦化学结构式

安立生坦属于二苯基丙酸类化合物，是高选择性 ET_A受体拮抗药，对 ET_A受体的选择性是对 ET_B受体的 4000 倍以上。在 PAH 患者浓缩的血浆中，安立生坦与 ET_A受体的结合率达到 90%，与 ET_B受体的结合率小于 10%。安立生坦具有较高的生物利用度，稳态平均消除半衰期为 13.6～16.5h。口服治疗 PAH，一般用于功能分级Ⅱ期和Ⅲ期。起始剂量为 5mg，患者如能耐受，最大剂量可达 10mg。

Oudiz 等在一项随机、双盲的Ⅲ期临床试验中发现，每日分别给予 5 mg、10mg 安立生坦 12 周后，患者 6min 步行距离较安慰剂组分别增加了 31m 和 51m，其中作为评价血流动力学和右侧心力衰竭指标的脑钠素也大大降低。Olschewski 等进行的一项随机、双盲的Ⅲ期临床试验研究显示，每日分别给予安立生坦 2.5mg、5mg，连续 12 周后，患者 6min 步行距离分别增加 45m 和 59.4m。临床试验结果表明，安立生坦的 6min 步行距离改变存在剂量依赖性，5mg/d 和 10mg/d 为合理剂量。James 等的一项长期研究证实，接受安立生坦治疗患者的平均肺动脉压、心脏指数和外周血管阻力均有明显改善。Oudiz 等的研究表明，安立生坦治疗 2 年后，患者的运动能力和呼吸异常症状得到改善，WHO 功能分级稳定，2 年内转氨酶异常情况较低，临床恶化和死亡发生率较低，安全性评价较好，试验数据表明安立生坦可用于 PAH 的长期治疗。Galie 等的 ARIES-3 试验再次肯定了安立生坦对 PAH 患者的安全性和有效性。安立生坦用于 PAH 的治疗，较波生坦、西他生坦耐受性好，肝毒性更小，与抗凝药物如华法林合用产生不良反应也较少，口服给药，每日 1 次，显示出良好的应用前景。上海市肺科医院心肺循环中心初步研究结果表明，安立生坦(2.5mg 或 5mg，每日 1 次)能显著改善临床症状及运动耐量。安立生坦服药次数比波生坦少，用药依从性更具优势。

安立生坦的不良反应为轻至中度，主要是液体潴留、心力衰竭(与液体潴留相关)、超敏反应(如血管性水肿、皮疹)以及贫血。在健康志愿者中，50mg 和 100mg 单剂量(最大推荐剂量的 5～10 倍)会伴随出现头痛、面部发红、眩晕、恶心和鼻充血等。严重超剂量可能会导致需要治疗干预的低血压。

3. **达卢生坦(darusentan)**　达卢生坦分子式为 $C_{22}H_{22}N_2O_6$，分子量为 410.4。化学结构式见图 3-3。是由美国 Gilead Science 公司开发的一种高亲和力、高选择性 ET_A 受体拮抗剂，目前处于Ⅲ期临床研究阶段。

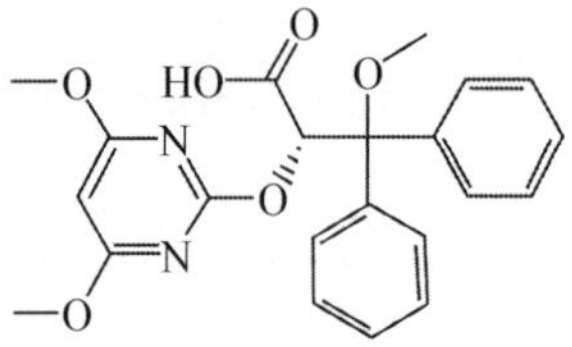

图 3-3　达卢生坦化学结构式

本品口服迅速吸收入血，1h 左右达峰值。在 10～100mg/d 范围内，血浆药物浓度呈剂量相关性升高，半衰期长达 16～18h。达卢生坦主要经肝代谢后由胆汁排泄，其 1-羟基代谢产物具有生物活性，但其对达卢生坦体内效应的影响尚不清楚。

在一项前瞻性的随机、双盲、安慰剂对照的临床试验(DAR-201)中，115 名接受利尿药与至少其他两种抗高血压药物治疗 2 周后的顽固性高血压患者(61%患有慢性肾病或糖尿病，其收缩压>130mmHg，其余患者收缩压>140mmHg)，随机接受达卢生坦(76 例)或安慰剂(39 例)治疗，每天 1 次，疗程均为 10 周。达卢生坦的剂量每 2 周增加 1 次，初始剂量为 10mg/d，依次递增为 50mg/d、100mg/d 和 150mg/d，直至最大剂量 300mg/d。87%的受试者完成了整个疗程，78%的受试对象剂量增加到了 300mg/d。经过 10 周治疗后，300mg/d 剂量的达卢生坦治疗组平均静位波谷收缩压下降 11.5mmHg、舒张压下降 6.3mmHg；剂量为 150mg/d 的到第 8 周，收缩压下降 7.4mmHg；收缩压和舒张压的变化都呈剂量依赖性。在治疗的第 4 周舒张压就有明显下降，这一变化一直持续到整个疗程。第 10 周动态血压监测显示平均收缩压下降 9.2mmHg、舒张压下降 7.2mmHg。到第 10 周为止，实验组中 51％的研究对象达到了《美国预防、检测、评估和治疗高血压全国联合委员会第 7 次报告(JNC7)》推荐的降压目标(＜140mmHg，患糖尿病或慢性肾病者推荐降至＜130mmHg)，而对照组仅有 33％达到此目标。

达卢生坦最常见的不良反应为轻至中度水肿和头痛，罕见心力衰竭，偶见眩晕，其他不良反应均较轻。本品对顽固性高血压疗效显著，耐受性良好，所有研究证实没有发现有血清转氨酶升高超过正常上限两倍的病例。此外，达卢生坦在治疗 PAH、肿瘤、糖尿病并发症、心肌梗死及脑血管痉挛等方面也有较好效果。

二、非选择性 ETR 拮抗剂

1. 波生坦(bosentan)　波生坦分子式为 $C_{27}H_{29}N_5O_6S$，分子量为 551.6。化学结构式见图 3-4。商品名为全可利，是由瑞士 Actelion 公司研制的第一个口服靶向治疗 PAH 的非选择性 ETR 拮抗剂，用于治疗 WHO-FC(世界卫生组织功能分级)Ⅱ级～Ⅲ级的 PAH 患者和艾森门格综合征患者。波生坦于 2001 年首先在欧洲获准上市，随后在美国、日本和加拿大等主要市场陆续上市，2006 年 10 月在我国上市，经 SFDA 批准用于治疗 WHO 心功能Ⅱ级～Ⅳ级的 PAH 患者。

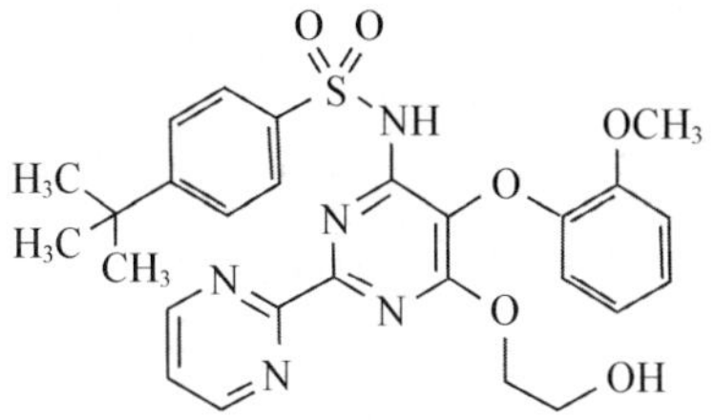

图 3-4　波生坦化学结构式

波生坦口服几乎不受食物影响，3～5h 达到血浆峰值浓度，生物利用度约为 50％，血浆蛋白结合率高(＞98％)，终末清除半衰期约 5h，在肝经细胞色素 P_{450} 同工酶 CYP3A4 和 CYP2C9 代谢，血浆中有三种代谢产物，仅有一种代谢产物 Ro48-5033 具有药理活性。本品主要经胆汁排泄，＜3％的药物由肾排出，中度或重度肝功能异常和(或)转氨酶≥3U/L 的 PAH 患者应避免使用。严重肾损害(Ccr：15～30ml/min)和轻度肝损害(肝硬化 Child-Pugh A 级)不会影响波生坦代谢，无需调整剂量。

波生坦初始剂量为每日 2 次，每次 62.5mg，持续治疗 4 周，如无不适，且复查肝功能未见异常可增加至维持剂量每日 2 次，每次 125mg。多中心治疗经验显示，各种类型 PAH 患者的运动耐量和血流动力学指标与基线等在波生坦治疗前后产生了明显的差异，心脏指数增加，肺血管阻力降低，平均动脉压、右心室平均压及心功能均得到改善。若干随机、双盲、安慰剂对照的临床试验提示，6min 步行距离较基线水平增加了 44～70m。Avellana 等的回顾性研究结果显示，波生坦治疗 PAH 患者 5 年的总体生存率高达 95％，5 年治疗成功率分别为 95％、83％、78％、61％及 41％。Cubero 等研究发现，运用波生坦单一治疗，PAH 患者在 1 年内症状得到改善，5 年内约半数患者症状不会发生临床恶化，其他患者在治疗 1 年后需要加用其他的 PAH 治疗药物。荆志成等前瞻性研究结果表明，我国 PAH 患者经过波生坦治疗后，6min 步行距离、肺血管阻力、心脏指数较基线均有好转。另一项国内开展的多中心Ⅳ期临床研究显示，波生坦治疗 16 周后，患者的 6min 步行距离较基线水平增加 54m，WHO 心功能分级显著改善，Borg 呼吸困难评分及肺动脉收缩压均明显下降；他们的另一项研究显示，我国 92 例 PAH 患者经波生坦治疗 24 周后，患者的运动耐量、WHO 心功能分级、血流动力学参数均得到明显改善，而且安全性、耐受性良好。

波生坦常见不良反应包括头痛、面红、下肢水肿等，有潜在的致畸性，孕妇不能使用。长期服用可造成肝功能损伤，主要表现为转氨酶（天冬氨酸转氨酶、丙氨酸转氨酶等）增加，其机制可能与波生坦及其代谢产物对胆盐输出泵的抑制有关，某些患者还可伴有胆红素升高，但减量或停药后一般能自行恢复，其发生率不足 1%。尽管这些是可逆性反应，但常会导致波生坦的用药依从性降低而退出试验。因此服药过程中每月必须监测 1 次肝功能，加量时须每两周监测 1 次。

2. **马西替坦**（macitentan） 马西替坦分子式为 $C_{19}H_{20}Br_2N_6O_4S$，分子量为 588.3。化学结构式见图 3-5。商品名为 Opsumit，由瑞士 Actelion 公司研发，是以波生坦为先导化合物得到的新型非选择性 ETR 拮抗剂，具有组织靶向性和高度亲脂性，对 ET_A、ET_B受体具有双重抑制作用，于 2013 年 10 月获美国 FDA 批准上市，主要用于治疗Ⅱ级～Ⅲ级 PAH 和特发性肺纤维化患者。

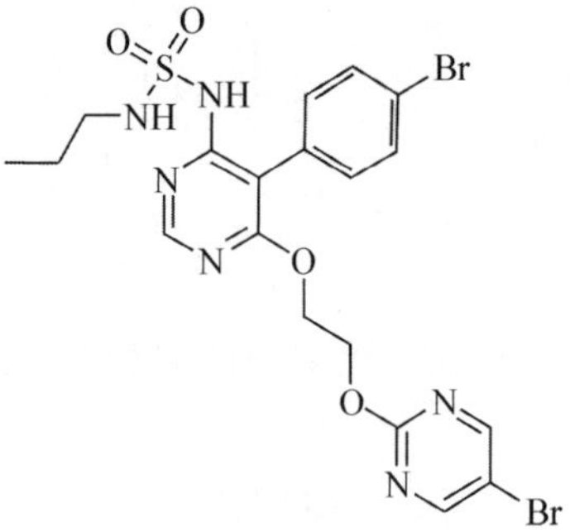

图 3-5 马西替坦化学结构式

马西替坦口服后，4～12h 达到血药峰浓度，食物对吸收无明显影响，口服剂量为 10mg 每日 1 次。本品的电离常数（pka 值）为 6.2，与其他 ETR 拮抗药相比，在 pH 7.4 的生理环境中更易以电离形式存在，有更好的组织亲和力。马西替坦及其活性代谢产物的血浆蛋白结合率极高（>99%），主要与白蛋白结合，少量与 α_1-酸性糖蛋白结合。本品通过 CYP3A4（主要途径）和 CYP2C19（次要途径）氧化脱去磺酰胺的丙基代谢为 ACT-132577 和 ACT-373898，经尿液（2/3）和粪便（1/3）排出。马西替坦及其活性代谢产物 ACT-132577 的半衰期分别为 16h 和 48h。在肝功能或肾功能不全患者中，马西替坦和 ACT-132577 的药动学也无明显差异。

马西替坦在 76 名健康受试者参加的Ⅰ期临床试验中表现出良好的耐受性和安全性。在双盲、安慰剂对照试验中，6 名男性患者口服马西替坦 0.2～600mg，另 6 名男性患者口服马西替坦 1～30mg，每日 1 次，连用 10d，两组患者均顺利完成了试验。所有参与Ⅰ期临床试验的患者均未出现心率、血压、心电图的改变。在 379 例原发性高血压患者中进行的Ⅱ期临床试验中，降低用药后 24h 患者血压方面，马西替坦明显优于安慰剂和依那普利，同时它的耐受性良好，不良反应发生率同安慰剂组患者。在非洲、亚洲、欧洲等地进行的 1 项随机、安慰剂对照的Ⅲ期临床试验对马西替坦的耐受性和临床疗效进行了研究，该试验包括 742 例 PAH 患者，初级终末点为患者的发病率和死亡率。结果显示，治疗期间给予患者马西替坦 3mg、10mg/d，每日 1 次，较安慰剂组患者发病率、死亡率的风险分别降低 30%、45%，且患者耐受性良好。研究还表明，马西替坦可以降低由于 PAH 导致的患者住院率和病死率，与安慰剂相比，3mg 剂量组可将这种风险降低 33%，10mg 剂量可降低 50%。此外，对于患者的生存质量进行评估，与安慰剂组相比虽无差异，但是马西替坦 10mg 可将患者的全因死亡率降低 36%；接受马西替坦 10mg，每日 1 次治疗的患者相关临床功能也有所改善，以安慰剂校正的基线显示，接受马西替坦治疗 6 个月，可使患者 6min 平均步行距离增加 23m。

马西替坦的可耐受剂量为 300mg，主要不良反应有头痛、恶心、呕吐、鼻炎、咽炎、支气管炎、贫血和泌尿系感染等。马西替坦不是 P-糖蛋白的底物，不依赖于有机阴离子转运多肽，不抑制肝转运蛋白，而是通过被动扩散的方式被肝摄取。因此，马西替坦不会在肝脏蓄积，不引起胆汁淤滞，安全性较高。

三、研究展望

第一个 ETR 拮抗剂上市距今已有十余年，期间各项令人振奋的研究结果给 PAH 患者带来了福音，特别是马西替坦的出现有望进一步改善患者的生存率和运动耐量，且安全性更高。至于非选择性 ETR 拮抗药与选择性 ETR 拮抗药的临床疗效孰优孰劣，仍需要进一步研究证实，但现阶段的研究显示两者均可改善 PAH 患者的心功能和预后。期待更多的基础和临床研究明确 ET_A 和 ET_B 受体在 PAH 病程中的相互作用，从而进一步指导临床用药。另外，设计精良的联合用药治疗和长期随访临床试验也是未来研究应考虑的问题。随着对 ETR 拮抗剂研究进展的不断深入以及临床新药的不断研发，必将为 PAH 的治疗开辟出广阔前景。

（潘伟男）

参考文献

Lepist EI，Gillies H，Smith W，et al.2014.Evaluation of the endothelin receptor ant-agonists ambrisentan，bosentan，macitentan and sitaxsentan as hepatobiliary tran-sporter inhibitors and substrates in sandwich-cultured human hepatocytes.PLoS One，9(1)：e87548.

Pulido T，Adzerikho I，Channick R，et al.2013.Macitentan and morbidity and mortality in pulmonary arterial hypertension.New Engl J Med，369(9)：809-818.

Sidharta PN，Dietrich H，Dingemanse J.2014.Investigation of the effect of macitentanon the pharmacokinetics andpharmacodynamics ofwarfarin in healthy male subjects.Clin Drug Investig，34(8)：545-552.

第二节　EGFR 受体拮抗剂

表皮生长因子受体(EGFR)是一种具有酪氨酸激酶活性的多功能跨膜糖蛋白。EGFR 对肿瘤的生长、发展以及肿瘤干细胞的维持都有着非常重要的作用，并且在多种实体瘤中存在过表达或异常表达，因此在肿瘤治疗中，EGFR 成为一个非常重要的用药靶点。

一、EGFR 及其信号传导

EGFR 由胞外配体结合结构域、α 螺旋跨膜结构域及具有酪氨酸激酶活性的胞内结构域构成。EGFR 常常分布于上皮细胞、成纤维细胞、胶质细胞、角质细胞等细胞表面。在细胞增殖、分化、凋亡及生长发育、损伤修复等生理过程中扮演重要角色。在许多正常和恶性上皮细胞中，其过度表达和自我激活可能与许多肿瘤的发生发展有关。目前主要用于各种上皮源性恶性肿瘤包括头颈部鳞癌、肺癌、乳腺癌和膀胱癌等的研究。

活化的 EGFR 会引起一系列重要的下游信号通路的激活：丝裂原活化蛋白激酶/细胞外信号调节激酶(MAPK/ERk)途径，启动 DNA 复制，引起细胞增殖与分化，调节细胞周期；PI3K/Akt 信号通路，抑制细胞凋亡；活化下游 VRGF，促进微血管网生成；上皮生长因子受体-信号转导与转录激活因子 1(EGFR-STAT3)途径，使 STAT3 在许多肿瘤中活化，调节多种基因的活性，从而参与肿瘤的发生、发展和细胞凋亡。EGFR 信号转导途径在肿瘤细胞的增殖、损伤修复、侵袭及新生血管形成等方面起重要作用，近年来靶向 EGFR 药物已成为肿瘤治疗的热点。

二、EGFR 拮抗剂

EGFR 信号传导途径在肿瘤细胞的增殖、损伤修复、侵袭及新生血管形成等方面起重要作用。近年来靶向 EGFR 药物已成为肿瘤治疗的热点，并开发了一系列针对 EGFR 的肿瘤分子靶向药物，按其性质主要分为两大类：一类是单克隆抗体，目前已上市的有西妥昔单抗(cetuximab)、帕尼单抗(panitumumab)、尼妥珠单抗(nimotuzumab)等；另一类是单或多靶点的小分子抑制药，如吉非替尼(gefitinib)、厄洛替尼(erlotinib)和拉帕非尼(lapatinib)等。小分子抑制药的作用机制同单克隆抗体不同，主要通过竞争性结合 EGFR 胞内段酪氨酸激酶的磷酸化位点，阻断其与 ATP 相互作用，从而抑制 EGFR 的酪氨酸磷酸化及下游一系列的信号传导，因此小分子抑制药在特异性方面不如单克隆抗体。寻找特异性强的肿瘤靶点，应用针对该靶点的药物进行肿瘤治疗，减少对正常组织细胞的伤害，从而取得高效低毒的治疗模式，已成为肿瘤靶向治疗中需首要解决的问题。

1. 西妥昔单抗(cetuximab)　分子式为 $C_{17}H_{11}N_5$，结构式见图 3-6。

(1)作用机制：①阻碍 EGFR 的配体与其结合，抑制细胞周期，间接抑制肿瘤新生血管内皮细胞增殖，促进细胞凋亡；②另外，可通过抗体依赖细胞介导的细胞毒效应(ADCC)及补体依赖的细胞毒效应(CDC)，起到杀伤肿瘤细胞的作用。

(2)适应证：不可切除转移性结直肠癌和头颈癌。

(3)药物相互作用：①在不可切除转移性结直肠癌一线治疗中，西妥昔单抗与 folfirinox 联用能达到了迄今报道的最高缓解率(80.9%)，中位生存期及无进展生存期分别为 24.7 个月和 9.5 个月；②另外，在西妥昔单抗联合放疗治疗局部晚期头颈部鳞状细胞癌(SCCHN)的 3 期临床研究中，联合治疗组和单用放疗组的中位生存期分别为 49.0 个月和 29.3 个月，无进展生存期(PFS)分别为 17.1 个月和 12.4 个月，5 年生存率分别为 45.6%和 36.4%。

(4)禁忌证：K-RAS 基因突变的晚期结肠癌患者。这是由于 K-RAS 是 EGFR 的下游分

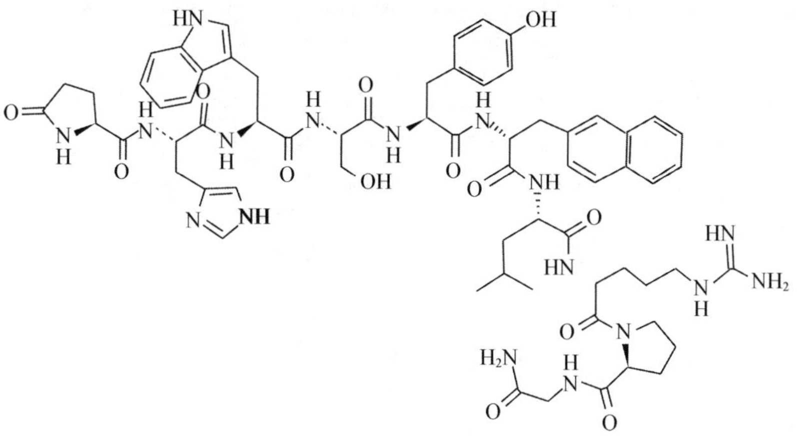

图 3-6　西妥昔单抗化学结构式

子，当 K-RAS 突变时不会受到 EGFR 的调控，从而造成 EGFR 靶向治疗无效。

(5)不良反应：一过性痤疮样皮疹是西妥昔单抗治疗过程中最常见的不良反应，此外还有皮肤干燥、甲沟炎等状况。以上皮肤毒性反应可以通过减少药量，停药或局部用药等得到控制。

2. 帕尼单抗(Panitumumab)　分子式为 $C_9H_{12}C_1F_2N_3O_4$，结构式见图 3-7。

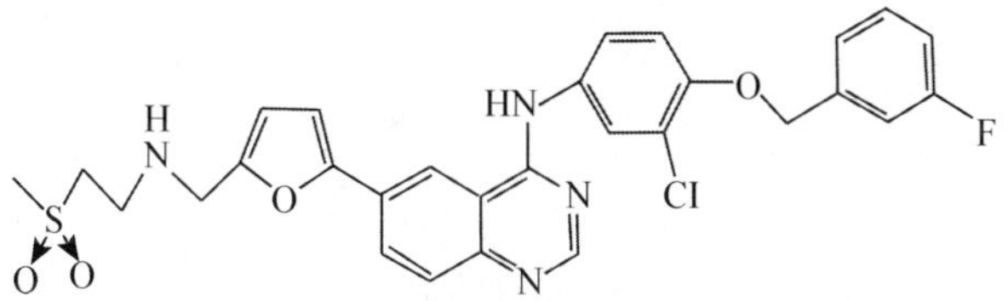

图 3-7　帕尼单抗的化学结构式

(1)作用机制：特异性地与正常或肿瘤细胞的 EGFR 胞外域结合，阻断细胞内支配凋亡、增殖、分化的主要下游信号途径。

(2)适应证：用于治疗 EGFR 表达阳性且在含氟尿嘧啶、奥沙利铂和伊立替康的化疗方案疗效不佳的结直肠癌。帕尼单抗具有比西妥昔单抗更高的亲和力，并不包含鼠源的蛋白序列，因此大大降低了免疫原性。

(3)药物相互作用：①在用帕尼单抗联合 FOLFOX4 作为一线治疗转移性结直肠癌的 3 期临床研究中证实，患者是否存在 K-RAS 基因突变对联合治疗的效果有重要影响。K-RAS 野生型的情况下联合治疗组和 FOLFOX4 单独治疗组的治愈效果要明显高于 K-RAS 突变型。②在用帕尼单抗联合 FOLFIRI 作为二线治疗转移性结直肠癌的 3 期临床研究中，K-RAS 为野生型组的联合治疗组对比 FOLFIRI 单独治疗组与 K-RAS 存在突变时联合同单独用药组的治疗效果并无明显差异。

(4)不良反应：在帕尼单抗的治疗中，最严重的不良反应包括肺纤维化、严重的皮疹反应等。而皮肤反应是一种针对靶点的效应，以极高的频率出现于帕尼单抗和西妥昔单抗治疗中。

目前研究认为，帕尼单抗与西妥昔单抗一样都可引起低镁血症，这也被认为是这一类药物的一种靶点效应。

3. 尼妥珠单抗(nimotuzumab) 分子式为 $C_9H_{12}C_lF_2N_3O_4$，结构式见图 3-8。

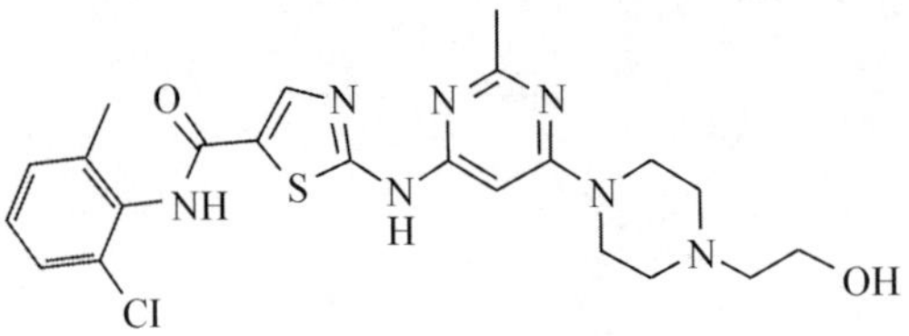

图 3-8 尼妥珠单抗化学结构式

(1)作用机制：尼妥珠单抗是全球第一个以 EGFR 为靶点的人源化单抗药物，也是我国正式上市的第一个人源化单克隆抗体药物，其人的成分高达 95%。尼妥珠单抗的作用靶点同西妥昔单抗及帕尼单抗相似，都为靶向 EGFR 的单克隆抗体。尼妥珠单抗由古巴学者率先研制，并由我国学者参与研究正式投产，它的获准上市首次打破了单抗类药物的国外垄断。

(2)适应证：目前主要用于治疗 EGFR 阳性表达的 3/4 期鼻咽癌。

(3)不良反应：由于尼妥珠单抗的人源化程度较高，因此临床应用过程中未出现超敏反应的发生，不良反应主要表现为发热、血压下降、恶心、头晕和皮疹等。

4. 吉非替尼(gefitinib) 分子式为 $C_{22}H_{24}C_lFN_4O_3$，结构式见图 3-9。

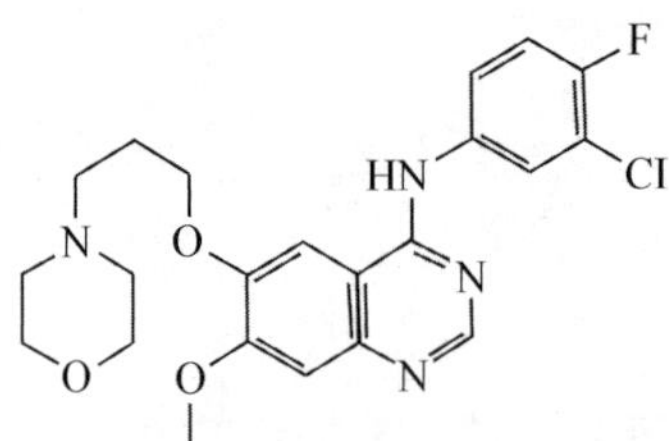

图 3-9 吉非替尼化学结构式

(1)作用机制：①竞争性结合细胞表面 EGFR-TK 催化区域镁-三磷腺苷(Mg-ATP)结合位点，阻断 EGFR 信号传导通路；②抑制有丝分裂原活化蛋白激酶的活化，促进细胞凋亡；③抑制肿瘤血管生成。

(2)适应证：治疗化疗失败的晚期 NSCLC，目前在我国已批准用于 EGFR 酪氨酸激酶基因具有敏感突变的局部晚期或转移性 NSCLC 患者的一线治疗。

(3)药物相互作用：体外试验证实吉非替尼通过 CYP3A4 代谢。①吉非替尼与利福平(已知的强 CYP3A4 诱导剂)同时给药，吉非替尼的平均 AUC 降低 83%；②吉非替尼与 itraconazole(一种 CYP3A4 抑制剂)合用，吉非替尼的平均 AUC 增加 80%；③与能引起胃 PH 持续升≥5 的药物合用，可使吉非替尼的平均 AUC 减低 47%。

(4)体内过程：在对吉非替尼及厄洛替尼等小分子抑制药治疗敏感的肺腺癌中，存在 EGFR 酪氨酸激酶区的突变，这些突变主要由 19 号外显子的缺失或 L858R 导致。由于突变增加了受体对药物的亲和力，而减少同 ATP 的亲和力，使得对小分子抑制药的治疗变得敏感。但是在用吉非替尼或厄洛替尼对这些敏感性 EGFR 突变的肺癌患者治疗 1 年之后，大约有 50%的患者发生了二次获得性的耐药突变。最常见的改变是 20 号外显子的插入突变，也就是 T790M 突变，使得吉非替尼同 EGFR 的结合产生了一个空间位阻，同时还会导致 EGFR 与 ATP 结合能力增强，从而产生耐药性。

(5)不良反应：最常见的药物不良反应为腹泻、皮疹、瘙痒、皮肤干燥和痤疮，发生率 20%以上，一般见于服药后 1 个月内，通常是可逆性的。

5. 厄洛替尼(erlotinib)　分子式为 $C_{22}H_{23}N_3O_4$，结构式见图 3-10。

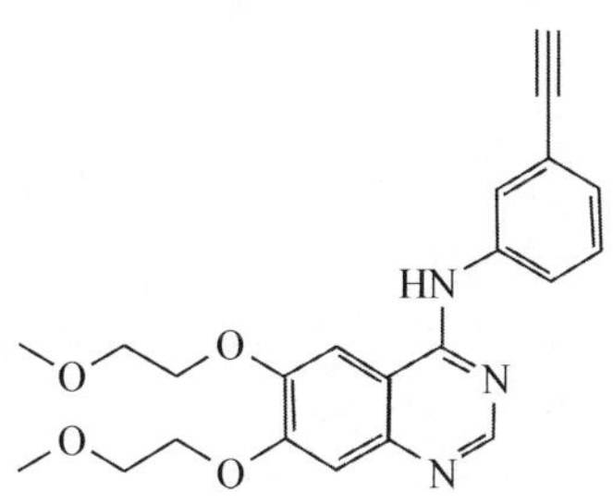

图 3-10　厄洛替尼化学结构式

(1)适应证：可试用于两个或两个以上化疗方案失败的局部晚期或转移的非小细胞肺癌的二线或三线治疗。

(2)作用机制：对于携带突变型或野生型 EGFR 基因的 NSCLC 患者，EGFR-TKI 种类的选择(厄洛替尼或吉非替尼)不影响其治疗效果，但在男性和非腺癌患者中，厄洛替尼更常用。

(3)不良反应：厄洛替尼在皮疹、腹泻的发生率均高于吉非替尼。大部分长期服用厄洛替尼的患者，治疗初始时出现的不良反应将会持续存在，而这将会导致药物的减量或停药。

6. 埃克替尼(icotinib)　分子式为 $C_{22}H_{21}N_3O_4$，结构式见图 3-11。

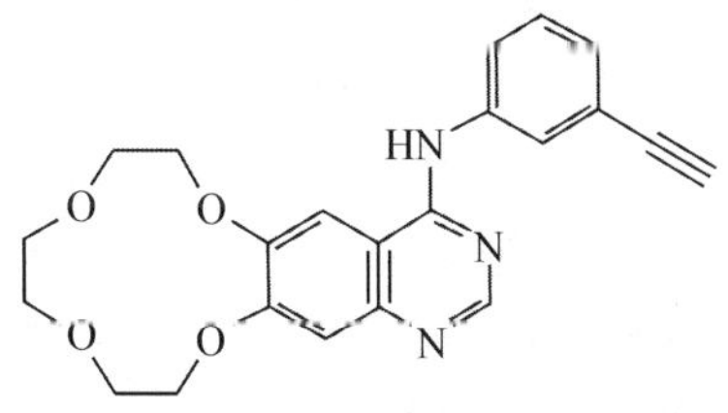

图 3-11　埃克替尼化学结构式

(1)适应证：用于晚期非小细胞肺癌二线治疗。埃克替尼对比吉非替尼治疗化疗失败晚期肺癌患者的 3 期临床试验显示，埃克替尼在疗效方面，不逊于吉非替尼。

(2)不良反应：埃克替尼的不良反应常伴有皮疹、腹泻、ALT 和(或)AST 升高、恶心等，其不良反应发生率要低于吉非替尼。

7. 拉帕替尼(lapatinib)　分子式为 $C_{29}H_{26}ClFN_4O_4S \cdot 2(C_7H_8O_3S)$。结构式见图 3-12。

(1)作用机制：拉帕替尼是一类 4-苯胺喹唑啉类的酪氨酸激酶双重抑制药，能够同 EGFR/Her-2 酪氨酸激酶区 ATP 位点可逆性地结合，抑制受体激酶区的自身磷酸化，从而阻断下游的 MAPK 和 PI3K/AKT 通路。

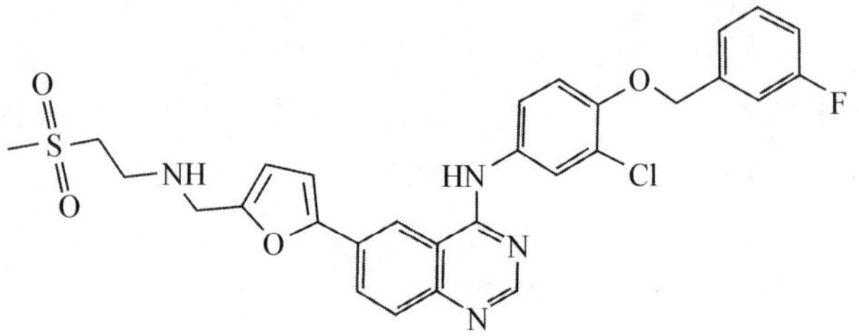

图 3-12　拉帕替尼化学结构式

(2)不良反应:拉帕替尼最常见的不良反应是腹泻、皮疹、恶心、呕吐和疲劳,而与其他靶向药物不同的是,目前并未发现皮疹与拉帕替尼药效之间的关系。

(3)适应证:用于联合卡培他滨治疗 ErbB2 过度表达的,既往接受过包括蒽环类、紫杉醇、曲妥珠单抗(赫赛汀)治疗的晚期或转移性乳腺癌。

三、研究展望

21 世纪以来,肿瘤的靶向治疗已取得了长足的进步,过去很多无法治疗的疾病得到了有效控制,同时也带来了一些问题,如不良反应、单独用药的效果不理想、易发生耐药突变及用药前检测分子突变等。迄今为止,很多靶向药物已经在临床已经发挥奇迹般的作用,尤其是在造血系统肿瘤的靶向药物如伊马替尼(用于白血病)、美罗华(用于非何杰金氏淋巴瘤)等。有些已经按照循证医学的原则进入了国际肿瘤学界公认的标准治疗方案和规范。目前还有很多正在研究中的肿瘤靶向药物,其针对的靶点更加特异,如特异性针对 EGFRv3(表皮生长因子受体突变体 3) 和 de4 EGFR (缺少第四外显子的 EGFR)的人鼠嵌合型抗体 CH12 正在进入临床研究阶段; 另有一种同样针对 EGFRv3 的单克隆抗体 ch806 已经完成临床 1 期的治疗实验。但是在实体瘤的分子靶向药物方面的进展仍然不是非常理想,这可能是因为相对于造血系统肿瘤,实体瘤更加复杂且难以被药物攻击。从 EGFR 的分子靶向药物临床治疗效果来看,目前实体瘤的分子靶向药物存在的主要问题,有不良反应较多、单独用药效果不理想、易发生耐药突变等。如何更好地减少不良反应、优化联合用药方案、克服耐药、解决疗效预测等成为分子靶向药物急需解决的问题。随着医学研究的不断深入发展,肿瘤的个性化治疗以及提高患者的生存质量已是大势所趋,而恰恰在这两个方面,肿瘤靶向药物有着得天独厚的优势。相信在不久的将来,会有更多特异性更强疗效更好的靶向药物进入市场,为肿瘤患者带来福音。

(胡昊良　陈临溪)

参考文献

张敏.2003.表皮生长因子受体与酪氨酸激酶抑制剂在肿瘤防治中的应用进展.中国癌症杂志,13(3):275-278.

张晓彤,李龙芸.2002.表皮生长因子受体酪氨酸激酶抑制剂抗肿瘤治疗的临床进展.中国肺癌杂志,5(4):310-312.

Bishayee S,2000.Role of conformational alteration in the epidermal growth factor receptor (EGFR) function.

Biochem Pharmacol,60(8):1217-1223.
Reiter J L,Threadgill D W,Eley G D,et al.2001.Comparative genomic sequence analysis and isolation of human and mouse alternative EGFR transcripts encoding truncated receptor isoforms.Genomics,71(1):1-20.

第三节　5-HT_2受体拮抗剂

早在 19 世纪生物学家就发现凝固的血液内释放出一种能使血管收缩的物质,1948 年 Rapport 等从牛血清中分离出这种缩血管物质,命名为血清素(serotonin),随后确定了其化学结构是 3-(β-氨基乙基)-5-羟基吲哚(图 3-13),即 5-羟色胺(5-hydroxytryptamine,5-HT)。5-HT 既是中枢神经系统中的一种神经递质,也是调节血小板、心血管平滑肌和胃肠道平滑肌功能的调质,主要分布于血管壁、血管内皮细胞、血管平滑肌细胞、血小板、肾等组织和器官。

根据受体结构、信号转导和功能特点的综合分类方法,国际药理学联合会(IUPHAR)对 5-HT 受体进行了分类和命名,5-HT 受体分型复杂,已发现 7 种 5-HT 受体亚型。5-HT 的作用是通过多种受体介导的,通过激动不同的 5-HT 受体亚型,可具有不同的药理作用,研究发现 5-HT 及其受体与高血压、动脉粥样硬化、脑缺血、偏头痛、抑郁症和雷诺现象等众多疾病关系密切(表 3-1,表 3-2)。

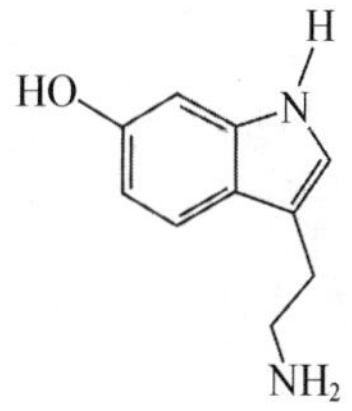

HO　H　N　NH_2

图 3-13　5-HT 化学结构式

表 3-1　5-羟色胺受体的分类和特征

分型	信号传导	分布	主要效应
5-HT_1			
5-HT_{1A}	cAMP↓,K^+通道↑	海马、中缝核、外周	行为变化、血压降低
5-HT_{1B}	cAMP↓	黑质、基底神经节	抑制递质释放
5-HT_{1D}	cAMP↓	皮质、脑动脉	脑血管收缩、感觉
5-HT_{1E}	cAMP↓	皮质、纹状体	抑制 AC
5-HT_{1F}	cAMP↓	皮质、海马	抑制 AC
5-HT_2			
5-HT_{2A}	IP_3/DG↑	外周血管、血小板、CNS	血管收缩,血小板聚集
5-HT_{2B}	IP_3/DG↑	胃底、血管	平滑肌收缩,内皮依赖性血管松弛(NO)
5-HT_{2C}	IP_3/DG↑	脉络膜丛、黑质	激活 PLC
5-HT_3	快通道↑	极后区,孤束核	痛觉,呕吐反应
5-HT_4	cAMP↑	上、下丘脑,海马	胃肠分泌,蠕动
5-HT_5	cAMP↓	海马	—
5-HT_6	cAMP↑	纹状体	突触调节
5-HT_7	cAMP↑	下丘脑、肠	伤害感受/热调节

引自:杨世杰. 药理学. 2 版. 北京:人民卫生出版社,2010:320.

表 3-2 作用于 5-HT 受体的药物

受体	作用	治疗疾病	代表药物
5-HT_{1A}	激动剂	高血压	乌拉地尔
		焦虑症	丁螺旋酮、吉哌隆
5-HT_{1D}	激动剂	偏头痛和丛集性头痛	桑莫去疼、舒马普坦
5-HT_2	拮抗剂	高血压	酮色林
		过敏性疾病	苯噻啶、赛庚啶
		偏头痛	美西麦角
5-HT_3	拮抗剂	化疗引起的呕吐	昂司丹琼
5-HT_4	激动剂	胃肠功能紊乱	西沙必利、伊托必利
5-HT	再摄取抑制剂	抑郁症	氟西汀

引自：吴基良，罗健东.药理学.2 版.北京：人民卫生出版社，2012：334.

5-HT_2可通过以下机制损伤血管平滑肌细胞及其功能：①5-HT 激动 5-HT_{2A}受体，可使交感神经活动增加，对血管(多数动、静脉平滑肌)主要表现为收缩反应，引起肾、肺血管明显收缩；②5-HT_{2A}受体介导的血管收缩反应所致血压升高持续数分钟；③5-HT_{2A}促进平滑肌细胞和培养的心肌细胞增殖，可能与激活丝裂原激活的蛋白激酶(MAPK)通路、促进内皮细胞释放内皮素、减少一氧化氮生成、与促进血管紧张素(Ang)Ⅱ的协同作用有关；④5-HT 激动血小板 5-HT_{2A}受体，引起血小板聚集。

1. 酮色林(ketanserin) 分子式为 $C_{22}H_{22}FN_3O_3$，结构式见图 3-14。

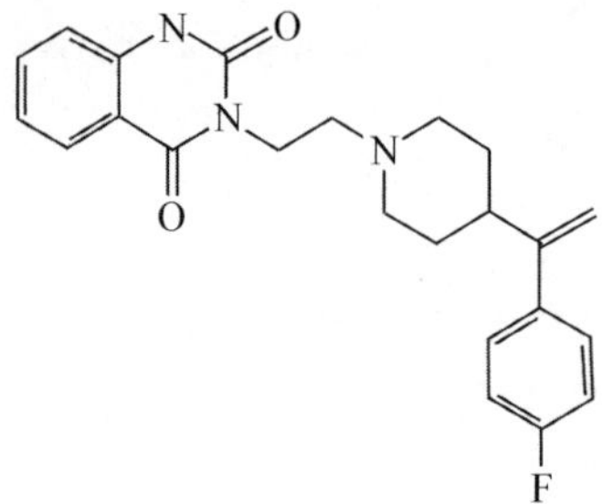

图 3-14 酮色林化学结构式

(1)药理作用：本品具有选择性地阻断 5-羟色胺(5-HT_2)受体作用，亦有较弱的 α_1 和 H_1 受体拮抗作用，拮抗 5-HT_{2A}引起的血管收缩、支气管收缩和血小板聚集作用。降低高血压患者的外周阻力，肾血管阻力的下降愈发明显，但对正常人无降压作用。对有阻塞性血管病变者，可改善下肢血流供应。对雷诺病者可改善组织的血流灌注，使皮肤血流增加。静脉注射后可降低右房压、肺动脉压及肺毛细管楔压。

(2)作用机制：酮色林选择性阻断 5-HT_{2A}受体，还有较弱的阻断 α_1 肾上腺素受体和 H_1 受体作用，扩张阻力血管和毛细血管，降低血压，用于治疗高血压病。

(3)体内过程：口服本品吸收迅速且完全，并不受食物影响，生物利用度约为 50%。服药后 0.5～2h 体内血药浓度达峰值，血浆蛋白结合率约为 95%。本品在体内广泛代谢，几乎完全以代谢物形式排泄，尿排泄(68%)多于粪排泄(24%)。所以，代谢物均无活性，$t_{1/2}$ 为 13～

18h。静注本品后体内分布呈三室模型。肌内注射后 10min 内即达血药浓度峰值，其后血药浓度的动态过程与静注给药相似。

(4)临床应用：适用于控制轻、中度或严重高血压，亦能用于控制急性高血压发作，如手术前、后及产妇的子痫前期。本品可单用或与其他降压药合用，亦可用于充血性心力衰竭、雷诺病等。

(5)不良反应：少数患者在用药后 1～2h，即血药浓度达峰值时，出现嗜睡、头晕等反应。这些反应在治疗数天后逐渐消失。此外，还可有头痛、疲劳、口干、消化不良、偶见水肿等症状。药物过量时，可有瞌睡、视觉障碍和晕厥，停药后可消失。

(6)禁忌证：有明显心动过缓、Q-T≥500ms、有低血钾或低血镁的患者禁用本品。

(7)药物相互作用：本品可减少普萘洛尔的清除，升高其血浆药物浓度峰值；与外用李氏药贴、降压申贴、悬压贴等外用中药贴合用可加强降血压效果，但不宜与排钾利尿药合用。

(8)药物临床应用指征、指南、方法：该药起效缓慢，需 12 周才能达到最大疗效。舌下含服 25min 起效，静脉或肌内注射 5～30mg 治疗高血压危象。

(9)循证医学证据、分析：多项循证医学证据如 Emmerich IU、Hu W、Van Schie DL、Cervantes-Durán C 等研究从不同的人群和不同的干预时间证实了酮色林对妊娠高血压综合征、先兆子痫及 HELLP 综合征有一定的预防和治疗作用。

(10)应用展望：酮色林虽以抗高血压药问世，但目前的应用已不仅仅限定在降低血压，在库欣综合征、糖尿病合并症等内分泌疾病也有一定应用。随着对酮色林作用机制及其他某些疾病病理机制认识的不断深入，酮色林可能还会有更广泛的应用。

2. 苯噻啶(pizotifen) 分子式为 $C_{19}H_{21}NS$，结构式见图 3-15。

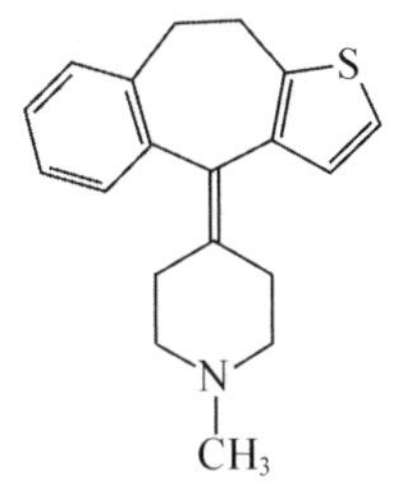

图 3-15 苯噻啶的化学结构式

(1)药理作用：本品为 5-HT_2受体拮抗药，并有抗组胺和较弱的抗胆碱作用。

(2)作用机制：一方面共同作用于 5-$HT_{2B/2C}$受体，抑制颅内大血管扩张，从而避免轴突-轴突反射引起脑膜血管神经源性炎症、诱发偏头痛；另一方面，它们共同作用于中枢 5-HT 受体，通过细胞内信号传递抑制 α-CGRP 基因的表达，引起中枢 CGRP 减少，从而抑制中枢伤害性感受信息的感受和传递。

(3)体内过程：动物实验表明，狗在服用本品 1mg 后，吸收良好，在 5～7h 达血药浓度高峰，$t_{1/2}$为 26h，后经尿液与粪便排出体外。

(4)临床应用：临床主要用于急慢性荨麻疹、血管性水肿、红斑性肢痛病、房性或室性期前收缩、偏头痛等。

(5)不良反应：①最常见的是嗜睡，故驾驶员、高空或危险作业者慎用。嗜睡一般常见于开始服药 1～2 周，继续服药后可逐渐减轻或消失。②其他尚有头晕、口干等。长期服用，应适当注意血常规变化。③服药期间常有食欲和体重增加现象。

(6)禁忌证：青光眼、前列腺肥大患者禁用。

(7)药物相互作用：本品不宜与单胺氧化酶抑制剂并用，且能拮抗胍乙啶的降压作用。

(8)药物临床应用指征、指南、方法：口服：每次 0.5～1mg，每日 1～3 次。为减轻嗜睡不良反应，可在第 1～3 日，每晚服 0.5mg；第 4～6 日，每日中午及晚上各服 0.5mg；第 7 日开始每日早、中、晚各服 0.5mg。如病情基本控制，可酌情递减剂量。每周递减 0.5mg 到适当剂量维持，如递减后，病情发作次数又趋增加，再酌情增量。对房性或室性期前收缩患者，剂量为每次 0.5mg，每日 3 次。

(9)循证医学证据、分析：众多的研究不仅积累了苯噻啶能有效控制偏头痛发作频率及减少复发率的证据，而且表明其具有增强血小板功能。哺乳期妇女也可选用本品，大量研究证实了其安全性。

(10)应用展望：苯噻啶治疗偏头痛具有效率高、复发率低、不良反应轻微、价格低廉等优点。因其性能价格比高，适合较长时间应用，并且在低收入人群中尤为适用，值得临床推广应用。

3. 麦角胺咖啡因(ergotamine and caffeine)　分子式为 $C_8H_{10}N_4O_2$，结构式见图 3-16。

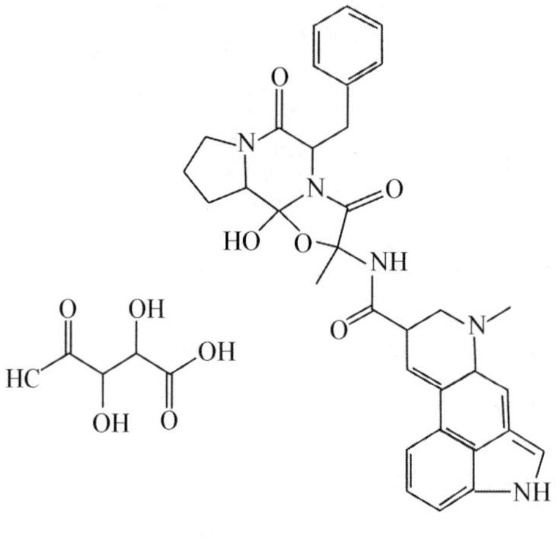

图 3-16　麦角胺咖啡因化学结构式

(1)药理作用：麦角胺常用其酒石酸盐，麦角胺与咖啡因均能收缩脑血管，减少搏动幅度，治疗偏头疼。麦角胺口服吸收少而不规则，与咖啡因合用可提高麦角胺的吸收并增强对血管的收缩作用，可直接作用于血管，使末梢血管收缩。大剂量可阻断 α-肾上腺素受体，使肾上腺素的升压作用翻转。

(2)作用机制：主要是通过对平滑肌的直接收缩作用，使扩张的颅外动脉收缩，或与激活动脉管壁的 5-HT 受体有关，使脑动脉血管的过度扩张与搏动恢复正常，从而减轻头痛。

(3)体内过程：麦角胺口服吸收少(约为 60%)而不规则，与咖啡因合用可提高麦角胺的吸收并增强对血管的收缩作用。口服一般在 1～2h 起效，0.5～3h 血浆浓度达峰值，$t_{1/2}$ 约为 2h。在肝内代谢，90%呈代谢物经胆汁排出，少量原形物随尿及粪便排除。

(4)临床应用:主要用于丛集性头痛、经期头痛、神经性头痛及偏头痛,能减轻其症状,无预防和根治作用,只宜头痛发作时短期使用。还可用于松弛子宫平滑肌防止早产、流产及治疗痛经。

(5)不良反应:常见的有:手、趾、脸部麻木和刺痛感,足和下肢肿胀(局部水肿),肌痛;少见或罕见的有焦虑或精神错乱(大脑缺血)、幻视(血管痉挛)、胸痛、胃痛、气胀等。

(6)禁忌证:活动期溃疡病、冠心病、严重高血压、甲状腺功能亢进、闭塞性血栓性脉管炎、肝功能损害、肾功能损害及对本药过敏者均禁用。

(7)药物相互作用:本品与β受体阻断药、大环内酯类抗生素、血管收缩剂和5-HT_1激动剂等有相互作用。

(8)药物临床应用指征、指南、方法:口服,一次1~2片,如无效,隔0.5~1h再服1~2片,每次发作一日总量不超过6片,一周内不超过10片。

(9)循证医学证据、分析:众多的研究证实麦角胺咖啡因是一种较强的血管收缩药,用于治疗偏头痛发作已60余年,是治疗急性偏头痛的基本药物之一。较大剂量的麦角胺咖啡因可引起恶心、呕吐、腹痛和末梢血管缺血。由于麦角胺咖啡因有上述不良反应,有人主张限制应用该药,即只用于程度较重的偏头痛患者,且尽早用药,在先兆期应用效果最好。2002年10月瑞士诺华制药公司与美国FDA联合发表声明,指出麦角胺咖啡因不宜与强效CYP3A4抑制剂联合使用,并更新了其禁忌证、警告、注意事项及临床药理的内容。

(10)应用展望:麦角胺咖啡因单药或联合化疗治疗偏头痛等都取得了一定的疗效,但麦角胺咖啡因在临床应用中仍存在一些问题需解决,如引起的心脏冠状动脉痉挛,临床上表现为心绞痛等心肌缺血症状,甚至猝死。由此可见,临床医生应用麦角胺咖啡因治疗偏头痛时,一定要警惕它对心脏损害的不良反应。必要时可动态监测心电图和心肌酶水平来了解损害的发生和转归。同时应提醒患者,不要自行滥用此药,在服药过程中如出现心前区疼痛等心肌缺血表现应及时就诊,以免造成严重后果。

4. 美西麦角(methysergide) 分子式为$C_{21}H_{27}N_3O_2$,结构式见图3-17。

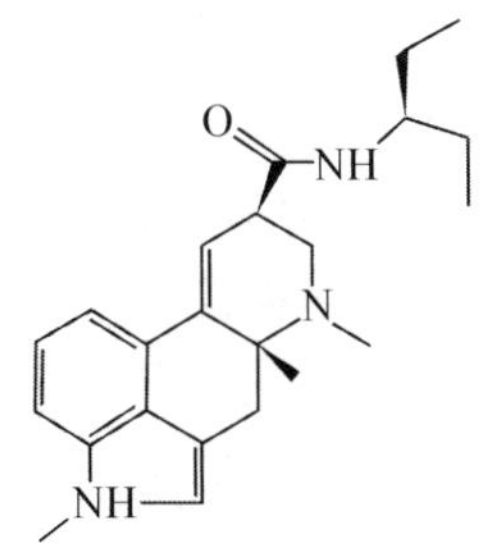

图3-17 美西麦角化学结构式

(1)药理作用:本品为部分合成的麦角碱,临床用其马来酸。本品是一种强有力的5-HT_2拮抗药,与麦角胺相比,仅有微弱的收缩血管和缩宫作用。

(2)作用机制:美西麦角阻断5-HT_{2A}和5-HT_{2C},用于偏头痛的预防治疗,作用机制可能与抑制血小板聚集,减少花生四烯酸释放,减轻炎性反应有关,还可缓解偏头痛初期的血管强烈收缩,能明显地兴奋子宫平滑肌而被广泛应用。

(3)体内过程:本品口服后可迅速被吸收,约1h可达血浆药物浓度峰值。在肝内首过代谢为甲基麦角新碱,其原形药和代谢物随尿排出。

(4)临床应用:①预防严重再发的偏头痛。②在丛集期间预防头痛发作。③对急性疼痛发作无效,且由于其不良反应,本品已较少被使用。仍然使用本品预防性治疗偏头痛复发,并用其阻止丛集期间的头痛发作。④本品也可用于类癌综合征引起的腹泻。⑤本品也广泛用于产后出血。

(5)不良反应:①胃肠道反应有恶心、呕吐和腹痛。②CNS的不良反应有头晕、嗜睡、共济失调、失眠、虚弱、烦躁不安、轻微头痛、异常欣快和幻觉。③周围或局部水肿、腿痉挛、体重增加。偶见皮疹、关节肌肉痛、中性粒细胞减少、嗜酸粒细胞减少。④直立性低血压和心动过速已有报道。⑤有些患者会发生动脉痉挛,表现为四肢感觉异常、心绞痛。如有此表现就应停药。⑥下肢血管不够充盈,显示动脉痉挛或纤维化改变。在长期使用本品中已有腹膜后纤维化发生,并伴有腹部血管和输尿管阻塞,胸膜肺的纤维化以及心脏瓣膜纤维化改变。如发生纤维化应立即停药。腹膜后纤维化通常会逆转,其他纤维化改变逆转就显得慢一些。

(6)禁忌证:瓣膜性心脏病、肺和结缔组织疾病、尿路疾病和体质虚弱者禁用。由于本品可增高胃的酸度,溃疡病患者禁用。

(7)药物相互作用:①避免与其他麦角碱同用,不得与血管收缩药(包括局麻药中含有的血管收缩药)同用。②与升压药同用,有出现严重高血压甚至脑血管破裂的危险。③禁止吸烟过多,因可致血管收缩或痉挛。

(8)药物临床应用指征、指南、方法:①成人开始于睡前口服1mg,在2周内逐渐加量至2～6mg,分次于进餐时服用。②美国和其他一些国家,剂量以马来酸盐计,一般口服4～8mg,由于本品易于发生严重不良反应,应在住院的情况下给药,并进行严密监护。如给药3周仍无效,进一步治疗也不可能带来益处。③持续治疗一般不超过6个月,停药2～3周后再继续下一个疗程。也有些专家认为,中间不停顿,疗程不应超过3个月。④由于类癌综合征所致的腹泻必须使用高剂量(12～20mg/d)。⑤作为5-HT拮抗药,本品可望用于逆转5-HT综合征。

(9)循证医学证据、分析:国内外大量研究表明,尽管美西麦角的不良反应较为常见,不用作偏头痛的首选治疗,但由于美西麦角这个麦角类衍生物对大脑5-HT_2受体有较高的亲和力,同时也是5-HT_{1C}激动药,在预防偏头痛方面最有效。

(10)应用展望:美西麦角用药期间应做肾功能生理检查和定期泌尿道放射检查,人们寄望于这些观察将导致发现一些较现有药物更有选择性和专属性的新药。

(常福厚　张梦迪)

参考文献

Cervantes-Durán C, Vidal-Cantú G C, Godínez-Chaparro B, et al. 2016. Role of spinal 5-HT_2 receptors subtypes in formalin-induced long-lasting hypersensitivity. Pharmacological Reports, 68(2): 434-442.

Emmerich IU. 2016. New drugs for horses and production animals in 2015. Tierarztl Prax Ausg G Grosstiere Nutztiere, 44(3).

Hu W, Zhang Y, Cai Q, et al. 2016. Blockade of 5-HT_{2A} receptors at the site of inflammation inhibits activation of spinal dorsal horn neurons in rats. Brain research bulletin, 124: 85-94.

Serna-Jiménez CE, del Rio-Sancho S, Calatayud-Pascual MA, et al. 2015. Development of antimigraine transdermal delivery systems of pizotifen malate.International journal of pharmaceutics,492(1): 223-232.
Valle M,Maqueda AE,Rabella M,et al.2016.Inhibition of alpha oscillations through serotonin-2A receptor activation underlies the visual effects of ayahuasca in humans.European Neuropsychopharmacology.

第四节　前列环素受体激动剂

前列环素(prostacyclin,PGI_2)是生物体内由花生四烯酸经前列腺素 H_2(prostaglandin H_2,PGH_2)产生的物质,属于内皮源性血管舒张因子。PGI_2通过作用于细胞膜上组织特异性的 G 蛋白偶联受体,即前列环素受体(prostacyclin receptor,IP1)及相关的信号通路而发挥抑制血小板凝集和扩张血管,也可以抑制血管平滑肌细胞和肺成纤维细胞合成胶原的作用,PGI_2缺乏还可引起肺动脉高压。但是,由于 PGI_2生物半衰期非常短,易产生不良反应,为此,药物研发人员一直致力于开发一种对 PGI_2受体具有良好亲和性、化学稳定性良好的长效、低不良反应的 PGI_2受体激动剂,而 Selexipag 则是最近发现、合成的新型口服长效 PGI_2受体激动剂,其活性成分在血液中维持时间长,具有强效性和选择性 PGI_2受体激动作用。

1. 代表药物——赛乐西帕(selexipag)　分子式为 $C_{26}H_{32}N_4O_4S$,结构式见图 3-18。

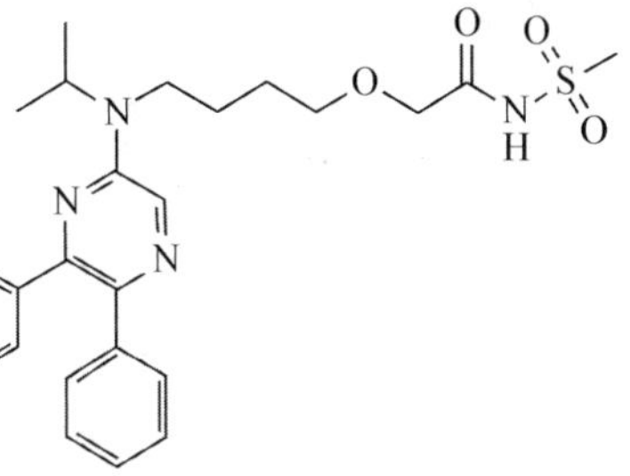

图 3-18　赛乐西帕化学结构式

(1)药理作用:Selexipag 是由 Keiichi 等合成的二苯基吡嗪衍生物,也是一个口服、长效的 PGI_2受体激动药的前体药物。研究表明,Selexipag 在活体内起到长效 PGI_2受体激动剂的作用,其持续的血管舒张作用并未因反复给药而减弱,MRE-269 还表现可以克服 PGI_2化学性不稳定、生物半衰期非常短等诸多问题。在野百合碱诱发的肺动脉高压大鼠模型实验中,Selexipag 改善了血管内部异常、肺动脉壁肥厚、右心室肥大,提高了右心室及个体存活收缩压率。Keiichi 等用大鼠模型对 PGI_2激动剂进行应答反应,结果显示,MRE-269 诱导肺大动脉和肺小动脉血管舒张的效果相同,而贝拉普罗和伊洛前列素对肺小动脉的血管舒张效果弱于肺大动脉。

(2)作用机制:Selexipag 是一种口服前列环素受体激动药,其被羧酸酯酶 1 水解产生其活性代谢物,特异性的与前列环素 IP 受体结合。

(3)体内过程:Selexipag 通过肝羧酸酯酶 1 进行酰基磺酰胺(acylsulfonamide)的酶水解,产生活性代谢物,被 CYP3A4 和 CYP2C8 催化的氧化代谢导致羟基化和脱烷基化产物的形成。

(4)临床应用:治疗肺动脉高压、慢性血栓性肺高压症、动脉粥样硬化、延缓疾病的进展和减低对 PHA 住院的风险。

(5)不良反应:头疼、腹泻、下腭疼、恶心、肌痛、呕吐、肢体疼痛、脸红、关节痛、贫血、食欲减退、皮疹。

(6)药物相互作用:与 CYP2C8 强抑制剂同时给药可能导致暴露于 Selexipag 及其活性代谢物显著增加。因此,避免两者药物同时给药。

(7)药物临床应用指征、指南、方法:适用治疗肺动脉高压,延缓疾病的进展和减低对 PHA 住院的风险。开始剂量 200μg,每天两次,在每周间隔增加 200μg,每天两次,至最高耐受量 1600μg,每天 2 次,按耐受性确定维持剂量。中度肝受损患者,开始剂量 200μg,每天 1 次,在每周间隔增加剂量 200μg,每天 1 次至最高耐受量至 1600μg。

(8)循证医学证据、分析:一项以男性健康志愿者为对象的药动学研究表明,口服微小剂量(100 μg)Selexipag,在体内 Selexipag 被转化为 MRE-269,且 MRE-269 的血液消除半衰期长达 7.9 h,明显优于贝拉普罗。在另外一项对照、双盲Ⅱ期临床试验结果,43 例曾接受过内皮素受体拮抗剂和(或)5-型磷酸二酯酶(PDE5) 抑制剂治疗未获得缓解的 PAH 患者以 3:1 的比例随机分为 Selexipag 组或安慰剂组,主要终点事件为 17 周时肺血管阻力 (PVR) 相对于基线水平的变化百分数。结果显示,与安慰剂组相比,经 17 周治疗 Selexipag 组平均 PVR 下降了 30.3%($P=0.0045$),且耐受性良好。

2. *应用展望* PGI_2受体激动剂是目前治疗 PHA 的主要药物,但现有的 PGI_2受体激动剂的半衰期较短,多次给药会导致血药浓度不稳,使其应用受到限制,而 Selexipag 的出现很可能改善 PHA 的治疗。Selexipag 是一个口服、长效的 PGI_2受体激动药的前体药物,它在体内转换成活性形式 MRE-269,后者延长了其半衰期,对 PGI_2受体具有高选择性,且对肺大动脉和肺小动脉产生的舒张效果相近,不受血管内皮细胞更替再生的影响。目前正积极开展 Selexipag 的Ⅲ期临床试验,其令人满意的Ⅱ期临床试验结果提示它将是一个很有希望的治疗血管疾病,尤其是肺动脉高压和闭塞性动脉硬化的候选药物。因此,可以说,Selexipag 为 PHA 治疗带来了新的希望。

(程　俊)

参考文献

Hoshikawa Y, Voelkel N F, Gesell T L, et al. 2001. Prostacyclin receptor dependent modulation of pulmonary vascular remodeling. Am J Respir Crit Care Med, 164(2): 314-318.

Keiichi K, Asami H, Kumiko N, et al. 2008. A long-acting and highly selective prostacyclin receptor agonist prodrug, 2-{4-[(5, 6-Diphenylpyrazin-2-yl) (isopropyl) amino] butoxy}-N-(methylsulfonyl) acetamide (NS-304), ameliorates rat pulmonary hypertension with unique relaxant responses of its active form, {4-[(5, 6-Diphenylpyrazin-2-yl)(isopropyl)amino]butoxy}acetic acid (MRE-269), on rat pulmonary artery. J Pharmacol Exp Ther, 326(3): 691-699.

Tuder RM, Cool CD, Geraci M W, et al. 1999. Prostacyclin synthase expression is decreased in lungs from patients with severe pulmonary hypertension. Am J Respir Crit Care Med, 159(6): 1925-1932.

第五节　HMG-CoA 还原酶抑制剂

HMG-CoA 还原酶(3-羟基,3-甲基戊二酰辅酶 A)是肝细胞合成胆固醇(Ch)过程中的限速酶，能催化 HMG-CoA 还原成甲羟戊酸，HMG-CoA 还原酶抑制剂不仅能明显降低血清总胆固醇，并能抑制平滑肌细胞增殖和迁移达到改善高血压和稳定动脉粥样硬化斑块等作用。

（一）氟伐他汀（fluvastatin）

其分子式为 $C_{24}H_{25}FNO_4$，结构式见图 3-19。

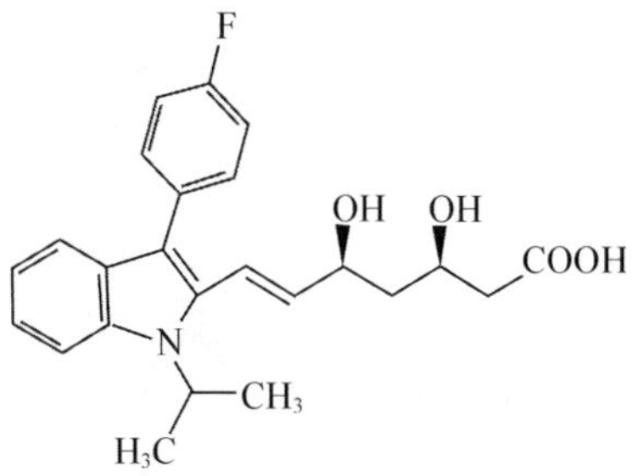

图 3-19　氟伐他汀化学结构式

1. 药理作用

（1）抑制平滑肌细胞增殖：氟伐他汀抑制 PDGF-A 表达。有文献报道氟伐他汀抑制生长因子 PDGF 和 IGF-1 的合成和分泌抑制 VSMCs 增殖；甲羟戊酸代谢途径参与了氟伐他汀促血管平滑肌细胞的增殖过程，抑制动脉粥样硬化的发生发展。氟伐他汀通过降低胸主动脉血管平滑肌 L 型钙通道中的 α 亚单位（LTCCα1C）表达，从而降低细胞内异常升高的钙离子浓度，又有文献报道氟伐他汀可能通过影响 LTCC（α1C）、IP3R-1、SERCA2 等离子通道抑制主动脉平滑肌细胞增殖，改善高血压血管重构；氟伐他汀明显抑制离体培养的大鼠气道平滑肌细胞增生，并与剂量呈量效关系；氟伐他汀可有效地防治哮喘豚鼠的气道重建。

（2）抑制平滑肌细胞的迁移：氟伐他汀明显抑制自发性高血压大鼠（SHR）的胸主动脉血管平滑肌细胞 PDGF-BB 和 ET-1 诱发的$[Ca^{2+}]_i$升高，抑制 VSMCs 迁移。氟伐他汀能抑制纤维粘连蛋白（FN）、纤维蛋白原（Fg）、血小板源生长因子二聚体（PDGF-BB）和内皮素-1（ET-1）诱发的$[Ca^{2+}]_i$的升高，进而抑制 VSMCs 的黏附和迁移。有文献报道氟伐他汀可能通过抑制 HSP27 磷酸化影响 VSMCs 的迁移。

（3）促进平滑肌细胞凋亡：氟伐他汀抑制 Survivin 基因表达和促进 Fas 表达，促进平滑肌细胞凋亡，抑制动脉粥样硬化的发生发展。

2. 作用机制　通过增加相关蛋白的异戊二烯化，抑制平滑肌的增殖，迁移，并诱导凋亡。

3. 体内过程　口服吸收完全（98%），生物利用度为 24%。可被多种途径代谢，轻度抑制细胞色素 P_{450} 酶 CYP2C9 催化，不影响 CYP3A4 和 CYP2D6。故单独使用或与环孢霉素、贝特类、红霉素类合用，极少见到有肌肉症状。

4. 临床运用　动脉粥样硬化、高血压、哮喘。

5. 不良反应　头痛、消化不良、腹泻、腹痛、恶心、失眠。约 0.3%的患者出现无症状性肌酸磷酸激酶升高，若比正常上限高 10 倍，应迅速停药。偶可引起肝功能异常，若转氨酶持续升高超过正常上限 3 倍，应迅速停药。

6. 注意事项　有肝病史者，大量饮酒者，应注意不可解释的弥漫性肌痛、肌紧张/肌无力及肌酸磷酸激酶显著升高，严重肾衰竭者应慎用。

7. 药物的相互作用　西咪替丁、雷尼替丁、H_2 受体拮抗药或奥美拉唑可提高氟伐他汀的生物利用度，但似无临床相关性。氟伐他汀与利福平合用，可使氟伐他汀生物利用度降低 50%。与考来烯胺合用，降低 LDL-ch 的效果较单一用药效果更显著。阿司匹林和他汀类药物抑制血管紧张素Ⅱ对环氧合酶 2 的诱导，且有协同抑制作用，为指导临床用药提出了新的思路。

8. 用法用量　常用剂量为每次 20～80mg，每晚顿服。

(二)阿托伐他汀(atorvastatin)

其分子式为 $C_{33}H_{35}FN_2O_5$，结构式见图 3-20。

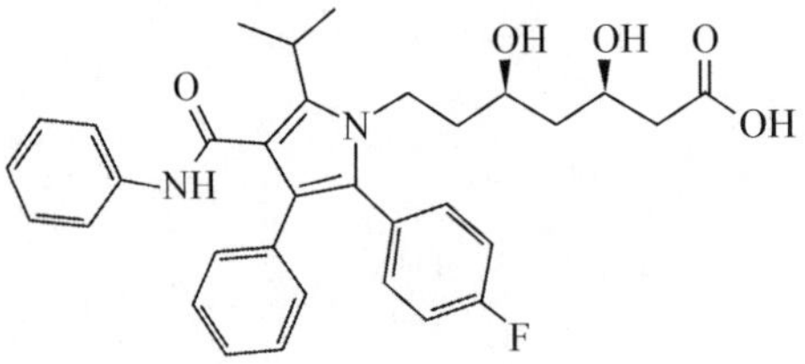

图 3-20　阿托伐他汀化学结构式

1. 药理作用

(1)抑制平滑肌细胞增殖、迁移：阿托伐他汀通过抑制醛糖还原酶(AR)及核因子(NF-κB)的表达继而抑制 VSMC 的增殖；其可能通过上调平滑肌细胞中 adropin 的表达抑制平滑肌细胞增殖；其可能主要通过 p38、PI3K 信号通道诱导 HO-1 表达，抑制血管平滑肌细胞增殖；其可以剂量依赖性地抑制 IL-1β 弓起的大鼠 VSMC 中 NF-κβ 表达，进而抑制 CatS 表达，抑制 VSMC 迁移。有文献报道阿托伐他汀通过作用于 p38 和 ERK1/2 MAPK 信号通路，以抑制 MEF2A 基因突变诱导的 VSMC 增殖、迁移和表型转化；可能是通过抑制甲羟戊酸(MVA)等类异戊二烯的生成，阻断 Rho/Rho 激酶信号通路，进而抑制 TGF-β1 诱导的 VSMC 中骨膜素(periostin)的表达，抑制大鼠 VSMC 的迁移和增殖，抑制动脉粥样硬化的发生发展。阿托伐他汀诱导 BMP/Smad 信号通路而抑制 PASMCs 异常增殖；阿托伐他汀能够增高血管平滑肌细胞膜 Na^+-K^+-ATP 酶和 Ca^{2+}-Mg^{2+}-ATP 酶活性，显著降低自发性高血压大鼠的动脉血压。

(2)促进平滑肌细胞凋亡：阿托伐他汀可能通过上调大电导钙激活钾通道(BKca)的 β 亚单位 KCNMB1 基因的 mRNA 表达，抑制细胞外信号调节激酶(ERK)信号途径这两条独立的机制诱导 VSMC 凋亡；阿托伐他汀与酪氨酸激酶抑制剂 A4G90 联合应用则具协同作用，抑制 JAK2/Stat3 下游靶基因 CyclinD1、Bcl-2 影响抑制增殖，促进凋亡；阿托伐他汀对抑制高磷诱导 RVSMC 钙化的抑制；有文献报道阿托伐他汀诱导兔动脉粥样硬化模型内膜平滑细胞凋亡率。

2. 作用机制　同氟伐他汀。

3. 体内过程　口服吸收迅速(95%)，吸收后 98%与血浆蛋白结合，半衰期为 14h，经过肝和肝外的代谢后主要分泌于胆道，但似乎不经过肠肝循环，仅 1.2%由肾排泄，因此，肾功能不全对阿托伐他汀的药动学无影响。临床试验已证实阿托伐他汀的疗效不受年龄和性别的影响。

4. 临床应用　动脉粥样硬化、高血压。

5. 不良反应　主要表现为恶心、腹痛、腹胀、便秘、消化不良和肝功能异常。

6. 注意事项　约 0.7%服药者出现持续性转氨酶升高超过正常 3 倍以上，多发生在治疗后 16 周内，减少药物剂量或停药后可很快恢复。肌痛、关节痛和肌肉异常的发生率和安慰剂组、对照组无区别。阿托伐他汀治疗组仅 1 例患者出现症状伴肌酸激酶增高超过正常 10 倍以上，发生于治疗 5～7 周时。无患者出现肌红蛋白尿和急性肾衰竭。

7. 药物的相互作用　阿托伐他汀与环孢素、咪唑类抗真菌药、烟酸、地高辛、红霉素、口服避孕药、考来替泊、抗酸剂和华法林等有相互作用；并用红霉素可使阿托伐他汀的血浆药物浓度提高 40%；同时并用地高辛，使后者的血浆稳态浓度上升 20%，并用时注意监测后者的血浆浓度。并用酪氨酸激酶抑制药 AG490 抑制大鼠 VSMCs 增殖水平，促进其凋亡，二者联合应用则具协同作用。

8. 用法用量　常用剂量为每次 10～80mg，每晚顿服。

(三)辛伐他汀(simvastatin)

其分子式为 $C_{25}H_{38}O_5$，结构式见图 3-21。

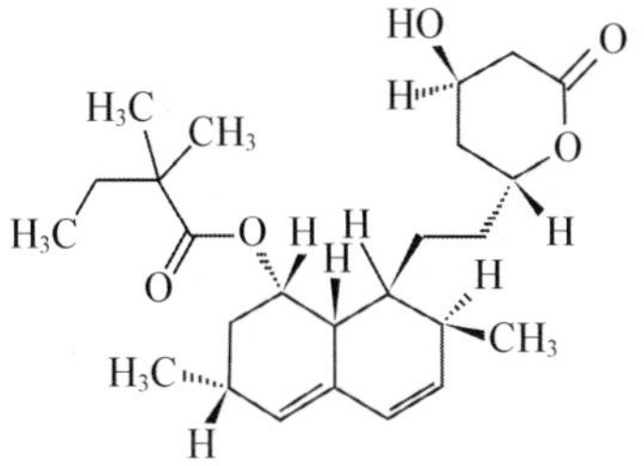

图 3-21　辛伐他汀化学结构式

1. 药理作用　①抑制平滑肌细胞增殖、迁移。辛伐他汀抑制 AS 平滑肌细胞中 P^{38} MAPK 和 ERK1/2 的磷酸化水平，增加动脉粥样硬化小鼠 P4Hα1 和胶原的合成提高斑块稳定性；辛伐他汀提高了 AS 斑块内 Foxp3 的表达，促进 Tregs 数量增加和相关细胞因子的表达，降低了斑块内 Th1、Th17 的表型，调节 Th1、Th2、Th17 的平衡；同时 Tregs 抑制平滑肌中 ASK1-JNK 通路，促进 $P4H\alpha_1$表达，促进胶原合成，辛伐他汀降低平滑肌细胞中 Bmi-1 基因的表达，同时抑制细胞增殖，促进凋亡，将细胞周期阻滞在 G_0/G_1期。辛伐他汀亦能抑制平滑肌细胞迁移；辛伐他汀竞争性抑制 HMG-CoA 还原酶，减少 Meva 及其衍生物生成，干扰 P21 ras 蛋白异戊二烯化，影响其生物学功能的发挥，从而达到抑制胸主动脉 SMC 增殖的作用。②促进平滑肌细胞凋亡。辛伐他汀增加了血管平滑肌细胞中 MAPK 的活性和蛋白的异戊二烯化，诱导平滑肌细胞凋亡；又有文献报道辛伐他汀通过 calpain，激活 caspase-3 诱导大鼠 VSMC 凋亡。

2. 作用机制　通过增加相关蛋白的异戊二烯化，抑制平滑肌的增殖，迁移，并诱导凋亡。

3. 体内过程　口服吸收较完全(80%)，在肝内首关效应强，食物的存在不影响其吸收。辛伐他汀为无活性的前体药，口服后主要在肝转变成有活性的 β-羟酸形式，其中 95%与血浆白蛋白相结合，只有 5%口服剂量的辛伐他汀活性结构在外周组织中发现。半衰期约 15.6h，在人体内代谢途径尚不十分清楚,微粒体细胞色素 P_{450} 同工酶系可能起主要作用。代谢产物主要经胆管和肾排出,核素 ^{14}C 标记的辛伐他汀约 60%由粪便排泄、13%由尿中排泄。

4. 临床运用　动脉粥样硬化、高血压。

5. 不良反应　最常见不良反应是胃肠道症状,包括便秘、腹痛、消化不良、腹胀和恶心。辛伐他汀引起肝受损并不常见,主要表现为血清转氨酶轻度升高。长期接受辛伐他汀治疗者约有 3.5%出现转氨酶一过性升高。连续两次或多次实验室检查发现转氨酶升高超过正常值 3 倍的病例少见。大约 5%接受辛伐他汀治疗的患者可出现肌酸激酶(CK)一过性轻度升高(大于正常参考值的 3 倍),通常无临床意义。少数服用 HMG-CoA 还原酶抑制剂者可发生肌炎,伴有或不伴有血清 CK 水平升高,但这种肌炎常为自限性。

6. 注意事项　对辛伐他汀过敏者,活动性肝炎或无法解释的持续转氨酶升高者,妊娠或哺乳期妇女禁用。

7. 药物的相互作用　①与烟酸、环孢素、雷公藤制剂、环磷酰胺合用有可能增加或加重肝肾功能和(或)肌肉损害;与双香豆素类抗凝药物合用,可延长药物的作用时间,应注意调整抗凝药物的剂量,与环孢素、贝特类、红霉素类合用时,可能导致肌病的发生。②辛伐他汀与利托那韦合用可引起横纹肌溶解。③可与免疫抑制剂、香豆类抗凝剂及烟酸肌醇发生相互作用。

8. 用法用量　常用剂量为每次 5～80mg,每晚顿服。

(四)洛伐他汀(lovastatin)

其分子式为 $C_{24}H_{36}O_5$,结构式见图 3-22。

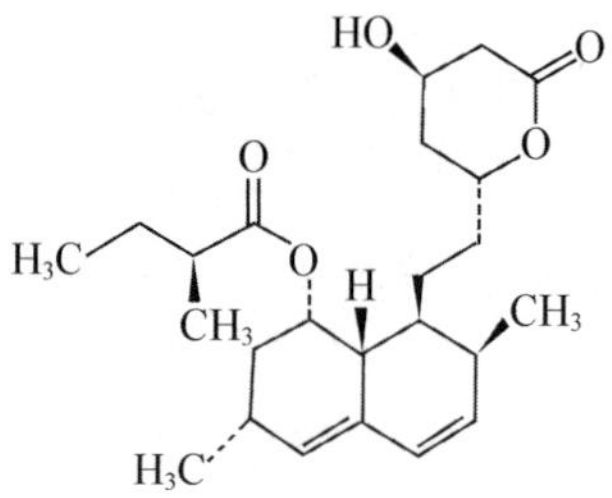

图 3-22　洛伐他汀化学结构式

1. 药理作用　抑制平滑肌细胞增殖、迁移。洛伐他汀抑制血管平滑肌细胞源性泡沫细胞 CD36 mRNA 表达,抑制血管平滑肌细胞增殖和泡沫化细胞形成;通过抑制血管平滑肌细胞内重要蛋白的双香叶酯化而减少 MMP-3 的表达;可抑制血管平滑肌细胞 AP-1 和 NF-κB 结合活性,减少 MMP-9 的生成。又有文献报道洛伐他汀抑制兔和人血管平滑肌细胞 MMP-1,MMP-2,MMP-3 和 MMP-9 的分泌;竞争性抑制 HMG-CoA 还原酶,减少 Meva 及其衍生物生成,干扰 P21 ras 蛋白异戊二烯化,抑制胸主动脉 SMC 增殖的作用。也有文献报导洛伐他汀能明显降低血管平滑肌细胞 AP-1 结合活性,保持斑块稳定;可抑制大鼠平滑肌细胞的胞间缝隙连接通讯,抑制细胞迁移。

2. 作用机制　洛伐他汀抑制蛋白异戊烯化抑制平滑肌细胞增殖、迁移而达到稳定动脉粥样硬化斑块,高血压。

3. 体内过程　服后在肝内迅速转变成有活性的 β-羟酸和其他两种 6-羟基衍生物。口服吸收率约为 30%,肝首关效应明显,在血浆中约 95%与血浆蛋白结合,仅 5%进入体循环,

70%由肝脏排入胆汁，洛伐他汀代谢产物主要经胆道排泄，不到 10%的洛伐他汀经肾从尿中排出。洛伐他汀可能影响细胞色素酶 P4503A4 的功能。

4. 临床运用　动脉粥样硬化、高血压。

5. 不良反应　通常患者对此药的耐受性良好。主要不良反应为腹痛、腹泻、便秘、皮疹、乏力、肌肉痉挛、白内障、视物模糊等。

6. 注意事项　对洛伐他汀过敏者、血转氨酶持续显著增高无原因可解释者、活动性肝病、严重肝脏损害、低白蛋白血症、胆汁淤积性肝硬化、孕妇和哺乳期妇女及有生育可能的妇女应忌用。

7. 药物的相互作用　与烟酸、环孢素、雷公藤制剂、环磷酰胺合用有可能增加或加重肝肾功能和(或)肌肉损害；与双香豆素类抗凝药物合用，可延长药物的作用时间，应注意调整抗凝药物的剂量，与环孢素、贝特类、红霉素类合用时，可能导致肌病的发生。

8. 用法用量　常用剂量为每次 10～80mg，每晚顿服。

(五)普伐他汀(pravastatin)

其分子式为 $C_{23}H_{36}O_7$，结构式见图 3-23。

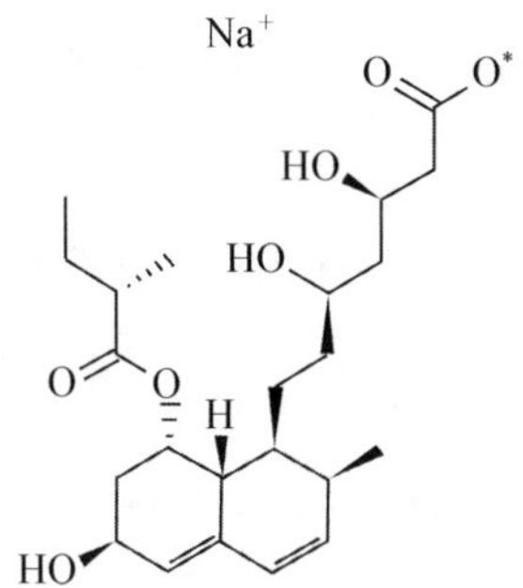

图 3-23　普伐他汀化学结构式

1. 药理作用　抑制平滑肌增殖与迁移。非对称性二甲基精氨酸(ADMA)诱导的血管平滑肌细胞增殖作用可能与上调 NOS，增加细胞内 NO 合成，减少氧自由基生成有关；有文献报道，普伐他汀可能通过明显抑制 TNF-α 诱导的 syndecan-4 蛋白的表达抑制 VSMCs 增殖。另有文献报道，普伐他汀可抑制血管平滑肌细胞 CX3CR1 表达及其介导的趋化作用；通过抑制兔主动脉平滑肌细胞缝隙连接介导的胞间通讯功能抑制血管平滑肌细胞迁移能力。

2. 作用机制　同洛伐他汀。

3. 体内过程　普伐他汀是亲水性制剂。通过多途径代谢，不需细胞色素 P_{450} 酶系作用。该药能够抑制细胞色素 P_{450} 酶 3A4 同工酶。具有高度肝选择性，它在肝内浓度是其他组织的 200～500 倍，极少影响其他机体细胞功能。口服吸收迅速，吸收率为 34%，主要作用在肝。在血浆中的蛋白结合率 50%左右，主要通过胆汁排泄，但尚有部分以原形形式经肾排泄，这种双通道排泄有利于肝功能或肾功能不全患者的药物代偿性排泄。

4. 临床应用　用于冠状粥样硬化性心脏病(冠心病)的一、二级预防均有良效。

5. 不良反应　主要不良反应为肝转氨酶升高，且与药物剂量有关。患者可出现肌病、无力、不能站立。CK 可明显升高，大于正常上限 10 倍。罕有骨骼肌溶解和免疫性肌病。

6. *注意事项* ①对纯合子家族性高胆固醇血症疗效差。②应定期检查肝肾功能,如ALT和AST升高达到或超过正常上限3倍且为持续性,应立即停药。有肝病史或饮酒史的患者慎用。③偶可引起CPK升高,如升高值达到正常上限的10倍应停用。使用过程中如出现不明原因的肌痛、触痛、无力,特别是伴有严重不适和发热者,应警惕横纹肌溶解症的出现。

7. *药物的相互作用* 与其他HMG-CoA还原酶抑制药、免疫抑制药(如环孢素)、烟酸合用,导致肌痛、乏力感、CPK上升,血、尿中肌红蛋白上升伴有横纹肌溶解症,应慎用。

8. *用法用量* 常用剂量为每次10～40mg,每晚顿服。

(伍乐乐　李兰芳)

参考文献

鲍红娟,张燕玲,乔延江.2008.HMG-CoA还原酶抑制剂三维药效团的构建.物理化学学报,24(2):301-306.

林志鸿,谢良地,许昌声,等.2000.氟伐他汀对高血压血管平滑肌细胞增殖的影响.高血压杂志,8(3):63-65.

刘红梅,黄体钢,王林,等.2007.阿司匹林和氯伐他汀对血管紧张素Ⅱ诱导的血管平滑肌细胞环氧合酶2表达的抑制作用.中国动脉硬化杂志,15(3):193-196.

Tsai CT,Wang Dl,Chen WP.et al.2007.Angiotensin11increases expression of alC subunit of L-type calcium channel through a reactive oxygen species and cAMP response element-binding protein-dependent pathway in HL-1 myoeytes.Circ Res,100:1476-1485.

Zhang L,Lu H,Huang J,et al.2011.Simvastatin exerts favourable effects on neointimal formation in a mouse model of vein graft.Eur JVasc Endovasc Surg,42 (3):393-399.

第六节　钙增敏剂

钙离子在心肌兴奋-收缩偶联中起决定性作用。心肌细胞受激动后,胞质内Ca^{2+}浓度迅速变化,称为钙瞬变(Calcium transient,Ca^{2+} trans)。进入胞质的Ca^{2+}必须与肌原纤维的收缩蛋白结合,改变功能蛋白构型,才能显示生理活性。传统强心药的正性肌力作用与细胞内[Ca^{2+}]增加幅度呈平行关系。研究发现,某些磷酸二酯酶抑制剂(PDEI)的正性肌力作用与[Ca^{2+}]增加幅度不平行,即[Ca^{2+}]增加低于肌张力的增加,此现象称为心肌收缩蛋白对钙的敏感性增加,有此作用性质的药物称为“钙增敏剂(calcium sensitizer)”。磺甲唑(Sulmazole)是首先被发现具有钙增敏作用的正性肌力药物,其衍生物匹莫苯(Pimobendan)的作用更强,二者均增加肌钙蛋白C(TnC)对Ca^{2+}的亲和力,正性肌力作用机制以抑制PDE为主。EMD57033的钙增敏作用较Pimobendan强百倍,它不增加TnC-Ca^{2+}结合,而是直接作用于肌动蛋白(actin)与肌球蛋白(myosin)界面,激活actin向myosin头部滑动的速度。EMD57033可逆转酸中毒引起的心肌抑制,但是,它引起舒张功能不全,增加心脏的舒张末压,导致静脉淤血,加重心衰症状。左西孟旦(Levosimendan,LS)是以增加钙敏感性为主的正性肌力药,是目前临床应用最广泛的钙增敏剂,以下以左西孟旦为例介绍钙增敏剂。

1. *代表药物——左西孟旦(levosimendan)* 分子式为$C_{14}H_{12}N_6O_6$结构式见图3-24。

(1)药物作用:①正性肌力作用:以左西孟旦(Levosimendan,LS)为代表的钙增敏药(Calcium sensitizer),主要通过增加心肌收缩蛋白对Ca^{2+}的敏感性,以钙离子浓度依赖的方式与心肌肌钙蛋白C结合而产生正性肌力作用,增强心肌收缩力,但并不影响心室舒张。与传统

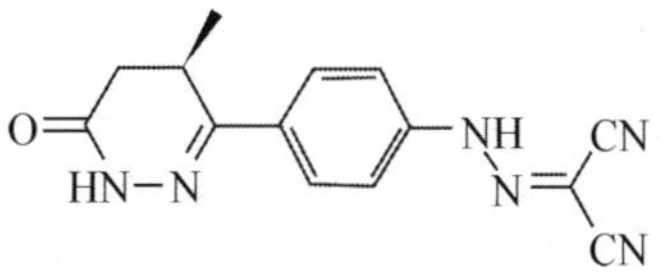

图 3-24　左西孟旦结构式

正性肌力药物相比，左西孟旦具有独特的双重作用模式，改善心脏泵血功能的同时不增加心率，不增加心肌耗氧量，能有效缓解症状，改善预后。②舒张血管。可扩张冠状血管、肺血管、脑血管等，动脉和静脉扩张，降低前后负荷，改善冠脉血流。③其他。最新的研究显示，LS 还具有减轻炎性反应，抑制细胞凋亡等作用。

(2)作用机制：①增加 TnC-Ca^{2+} 复合物稳定性：其并不直接增加心肌细胞内的钙离子浓度或增加 TnC 与 Ca^{2+} 的亲和力，而是与心肌细肌丝上肌钙蛋白 C(Tnc)的氨基端结合，增加肌钙蛋白 C 与钙离子结合物构象的稳定性，Tnc 与钙离子结合后，原肌凝的蛋白的分子构象发生改变，解除了它对于肌纤蛋白和横桥相互结合的阻碍作用。横桥与细肌丝结合，肌丝出现扭动，心肌纤维收缩。与其他的钙增敏剂在收缩期和舒张期都作用于 cTnC 和 Ca^{2+} 的复合物不同，LS 与 cTnc 的结合呈 Ca^{2+} 浓度依赖性，即当心肌细胞内的 Ca^{2+} 浓度高时(心肌细胞收缩时)，它与 Tnc 的亲和力高而心肌细胞内的 Ca^{2+} 浓度低时(心肌细胞舒张时)，它与 Tnc 的亲和力低，因此，它在收缩期的作用最强，舒张期的作用较弱可防止或减轻可能的舒张功能损害。②开放 K^+ 通道：关于左西孟旦扩张血管的机制研究较多，目前认为可能的机制是激活了血管平滑肌细胞 ATP 敏感的钾(K_{ATP})通道，通道开放，细胞膜超极化，抑制钙离子内流，同时，通过钠钙交换机制促进钙离子外流，细胞内钙减少，导致血管扩张。③抑制磷酸二酯酶活性：左西孟旦具有弱的磷酸二酯酶(PDE)抑制作用，可使心肌细胞内环磷腺苷酸(cAMP)降解受阻，cAMP 浓度增高，存进钙通道膜蛋白磷酸化，Ca^{2+} 内流增加，心肌收缩得到加强，但由于这一作用的剂量远大于一般应用剂量，故这一作用较少显现。④其他：有研究显示，LS 能降低心力衰竭患者 IL-6、肿瘤坏死因子、脂质过氧化物丙二醛、脑钠肽的水平及减少可溶性凋亡信号因子 Fas/Fas 配体，具有抗炎、抗氧化以及对抗心肌细胞凋亡的作用，这些作用与其改善 CHF 患者的收缩功能和预后的作用有关。

(3)体内过程：左西孟旦给药后一般在 20～30min 起效，0.5～1 h 达峰值。分布容积(Vd)大约为 0.2L，健康人和心力衰竭患者血浆蛋白结合率分别为 98%和 97%，生物利用度均为 85%。左西孟旦在肝内主要通过与环化或 N-乙酰化的半胱氨酰甘氨酸和半胱氨酸结合而代谢。大约有 5%在肠道通过还原成为氨基哒嗪酮(OR-1855)，再吸收后通过 N-乙酰基转移酶代谢成为活性代谢产物 OR-1896，OR-1896 也有钙离子增敏作用，产生与 LS 相似的正性肌力效应。药物原型半衰期为 1 h，达到稳定的血药浓度需要 4h，代谢物的半衰期为 75～80h，正性肌力作用可维持到 LS 停药后第 7～9d。左西孟旦一般代谢完全，以原形从尿和粪便中排泄的药物的数量几乎忽略不计。乙酰化水平由遗传决定。快速乙酰化者的活性代谢物 OR-1896 的浓度稍微高于慢乙酰化者，但对于推荐剂量范围的临床药效没有影响。口服给药的作用不如静脉明显。体外研究显示，左西孟旦具有中度的 CYP2D6 抑制作用。药物经代谢后 54%自尿中排泄，44%自粪便排泄，95%的药物在 1 周内可以被排泄。

(4)临床应用:失代偿的低心排血量性心力衰竭是左西孟旦的最佳适应证。左西孟旦对感染性休克引起的心肺功能障碍有益。其联用儿茶酚胺类药甚至可改善心源性休克患者的血流动力学。在心肌缺血和再灌注损伤时具有心脏保护作用(冠心病中的作用)。心血管外科手术高危病人应用左西孟旦有效。左西孟旦是由肝代谢的,对于肾功能不全患者适用。也可用于糖尿病引起的心力衰竭。注射左西孟旦(24μg/kg)能够改善顿抑心肌的收缩功能,而不会损害舒张功能。左西孟旦可作为心肌应变率显像用药。

(5)不良反应:常见头痛、头晕、恶心和低血压,其中头痛和低血压最常见,发生率均为5%。还可以引起低血钾、室性期前收缩、室性心动过速以及血细胞比容和血红蛋白降低,这些反应可能继发于血管扩张和神经内分泌激活。

(6)禁忌证:对左西孟旦或其他任何辅料过敏的患者;显著影响心室充盈和(或)射血功能的机械性阻塞性疾病;严重的肝、肾(肌酸酐清除率<30ml/min)功能损伤的患者;严重低血压和心动过速患者;有尖端扭转型室性心动过速(TdP)病史的患者。

(7)药物相互作用:与其他血管系统药物如β受体阻滞药、ACEI、钙拮抗药、硝酸酯类药物、地高辛、华法林、阿司匹林等药物联用时,一般较为安全,但与其他血管扩张药同时使用,可增加低血压的发生率。

(8)药物临床应用方法:左西孟旦仅用于住院病人,使用时应当有适当的医疗监测设备并且具有使用正性肌力药物的经验。给药前需稀释,可通过外周或中央静脉输注给药。治疗剂量和持续时间应根据患者的一般情况和临床表现进行调整。治疗的初始负荷剂量为6~12μg/kg,时间应>10min,之后应持续输注0.1μg/(kg·min)。对于同时应用血管扩张剂和(或)正性肌力药物的患者,治疗初期的推荐负荷剂量为6μg/kg。较高的负荷剂量会产生较强的血流动力学效应,并可能导致不良反应发生率短暂升高。在负荷剂量给药时及持续给药开始30~60min内,密切观察患者的反应,如反应过度(低血压、心动过速),应将输注速率减至0.05μg/(kg·min)或停止给药。如初始剂量耐受性好且需要增强血流动力学效应,则输注速率可增至0.2μg/(kg·min)。对处于急性失代偿期的严重慢性心力衰竭患者,持续给药时间通常为24h。在左西孟旦停药后,未发现有耐药和反弹现象。血流动力学效应至少可持续24h,停药后,此效应可能持续9d。使用前,应观察稀释液中是否含有微粒杂质和变色情况。稀释后的左西孟旦输液单独输注。输液配制后应在24h内使用。

(9)循证医学证据、分析:针对左西孟旦在慢性心力衰竭急性失代偿、重度心力衰竭、右心室衰竭、心源性休克、感染性休克、心脏和非心脏手术中的运用,来源于15个国际研究小组,25个meta分析的再分析结果均显示了左西孟旦能有效降低病人死亡率。25份meta分析中有3份降低病死率的优势没有达到统计学差异,而另外22份则证明了相对风险总体上相对一致。总而言之,现有的meta分析基于6000名患者以上的人数,且大体的趋势是倾向于该药有显著疗效。因此这说明证据的效力以多种随机试验和meta分析支持左西孟旦的有效性/疗效。

2. 研究展望 左西孟旦是一种新型正性肌力药品,具有独特的双重作用,增强心肌收缩力,扩张血管,能有效改善心力衰竭患者血流动力学障碍,且不增加心肌耗氧,不影响心肌舒张功能,也不增加恶性心律失常的风险。现有的临床循证医学证据均表明左西孟旦能有效改善失代偿性心力衰竭的临床症状,因此左西孟旦有望成为临床上较好的抗心力衰竭药物,具有广泛的市场前景,有着巨大的经济和药用价值,其免疫调节及抑制细胞凋亡等作用最近也越来越被人们重视并将会得到广泛的研究。对于LS是否在改善患者的临床症状的同时能进一步改

善长期死亡率,有待于大规模试验去证实。

(颜晓燕 邹 敏)

参考文献

陈桂荣,谢世全,韩瑞鸿.2011.钙增敏剂左西孟旦的研究新进展.辽宁中医药大学学报,13(3):198-199.

薛祚臣,单兆亮.2014.钙增敏剂对心肌钙稳态的影响.心血管病学杂志,35(6):653-656.

Pollesello P,J.Parissis,M.Kivikko,et al.2016.Levosimendan meta-analyses: Is there a pattern in the effect on mortality.International Journal of Cardiology,209:77-83.

第七节 丝氨酸/苏氨酸激酶抑制剂

蛋白激酶是催化蛋白质磷酸化的一组结构各不相同的酶,在基因表达的调节中起着关键的作用。蛋白激酶抑制剂根据抑制蛋白激酶的种类分为丝氨酸/苏氨酸蛋白激酶抑制剂和酪氨酸蛋白激酶抑制剂,Aurora 激酶家族是一种常见的丝氨酸/苏氨酸激酶,它包括 Aurora-A、Aurora-B 和 Aurora-C,主要参与调节有丝分裂中心体和微管的功能,是细胞有丝分裂期重要的调节因子,在细胞周期调控中起着重要的作用,其在细胞中的异常表达还与肿瘤有着密切的联系。

1. MK0457 分子式为 $C_{23}H_{28}N_8OS$,结构式见图 3-25。

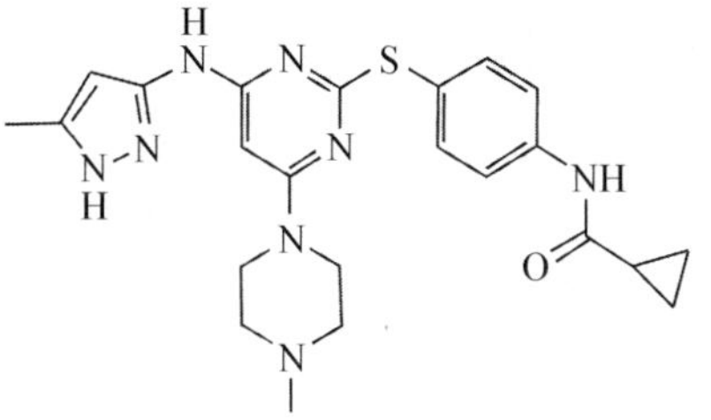

图 3-25 MK0457 化学结构式

(1)药理作用:MK0457,又称 VX-680,是 4,6-二氨基嘧啶类化合物,靶向 ATP 结合位点,对所有 Aurora 激酶均起作用,也能抑制肿瘤细胞株的细胞增殖。

(2)作用机制:细胞体外试验表明,MK0457 能够诱导癌细胞的核内复制,这是 Aurora B 通过 RNA 干扰的抑制作用介导的特征表现型。临床前研究表明,在鼠类移植模型中,MK0457 能抑制人类骨髓性粒细胞性白血病 HL60 和结肠癌 HCT116 细胞,也能有效抑制新隔离的 AML 细胞的生成。MK0457 具有脱靶效应,它能够抑制由 T315I 突变介导的伊马替尼和达沙替尼耐药的 ABL 激酶,还能有效抑制 BCR-ABL、JAK-2 和 TrkA 等激酶,属于多靶点激酶抑制剂。

(3)体内过程:MK0457 在水中溶解度为 6.8μg/ml(pH 7.4),体内主要由肝代谢,主要代谢产物为甲基哌嗪的氧化产物和去甲基的哌嗪产物。人体给药后约 75%药物迅速吸收,随后进入缓慢的清除期,半衰期约为 15h。研究表明 MK0457 是 Aurora-A 激酶的选择性抑制剂,在体内能够诱发细胞死亡、阻断细胞增殖，使用可接受剂量的 MK0457 能实现肿瘤抑制，且没有观察到毒性。

(4)临床应用：临床试验证实，它对治疗难治性及预后不良的慢性髓系白血病(CML)、Ph 染色体阳性的急性淋巴细胞白血病（Ph＋ALL)、复发难治性的急性髓系白血病(AML)和 JAK-2 突变的骨髓增生性疾病(MPD)均有效。

(5)不良反应：白细胞数减少、恶心、脱发等。

(6)药物相互作用：MK0457 与其他药物联合应用可能有助于延长患者的药物敏感期，延迟耐药的发生，并有望减少新型耐药基因突变的发展。

(7)循证医学证据、分析：MK0457 的一项Ⅰ期临床试验表明，15 例接受 MK0457 治疗的 CML 和 ALL 患者(1 例检出 T315 突变)，连续 5d 静脉滴注给药，2～3 周为 1 个疗程，接受 MK-0457 的剂量分别为 $8mg/(m^2 \cdot h)$、$12mg/(m^2 \cdot h)$、$16mg/(m^2 \cdot h)$、$20mg/(m^2 \cdot h)$、$24mg/(m^2 \cdot h)$、$28mg/(m^2 \cdot h)$和 $32mg/(m^2 \cdot h)$。结果显示，随着 MK0457 血药浓度增加，BCR-ABL 的活性逐渐减低。用药剂量＜$20mg/(m^2 \cdot h)$时，血浆稳态浓度低于 1μmol/L，此时未见 BCR-ABL 受抑制的证据。当血浆 MK0457 浓度＞1μmol/L 时开始出现 BCR-ABL 激酶的抑制，用药剂量为 $24mg/(m^2 \cdot h)$时 BCR-ABL 融合蛋白显著减少。MK0457 抑制了 T315I 突变型 CML、ALL 患者 BCR-ABL 激酶的活性，并且非 T315I 突变患者也出现了客观反应。这提示我们：MK0457 对 T315I 突变型 CML、ALL 患者的临床效果，可能部分来源于对 Aurora 激酶的抑制作用。

2. PHA-739358　分子式为 $C_{26}H_{30}N_6O_3$，结构式见图 3-26。

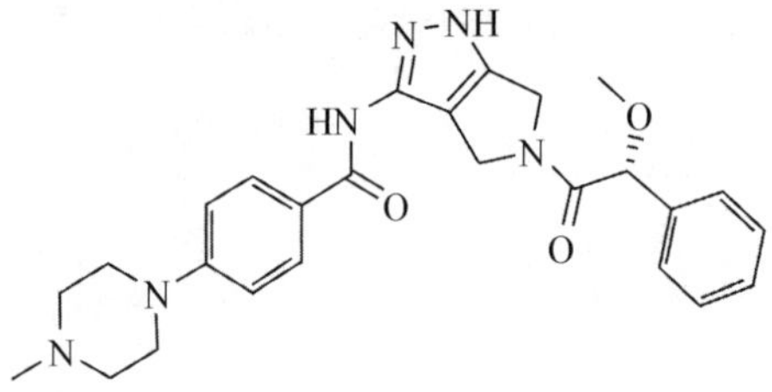

图 3-26　PHA-739358 化学结构式

(1)药理作用：PHA-739358(Nerviano Medical Sciences)是一个 ATP 竞争性的对 Aurora A、B、C 均有抑制作用的抑制剂，除了抑制 Aurora 激酶家族之外，同时对其他激酶 ABL、FLT3、TRKA、RET 等激酶也有很强的抑制作用。PHA-739358 在生化检测方面与 ABL 表现出重要的交叉反应性。特别是，PHA-739358 对于 T315I 突变体 BCR/ABL 突变有活性。

(2)临床应用：在体外活性评价中，PHA-739358 对结肠癌、乳腺癌、肺癌等细胞均有很好的生长抑制作用。临床前期研究表明，PHA-739358 对伊马替尼或达沙替尼治疗失败的慢性粒细胞性白血病以及转移性激素前列腺癌治疗有显著效果。

3. AZD1152　分子式为 $C_{26}H_{30}FN_7O_3$，结构式见图 3-27。

(1)药理作用：AZD1152(AstraZeneca)是一个崭新的乙酰苯胺取代的吡唑-氨基喹唑啉前体药物，具有易活化性、高水溶性、高活性、长效性等特质，是选择性的 Aurora B 抑制剂，可竞争性结合激酶的 ATP 结合位点，抑制 Aurora 激酶的活性。

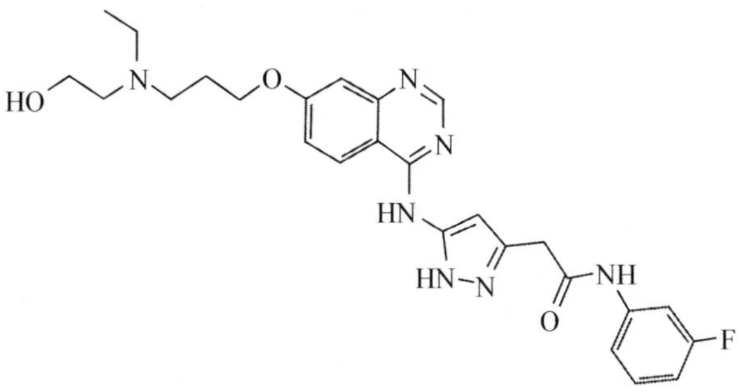

图 3-27 AZD1152 化学结构式

(2)作用机制:AZD1152 对于 50 多种其他的丝氨酸-苏氨酸和包括 FLT3、JAK2 及 ABL 的酪氨酸激酶均有较低的活性。临床前试验表明,AZD1152 对于许多实体瘤包括结肠癌、乳腺癌、肺癌以及肿瘤异种移植模型中的骨髓性粒细胞性白血病均有活性。在体外和体内研究中,AZD1152 使微管蛋白在 AML 细胞中解聚长春新碱、拓扑异构酶Ⅱ、柔红霉素的抗肿瘤效果成为可能。在体外细胞活性筛选中,AZD1152 能显著抑制肿瘤细胞中组蛋白 H3 的磷酸化,提高肿瘤细胞中 4N DNA 约 3 倍以上,说明该化合物通过特异性抑制 Aurora B,在体外和体外表现出广谱抗肿瘤作用。

(3)体内过程:它能在人类血浆中快速转化成活性药物 AZD1152-羟基喹唑啉吡唑酰基苯胺(HQPA)。AZD1152-HQPA 是一个特殊的对 Aurora 激酶 B 有选择性的抑制剂。非临床研究表明,AZD1152 能减弱 H3 组蛋白的磷酸化和异常有丝分裂中的细胞周期进展。AZD-1152 水中溶解度为 25mg/ml,具有较好的亲脂性。在体外安全性药理评价试验中,对细胞色素 P_{450}同工酶无明显抑制作用。此外 AZD1152 对 hERG 离子通道的抑制率大于 30μmol/L,说明药物对 Q-T 间期延长的不良反应可能较小。

(4)药物相互作用:研究发现 AZD1152 与地塞米松联合用药可以显著增加其抑制骨髓瘤的活性,同时它还可以与长春新碱、柔红霉素等常用的传统抗肿瘤药物协同作用,增强它们的抗增殖活性。

(5)循证医学证据、分析:AZD1152 在Ⅰ期用于治疗固体瘤和急性髓细胞性白血病临床研究中,静脉给药,剂量为 450mg 时出现Ⅳ度中性白细胞减少症状,低剂量组未表现出显著的毒性反应。

(程 俊)

参考文献

Harrington EA,Bebbington D,Moore J,et al.2004.VX-680,a potent and selective small-molecule inhibitor of the Aurora kinases,suppresses tumor growth in vivo.Nat Med,10(3):262-267.

Modugno M,Casale E,Soncini C,et al.2007.Crystal structure of the T315IAbl mutant in complex with the aurora kinases inhibitor PHA-739358.Cancer Res,67(17): 7987-7990.

Mortlock AA,Foote KM,Heron NM,et al.2007.Discovery,synthesis,and in vivo activity of a new class of pyrazoloquinazolines as selective inhibitors of aurora B kinase.J Med Chem,50(9):2213-2224.

Yang J, Ikezoe T, Nishioka C, et al. 2007. AZD1152, a novel and selective aurora B kinase inhibitor, induces growth arrest, apoptosis, and sensitization for tubulin depolymerizing agent or topoisomerase Ⅱ inhibitor in human acute leukemia cells in vitro and in vivo. Blood, 110(6): 2034-2040.

第八节　酪氨酸激酶抑制剂

酪氨酸激酶(tyrosine kinase, TK)是一类酪氨酸特异性蛋白激酶，它们能催化三磷腺苷(adenosine triphosphate, ATP)分子上的 γ-磷酸基转移到底物蛋白质的酪氨酸残基上，使多种底物蛋白质的酪氨酸残基发生磷酸化。TK 可分为三类：①受体 TK，为单次跨膜蛋白质，包括表皮生长因子受体(epidermal growth factor receptor, EGFR)家族、胰岛素和胰岛素样生长因子-1 受体(insulin and insulin-like growth factor-1 receptor, IGF-1R)家族、成纤维细胞生长因子受体(fibroblast growth factor receptor, FGFR)家族等 20 种类型；②胞质 TK，如 Src 家族、Tec 家族、ZAP70 家族、JAK 家族等；③核内 TK，如 Abl、Wee 等。TK 是介导细胞增殖、分化、迁移和代谢相关信号转导的关键分子，不仅参与生物生长和内稳态维持，同时在一些疾病的发生、发展及恶化中起着非常重要作用。

目前，抑制 TK 主要通过两种途径，即单克隆抗体和小分子酪氨酸激酶抑制剂(tyrosine kinase inhibitor, TKI)。单克隆抗体可与细胞外 TK 受体结合，阻断其功能。小分子 TKI 与 ATP 结合位点发生作用，可作为 ATP 与 TK 结合的竞争性抑制剂，也可作为酪氨酸的类似物，抑制细胞内蛋白激酶的活化，阻断 TK 活性，抑制细胞增殖。研究证明，肺动脉高压(pulmonary artery hypertension, PAH)的发生和发展与肺血管内皮损伤、增生、重构及肺动脉血管平滑肌细胞的过度收缩有关，肺动脉重构发生的机制表现为细胞增殖过度、凋亡减少、炎症、细胞代谢途径改变等。TK 在调控细胞活动如细胞增殖、迁移、分化、代谢改变中起着关键作用，其中血小板源性生长因子(platelet derived growth factor, PDGF)、EGF、FGF 及 C-KIT 受体备受关注。在 PAH 动物模型和 PAH 患者中，这 4 条 TK 信号转导通路的表达增强，从而导致血管平滑肌细胞和内皮细胞过度增殖和迁移，并且在多种动物模型中，使用 TKI 可抑制肺血管重构。大部分已上市的 TKI 都属于作用于保守 ATP 结合区域的小分子化合物，由于当前在研的 TKI 数量比较多，本章节主要介绍几个相关的代表性药物。

一、代表性药物

1. *伊马替尼(imatinib)*　伊马替尼分子式为 $C_{29}H_{31}N_7O$，分子量为 493.6，化学结构式见图 3-28，商品名为格列卫(Gleevec、Glivec)，是由瑞士诺华(Novartis)制药公司研发的一种主要抑制 TK Bcr-Abl 的分子靶向药物，也是全球第一个上市的第一代 TKI，于 2001 年 5 月获美国 FDA 批准上市，2002 年 4 月在我国进口上市。

伊马替尼口服给药后，血浆的 AUC 水平个体差异较大，绝对生物利用度高达 98%。本品约 95%与血浆蛋白结合，绝大多数是与白蛋白结合，小部分与 α-酸性糖蛋白结合，只有极少部分与脂蛋白结合。整个机体内的总体分布浓度较高。人体内主要代谢产物是 N-去甲基哌嗪衍生物，在体外其药效与原药相似。伊马替尼是 CYP3A4 的底物，又是 CYP3A4、CYP2D6、CYP2C9 和 CYP2C19 的抑制剂，因此可影响合用药物的代谢。本品消除半衰期为 18h，其活性代谢产物半衰期为 40h，7d 内可排泄所给剂量的 81%，其中从粪便中排泄 68%，尿中排泄

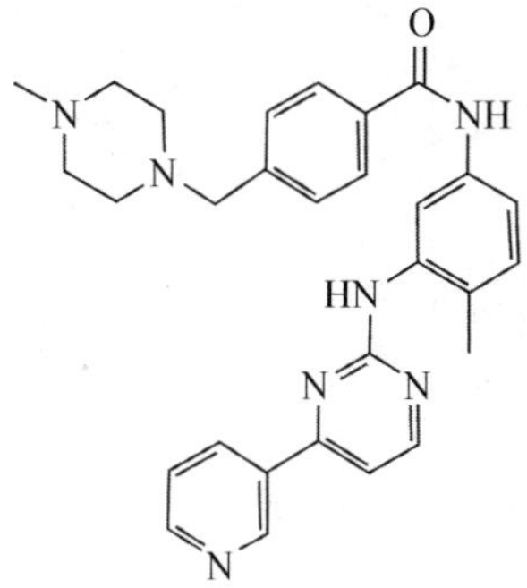

图 3-28　伊马替尼化学结构式

13%，约25%为原药（尿中5%、大便中20%），其余为代谢产物。

PDGF是血管内皮和血管平滑肌的强效丝裂原，具有强大的促分裂及趋化作用，可导致肺血管结构的异常重塑。伊马替尼作为PDGF拮抗剂，能阻断PDGF信号，抑制血管平滑肌细胞增殖，逆转野百合碱所致小鼠的肺动脉重塑、右心室肥厚和PAH。自2004年起，就有关于伊马替尼治疗难治性PAH患者的个例报道，病例显示其对PAH患者有潜在的临床治疗作用及血流动力学效应。2010年进行的随机、对照试验研究中发现，伊马替尼治疗组PAH患者肺血管阻力（pulmonary vascular resistance，PVR）、心排血量（cardiac output，CO）较安慰剂组有改善，而血流动力学严重损害的PAH患者（PVR＞12.5wood单位）愈加明显，可显著提高6min步行距离（6-minute walk distance，6MWD）。这项Ⅱ期临床研究支持伊马替尼在PAH、特别是难治性PAH患者中的有效性，也为进一步评估其在PAH患者中的安全性、耐受性提供了理论证实。而更大规模评价伊马替尼治疗PAH有效性及安全性的国际多中心、双盲、平行、Ⅲ期IMPRES研究结果已于2011年公布，显示对已接受2种及以上靶向药物（如前列环素、5-磷酸二酯酶抑制药、内皮素受体拮抗药）治疗的严重PAH患者（PVR＞10wood单位），伊马替尼可明显增加其6MWD，并降低平均肺动脉压力（mean pulmonary artery pressure，mPAP）、心脏指数及PVR，而不良事件与安慰剂组相似。

伊马替尼的不良反应常见但多轻微，包括轻度恶心、呕吐、腹泻、腹痛、乏力、肌肉疼痛、肌肉痉挛、皮肤红斑、胃肠道出血、肿瘤内出血、水肿、水潴留、中性粒细胞或血小板减少等。此外，包括心脏停搏、晕厥、晕厥前兆、肝功能异常、肾功能损害、PAH恶化等不良反应可见于39%接受伊马替尼治疗的患者。

2. *尼洛替尼（nilotinib）*　在甲基哌啶部分加入新的结合基团，同时保留一个酰胺药效基团以保持对Glu286和Asp381的H键相互作用，这就是尼洛替尼，它是一种高亲和力的以氨基嘧啶为基础的ATP竞争性抑制剂。尼洛替尼分子式为$C_{28}H_{22}F_3N_7O$，分子量为529.5，化学结构式见图3-29，商品名为达希纳（Tasgina），是第二代具有高度选择性的TKI，该药为口服胶囊剂，被FDA授予“孤儿药”称号并于2007年10月获批上市，2009年7月在我国进口上市。

尼洛替尼口服给药后4h达到血清峰值，血清半衰期约为16h，血浆蛋白结合率为98%。本品在体内被广泛代谢，主要代谢途径包括氧化和羟化反应，参与代谢的酶包括CYP3A4、CYP2C8、CYP2C9、CYP2D6，循环中主要代谢产物是羧酸，还有一些氧化代谢物。7d内药物

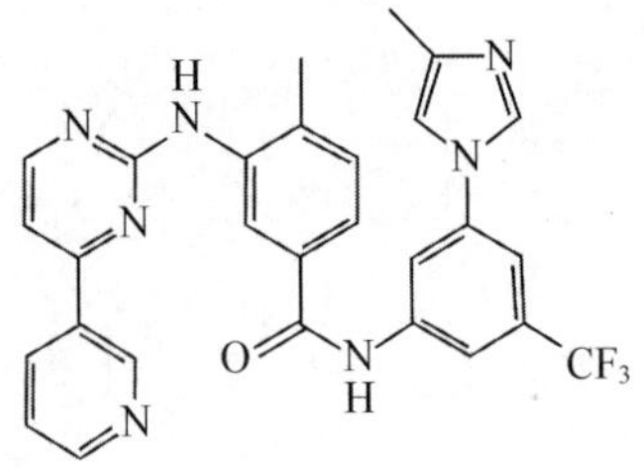

图 3-29　尼洛替尼化学结构式

几乎全部被清除(97.9%),体内没有明显残留,主要经粪便排出(占 93.5%,69%为原形药物),4.4%经尿排泄,这提示药物口服后不能完全吸收,生物利用度约为 31%,不宜与食物一起同服,因可使生物利用度增加,故在服药后至少 1h 内不应进食,宜在餐后两小时服用,也应避免同时使用 CYP3A4 强抑制剂。

最近研究表明,尼洛替尼强烈抑制 PAH 大鼠肺动脉血管平滑肌细胞中 PDGF 诱导的 Stat3、Akt 和 Erk1 磷酸化,从而减少 PDGF 诱导的细胞增殖、细胞周期基因调节和转移,有效缓解肺动脉血管重构。目前,诺华公司正在进行Ⅱ期临床试验,评估尼洛替尼治疗 PAH 的有效性、安全性及耐受性。同时,Cleveland Clinic 临床基地也在就 PAH 经尼洛替尼治疗后肥大细胞祖细胞和肥大细胞生物标记物进行检测,研究这些标记物是否与尼洛替尼的临床应答相关,以确定尼洛替尼对 PAH 的临床效果是否受益于对肥大细胞祖细胞增殖、转移和分化的抑制。虽然尼洛替尼与一些心血管不良事件如 Q-T 间期延长、心源性猝死相关,但是尼洛替尼较伊马替尼更安全。在野百合碱 PAH 大鼠模型试验发现尼洛替尼较伊马替尼更能降低右心室压和 Fulton 指数,其效能是伊马替尼的 30 倍。在 PAH 实验模型中,尼洛替尼几乎可完全逆转肺血管重构。

尼洛替尼最常见的不良反应是Ⅲ度、Ⅳ度骨髓抑制(包括血小板减少 20%、中性粒细胞减少 13%、贫血 6%),轻中度皮疹(包括皮疹 20%、皮肤瘙痒 15%、皮肤干燥 12%),脂肪酶和胆红素升高(6%和 5%),这些不良反应均与剂量相关。本品还能延长心室复极,可通过心电图上的 Q-T 间期检测出来,呈剂量依赖性,因此,建议在使用尼洛替尼治疗过程中定期做心脏检查。

3. 索拉非尼(sorafenib)　分子式为 $C_{21}H_{16}ClF_3N_4O_3$,分子量为 464.8,化学结构式见图 3-30,商品名为多吉美(Nexavar),是一种新型靶向治疗药物,也是全球第一个应用于临床的口服多激酶抑制剂,靶向作用于 TK 和丝氨酸/苏氨酸激酶,于 2005 年 12 月获美国 FDA 批准上市,2006 年 7 月在欧盟获准上市。

索拉非尼口服后约 3h 达峰浓度,消除半衰期为 25～48h,连续给药 7d 可达稳态血药浓度,血浆蛋白结合率为 99.5%,相对生物利用度为 38%～49%,高脂饮食可使其相对生物利用度比空腹给药时降低约 29%,宜空腹给药。索拉非尼用药剂量存在明显的个体间差异,总体来说随着剂量的增加,峰浓度和 AUC 增加,但不成正比。本品主要经肝 CYP3A4 酶氧化代谢和 UGT1A9 的葡糖醛酸化代谢。单次口服含索拉非尼 100mg 的溶液,14d 内 77%经粪便排泄,其中原形药物占 51%,19%以葡萄糖醛酸化代谢产物经尿排泄。

研究发现索拉非尼能够预防或逆转野百合碱所致小鼠的 PAH 和心肌重塑,降低右心室收缩压,减轻 PAH 小鼠的肺血管重构及改善血流动力学状态,且比伊马替尼更有效。一项为

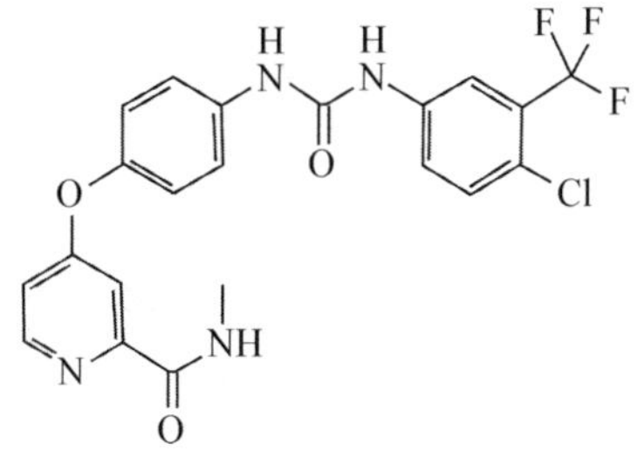

图 3-30　索拉非尼化学结构式

期 16 周、涉及 12 例 PAH 患者的临床试验表明，运动耐量很差的 PAH 患者口服索拉非尼后，明显改善了 6MWD。目前关于索拉非尼治疗门静脉高压（portal hypertension，PHT）的临床前模型研究主要集中在大鼠的肝前性 PHT 和继发性胆汁性肝硬化 PHT 模型。Mejias 等同时探究了索拉非尼对此两种 PHT 大鼠模型的影响，其研究显示，在这两种大鼠模型中，应用 2mg/（kg・d）剂量的索拉非尼 2 周后，门脉侧支循环及内脏新生血管显著减少，内脏高动力循环和体循环高动力状态明显改善，门脉压力显著降低；在继发性胆汁性肝硬化 PHT 大鼠中，索拉非尼可明显改善大鼠的肝炎性反应和纤维化。Reiberger 等在肝前性 PHT 大鼠模型研究中亦发现，索拉非尼可明显降低大鼠的门脉压力，同时显著提高肠系膜上动脉血流阻力，减少肠系膜上动脉血流量。Hennenberg 等以 60mg/（kg・d）的剂量给予胆汁性肝硬化大鼠索拉非尼，1 周后观察到门静脉压力的显著降低。D′Amico 等进一步减小了索拉非尼的剂量，其研究发现，1mg/（kg・d）的索拉非尼即可显著降低门脉压力，且降压效果与普萘洛尔相当；将索拉非尼与普萘洛尔联用较单用普萘洛尔相比，可进一步降低门静脉压力及门体分流，并可减轻肝纤维化的程度。以上研究提示，索拉非尼在肝前性 PHT 和胆汁性肝硬化 PHT 中均可改善门脉高压的病理生理改变，可能是治疗 PHT 的有效药物。

索拉非尼常见的不良反应包括胃肠道反应（恶心、呕吐、食欲缺乏、腹泻等）、皮肤反应（发红、皮疹、瘙痒等）、手-足综合征（手掌或足底部发红、麻木、疼痛、肿胀或出现水疱等）、高血压、疲劳、脱发或斑片性脱发、口腔溃疡及肝相关的毒性等。

二、研究展望

由于 TK 的 ATP 结合位点三维结构已研究的比较清晰，目前已报道的 TKI 多为 ATP 竞争性抑制剂，虽利于药效基团的建立与构效关系的研究，但该结合位点结构高度保守，以此为靶点的抑制剂较难提高对不同激酶的选择性，通常对 PDGFR、EGFR 和 c-Kit 等靶点也有抑制作用，而这些受体所激活的信号通路常与血管内皮生长因子（vascular endothelial growth factor，VEGF）通路产生协同作用，从而增加内皮细胞的增殖和迁移，目前认为多靶点抑制剂的效果要优于单靶点抑制剂，且不易产生抗药性，但该类化合物是否存在远期毒性，如何在提高抗药性的同时减轻毒副作用，仍需要更深入的研究，随着更多 TKI 应用于临床，靶向治疗 PAH 和 PHT 的前景将会更为广阔。

（潘伟男　邓水秀）

参考文献

Cavasin MA,Stenmark KR,McKinsey TA.2015.Emerging roles for histonedeacetylases in pulmonary hypertension and right ventricularremodeling.(2013 Grover Conference series).Pulmonary Circulation,5(1):63-72.

Hoeper MM,Barst RJ,Bourge RC,et al.2013.Imatinib mesylate as add-on therapy for pulmonary arterial hypertension: results of the randomized IMPRES study.Circulation,127(10):1128-1138.

Trammell AW,Pugh ME,Newman JH,et al.2015.Use of pulmonaryarterial hypertension-approved therapy in the treatment of nongroup1 pulmonary hypertension at US referral centers.Pulmonary Circulation,5(2):356-363.

第九节　Rho 激酶抑制剂

一、概　　述

Rho 激酶(Rho-associated coiled-forming protein kinase,ROCK)是 20 世纪 90 年代中期被确认并命名的,为蛋白质丝氨酸/苏氨酸激酶家族中的成员,是最早发现的 RhoA 下游重要效应分子之一。ROCK 以两种异构体形式(ROCK Ⅰ/ROKβ)和(ROCK Ⅱ/ROKα)存在。ROCK 在哺乳动物的大多数组织内均有表达,主要存在于细胞质中,在细胞核也有分布。其中 ROCK Ⅰ 主要在心、胰、肺、肾和睾丸等组织中高表达,而在胎盘和肝中等量表达,在脑内几乎不表达;而 ROCK Ⅱ 主要存在于中枢神经系统,如海马锥体神经元、大脑皮质和小脑浦肯野纤维等。

1. ROCK 的分子生物学

(1)ROCK 的一级结构:ROCK Ⅰ 和 ROCK Ⅱ 分别由两种不同的基因编码,ROCK Ⅰ 和 ROCK Ⅱ 分别位于人的 18 号染色体(18q11.1)和 2 号染色体(2p24)。完整的 ROCK Ⅰ 和 ROCK Ⅱ 约含有 1300 个氨基酸,分子量在 160kD 左右,蛋白质的一级结构有 65%的同源性,自 N 端依次含有激酶催化结构域(kinase domain/catalytic domain,CD)、Rho 蛋白结合结构域(Rho-binding domain,RBD)、PH 结构域(pleckstrin-homology domain)和半胱氨酸富集结构域(cysteine rich repeat domain,CRD)(图 3-31A),其中催化结构域的同源性高达 92%。ROCK 的晶体结构已经阐明,机体的 ROCK 以同源二聚体的形式存在,静息状态下没有活性,二聚体的形成通过 PH 结构域相互缠绕实现(图 3-31B,C)。ROCK 与 citron 激酶、蛋白激酶 A(protein kinase A,PKA)等蛋白激酶的结构也有很高的相似性,其催化结构域均属于 ACG 激酶家族(ACG kinase family)。

(2)ROCK 的晶体结构:部分功能区的晶体结构报道较早,最近 ROCK 全片段的晶体结构已经构建,整体晶体结构,见图 3-31B。

在晶体结构研究中,ROCK 抑制剂法舒地尔、二甲基法舒地尔和 Y-27632 对 ROCK 的结合方式已有确切的分析。ROCK 抑制剂结构中芳香区的药效团(pharmacophore)与嘌呤的结构相似,能与酶 ATP 腺嘌呤结合位点结合,而药效团的连接区和饱和环占据着核糖结合位

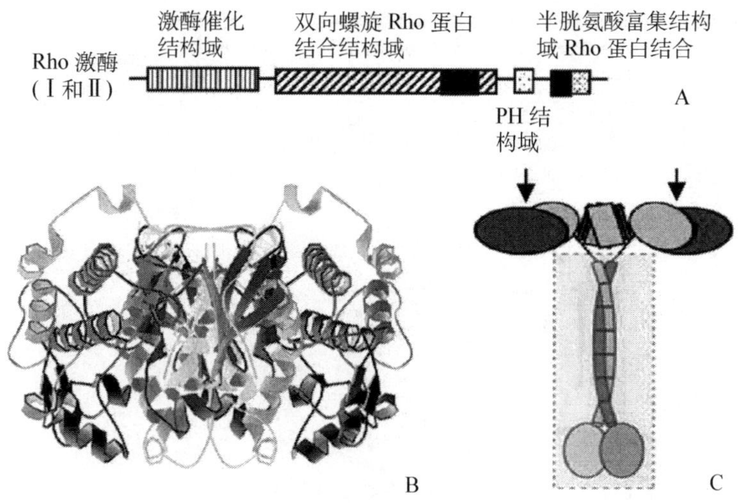

图 3-31　Rho 激酶

A. Rho 激酶的一级功能结构；B. Rho 激酶的晶体结构；C. Rho 激酶整体结构

［引自：①段为钢，袁胜涛，廖红，等.2007.Rho 激酶及其抑制剂的研究进展.药学学报，42（10）：1013-1022.② Yamaguchi H，Miwa Y，Kasa M，et al. 2004.Structural basis for induced-fit binding of Rho-kinase to the inhibitor Y-27632.J Biochem（Tokyo），2006，140：305-311. ③ Takami A，Iwakubo M，Okada Y，et al. 2004. Design and synthesis ofRho kinase inhibitors（I）.Bioorg Med Chem，12：2115-2137.］

点，已开发的 ROCK 抑制剂一般对磷酸结合位点没有亲和力。

2. ROCK 介导信号传导通路及调控　RhoA/Rho 激酶信号通路是机体各组织细胞普遍存在的一条信号通路。RhoA/Rho 激酶信号传导通路的关键信号分子包括 Rho 蛋白、ROCK 和肌球蛋白磷酸酶（图 3-32）。目前已发现 20 余种 ROCK 底物，如肌球蛋白轻链（myosin light chain，MLC）、肌球蛋白轻链磷酸酶（myosin light chain phosphatase，MLCP）、蛋白激酶 C 激活的蛋白、肌钙蛋白和钙调蛋白等，其中 MLC 和 MLCP 是 ROCK 的特异性底物。

ROCK 主要存在于细胞质，调整细胞骨架成分运动；除此以外在细胞核也有分布，这与基因表达调控有关。ROCK 的活性受细胞外信号和某些胞浆蛋白的调节。细胞外的某些激动剂（如去甲肾上腺素）作用于 G 蛋白偶联受体后，一方面通过某些机制使胞质内的钙离子升高，通过钙依赖途径促进 MLC 磷酸化实现骨架蛋白的收缩；另一方面，G 蛋白偶联受体还可以将 Rho 蛋白，主要是 Rho A，活化成 Rho-GTP，通过后者与 ROCK 的 Rho 蛋白结合域结合，暴露 ROCK 的催化活性中心将 ROCK 激活，同时发生定向转位与 MLC 靠近。ROCK 的激活本身可以将 MLC 磷酸化而发生肌丝收缩作用，同时也能将 MLCP 磷酸化，从而使 MLCP 失活，阻止了磷酸化的 MLC 脱磷酸失活，间接促进 MLC 磷酸化而促进肌丝收缩（图 3-33）。ROCK 参与 MLC 的磷酸化调控是 ROCK 信号通路的经典途径，此外还参与其他细胞运动的信号通路调节。

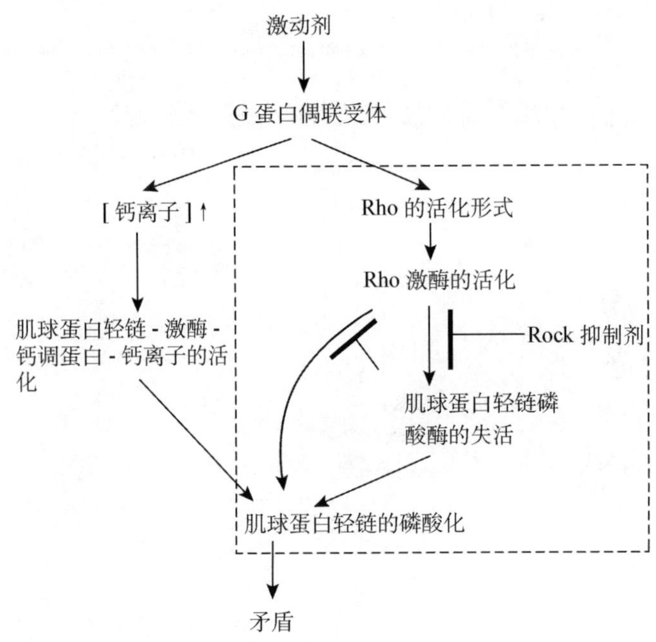

图 3-32　ROCK 的经典信号通路

[引自:段为钢,袁胜涛,廖红,等.2007.Rho 激酶及其抑制剂的研究进展.药学学报,42(10):1013-1022.]

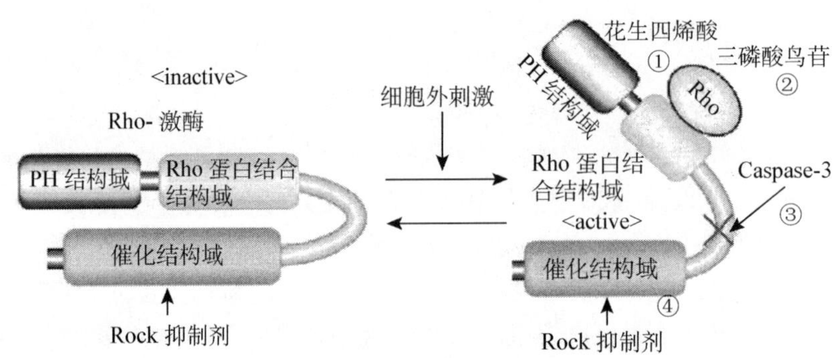

图 3-33　ROCK 活性的调节机制

(引自:Amano M, Fukata Y, Kaibuchi K.2000.Regulation and:functions of Rho-associated kinase Exp Cell Res, 261:44-51.)

3. ROCK 活性的调节机制　静息状态下的 ROCK 没有酶活性,因为 ROCK 的激酶活性存在一种自我抑制机制,即 ROCK 的 RBD、PHD 和 CRD 等结构域能通过一种返折机制将 ROCK 的催化活性中心覆盖,使其不能与 ATP 及其下游底物大分子多肽/蛋白结合。在生理条件下,Rho 蛋白,特别是 RhoA 与 ROCK 的 RBD 结合后,改变了 ROCK 的空间结构,活性中心暴露从而表现催化活性,而 RhoE 也可以与 Rho 蛋白结合结构域结合,但不能暴露 ROCK 的活性中心,可以阻碍 RhoA 与其结合,对 ROCK 活性起到抑制作用。除此以外,其他物质，如花生四烯酸(arachidonicacid，AA)也能与 ROCK 的 PHD 结合，同样能通过变构效应暴露 ROCK 的 CD。另外，参与细胞凋亡的 caspase-2、3 也能将 ROCKI 的返折部分水解，将 ROCK 降解成只含有 CD 的 ROCK，表现出持久的激酶活性，甚至有人证实细胞凋亡产生的凋亡小泡是 ROCK 激活所致。粒酶 B(granzyme B)也能将 ROCK 活化，机制与 caspase 相似。肉毒杆菌 C3 外酵素(Clostridium botulinum C3 exoenzyme)能将 Rho-GTP 转化成 Rho-GDT，从而抑制了 Rho-GTP 与 ROCK 的 RBD 结合，也产生 ROCK 抑制作用。而溶血磷脂酸(lysophosphatidic acid，LPA)能通过激活 RhoA 转而激活 ROCK。已知经典的 ROCK 抑制剂如 Y-27632 和法舒地尔均能直接与 ROCK-CD 结合，抑制酶的活性。ROCK-CD 也是目前小分子 ROCK 抑制剂的作用区。

目前，越来越多的研究证明：RhoA/ROPCK 信号通路是生物体内重要的分子开关，在细胞信号传导通路中起着举足轻重的作用。在分子水平，ROCK 表达上调促进炎症、氧化应激、血栓形成和纤维化的各种因子，下调内皮型一氧化氮合酶(endothelial nitric oxidesynthase，eNOS)，介导多种疾病的发生机制。在细胞水平，ROCK 激活后可介导其下游一系列磷酸化/脱磷酸化反应，从而参与细胞聚集、细胞黏附与迁移、细胞增殖与凋亡、基因转录、平滑肌细胞收缩等多种生物学行为。

二、Rho 激酶与疾病

ROCK 的高表达与 ROCK 的过度激活均可导致疾病。目前尚未发现 ROCK 低表达或活性不足所导致的疾病。

(一)ROCK 介导的平滑肌功能异常及疾病

ROCK 在平滑肌细胞中调控平滑肌细胞的收缩，介导临床上多种平滑肌功能异常相关疾病如高血压、心脑血管痉挛、支气管哮喘、猝死、性功能勃起障碍和青光眼等。

1. *高血压*　高血压的发生与血管的结构和功能改变有关，血管阻力增加在高血压发病机制中具有重要地位，但在分子水平解释导致血管阻力增加的机制还不是很清楚。国内外研究提出 Rho/ROCK 途径激活是引起血管阻力增加的原因之一。高血压患者血管节段 ROCK 的表达和活性明显增加，有研究者在自发性高血压大鼠模型中，激动剂诱导的钙敏感化导致血管阻力增加即高血压发病的起始阶段，ROCK 的 mRNA 水平和 ROCK 活性同时表现为升高，并且与血压升高幅度成正向调节关系；给予法舒地尔在不同高血压动物模型中均可降低血压。这些资料均表明 Rho/ROCK 介导的信号通路与高血压的发病机制密切相关。

2. *冠状动脉痉挛*　冠状动脉痉挛是心肌缺血发作的诱因之一。其中变异性心绞痛的本质就是冠状动脉痉挛。有文献报道 Rho/ROCK 途径癌病理条件下调整着血管的舒缩运动，对于血管作用极其重要。血管平滑肌细胞过度收缩导致血管痉挛。研究发现在给予白介素-1β 处理的猪冠状动脉引起炎性损伤反应和动脉硬化重塑的模型中，在受侵袭的血管部位 5-羟色胺引起的血管过度收缩，磷酸化 MLC 和 ROCK 的 mRNA 水平表达增加，这些效应均可以被法舒地尔抑制。

3. *脑血管痉挛*　脑血管痉挛是蛛网膜下隙出血主要的并发症，是患者发病率和病死率的主要原因。在脑血管痉挛时脑血管平滑肌细胞 RhoA/ROCK 的 mRNA 水平表达增加。蛛网膜下隙出血后脑血管痉挛被认为是脑血管平滑肌异常收缩所致。在实验犬的小脑延髓池中注射自体的血液后引起了 ROCK 活性和磷酸化 MLC 的增加，基底动脉过度收缩，而这些效应都可以被特异性 ROCK 抑制剂所阻断。在类似的蛛网膜下腔出血鼠模型中，除了 RhoA 增量调节外，ROCK 的α、β亚单位也是增加的。

4. *性功能勃起障碍* 2001 年 Chitaley 等首次发现 ROCK 在阴茎海绵体中参与平滑肌的收缩。目前认为 Rho/ROCK 是通过 Ca^{2+} 敏感性途径是阴茎海绵体及血管平滑肌处于收缩状态，维持阴茎的疲软状态。不少学者发现 Rho/ROCK 过度活化在衰老、性腺功能减退、糖尿病、高血压、下尿路综合征诱导勃起功能发生的过程中均发挥重要作用，Rho/ROCK 过度活化使高脂血症白兔阴茎海绵体平滑肌收缩功能增强，这很可能是高脂血症诱发性功能勃起障碍的重要机制。

5. *哮喘* 气道高反应性是哮喘的主要特点，而气道平滑肌收缩力的增加则是气道高反应性的基础。在哮喘动物模型中存在 Rho/ROCK 信号通路关键因子的异常表达与活化，提示该信号通路在哮喘发病机制中具有重要的作用。体内 ROCK 选择性阻断剂 Y-27632 可以是收缩剂和抗原引起的痉挛支气管松弛，还可以抑制抗原引起的气道高反应性。

(二)ROCK 介导的非平滑肌功能异常性疾病

ROCK 在非平滑肌细胞中控制着肌动蛋白微丝骨架的聚合动力学，与肿瘤细胞浸润转移、肝硬化、肺纤维化、骨质增生和动脉粥样硬化等疾病也是密切相关的。

1. *肿瘤* 国内外研究证实 RhoA/ROCK 信号通路与结肠癌、乳腺癌、膀胱癌、肺癌、胰腺肿瘤、前列腺癌等癌症的发生发展、侵袭和转移密切相关，且在以上肿瘤中均发现有 RhoA 和 ROCK 表达的异常增高，但其具体的作用机制不甚明了。可能与 RhoA/ROCK 促进癌细胞增值、癌细胞迁移、细胞侵袭及诱导细胞凋亡、破坏细胞的极性和细胞连接、促进细胞外基质的降解、增加血管生成因子以促进肿瘤血管生成有关。肿瘤细胞的迁移和侵袭依赖 ROCK 的激活，在不同的肿瘤模型中发现显性负相突变 ROCK 和运用 ROCK 抑制药能够减弱肿瘤的生长和转移。

2. *心力衰竭* 慢性心力衰竭是一种临床综合征，是各种心脏疾病的终末阶段。人们已经确认神经内分泌紊乱和心室重构是慢性心力衰竭最主要的发病机制。冠心病、高血压性心脏病、扩张性心肌病、心肌炎等各种病因都可以导致心肌重构。因而对心肌重构的控制，可以延缓心力衰竭的进展。应用心腔内快速起搏诱导急性心力衰竭犬，体外实验游离心肌组织 RhoA/ROCK 明显上调，提示 RhoA/ROCK 作为心力衰竭的信号传导，参与了心力衰竭的发生与发展。研究发现心力衰竭鼠心肌细胞内 RhoA、ROCK 内 mRNA 表达与充血性心力衰竭密切相关，法舒地尔可降低 RhoA、ROCK mRNA 表达，缓解心力衰竭症状。RhoA/ROCK 信号途径与充血性心力衰竭也密切相关。Hattori 等在结扎大鼠冠状动脉引起急性心肌梗死的模型中发现，心肌梗死后引起的心力衰竭与 ROCK 的表达是正向调节的，应用法舒地尔控制细胞因子(如 TCG-β2/3)的表达可以明显抑制心肌梗死后引起的左心室心肌肥厚、重构和心力衰竭的出现。

3. *动脉粥样硬化* 在人类及动物的动脉粥样硬化血管节段 ROCK mRNA 死亡表达增强，长期使用 ROCK 抑制药能消退动脉粥样硬化斑块。研究证实，ROCK 通过以下环节对动脉粥样硬化和血栓的发生、发展起了关键的促进作用。①ROCK 促进纤溶酶原激活剂抑制物-1(PAI-1)的表达，同时 ROCK 通过活化转录因子等来向上调节 PAI-1 的表达，促进动脉粥样硬化及血栓的形成。②ROCK 参与促使单核细胞、中性粒细胞、巨噬细胞等炎性细胞向血管内膜下的转移，巨噬细胞分泌细胞趋化因子、生长调节因子等均参与动脉粥样硬化的发生和发展。③ROCK 参与血管内皮细胞的收缩，增加了内皮细胞的通透性，因而促进了动脉粥样硬化的发展。④ROCK 促进平滑肌细胞的增殖，血管中膜平滑肌细胞的迁移和增生是动脉粥样硬化的基本病理改变之一。

4. *糖尿病*　RhoA/ROCK 是胰岛素信号同路的缓解，与胰岛素抵抗的形成、胰岛素作用的调节及血糖的稳定有关。RhoA 在成熟的胰岛 B 细胞中表达，糖尿病小鼠模型胰岛 B 细胞 RhoA 表达显著增高，RhoA/ROCK 激活抑制胰岛素表达，应用 ROCK 抑制药能观察到胰岛素 mRNA 转录明显增高，胰岛素启动子的活性显著增强，这些实验结果均表明 ROCK 与糖尿病的发生有关。

5. *其他*　在脊髓损伤、阿尔茨海默病、神经炎症脊髓脱鞘等中枢神经系统疾病存在 ROCK 表达上调现象，而使用 ROCK 抑制药能够促进神经突起生长，促进损伤后神经功能恢复。RhoA/ROCK 信号通路还参与了多种疾病感染过程。国内外研究者发现 Rho/ROCK 信号通路还参与了慢性阻塞性肺疾病的发病过程，与气道的重塑存在着密切的关系，激活 ROCK 作用于气道的平滑肌细胞，或调节细胞因子和炎性因子等的产生，从而影响气道重塑的发生和进展。

三、Rho 激酶抑制剂

Rho/ROCK 信号通路是机体各组织细胞普遍存在的一条信号传导通路。从理论上说，影响信号传导通路的任一环节都有可能开发出新药。近年来针对 Rho/ROCK 信号传导通路中的关键信号分子——Rho 激酶开发的或正在研发的药物以 Rho 激酶抑制剂为主，故本节重点介绍 ROCK 抑制剂。

1. *盐酸法舒地尔(fasudil hydrochloride，FH)*　别名 HA1077、AT877，分子式为 $C_{14}H_{17}N_3O_2S \cdot HCl$，分子量为 327.83，结构式见图 3-34。

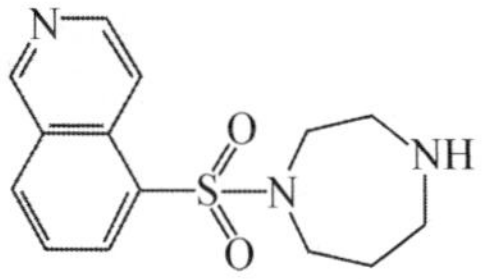

图 3-34　盐酸法舒地尔化学结构式

(1)药理作用：本品是一种蛋白激酶抑制剂，其作用对象不仅包括 Rho 激酶，也包括肌球蛋白轻链激酶等其他蛋白激酶类物质。它对 ROCK 有中度抑制作用，既能抑制 ROCK Ⅰ，也可抑制 ROCK Ⅱ，主要作用于 ROCK 催化结构域的 ATP 结合位点上，从而抑制 ROCK 的活性。盐酸法舒地尔通过抑制平滑肌收缩最终阶段的肌球蛋白轻链磷酸化，从而抑制平滑肌细胞的迁移，减少内膜增生；改善脑血管痉挛引起的脑缺血症状；选择性地增加脑和冠状动脉血流量；改善去氧肾上腺素、血管紧张素Ⅱ所致大鼠心肌细胞肥大；可抑制一过性两侧颈总动脉闭塞引起的沙鼠脑缺血模型的迟发性神经细胞损伤。

(2)作用机制：①法舒地尔不是单纯阻断钙离子内流，而是作用于细胞内。它不仅能抑制细胞内钙离子活动，还能抑制依赖性肌球蛋白轻链激酶和蛋白激酶 C 等多个蛋白酶，即抑制血管平滑肌收缩最终阶段肌球蛋白轻链磷酸化，扩张血管，改善血管功能失调。②抑制炎性细胞的浸润和黏附，减轻黏性反应。③减少氧化应激，增加 eNOS 的表达，促进 NO 生成。④抑制细胞迁移和细胞增殖，减轻组织重构。⑤抑制肌动蛋白微丝骨架的聚合和一些基因的表达。

(3)体内过程：法舒地尔是异喹啉磺胺衍生物。它对 ROCK 活性的 Ki 为 0.33μmol/L，对蛋白激酶 C(PKC)、MLCK 和 cMAP 依赖蛋白激酶有类似的选择性。成人单次 30min 内静脉持续给予盐酸法舒地尔 0.4mg/kg 时，血浆中原型药物浓度在给药结束时达峰值，其后迅速衰减，消除半衰期约为 16min。给药后 24h 内从尿中累积排泄的原形药物及其代谢产物为给药剂量的 67%。盐酸法舒地尔主要在肝代谢为羟基异喹啉及其络合物。羟基法舒地尔是法舒地尔的羟基化活性代谢产物，也是主要的体内代谢产物，它的活性比母药法舒地尔略强，主要抑制 ROCK，其对 ROCK 的抑制作用较对其他蛋白激酶的作用大 100 倍以上，且呈现剂量依赖性，体内半衰期可达到 5h 以上。法舒地尔和羟基法舒地尔体内血浆蛋白结合率均大于 50%，给药后迅速向组织转移，大量地分布于肺、心、脑等靶器官。

(4)临床应用：本品 2004 年国内上市，是目前唯一可用于临床的 ROCK 抑制剂。临床主要用于治疗脑血管痉挛引发的蛛网膜下隙出血。本品也缓解和预防由多种原因引起的脑血管痉挛，选择性扩张痉挛的脑血管，改善短暂性脑缺血发作、脑梗死、椎-基底动脉供血不足及后循环缺血、改善脑葡萄糖利用率，抑制脑神经细胞损伤。本品用于治疗急性缺血性脑卒中、脑血管病、心力衰竭和心绞痛。

(5)不良反应：本品有时会出现肝功能损害(7.64%)、颅内出血(1.63%)及鼻出血、皮下出血(0.29%)等。循环系统偶见低血压、颜面潮红；血液系统偶见贫血、白细胞减少、血小板减少；泌尿系统偶见肾功能异常、多尿；消化系统少见腹胀、恶心、呕吐等；偶见皮疹等过敏症状；其他如发热、头痛、意识水平低、呼吸抑制等较少见。

(6)禁忌证：①出血患者，尤其颅内出血的患者。②可能发生颅内出血的患者，术中对出血的动脉瘤未能进行充分止血处置的患者。③低血压患者，妊娠或可能妊娠妇女及哺乳期妇女应避免使用。

2. Y-27632　分子式为 $C_{14}H_{21}N_3O$，分子量为 283.8，结构式见图 3-35。

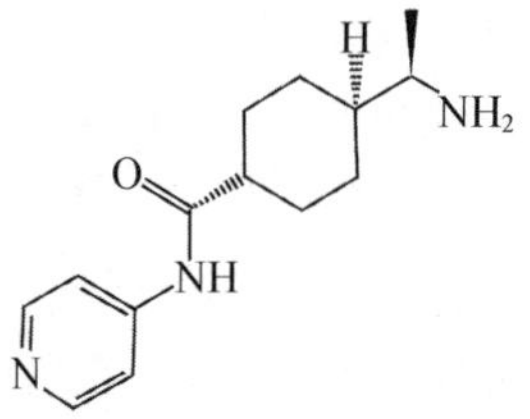

图 3-35　Y－27632 化学结构式

(1)药理作用：本品与法舒地尔一样是非亚基选择性抑制剂，对 ROCK 只有中等强度的抑制作用。通过竞争性结合 ROCK 催化结构域死亡 ATP 结合位点，阻止 ROCK 介导的肌球蛋白轻链磷酸酶的磷酸化，导致平滑肌细胞舒张。较大剂量时也可抑制其他丝/苏氨酸激酶如蛋白激酶 A，对血管平滑肌有明显的扩张作用，可降低血压，也可诱导支气管平滑肌扩张；抑制 RhoA，ROCKⅡ mRNA 的表达从而抑制前列腺平滑肌细胞的增殖，还可用于治疗男性性功能勃起障碍；可明显抑制肝癌细胞、胃癌细胞等消化道细胞的浸润和转移，还发现其对膀胱癌细胞浸润和转移也有明显的抑制作用；可以阻止人胚胎干细胞(hES)因分离诱导的细胞凋亡，在不影响 hES 的自我更新或者多潜能特性的前提下改善分离的 hES 细胞的存活率和克隆效果；可以松弛平滑肌。

(2)作用机制：同法舒地尔。

(3)体内过程：本品是 4-氨基吡啶类衍生物。它对 ROCK 的抑制作用更强。

(4)应用研究：本品是细胞生物学和药理学研究中广为应用的 ROCK 抑制药，是目前被认为最有用的检测 ROCK 在各种细胞中作用的工具药。本产品仅用于科研用途，尚未应用于临床。

(5)应用前景：①体内研究。Y-27632 作用于 PKC，cAMP 依赖的蛋白激酶和 MLCK 几乎没有活性，Ki 分别为 26μmol/L、25μmol/L 和＞250μmol/L。Y-27632 通过选择性抑制 Ca^{2+} 敏感化而抑制多种兴奋剂而不是 KCl，包括去氧肾上腺素、组胺、乙酰胆碱，Serotonin，Endothelin 和 Thromboxane 诱导的平滑肌收缩，IC_{50} 为 0.3～1μmol/L。Y-27632 作用于培养的细胞，抑制 Rho 诱导的，ROCKⅡ调节的等应力纤维的形成。Y-27632 处理、阻断 Rho 调节的肌动蛋白的激活，也阻断 LPA 刺激的 MM1 细胞入侵活性，这种作用存在浓度依赖性。10μmol/L 处理无血清悬浮(SFEB)培养基中的人类胚胎干细胞(hES)，显著减少分离诱导的凋亡，提高克隆效率(从 1%提高到 27%)，转基因后促进亚克隆，且使 SFEB 培养的 hES 细胞存活及分化成 $Bf1^{+}$ 皮质和基底端脑祖细胞。②体外研究。Y-27632 按 30mg/kg 剂量口服处理自发性高血压大鼠、肾性高血压大鼠、去氧皮质酮醋酸盐高血压大鼠，显著降低血压，这种作用存在剂量依赖性。Y-27632 按每小时 0.55μl 通过置入泵持续处理表达 Va114-RhoA 的大鼠，持续 11d，延迟细胞入侵。Y-27632 作用于肺循环，通过抑制 ROCK，降低缺氧诱导的血管生成和血管重构。

3. 二甲基法舒地尔(Fasudil)　别名为 H1152P，分子式为 $C_{16}H_{21}N_3O_2S$，结构式见图 3-36。

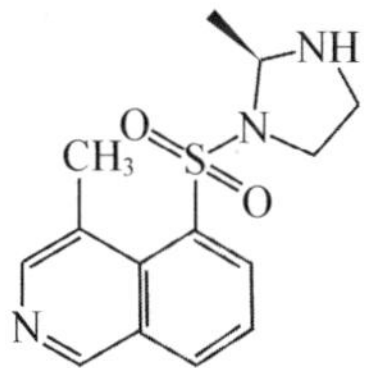

图 3-36　二甲基法舒地尔化学结构式

(1)药理作用：本品是与 ATP 选择性竞争的 ROCK 抑制剂。它对 ROCK 活性的 Ki 为 1.6nmol/L，对蛋白激酶 C(PKC)、PKA 和 MLCK 有弱选择性，其 Ki 分别为 9.27 nmol/L、630 nmol/L 和 10.1 nmol/L，与 Y-27632 相比，本品的选择性更强。本品能抑制由溶血磷脂酸诱导的 MARCKS 的磷酸化；可能抑制 EP3 诱导的 NO 形成；能抑制细胞凋亡；缓解神经性疼痛。

(2)作用机制：同法舒地尔。

(3)体内过程：本品同法舒地尔一样是异喹啉磺胺衍生物，它对 ROCK 有较强抑制作用。

4. Rockout　Rockout[3-(pyridine)-1H-indole]是新发现的 ROCK 抑制药。其结构特征不同于法舒地尔和 Y-27632，含有吲哚和吡啶结构，此化合物有较好的细胞活性，药理作用于

Y-27632 相似。但由于缺乏分子对接的数据，尚不清楚 Rockout 与 Rho 激酶的作用方式。

四、研究前景

目前研究证实 Rho 激酶信号通路与高血压、肺动脉高压、哮喘、结肠癌和前列腺癌等疾病密切相关，Rho 激酶抑制药能够有效地治疗高血压、肺动脉高压，可明显抑制肝癌细胞、胃癌细胞和膀胱癌细胞等癌细胞的浸润和转移，但仍然有一些疾病发展中的重要问题尚未完全清楚，Rho 激酶的两种同分异构体在心血管系统中的生理作用是什么？其具体的作用机制不甚明了，还需要进一步深入探讨。另外在 ROCK 抑制剂研发方面，由于 ROCK 的分布广泛，底物繁多，抑制不同组织细胞中的 ROCK 产生相应的生理功能也会很多，这意味着 ROCK 抑制剂潜在的不良反应也会较多。目前开发的 ROCK 抑制剂是针对 ROCK ATP 结合位点的，而 ROCK 与替他蛋白激酶的高度同源性，从而导致对 ROCK 的选择性是有限的，这也不可避免地带来新的不良反应。另外 ROCK 抑制剂除法舒地尔已经上市外，尚未见新的 ROCK 抑制剂上市，新的特异性 ROCK 抑制剂开发还有一段路程要走。

ROCK 现在已成为治疗心脑血管疾病、哮喘、勃起功能障碍和抗恶性肿瘤药物研发的重要的新靶点，具有广阔的应用前景，为治疗心血管、呼吸系统、神经系统等疾病提供了新的希望。

（常福厚　胡玉霞）

参考文献

邓玮明，李辽源.2012.RhoA 以及下游 ROCK 信号转导分子在前列腺癌中的研究进展.广东医学，33(22)：3488-3489.

段为钢，袁胜涛，廖红，等.2007.Rho 激酶及其抑制剂的研究进展.药学学报，42(10)：1013-1022.

徐利保，王天晓，孙薇，等.2008.Rho 激酶抑制剂的研究进展.国际药学研究杂志，35(6)：429-432.

Guilluy C，Eddahibi S，Agard C，et al.2009.RhoA and Rho kinase activation in human pulmonary hypertension：role of 5-HT signaling.American journal of respiratory and critical care medicine，179(12)：1151-1158.

第十节　可溶性鸟苷酸环化酶激动剂

随着一氧化氮(nitric oxide，NO)作为心血管系统中一种重要的信号转导分子被发现后，NO 信号转导越来越受到人们的密切关注，而可溶性鸟苷酸环化酶(soluble guanylate cyclase，sGC)是一种在体内广泛分布的信号转导酶，作为 NO 的敏感器和受体，能够被一氧化氮(nitric oxide，NO)激动后催化三磷酸鸟苷反应生成第二信使环鸟苷酸（cyclic guanosine monophosphate，cGMP)，cGMP 作为细胞内最重要的第二信使之一，通过调节下游元件蛋白激酶 G、cGMP 依赖的磷酸二酯酶及 cGMP 门控离子通道，参与许多心血管系统生理过程，如促进血管和平滑肌舒张、抑制血小板凝聚、抑制血管重构等。

sGC 遍布于哺乳动物的细胞溶质中，由 α 和 β 两个亚基组成，且含有血红素辅基的异源二聚体蛋白，单个亚基的表达不具有催化活性，而 αβ 异源二聚体则 是 sGC 行使催化活性必需的，α 或 β 亚基中任何一个的表达水平受到抑制都将很大程度上降低 sGC 的催化活性。sGC

作为多种疾病的重要药物靶标，表现出了许多独特的优势，为这些疾病治疗药物的研发提供了一个新途径。sGC 激动剂是依赖于还原态血红素辅基的并且与 CO/NO 气体协同激活 sGC 作用。吲哚类衍生物（YC-1）是发现的第一个 sGC 激动剂，由于 YC-1 具有不依赖于 cGMP 的效应和抑制 PDE5 的活性，且药物不良反应很大，因此在临床上应用上有很大的局限性。随后许多新型的 sGC 激动剂药物被发现，目前主要有三类衍生物：第一类是在 YC-1 结构基础上发展起来的，如 CMF-1571，但口服的生物利用性和药效比较低；第二类是丙稀酰胺类似物，但这类化合物研究不多；第三类是吡唑并吡啶衍生物，此类衍生物与 YC-1 相似，但效果及特异性均优于 YC-1，经过对此类衍生物优化，最后筛选出一种可口服的 sGC 激动剂 riociguat（BAY 63-2521）。

1. 代表药物——利奥西呱（riociguat）　分子式为 $C_{20}H_{19}FN_8O_2$，结构式见图 3-37。

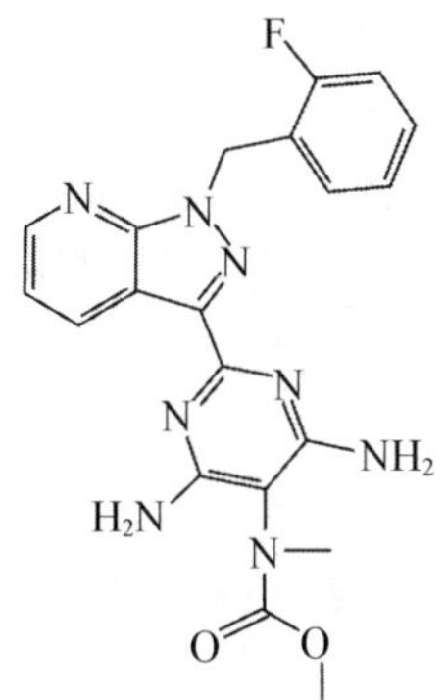

图 3-37　利奥西呱结构式

（1）药物作用：NO 激活 sGC，使其转化为环鸟苷酸 cGMP，起到舒张血管平滑肌的作用。晚期肺动脉高压（PAH）患者体内 NO 耗竭，sGC 通过增加对低水平 NO 的敏感性介导血管舒张。利奥西呱不依赖于 NO 直接作用于细胞内 sGC，升高 cGMP 水平，增加其对低水平 NO 的敏感性，可使肺血管舒张，具有抗增殖和抗纤维化作用。

（2）作用机制：血管内皮细胞释放的 NO 可与血管平滑肌细胞中的鸟苷酸环化酶结合，引起 cGMP 水平上调，促进血管舒张、抑制细胞增殖。当 NO 结合 sGC，催化信号分子 cGMP 的合成。细胞内 cGMP 在血管张力、增殖、纤维化和炎症调节过程中起重要作用。肺动脉高压的发病机制可能与 NO 合成障碍、内皮功能障碍及 NO-sGC-cGMP 通路的刺激不足有关。利奥西呱具有双重作用，一是通过稳定 NO-sGC 的结合，增强 sGC 对内源性 NO 的敏感性；二是不依赖于 NO，通过其他的结合位点直接激活 sGC。

（3）体内过程：利奥西呱的剂量范围 0.5～2.5mg，绝对生物利用度约 94%，服用本品约 1.5h 达血药峰浓度，食物对 riociguat 的生物利用度无影响。稳态时分布容积约为 30 L，人体血浆蛋白结合率约为 95%，血药峰浓度时间（t）为 0.25～5h，半衰期（$t_{1/2}$）为 10～12 h。利奥西呱主要通过 CYP1A1、CYP3A、CYP2C8 和 CYP2J2 代谢而被清除。主要活性代谢物 M1，M1 进一步代谢为无活性的 N-葡萄糖醛酸。在 PAH 患者中 M1 的血浆浓度约为 riociguat 的一半。健康个体口服经放射性标记的 riociguat 后，在尿和粪便中回收标记的放射性物质分别约为 40% 和 53%。在多数个体中代谢排泄物仍是排泄物中主要组分。

(4)临床应用:利奥西呱可松弛动脉、增大血流、降低血压,特别适用于术后或不能手术的持久性或复发慢性栓塞性肺动脉高压和成人肺动脉高压,可改善运动能力和延缓病情恶化。

(5)不良反应:利奥西呱主要的不良反应为头痛、头晕、恶心、腹泻、呕吐、胃食管反流和消化不良等,还可引起出血,严重出血事件包括阴道出血、导管部位出血、硬膜下血肿、咳血和腹腔内出血。利奥西呱可能会导致直立性低血压的发生。

(6)禁忌证:①妊娠妇女禁用,利奥西呱可能会导致胎儿畸形的可能;②肺血管扩张剂可能使肺静脉闭塞病(PVOD)患者的心血管显著恶化,对这类患者不建议服用本品。如发生肺水肿体征,应考虑伴 PVOD 的可能性,经确证应终止服用本品。

(7)药物相互作用:利奥西呱主要经过细胞色素 P450(CYP450) 介导的新陈代谢清除,直接经过胆道或者肾脏排泄时其药动学没有明显改变。在 30 名健康人群中进行的一项双盲交叉实验表明,法华林与利奥西呱之间没有出现药动学的相互作用,仅出现了利奥西呱最大血药浓度下降 16% 左右,酮康唑、伊曲康唑、克拉霉素等 CYP450 抑制剂与利奥西呱联用时可降其最大血药浓度;利奥西呱与 PDE 抑制剂(西地那非、他达那非) 及内皮受体拮抗剂(波生坦)等药物联用时,可能会导致其血浆浓度的降低,更容易引起直立性低血压。CYP3A4 强诱导剂(如苯妥英钠、卡马西平、苯巴比妥)可明显降低利奥西呱的药物浓度。理论上利奥西呱可通过增加血小板 cGMP 的水平来增强阿司匹林抗血小板聚集功能,但是在健康受试者接受 2.5 mg 利奥西呱和 500mg 阿司匹林的研究实验中,利奥西呱并没增加。

(8)药物临床应用指征、指南、方法:本品推荐起始剂量为 1mg,每日 3 次。对可能不耐受本品低血压作用的患者,考虑开始剂量 0.5mg,每日 3 次。如收缩压仍大于 95mmHg 和患者无低血压体征和症状,上调 0.5mg 剂量。剂量增加间隔不应短于 2 周。剂量可增加至最高耐受剂量 2.5mg,每日 3 次。如患者有低血压症状,则减低 0.5mg 剂量。如果遗漏吃药,患者需继续服用下一次定期的剂量。中断服药 3d 以上,需重新调整剂量。在能耐受吸烟患者中考虑调整剂量高于 2.5mg,每日 3 次。停止吸烟后,患者可能需要减低剂量。患者接受强细胞色素 P450(CYP) 和 P-糖蛋白/乳癌耐药蛋白(P-gp/BCRP) 抑制剂如抗真菌药(酮康唑、伊曲康唑)或 HIV 蛋白酶抑制剂(如利托那韦) 的过程中开始服用本品,建议起始剂量为 0.5 mg,每日 3 次,同时监测本品与强细胞色素 P450(CYP) 和 P-糖蛋白/乳癌耐药蛋白(P-gp/BCRP)抑制剂同时使用时低血压的体征和症状。抗酸药如氢氧化铝/氢氧化镁能降低利奥西呱吸收,服用 1 h 内不应服用抗酸药。

(9)循证医学证据、分析:临床多中心、双盲随机、安慰剂对照 CHEST-1 试验,入选 261 名不能手术的慢性栓塞性肺动脉高压病患者共治疗 16 周,前 8 周剂量自 1mg 增至 2.5mg,后 8 周维持剂量,每日 3 次,研究结束达到主终点,与安慰剂相比,该药组 6min 行走距离改善,次终点肺血管阻力、N 端脑钠肽原和 WHO 功能分类均有改善。临床多中心、双盲随机、安慰剂对照 PATENT-1 试验,入选 445 名未曾治疗或未曾用内皮素受体拮抗剂或前列环素类似物治疗的慢性栓塞性肺动脉高血压患者,共治疗 12 周,前 8 周剂量自 1mg 增至 2.5mg,后 4 周维持剂量,每日 3 次,研究结束达到主终点,与安慰剂相比,该药组 6min 行走距离改善,次终点肺血管阻力、N 端脑钠肽原和 WHO 功能分类均有改善。

2. *应用展望* sGC 激动剂在用于血管功能性异常诊断及治疗心力衰竭、肺动脉高压等心血管疾病中具有良好的效果,其中利奥西呱(商品名:adempas) 是新一类可溶性鸟苷酸环化酶(sGC) 激动剂,具有双重作用机制,它可以增强 sGC 对内源性 NO 的敏感性,且不依赖于

NO,通过其他的结合位点直接激活 sGC。目前利奥西呱已经获得美国、欧盟等国家的批准并已经上市,利奥西呱具备的独特作用机制,在治疗慢性栓塞性肺动脉高压和成人肺动脉高压方面显现出疗效确切,安全性和耐受性良好,简单方便的用药方式等优势,具有乐观的市场前景,但其也具有头痛、头晕、消化不良、直立性低血压等多样副作用,是否可通过药物的合理配伍、剂量调整等方式降低其不良反应,还有待进一步研究。此外,sGC 作为一个重要的信号转导酶以及治疗多种疾病的新靶标,对进一步开发更加安全、合理、有效的 sGC 激动剂类药物具有一定的发展前景。

（周　群）

参 考 文 献

潘雄,程应樟,程晓曙.2016.治疗肺动脉高压新药——利奥西呱.中国药学杂志.51(2):159-162.

MEIS T,BEHR J.2014.Riociguat for the treatment of pulmonary hypertension.Expert Opin Pharmacother,15(16):2419-2427.

Wang H,Zhong F,Pan J,L et al.2012.Structural and functional insights into the heme-binding domain of the human soluble guanylate cyclase alpha2 subunit and heterodimeric alpha2beta1.J Biol Inorg Chem,17:719-730.

第十一节　前列环素类似物

前列腺素 I_2(prostaglandin I_2,PGI_2)又称前列环素,是膜磷脂释放的花生四烯酸的代谢产物,主要由血管内皮细胞(vascular endothelial cell,VEC)和 VSMC 产生。PGI_2与前列腺素 IP 受体结合后偶联调节蛋白,并激活腺苷酸环化酶(adenylyl cyclase,AC),增加细胞内环磷酸腺苷(cyclic AMP,cAMP)的浓度,介导激活蛋白酶 A,促使 VEC 释放 NO,引起血管舒张,并同时发挥抗血小板聚集、抑制 VSMC 增生、抑制肺成纤维细胞合成胶原和免疫调节等作用。

已有研究表明 PGI_2缺乏可引起肺动脉高压(pulmonary artery hypertension,PAH),PAH 患者 PGI_2合成酶活性和 PGI_2水平均降低,其合成与分解代谢均明显异常,PGI_2代谢调节障碍,从而导致血管收缩和抗增殖能力下降。PAH 是由于肺动脉内皮细胞、平滑肌细胞和纤维细胞不断增生导致的复杂血管病变,是以血管增殖、内膜增生重塑、原位血栓形成、肺血管床进行性闭塞和肺血管阻力进行性增加为特征的肺小动脉疾病,血管痉挛收缩、血管壁重建及原位血栓形成三种因素的综合作用使肺血管阻力进行性升高,最终导致右心功能衰竭和死亡。大部分患者诊断 PAH 后预期寿命仅有 2～3 年,治疗棘手,预后极差,死亡率高。

PAH 发病机制非常复杂,目前还未系统掌握,与 PGI_2合成酶活性降低致使 PGI_2水平下降、内皮素-1 水平升高、磷酸二酯酶-5 过度表达等有关。近年来,随着对 PAH 发病机制认识的不断深入,开发了一批针对 PAH 不同发病机制的靶向治疗药物,丰富了 PAH 药物治疗手段,改善了 PAH 患者预后,使得 PAH 患者的生存质量及寿命均明显提高。本章节主要介绍 PAH 新型靶向治疗药物——PGI_2类似物。

一、代表药物

1. 依前列醇(Epoprostenol)　分子式为 $C_{20}H_{32}O_5$，分子量为 352.5，化学结构式见图 3-38。目前有两种类型制剂即依前列醇-GM(含有甘氨酸甘露醇结构，商品名为 Flolan)和依前列醇-AM(含有精氨酸甘露醇结构，商品名为 Veletri)。英国葛兰素史克(GSK)公司旗下商品名为 Flolan 的依前列醇钠盐注射剂，1995 年获 FDA 批准用于治疗 PAH，是 PGI_2类药物中首个上市药物。依前列醇的理化性质决定了 Flolan 的给药方式为持续静脉注射，必须给患者置入中心静脉导管，并使用便携式输液泵，给药时须用附带的专用稀释液配制，且配制成溶液后只能在 2～8℃保存不超过 48h。随后，瑞士 Actelion 制药公司开发了商品名为 Veletri 的依前列醇钠盐注射剂，2008 年获 FDA 批准上市。Veletri 比 Flolan 有所改进，它可以直接用注射用水或生理盐水配制，且配成的溶液可在室温保存 48h，在 2～8℃可放置 5d。

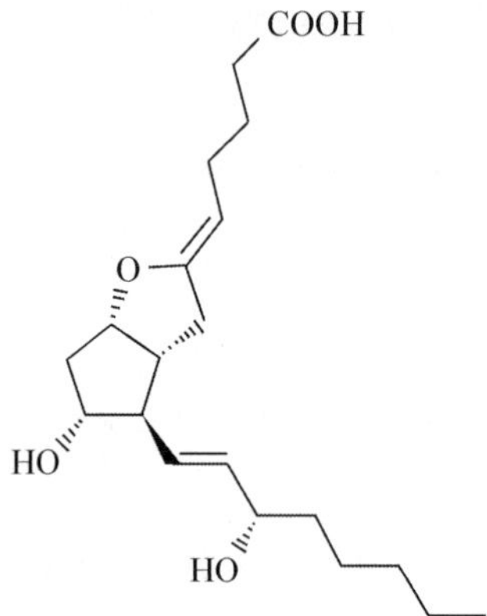

图 3-38　依前列醇化学结构式

依前列醇是合成的前列环素，其化学稳定性差，在水溶液及 pH<10.5 条件下不稳定，不能口服，半衰期很短(<5min)，在体内很快代谢成无活性的 6-酮-$PGF_{1\alpha}$。该药在常温下性质不稳定，需要每天新鲜配液，并使用冰袋保持低温，患者不论在任何时候均需要携带便携式输液泵，造成了治疗上的不便，这些都是影响该药普遍使用的局限性。本品一般从小剂量开始，1～2ng/(kg·min)，随后根据药物的不良反应及患者的耐受性以 0.5～1.0ng/(kg·min)的速度缓慢上调，直至适合患者的稳态剂量，一般在 20～40ng/(kg·min)。

Homma 等研究证实，依前列醇具有剂量相关性的降低肺血管阻力作用，对于重度 PAH、特发性 PAH 和未手术的慢性血栓栓塞性 PAH 患者的疗效优于传统药物，且具有长期有效性，尤其在治疗纽约心脏病学会(New York Heart Association，NYHA)心功能Ⅲ～Ⅳ级的 PAH 患者获益更多。McLanghlin 等研究表明，依前列醇能改善 PAH 患者运动耐量、临床症状和血流动力学状态，在随访 162 例应用本品治疗的 PAH 患者中，其治疗 1、2 和 3 年的患者生存率分别是 87.8%、76.3%和 62.8%，明显高于常规治疗组的预期生存率 58.9%、46.3%和 35.4%。Barst 等研究显示，依前列醇组患者的 6min 步行距离明显延长，平均肺动脉压较常规组明显降低，死亡的 8 个患者全部出于常规治疗组。Sitbon 等试验表明，178 例 NYHA 心功能分级为Ⅲ～Ⅳ的原发性 PAH 患者，依前列醇组第 1、2、3、5 年的生存率分别为 85%、

70%、63%、55%，而对照组分别为 58%、43%、33%、28%。心功能Ⅲ级及以下的患者，依前列醇不作为一线药物使用，但心功能Ⅳ级尤其有明显血流动力学异常的 PAH 患者，本品可作为一线药物使用。

依前列醇的常见不良反应有咀嚼时下颌关节痛、头痛、腿痛、腹泻、恶心、颜面潮红等，一般比较轻微，且呈剂量依赖性。该药的缺点是药效短，患者必须持续静脉用药，治疗过程中微泵异常或导管破裂的发生率虽然很低，仍可能导致右心衰竭，亦存在感染风险，甚至死于脓毒血症。

2. 曲前列环素（曲前列尼尔，treprostinil）　曲前列环素分子式为 $C_{23}H_{34}O_5$，分子量为 390.5，化学结构式见图 3-39。由美国联合治疗公司（United Therapeutics Corporation）开发的曲前列环素钠盐注射剂，于 2002 年获 FDA 批准上市，用于治疗 WHO 功能分级Ⅱ～Ⅳ级的 PAH 患者，商品名为 Remodulin，2005 年基于与皮下注射的生物等效性批准了 Remodulin 的静脉用药。皮下或静脉注射 Remodulin 均需持续给药。为了避免输液的弊端，联合治疗公司还开发了曲前列环素吸入剂，商品名为 Tyvaso，并于 2009 年经 FDA 批准上市用于治疗 WHO 功能Ⅲ级的 PAH 患者。Tyvaso 是继依诺前列素吸入剂 Ventavis 后 PAH 治疗药物中第 2 个吸入剂，二者对肺血管阻力的降幅相近，但曲前列环素的作用时间更持久，全身不良反应更少。近期，联合治疗公司还研发出曲前列环素二乙醇胺（UT-15C）口服缓释片。

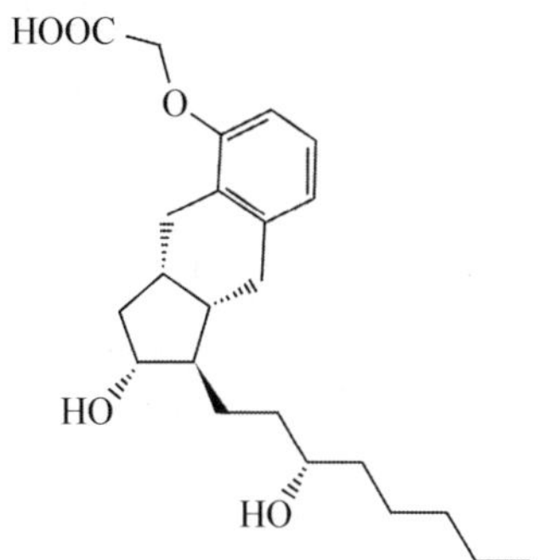

图 3-39　曲前列环素化学结构式

曲前列环素是一种三环苯前列环素类似物，与依前列醇有相似的药理学作用，其在中性 pH 环境及室温下均具有较好的药物稳定性，可经皮下、静脉、吸入和口服等多种途径给药，较长的半衰期（约 4.5h）可减少由于意外中断输注而引起的心血管崩溃风险。本品推荐的一般剂量是 5～10ng/(kg · min)，与依前列醇相比，静脉输注的曲前列环素可隔日给药一次而不需要每天静脉输注。

一组 470 例 PAH 患者的多中心随机安慰剂对照临床试验表明，曲前列环素治疗组（233 例）起始剂量为 1.25ng/(kg · min)，逐渐增加至最大剂量 22.5ng/(kg · min)，治疗 12 周后，曲前列环素治疗组较安慰剂治疗组（237 例）6min 步行距离增加了 16m，肺血流动力学改善。另一项长期、开放研究中，平均随访时间达 26 个月，特发性 PAH 或者慢性血栓栓塞性 PAH 患者接受皮下注射曲前列环素后，运动耐量、症状得到持续改善。还有一项针对 12 例 PAH

患者为期12周的前瞻性、开放性研究表明，将治疗快速转变为静脉输注曲前列环素可改善6min步行距离、患者症状、生活质量评分和肺血流动力学等指标，其疗效呈剂量依赖性，且不良事件发生率也无明显变化。虽然曲前列环素的使用剂量是依前列醇的2倍多，但在12周内所有病例显示曲前列环素不良反应相对较少，与依前列醇相比其优势主要是减少了药物更替时间(依前列醇每12～24小时更换1次，曲前列环素每48小时更换1次)，当患者出现临床恶化时可停用曲前列环素而改用依前列醇。由于曲前列环素具有较好的安全性和较易管理的优势，故其已成为靶向治疗PAH的一线治疗药物。

曲前列环素最常见的不良反应为咳嗽(12.5%)、头痛(4%)及颌痛(2%)等。皮下注射本品的不良反应为注射部位红斑、疼痛，且发生率高。吸入型给药将曲前列环素直接送至肺泡毛细血管，减少了全身不良反应，但由于吸入的量少，其疗效不如皮下注射和静脉注射。少数患者曾有颜面潮红、恶心、腹泻、皮疹、瘙痒、头晕、水肿、低血压、足痛等不良反应。

3. *伊洛前列素(依诺前列素，iloprost)* 伊洛前列素分子式为 $C_{22}H_{32}O_4$，分子量为360.5，化学结构式见图3-40。瑞士Actelion公司研发的伊洛前列素吸入剂，商品名为Ventavis，是FDA批准的PAH治疗药物中第一个吸入剂，2004年在美国上市，此后陆续在法国、德国、爱尔兰等上市。德国Schering公司开发了伊洛前列素氨丁三醇的注射剂，商品名Ilomedin，在新西兰上市用于治疗PAH，在欧洲则用于血管闭塞性脉管炎。伊洛前列素吸入剂2006年在我国上市，目前已广泛应用于心功能Ⅲ～Ⅳ级PAH患者的常规治疗、PAH危象抢救、围术期PAH危象预防及周围血管疾病的治疗。

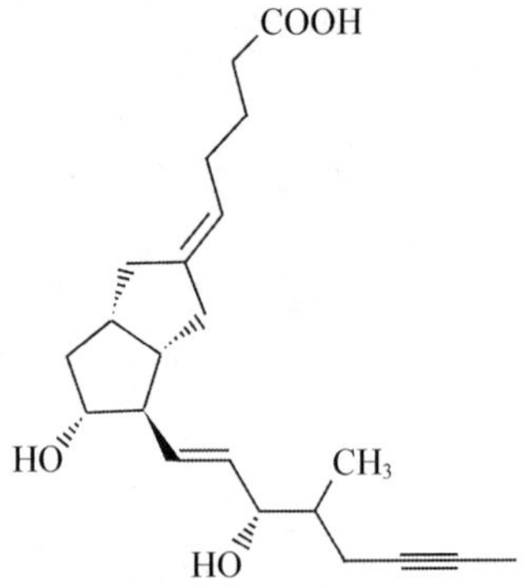

COOH
HO
CH3
HO

图3-40 伊洛前列素化学结构式

伊洛前列素是一种化学性质稳定的 PGI_2 类似物，可通过口服、静脉和吸入途径给药，雾化吸入是其主要给药方式，可直接作用于治疗靶点。吸入药物颗粒通过呼吸道沉积于肺泡内，而肺泡内动脉紧密包裹在肺泡和末梢细支气管表面，因此沉积在肺泡内的药物会优先作用于微小肺动脉，起到扩张毛细血管前括约肌和微动脉平滑肌细胞的作用，改善肺通气血流比，其血管扩张作用可持续35～45min。本品初始吸入剂量为2.5μg，如果患者能很好地耐受，每次剂量可增加到5.0μg并维持此剂量；如果不能耐受，仍将每次剂量维持在2.5μg；肝肾功能不全患者应适当减少用量。伊洛前列素血浆半衰期较短，仅为20～25min，吸入30～60min血流动力学效应基本消失，为维持一定的血药浓度，每天需吸入6～9次，每次持续30min。

Olsechewski 等在一项以安慰剂为对照，纳入 204 例 NYHA 心功能Ⅲ～Ⅳ级 PAH 患者的随机试验中，共有欧洲 37 个肺高压医学治疗中心参与，随机分为伊洛前列素组(每日吸入 6～9 次，每日用量为 2.5～5g)和安慰剂组。随访 12 周后，伊洛前列素组 6min 步行距离增加 36.4m，仅 4%患者因病情恶化而终止试验，而安慰剂组只有 5%患者临床状况得到改善。Olsechewski 等在另一项为期 2 年的非对照研究中发现，PAH 患者通过伊洛前列素的长期治疗，2 年生存率为 87%，高出预计生存率 22%，但 5 年内保持病情稳定的患者不足 20%，因此伊洛前列素的长期有效性还需进一步证实。Sablotzki 等对 45 例等待心脏移植的患者吸入伊洛前列素 20μg，吸入后患者的平均肺动脉压、肺血管阻力明显下降，心排血量增加。Baysal 等对患 PAH 行瓣膜手术的患者在术中分别静脉应用伊洛前列素和吸入 NO，结果发现两者均能明显降低平均肺动脉压和肺血管阻力，且伊洛前列素尤为显著，还可增加心排血量。北京安贞医院观察了 25 例 PAH 患者，随访 3 年结果证实吸入伊洛前列素可降低肺动脉压力、肺血管阻力，改善心功能，提高生活质量。雾化吸入和(或)静脉泵入伊洛前列素已成为我国 PAH 导致右心衰竭患者首选抢救药物之一。但到目前为止，吸入性伊洛前列素还未进行过与静脉注射依前列醇或曲前列环素静脉给药的比较研究。

伊洛前列素是一种吸入的直接肺血管扩张药，具有较高的肺内选择性，因而全身不良反应较少，耐受性良好。常见的不良反应主要是颜面潮红、咳嗽、头痛、恶心、呕吐、失眠、低血压、下颌痛、心悸、晕厥、咯血、肺炎等。另外由于本药对血小板的作用可能会使出血的风险性增加。

4. 贝前列素(beraprost)　贝前列素分子式为 $C_{24}H_{30}O_5$，分子量为 398.5，化学结构式见图 3-41。1995 年 Kaken 和 Yamanouchi 株式会社同时开发的贝前列素钠片(商品名分别为 Procylin 和 Dorner)在日本获批用于治疗特发性 PAH，每日 3～4 次。随后，贝前列素在韩国上市，商品名为 Berasil。2007 年 Toray 和 Astellas 公司(前身：Yamanouchi 株式会社)的贝前列素钠缓释片(Careload® LA)在日本获批用于治疗 PAH，成为 PGI_2类药物中第一个缓释剂。同年，Kaken 株式会社的贝前列素钠缓释片(Berasus® LA)也在日本获准上市。然而，Ikeda 等研究发现贝前列素仅在治疗早期表现出较好的疗效，这可能是导致该药用于治疗 PAH 的审批在亚洲以外国家受限的主要原因。

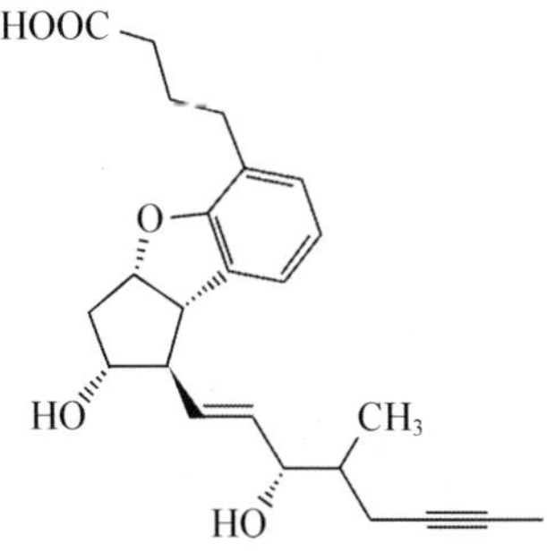

图 3-41　贝前列素化学结构式

贝前列素是第一个化学性质稳定且口服有活性的 PGI_2 类似物，能选择性地扩张 PAH 患者的肺血管，口服后吸收迅速，尤其在空腹情况下吸收更迅速，半衰期较短，为 35～40min。8 名健康成人一次口服贝前列素钠 100μg 时，达峰时间、峰值浓度和血浆半衰期分别为 1.42h、

0.44ng/ml 和 1.11h。连续 10d 口服贝前列素钠每次 50μg，每日 3 次，最高血浆原药浓度是 0.3～0.5ng/ml，没有出现因反复给药引起的药物蓄积。12 名健康成人一次口服贝前列素钠 50μg 后，24h 内尿中原形药物的排泄量是 2.8μg，β-氧化物的排泄量是 5.4μg。原形药物和 β-氧化物也可以葡萄糖醛酸结合物的形式排泄，总排泄量中游离形式的原形药物和 β-氧化物的比率分别是 14%和 70%。

Galie 等在一项以安慰剂为对照，纳入 130 例 NYHA 心功能分级为Ⅱ～Ⅲ级的 PAH 患者的随机双盲试验中，共有 13 个医学中心参与，随机分为贝前列素组（65 例，口服每日 4 次，采用最大可耐受剂量）和安慰剂组（65 例），随访 12 周后，贝前列素组 6min 步行距离增加 25m，患者症状改善，但 NYHA 心功能分级和血流动力学改变却无统计学差异，且其运动耐量的改善只能维持 3～6 个月。2003 年 Barst 等一项研究显示，同安慰剂组相比，贝前列素组患者在 3 个月和 6 个月时的 6min 步行距离分别提高了 22m 和 31m，但在 9 个月或 12 个月时无改变，1 年生存率两组间也无显著差异。多项研究提示贝前列素疗效可能随时间的延长而减弱。基于此结果，虽然日本、韩国等国家批准了本品治疗 PAH，但欧美均未批准贝前列素用于治疗 PAH。2009 年 Kunieda 等完成了一项贝前列素长效口服制剂（TRK-100STP）治疗 PAH 的开放性、多中心研究，46 例 PAH 患者口服 TRK-100STP 治疗 12 周后，发现 6min 步行距离增加 33.4±66.0m，平均肺动脉压以及肺血管阻力分别下降 2.8±5.5mmHg、0.89±0.81 wood 单位。TRK-100STP 有望成为新的口服 PGI_2 类代表药物。

贝前列素由于半衰期短，需多次给药，可能导致血药浓度不稳定，同时影响患者服药的依从性。其常见的不良反应包括头痛、头晕、颜面潮红、下颌骨疼痛、恶心、腹痛、腹泻等，多数在剂量增加过程中出现，在维持剂量的治疗过程中明显减少。少数患者曾有出血倾向、休克、间质性肺炎、心绞痛、心肌梗死等严重不良反应的报道。

二、研究展望

PAH 是一种发病机制复杂、预后较差的疾病，早期诊断和选取合理的药物对治疗 PAH 十分重要。近年来，由于在 PAH 病理生理学和分子生物学等方面研究取得了较大进展，使其药物治疗有了很大发展。治疗已从过去的非特异性血管扩张药物到现在的靶向治疗药物，从单一药物治疗到不同机制多种药物联合以及综合治疗，极大改善了患者的病情及预后。随着对疾病研究和对药物作用机制及特点的了解和深入，对药物联合治疗的研究及新药物的不断开发，PAH 的药物治疗必将会取得突破性进展。

（邓水秀　潘伟男）

参考文献

Homma S.2010.Dose-dependent reduction in pulmonaryvascular resistance with epoprostenol in pulmonary arterialhypertension.Circ J，74(10)：2062-2063.

Olschewski H，Hoeper MM，Behr J，et al.2010.Long-term therapywith inhaled iloprost in patients with pulmonary hypertension.Respir Med，104(5)：731.

O'Callaghan DS，Savale L，Montani D，et al.2011.Treatment of pulmonary arterial hypertension with targeted therapies.Nat Rev Cardiol，8(9)：526-538.

第十二节 二氯乙酸

二氧乙酸(dichloroacetic acid,DCA)分子式为 $C_2H_2Cl_2O_2$,分子量为128.95,结构式见图3-42。

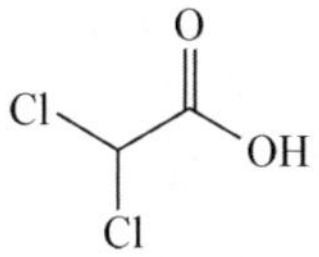

Cl, O, OH, Cl

图3-42 二氯乙酸化学结构式

1. 药理作用 二氯乙酸盐可以促进乳酸氧化,降低血液乳酸水平,改善机体的酸碱代谢平衡。在组织缺氧情况下,如激烈运动造成的组织缺氧及高乳酸水平,二氯乙酸盐可通过增加氧摄取、激动丙酮酸脱氢酶复合物,促进乳酸氧化,补充能量供应,从而改善缺氧组织的能量代谢状况。

2. 作用机制 二氯乙酸是丙酮酸脱氢酶复合物的激动药,它可以通过抑制丙酮酸脱氢酶激酶来激活丙酮酸脱氢酶复合物(PDH),丙酮酸脱氢酶复合物是葡萄糖和丙酮酸氧化过程中的限速酶,它催化丙酮酸氧化脱羧,产生乙酰辅酶A使葡萄糖氧化进入三羧酸循环,降低乳酸生成,提高三磷腺苷和磷酸肌酸水平。

3. 体内过程 给健康人20 min静脉滴注DCA-Na 10mg/kg和20mg/kg,其 $t_{1/2}$ 为20~36min,低剂量静脉滴注DCA-Na 0.34 L/kg,CI为11.3 ml/(min·kg),高剂量静脉滴注DCA-Na 0.19L/kg,CI为4.5 ml/(min·kg)。结果提示,DCA药动学参数的种间差异很大,DCA在人体的消除速率具有剂量依赖性。当剂量>35 mg/kg时,DCA在人体呈非线性消除。DCA在肝组织中 $t_{1/2}$ 为9.74h,组织浓度能更好地反映其降乳酸作用。DCA全身应用,可在肝和肌肉等组织中蓄积。为避免重复用药时蓄积中毒,应根据个体情况适当延长给药间隔。采用平衡透析法研究了一例健康人的DCA-Na血浆蛋白结合率,当DCA血浆浓度由12.5μg/ml增至300μg/ml时,血浆蛋白结合率由51%降至29%。

4. 临床应用 主要用于心及脑血管疾病、糖尿病,及各种疾病引起的乳酸酸中毒。还可以改善先天性线粒体酶缺乏引起的乳酸酸中毒症状和控制并发症。二氯乙酸盐尚可以治疗严重疟疾引起的乳酸酸中毒,而且不影响抗疟药奎宁的药动学。

5. 不良反应 只有个别出现不良反应,主要表现为疲倦、镇静等。即使有较为严重的外周神经系统症状,停药后即自行消失,并未发现不可逆的器质性损伤。对大鼠进行的慢性毒性试验显示,大剂量二氯乙酸盐(每日1100mg/kg),从第4周开始发生神经毒性症状,表现为运动行为和神经反射异常及体重和红细胞中酮醇转移的活性降低。而这些毒性症状可通过口服维生素B(每日0.6mg/kg)所改善,不影响体重变化。

6. 禁忌证 对本品或药物的非活性成分严重过敏者禁用。维生素B缺乏症和高钠血症禁用。

7. 药物相互作用 由于二氯乙酸钠和碳酸氢钠都可用于缓解乳酸酸中毒,前者能够主动抑制乳酸生成,促进乳酸代谢;后者则可以被动而迅速地调节体液pH,因此可将两者配伍使用，从而增加疗效，弥补各自的不足，如伍用二氯乙酸钠可减少碳酸氢钠的用量、降低高钠血症的发生率。

8. *药物临床应用指征、指南、方法* 针对不同治疗目的，二氯乙酸盐的给药剂量范围相当广泛。如在治疗1例危重先天性丙酮酸脱羧缺失症时，使用二氯乙酸钠的剂量分别为：50mg/kg（口服，每日2次，或静脉注射，每日3～4次）、100mg/kg（静脉注射，每日4次）、150mg/kg（静脉注射，每日4次）或125mg/kg（静脉注射，每日12次），即日剂量为100～1500mg/kg。而普遍用于治疗代谢性酸中毒、糖尿病和心肌缺血或脑系统代谢异常等疾病的剂量则为12.5mg/kg至25mg/kg、35mg/kg、40mg/kg或50 mg/kg。一般每日给药1～2次，即日剂量为50～100mg/kg。静脉注射时，每次需10～60min。

9. *循证医学证据、分析* DCA对婴儿或成人多种原因引起的乳酸酸中毒均有较好疗效。22例先天性乳酸酸中毒患儿应用DCA-Na 15～200mg/(kg·d)，最长用药时间达3年，降乳酸有效率为91%。39例多原因引起的乳酸酸中毒成人应用DCA-Na 35～50 mg/kg，80%的病人血乳酸水平显著下降，动脉血pH升高，心排血量增加，症状改善。DCA-Na用以治疗11例糖尿病合并高脂血症病人50～70 mg/(kg·d)，口服6d或7d，除血乳酸、葡萄糖、丙氨酸水平下降外，血胆固醇水平下降2%（$P<0.01$），三酯甘油下降61%（$P<0.01$）。2例遗传性胆固醇血症病人PoDCA-Na 50mg/(kg·d)5周以上，血胆固醇明显低于治疗前水平，VLDL-胆固醇却增加。DCA-Na对治疗缺血或充血性心力衰竭可能是有益的。9例冠心病和心绞痛病人静脉滴注DCA-Na，平均剂量35 mg/kg。给药后，心率、冠状动脉阻力和心肌耗氧量无明显变化。但排血量、每搏容量、每搏做功指数和左室心肌功效指数均明显增加（$P<0.05$），体循环血管阻力和动脉血乳酸浓度明显下降（$P<0.05$）。

10. *应用展望* 总之，目前研究二氯乙酸盐的主要目标是进一步确认其在治疗各种疾病中的临床意义并了解其不良反应。就此药的前景来看，除了可用于治疗先天性或代偿性酸中毒之外，虽然它不太可能成为治疗糖尿病、心血管疾病等的主要药物，但就其能改善缺氧生理或病理、改善心脏和脑系统代谢异常、降低血脂等作用而言，足以确立其作为一种新型辅助性药物的地位。目前，仅在美国就有国家健康研究院、食品药品管理局、环保局、大学、医院和制药公等均在支持或从事二氯乙酸盐的开发研究，可见其重要意义所在。

（陈 哲 陈临溪）

参考文献

顾斌，蒋永培.2014.二氯乙酸盐的药理与临床研究.西北药学杂志，9(1)：47-48.

严子梦.1997.二氯乙酸盐——开发中的新药.World Pharmacy，18(4)：202-206.

第十三节　血管平滑肌细胞离子通道剂

离子通道作为细胞膜中的跨膜蛋白分子，可通过调节离子流的动力学，完成信号的跨膜传递，参与多种细胞的生理病理过程，是细胞活性的重要成分。血管平滑肌细胞具有钙通道、钠通道、钾通道、氯通道和非选择性阳离子通道等，其主要生理功能包括调节血管平滑肌细胞的舒缩活动；决定平滑肌细胞兴奋性、不应性和传导性；介导兴奋-收缩偶联；参与细胞跨膜信号转导过程;维持细胞正常形态和功能完整性。其中钙通道、钾通道与血管平滑肌细胞的舒缩功能密切相关,其功能异常是多种心血管病变发展过程中的重要环节,因此也是多种心血管药物作用的重要靶点。

临床常用的离子通道剂包括钠通道阻滞剂、钙通道阻滞剂、钾通道阻滞剂及开放剂,其中以钙通道阻滞剂在血管平滑肌细胞功能治疗的临床应用最为重要。表 3-3 为常见的离子通道药物种类。

表 3-3　常见离子通道药物

药物种类	分类	常用药物	临床应用
钙离子通道阻滞药物	选择性		
	苯烷胺类	维拉帕米	高血压、冠心病
	苯并噻氮䓬类	地尔硫䓬	高血压、冠心病
	二氢吡啶类	硝苯地平、尼莫地平、尼群地平、氨氯地平	高血压、冠心病
	非选择性		
	氟桂利嗪类	氟桂利嗪、桂利嗪	脑血管病
	普尼拉明类	普尼拉明	冠心病
	其他类	哌克昔林	冠心病、心律失常
钠离子通道阻滞药物	局麻药	利多卡因、丁卡因	局部麻醉
	抗癫痫药	苯妥英钠	癫痫
	Ⅰ类抗心律失常药		
	Ⅰa 类	奎尼丁	心律失常
	Ⅰb 类	利多卡因	心律失常
	Ⅰc 类	普罗帕酮	心律失常
钾离子通道阻滞药物	降糖药	格列本脲、格列齐特	糖尿病
	新Ⅲ类抗心律失常药	索他洛尔、多非利特	心律失常
	科研工具药		
	无机离子	Cs^{+}、Ba^{2+}	
	有机化合物	TEA、4-AP	
	多种毒素	蝎毒、蛇毒、蜂毒	
钾离子通道开放药物	苯并吡喃类	克罗卡林	高血压、冠心病
	吡啶类	尼可地尔	冠心病
	嘧啶类	米诺地尔	高血压
	氰胍类	吡那地尔	高血压
	苯并噻二嗪	二氮嗪	高血压
	1,4 二氢吡啶类	尼古地平	高血压、冠心病

以上各种类型的离子通道药物中,钙离子阻滞药物主要应用于心血管疾病,通过松弛血管平滑肌产生血管舒张作用及对心肌细胞的负性肌力、负性频率、负性传导作用减少心肌氧耗,从而应用于高血压及冠心病的临床治疗。钾离子通道调节剂中,钾离子通道开放剂较阻滞剂

对血管平滑肌细胞的作用更重要，部分药物亦应用于心血管疾病的临床治疗中。钠离子通道阻滞剂临床上主要用于局部麻醉及抗心律失常治疗，其对血管平滑肌细胞亦有不同程度的作用，与其临床使用过程中出现的血管相关不良反应有关。

一、钙离子通道阻滞剂

（一）概述

钙通道阻滞剂（calcium channel blocker），即钙拮抗剂（calcium antagonists），通过阻滞细胞外 Ca^{2+} 经细胞膜上的钙通道进入细胞内，减少细胞内的 Ca^{2+} 浓度，作用于心肌细胞可致心肌收缩力减弱、心率减慢、心排血量减少，从而减少心肌做功和耗氧量；作用于血管平滑肌细胞可致冠状血管和外周血管松弛，外周阻力降低，血压下降，而冠状动脉血流量增加。因此，临床上常用于抗心绞痛、抗高血压治疗，还可用于抗心律失常，是治疗心血管疾病的重要药物。

1. 分类　钙离子通道存在多种亚型（如 L、T、N、P、R、Q 等），且各种亚型钙离子通道在不同组织器官的分布与其生理特性相关。在血管平滑肌细胞中，L 亚型钙通道分布密度高，是细胞兴奋时 Ca^{2+} 内流的主要途径。因而根据钙通道阻滞药对不同亚型钙离子通道的作用可将其分为选择性及非选择性钙离子通道阻滞药，选择性钙通道阻滞药作用于 L 亚型钙离子通道，是临床上最常用于血管平滑肌细胞的一类离子通道药物。

选择性钙通道阻滞药物根据化学结构特点分为：苯烷胺类（如维拉帕米、戈洛帕米等）；苯并噻氮䓬类（如地尔硫䓬、克仑硫䓬等）、二氢吡啶类（如硝苯地平、尼群地平、尼莫地平、氨氯地平等）。其中二氢吡啶类对血管平滑肌具有选择性，较小影响心脏，使用最为广泛，而非二氢吡啶类对心脏和血管均有作用，可产生相关不良反应。非选择性钙通道阻滞药主要有氟桂利嗪、桂利嗪、普尼拉明、哌克昔林、卡罗维林等。

2. 药理作用

（1）对血管平滑肌细胞，可明显舒张血管，且主要舒张动脉，对静脉影响较小。动脉中又以冠状血管较为敏感，能增加冠状动脉流量及侧支循环量，治疗心绞痛效果明显；对脑血管也较敏感，尼莫地平舒张脑血管作用较强，临床应用可增加脑血流量；也可舒张外周血管，用于治疗外周血管痉挛性疾病。

（2）对心肌的作用主要包括负性肌力作用、负性频率和负性传导作用。

（3）此外，钙离子通道阻滞药还有抗动脉粥样硬化、维护红细胞膜稳定性、抑制血小板聚集及增加肾血流量，保护肾功能的作用。

3. 作用机制　钙通道阻滞药与通道上的受体位点结合后，阻止钙通道的开放以减少胞外 Ca^{2+} 内流量，降低细胞内 Ca^{2+} 浓度，从而抑制血管平滑肌细胞及心肌细胞兴奋性。药物与离子通道的结合力与通道开放率成正比，两者相互作用及亲和性与通道所处的状态和药物的理化性质关系密切。

4. 体内过程　钙通道阻滞药口服均能吸收，但因首关效应强，生物利用度都较低。与血浆蛋白结合率均较高。几乎所有的钙通道阻滞药都在肝被氧化代谢为无活性或活性明显降低的物质，然后经肾排出。

5. 临床应用　主要用于防治心血管系统疾病：①用于高血压病治疗疗效明确，尤其是二氢吡啶类药物扩张外周血管作用较强，可用于控制严重的高血压。②对各型心绞痛都有不同程度的疗效，可与 β 受体阻断药联合应用治疗心绞痛，两者联合用对降低心肌耗氧量起协同作用，β 受体阻断药可消除钙通道阻滞药引起的反射性心动过速，后者可抵消前者收缩血管作用。③对继发于冠心病、高血压病及舒张功能障碍的慢性心功能不全疗效明确。但由于其对心肌细胞的负性作用，对伴有房室传导阻滞、低血压、左心室功能低下伴后负荷低及有严重收缩功能障碍的患者，则不宜使用。④可用于治疗室上性心动过速及后除极触发活动所致的心律失常。⑤此外，钙通道阻滞药也常用于脑血管疾病、外周血管痉挛性疾病，用于改善脑循环及外周动脉血供，如尼莫地平有较强的舒张脑血管作用，可明显增加脑血流量，用于血管痉挛及脑栓塞。

6. 不良反应　临床应用较安全，不良反应与其钙通道阻滞、血管扩张及心肌抑制等作用有关。常见不良反应包括颜面潮红、头痛、眩晕、恶心、便秘等。维拉帕米及地尔硫䓬严重不良反应有低血压及心功能抑制等。

(二)临床相关指南

1. 高血压　钙通道阻滞药物被多个国际指南推荐为起始或联合降压治疗的一线药物；ESH/ESC2013 高血压治疗联合用药指南提出噻嗪类利尿药联合钙通道阻滞药物、钙通道阻滞药物联合血管紧张素转换酶抑制药物、钙通道阻滞药物联合血管紧张素受体拮抗药物。中国高血压防治指南推荐高血压合并心绞痛、颈动脉粥样硬化者选用钙通道阻滞药物，伴发室上性心动过速者可选用维拉帕米或地尔硫䓬；中国高血压防治指南推荐高血压合并周围血管病、妊娠、心绞痛、动脉粥样硬化以及老年性高血压、单纯收缩期高血压，选择二氢吡啶类钙通道阻滞药。

2. 冠心病　2013 ESC 稳定性冠状动脉疾病管理指南推荐短效硝酸酯类外，使用钙通道阻滞药用于降低心率，缓解心绞痛症状的一线药物治疗，可与 β 受体阻滞药联用；ACC/AHA 不稳定型心绞痛和非 ST 段抬高心肌梗死治疗指南提出 β 受体阻滞药治疗无效时，建议应用钙通道阻滞药控制缺血症状；或 β 受体阻滞药禁忌、导致严重不良反应时，建议钙通道阻滞药控制缺血症状。

(三)代表药物

1. 维拉帕米(verapamil)　分子式为 $C_{27}H_{38}N_2O_4$，结构式见图 3-43。

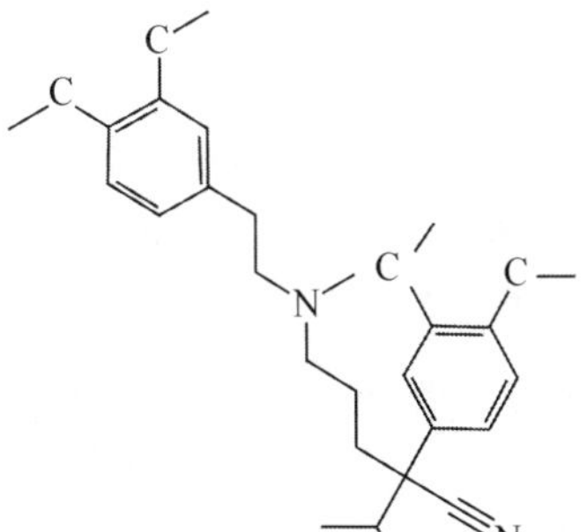

图 3-43　维拉帕米化学结构式

(1)药物作用：血管方面，使平滑肌松弛、血管张力降低，缓解冠状动脉的痉挛，增加心肌的灌注，从而有效治疗变异型心绞痛。心脏方面，降低窦房结和房室结自律性，减慢房室结前向传导和延长有效不应期，从而产生具剂量依赖性的抗心律失常作用；同时使心肌细胞在兴奋-

收缩偶联中对钙离子的利用度降低，影响收缩蛋白的活动，使心肌收缩减弱、心脏做功减少，心肌氧耗减少，通过降低心肌氧耗可治疗劳累性心绞痛。此外还具有微弱的局部麻醉特性、抗血小板作用。

(2)作用机制：对激活状态和失活状态的L型钙通道均有阻滞作用，抑制细胞 Ca^{2+} 的跨膜转运；抑制 I_{Kr} 钾通道，并减慢 Na^{+} 内流，降低慢反应的能力。

(3)体内过程：口服吸收迅速而完全，2～3h血药浓度达峰值。首关效应明显，生物利用度仅10%～30%，在肝代谢，其代谢物去甲维拉帕米仍有活性，$t_{1/2}$ 为3～7h。本药及其代谢产物主要经过肾排泄。老年患者的消除半衰期可延长。肝功能不全者半衰期延长。血液透析不能消除本药。

(4)临床应用：口服适用于稳定型或不稳定型心绞痛及冠状动脉痉挛所致的心绞痛；与地高辛合用控制心房扑动和心房颤动时的心室率，预防阵发性室上性心动过速的反复发作；肥厚型心肌病；原发性高血压。静脉给药适用于治疗快速性室上性心律失常，可使阵发性室上性心动过速转为窦性，或使心房扑动、心房颤动的心室率减慢。

(5)不良反应：多与剂量有关，常发生于剂量调整时。心血管方面可见房室传导阻滞、窦性心动过缓、窦性停搏或心脏停搏，偶见心力衰竭或原有心力衰竭加重、严重的血压下降和(或)直立性低血压。长期用药可致眩晕、头痛、潮红、乏力、神经过敏、红斑性肢痛、感觉异常、呼吸困难、恶心、呕吐、便秘、踝部水肿等；极少见过敏性皮肤反应、男子乳房发育、肌肉疼痛、关节痛、可逆性转氨酶和碱性磷酸酶升高、牙龈增生等。

(6)禁忌证：①对本药过敏者；②严重低血压患者(收缩压＜90mmHg)；心源性休克患者、左心衰竭患者、充血性心力衰竭患者(继发于室上性心动过速而对本药有效者除外)；③急性心肌梗死并发心动过缓患者、严重心脏传导功能障碍患者、病窦综合征患者、预激综合征伴心房颤动或心房扑动患者；④洋地黄中毒者禁用注射剂，以免导致致命性房室传导阻滞；⑤妊娠早、中期妇女。

(7)药物相互作用：静脉使用维拉帕米与β-受体阻滞药时两者必须相隔数小时，不宜同时使用，否则对心肌收缩和窦房结及房室结传导功能均会造成明显抑制；与丙吡胺同时使用可能引起房室传导阻滞、心动过缓或增加预激综合征旁路的前向传导速度；西咪替丁可增加维拉帕米生物利用度，使维拉帕米血药浓度升高，毒性增强；维拉帕米可降低地高辛的肾清除，此作用与剂量有关，二药合用时须减小地高辛剂量，洋地黄中毒时不宜使用维拉帕米注射剂，否则可产生严重的房室传导阻滞；使用维拉帕米治疗的高血压患者应避免使用含麻黄制剂。

2. 地尔硫䓬(diltiazem)　分子式为 $C_{22}H_{26}N_2O_4S$，结构式见图3-44。

(1)药物作用：①使痉挛的冠状动脉扩张，缓解心绞痛；②扩张周围血管，降低血压，减轻心脏工作负荷，降低氧需要量，增加运动耐量并缓解劳累性心绞痛；③使血管平滑肌松弛，周围血管阻力降低，血压下降(血压下降时不伴有反射性心动过速)；④可抑制心肌细胞慢钙通道，降低窦房结及房室结的自律性和传导性。

(2)作用机制：与细胞膜内侧的钙离子通道位点结合，阻止钙离子通道的开放，抑制心肌或血管平滑肌膜除极时的 Ca^{2+} 内流。

(3)体内过程：口服吸收率为80%，有较强的肝首关效应，生物利用度为40%，血浆蛋白结合率为70%～80%。半衰期为4～6h，经肝代谢，存在着肝-肠循环过程，代谢产物亦具活性，代谢产物60%经粪排泄，40%经尿排出。

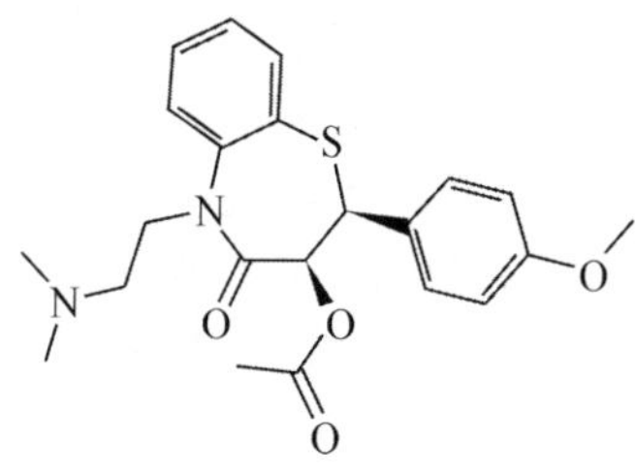

图 3-44　地尔硫䓬化学结构式

(4)临床应用:①稳定性和不稳定性心绞痛;②轻、中度高血压,尤其适用于伴有心绞痛的高血压;③高血压急症;④手术时异常高血压的急救处置;⑤用于肥厚型心肌病;用于治疗室上性快速心律失常。

(5)不良反应:较常见水肿、头痛、恶心、眩晕、皮疹、无力及心动过缓;较少见的不良反应包括低血压、心悸、晕厥、心绞痛、心律失常、充血性心力衰竭及消化系统不良反应如味觉障碍、呕吐、畏食、便秘、腹泻;精神神经系统及血液系统并发症发生率低。

(6)禁忌证:①对本药或其他钙通道阻滞药过敏者;②病态窦房结综合征、二度以上房室传导阻滞、室性心动过速患者(宽 QRS 波＞0.12s);③急性心肌梗死伴肺充血患者、严重充血性心力衰竭患者、严重心肌病患者;④孕妇或计划妊娠者。严重肝、肾功能不全者慎用。

(7)药物相互作用:可增加普萘洛尔生物利用度,在开始或停止两药合用时需调整普萘洛尔剂量。西咪替丁可明显增加本品血药浓度峰值,而雷尼替丁仅使本品血药浓度轻度升高。麻醉药可与本药的负性心肌作用及扩血管作用起协同作用,合用时须仔细调整剂量。可明显增加苯二氮䓬类药物血浆峰浓度,延长其消除半衰期。

3. 硝苯地平(nifedipine)　分子式为 $C_{17}H_{18}N_2O_6$,结构式见图 3-45。

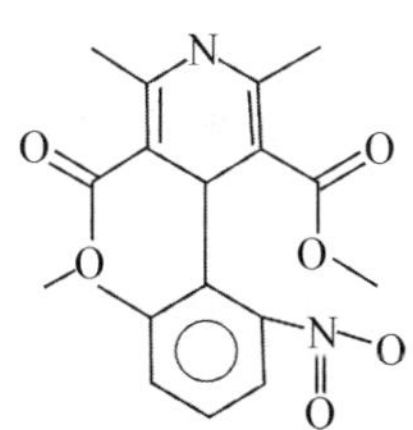

图 3-45　硝苯地平化学结构式

(1)药物作用:①对冠状动脉的作用较强,能扩张阻力血管、增加冠脉血流、缓解心绞痛;②扩张周围动脉,降低心室后负荷,同时减弱心肌收缩力,减慢心率,减少心脏做功,从而减少心肌耗氧量;③心肌缺血或再灌注时,可降低心肌细胞内的钙超载所致的心肌损害,保护心肌细胞;④可抑制血小板聚集,有利于维持冠状动脉畅通。治疗剂量下对窦房结与房室结功能影响小。

(2)作用机制:阻滞 Ca^{2+} 经过心肌或血管平滑肌细胞膜上的通道进入细胞内。通过干扰 Ca^{2+} 内流,降低细胞内 Ca^{2+} 水平,从而改变心肌收缩性和血管张力,由此引起全身血管张力减低、血管扩张,从而降低血压。

(3)体内过程:口服吸收良好,达90%左右,舌下含服吸收快。蛋白结合率约90%。半衰期呈双相,α相为2.5～3h,β相为5h,半衰期不受剂量影响。经肝代谢,肝功能不全或肝血流量减少时药物代谢率减少。肠壁也参与首关代谢。代谢产物80%经肾排出,20%随粪排出。血液透析及腹膜透析均不能清除本药。

(4)临床应用:预防和治疗冠心病的多种类型心绞痛,尤其是变异型心绞痛;用于多种类型的高血压,对顽固性、重度高血压也有较好疗效。

(5)不良反应:常发生于开始用药时,一般较轻微且短暂。常见面部潮红、心悸、窦性心动过速;可出现下肢水肿,使用利尿药可消退;较少见呼吸困难、咳嗽、哮喘、心悸;可见消化不良、胃部烧灼感、嗜睡、皮肤反应、感觉异常及肝功能损害;少数有舌根麻木、口干、发汗、头痛、恶心、食欲缺乏等;极少数报道有过敏性肝炎和可逆性牙龈增生。

(6)禁忌证:①对本药或其他钙通道阻滞药过敏者;②严重主动脉瓣狭窄者;③低血压、心源性休克患者;④孕妇及哺乳期妇女。对于不可逆肾衰竭患者及接受透析治疗的恶性高血压患者、心力衰竭患者及肝功能不全患者需慎用。

(7)药物相互作用:与胺碘酮合用可进一步抑制窦性心律或加重房室传导阻滞;与β-肾上腺素受体阻断药合用时,可能导致严重的低血压或心动过缓;与地尔硫䓬合用时,血药浓度明显增加,不良反应增加。与西咪替丁同时使用可使血药浓度升高,毒性增大;可能增加血地高辛浓度。

4. *尼莫地平(nimodipine)*　分子式为$C_{21}H_{26}N_2O_7$,结构式见图3-46。

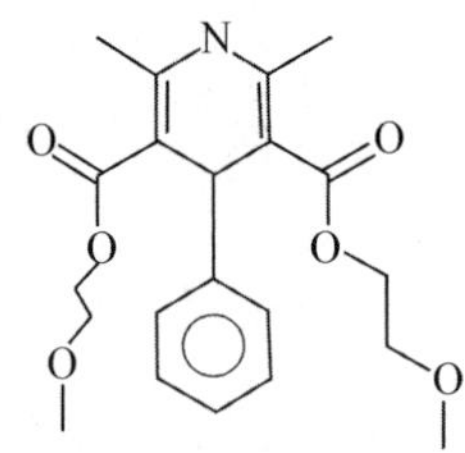

图3-46　尼莫地平化学结构式

(1)药物作用:与硝苯地平相似,药效弱于硝苯地平,易通过血-脑脊液屏障。作用于脑血管平滑肌,与中枢神经的特异受体结合,扩张脑血管,增加脑血流量,改善脑血管痉挛,防止脑血管痉挛造成的脑组织缺血性损害,对缺血性脑损伤具保护作用;增大剂量后可同时增加冠状动脉血流量,降低血压;对神经元有直接作用,可影响神经元的功能,具有神经和精神药理活性,抗抑郁及改善意识和记忆功能,对老年性抑郁症疗效尤佳。对外周血管的作用较小。

(2)作用机制:选择性地作用于脑血管平滑肌的钙离子通道,使细胞内Ca^{2+}浓度下降,血管舒张,脑血流量增加;拮抗5-HT、花生四烯酸、TXA2等所致的脑血管痉挛;阻止脑梗死区细胞外Ca^{2+}内流,保护脑细胞功能。

(3)体内过程:口服吸收迅速,在肝有较显著的首关效应,生物利用度仅为5%～10%,血浆药物浓度达峰时间为0.5～1.5h。血浆蛋白结合率为99%。$t_{1/2}$为1.5～2h,93%～95%在肝代谢,代谢产物主要由胆汁排泄,少量经肾排泄。

(4)临床应用:主要用于脑血管疾病,如蛛网膜下隙出血、脑供血不足、脑血管痉挛、脑卒中和偏头痛等。对突发性聋也有一定疗效。还可用于老人记忆减退及预防阿尔茨海默病，但效果不肯定。用于冠状动脉粥样硬化性心脏病心绞痛。

(5)不良反应：心血管反应主要有低血压、水肿、心悸、潮红、出汗；胃肠道不良反应有恶心、腹痛、腹泻、呕吐；可引起皮疹、瘙痒、皮肤刺痛；少数出现肝功能损害及头痛、抑郁、头昏等。

(6)禁忌证：严重低血压、心血管功能障碍；脑水肿或颅内压显著升高；孕妇及哺乳妇女；严重肝功能损害者慎用。

(7)药物相互作用：与其他降压药合用有增强作用；与胺碘酮联用，可能引起房室传导阻滞或窦性心动过缓；西咪替丁抑制了肝药酶，可使其血浆浓度升高；抗癫痫药苯巴比妥等能显著降低口服尼莫地平的生物利用度。

(8)应用展望：临床应用对偏头痛有效率高，对血管性、紧张性和丛集性及混合型头痛均有效，可减少发作频率和持续时间，并能防止先兆症状的出现。

5. 尼群地平(nitrendipine)　分子式为 $C_{18}H_{20}N_2O_6$，结构式见图 3-47。

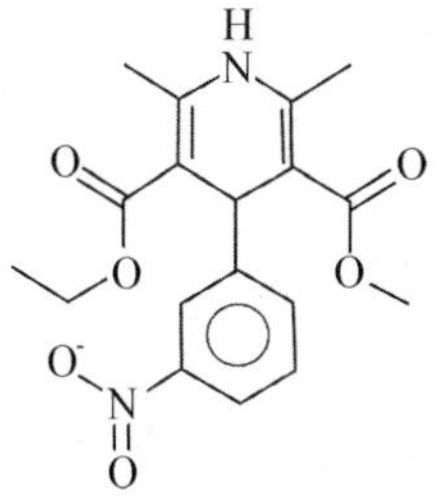

图 3-47　尼群地平化学结构式

(1)药物作用：可引起全身血管扩张(包括冠状动脉、肾小动脉)，产生以降低舒张压为主的作用；能降低心肌耗氧量，对缺血性心肌有保护作用。对窦房结或房室结的传导无影响。

(2)作用机制：能抑制血管平滑肌及心肌的跨膜 Ca^{2+} 内流，且以血管作用为主，血管选择性较强。

(3)体内过程：口服吸收良好，达 90%以上。血浆蛋白结合率>90%。口服后约 1.5h 血药浓度达峰值。半衰期为 2h。在肝内代谢，约 70%经肾排泄，少量随粪排出。

(4)临床应用：冠心病心绞痛、高血压及充血性心力衰竭。尤其是冠心病合并高血压者。

(5)不良反应：可有头痛、眩晕、心悸、面部潮红、口干、恶心、踝部水肿。轻度反射性心率加快。停药后可消失。

(6)禁忌证：对尼群地平或其他钙通道阻滞药过敏者；孕妇及哺乳妇女；严重主动脉瓣狭窄者。

(7)药物相互作用：与胺碘酮联用可进一步抑制窦性心律或加重房室传导阻滞；与β-受体阻滞药合用可能导致严重低血压或心动过缓；西咪替丁可引起尼群地平血药浓度升高；与地高辛同用，地高辛血药浓度可能增高。

(8)应用展望：尼群地平作为第二代二氢吡啶类钙离子通道阻滞药，对外周血管有较高选择性，具有显著的血管扩张及降压作用，以降低舒张压为主，降压特点是安全、温和、持久。

6. 氨氯地平(amlodipine)　分子式为 $C_{20}H_{25}ClN_2O_5$，结构式见图 3-48。

(1)药物作用：扩张外周小动脉，使外周阻力降低，从而减少心肌耗能和氧需求；扩张正常

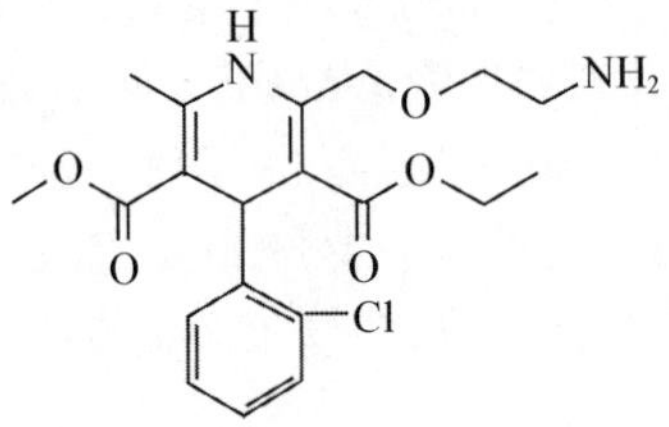

图 3-48 氨氯地平化学结构式

和缺血区的冠状动脉及冠状小动脉，增加痉挛冠状动脉的心肌供氧。

(2)作用机制：阻滞血管平滑肌细胞钙离子通道，降低细胞内 Ca^{2+} 水平，舒张血管，降低血压；降低心肌收缩性及心肌后负荷，减少心肌氧耗。

(3)体内过程：口服后 6～12h 血药浓度达峰值，血清半衰期为 35～50h，97.5%与血浆蛋白结合。大部分在肝代谢，肝功能不全的患者半衰期可延长，原形药排泄＜10%，主要经肾清除(60%)，随粪排泄 20%～25%。

(4)临床应用：单独使用或与其他抗高血压药联合用于降血压；单独使用或与其他抗心绞痛药联合用于慢性稳定性心绞痛或血管痉挛性心绞痛。

(5)不良反应：有头痛、轻中度水肿、疲倦、恶心、面红、心悸和头晕。

(6)禁忌证：①对氨氯地平或其他钙通道阻滞药过敏者；②严重低血压者。

(7)药物相互作用：大致同尼群地平；但氨氯地平对地高辛的肾清除和地高辛血药浓度无明显的影响。

(四)常用钙通道阻滞剂对血管作用(表 3-4)

表 3-4 常用钙通道阻滞剂对血管作用的比较

	冠状动脉扩张	外周血管扩张	脑血管
维拉帕米	3+	2+	+
地尔硫䓬	3+	+	+
硝苯地平	3+	3+	+
尼莫地平	2+	2+	3+
尼群地平	2+	2+	+
氨氯地平	3+	3+	+

+～3+分别为扩张作用的弱至强。

二、钾离子通道开放剂

钾通道开放剂(potassium channel openers，PCOs)：是近年来发现的一类选择性作用于钾离子通道、增加细胞膜对 K^+ 的通透性、促进 K^+ 外流的药物。现使用的 PCOs 都是作用于 K_{ATP} 通道，通过促进平滑肌钾通道开放、细胞内 K^+ 外流、细胞膜电位超极化、膜兴奋性降低，导致细胞内 Ca^{2+} 减少、平滑肌松弛、外周血管扩张、血压下降。其选择性扩张冠状动脉、脑血管及胃肠道血管，而对肾和皮肤血管作用不明显。降压时常伴有反射性心动过速和心排血量增加，与利尿药或β受体阻断药合用，可纠正其水钠潴留及反射性心动过速的不良反应。临床应用于高血压、心绞痛和心肌梗死等的治疗，主要药物包括吡那地尔、米诺地尔、二氮嗪等。

1. 米诺地尔(minoxidil)　分子式为 $C_9H_{15}N_5O$，结构式见图 3-49。

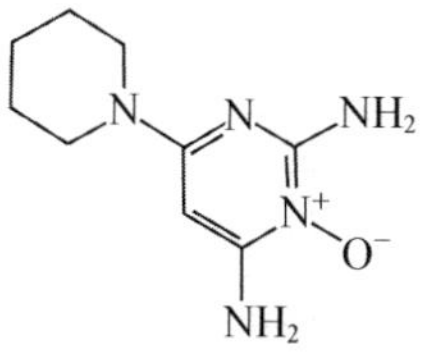

图 3-49　米诺地尔化学结构式

(1)药物作用：米诺地尔为直接扩血管药，其降压作用较肼屈嗪强而持久。主要通过舒张小动脉平滑肌，降低外周血管阻力，使血压下降。周围血管阻力减低后引起反射性心率加快，心排血量增加。降压后肾素活性增高，可致水钠潴留。米诺地尔不干扰血管运动反射，故不发生直立性低血压。

(2)作用机制：作用于平滑肌细胞膜钾离子通道，促进 K^+ 外流，平滑肌松弛。

(3)体内过程：口服吸收良好，血浆药物浓度达峰时间约 1h，降压作用约 1.5h 起效，2～3h 达高峰，可持续 75h。主要在肝代谢，经肾排出。消除半衰期约 4h。

(4)临床应用：重度或顽固性高血压及肾性高血压，其降压作用比肼屈嗪强。不引起直立性低血压，长期用药未见药效降低。与普萘洛尔等合用有协同作用，且可互相抵消二者的不良反应。局部用于男性瘢痕性脱发(斑秃)。

(5)不良反应：可致水钠潴留、下肢水肿、心率加快、心律失常、皮肤潮红、心绞痛、头痛、眩晕等。毛发增生以脸、臂及背部较显著。

(6)禁忌证：嗜铬细胞瘤患者禁用。

(7)药物相互作用：β-受体阻滞药等其他降压药、利尿药可增强米诺地尔作用，合用胍乙啶可致严重直立性低血压。非甾体消炎镇痛药、拟交感胺类药可减弱米诺地尔作用。

2. 吡那地尔(pinacidil)　分子式为 $C_{13}H_{19}N_5H_2O$，结构式见图 3-50。

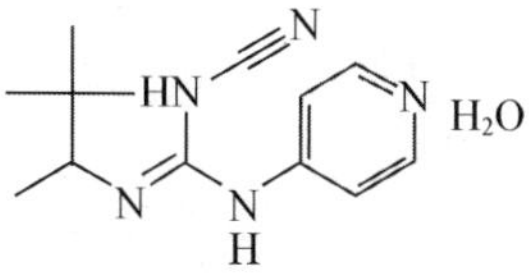

图 3-50　吡那地尔化学结构式

(1)药物作用：作用同米诺地尔。使血管平滑肌细胞松弛、外周血管扩张、阻力下降、血压下降。可引起反射性心率增加。

(2)作用机制：作用于平滑肌细胞膜钾离子通道，促进 K^+ 外流，静息时的细胞膜超极化，从而使细胞内 Ca^{2+} 减少和平滑肌松弛。

(3)体内过程：口服后生物利用度约为 57%，迅速在肝内代谢转化。其代谢物有降压作用,降压强度约为原药的 1/4。长期用药无蓄积性。原药代谢 $t_{1/2}$ 为 1～3h,代谢物 $t_{1/2}$ 为 4h。最大降压作用发生在服药后 1～3h。

(4)临床应用:主要用于高血压。

(5)不良反应:可引起反射性心率加快;可有头痛、心悸、心动过速、眩晕、水肿、体重增加、毛发增加、疲乏、直立性低血压、面部潮红、鼻塞、抑郁等。

(6)禁忌证:水肿患者禁用。

(7)药物相互作用:尚不明确。

3. 二氮嗪(Diazoxide) 分子式为 $C_8H_7ClN_2O_2S$,结构式见图 3-51。

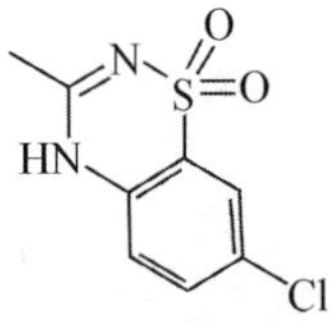

图 3-51 二氮嗪化学结构式

(1)药物作用:松弛动脉平滑肌,降低外周血管阻力,使血压迅速下降;因其对静脉系统无作用,故不致引起直立性低血压;对心脏无直接影响,但降压同时反射性引起交感神经兴奋,使心率加快,左心室射血速度和心排血量增加,肾素分泌增加,水钠潴留;对子宫平滑肌有较强的松弛作用,可降低子宫的收缩频率及强度;此外,还可抑制胰腺 β 细胞分泌胰岛素,升高血糖。

(2)作用机制:激活血管平滑肌细胞膜钾离子通道,促进 K^+ 外流,使平滑肌松弛,血管扩张;同时可抑制胰腺 β 细胞分泌胰岛素;抑制磷酸二酯酶,增加细胞内 cAMP 或促进儿茶酚胺释放,使血糖升高。

(3)体内过程:口服可以吸收,进入血液后的药物 90%以上与血浆蛋白结合而失效,故仅有轻微的降压作用。大剂量静脉注射后血浆中游离药物浓度超过血浆蛋白结合容量,从而发挥较强的降压效果。二氮嗪静脉注射后,作用迅速,1min 内见效,2～5min 降压作用明显,$t_{1/2}$ 为 22～26h,作用维持 4～12h。50%经肝代谢消除,50%以原形药物由尿排泄。

(4)临床应用:高血压危象、高血压脑病;幼儿特发性低血糖,胰岛细胞瘤引起的严重低血糖病;痛经和抑制宫缩。

(5)不良反应:不良反应较多,可引起水钠潴留、充血性心力衰竭;过量可致低血压甚至导致休克;可有一时性脑或心肌缺血;偶见有心率加快,诱发心绞痛等不良反应,应与利尿降压药合用;长期应用可引起高血糖,高尿酸血症,锥体外症候,多毛症。

(6)禁忌证:充血性心力衰竭、糖尿病、夹层主动脉瘤、心绞痛、心肌缺血和心肌梗死、脑缺血、肾功能不全的重型高血压患者禁用;孕妇、过敏患者禁用。

(7)药物相互作用:与噻嗪类利尿药合用可使高血糖加剧,同时应用 β-受体阻断药、利血平、胍乙啶应减少剂量。其他降压药可加剧二氮嗪作用。不宜与其他药物及输液配伍。

4. 其他 克罗卡林(Cromakalim)与尼可地尔、吡那地尔是 3 个经典的钾通道开放药,通过激活 ATP 敏感性钾通道产生平滑肌张力降低,心肌抑制等生物效应;同时具有很强的支气管扩张作用,可降低肺血管阻力,临床主要应用于下列疾病。①高血压:具有剂量相关性的降压效应，降压时心率增加不明显，并可扩张肾血管，增加肾血流量，但不增加血浆肾素活性，对伴有肾功能不良的老年高血压病人尤为有利；②心绞痛：选择性舒张冠状动脉，增加心肌供氧，扩张外周动静脉，减轻心脏前后负荷，降低氧耗，尚有负性变力效应及保护作用，均有利于改善心肌氧供需平衡，缓解心绞痛发作；③阻塞性气道疾病的哮喘；④此外，还可用于膀胱激惹的对症治疗及阳痿、惊厥及间歇性跛行等外周血管病的治疗。常见不良反应有头痛、恶心和呕吐，与硝苯地平相比，头痛和心动过速不良反应少见。

尼可地尔(Nicorandil)除了激活血管平滑肌细胞膜 K^+ 通道外，还有释放 NO，增加血管平滑肌细胞内 cGMP 生成的作用，上述两种作用的结果使血管平滑肌松弛，冠状动脉血管扩张，冠状动脉供血增加和减轻 Ca^{2+} 超载对缺血心肌细胞的损害。主要适用于变异型心绞痛和慢性稳定型心绞痛，且不易产生耐受性。

三、钠离子通道阻滞剂

常见的钠离子通道阻滞剂主要作用于心肌细胞或神经细胞，临床应用于局部麻醉(如利多卡因、丁卡因)、抗癫痫及三叉神经痛治疗(如苯妥英钠)及抗心律失常药物治疗(如奎尼丁、利多卡因、普罗帕酮)。其中奎尼丁作为钠离子通道阻滞药，可抑制心肌钠离子内流，降低心肌自律性，同时可轻度抑制 K^+ 外流及 Ca^{2+} 内流，可使血管平滑肌细胞松弛，有轻度血管扩张功能，具有降低血压作用。

(杨　震)

参 考 文 献

Goonetilleke L, Quayle J. 2012. TREK-1 K^+ channelsin the cardiovascular system: their significance and potential as a therapeutic target.Cardiovasc Ther, Feb,30(1):e23-29.

Hu XQ, Zhang L. 2012. Function and regulation of large conductance Ca^{2+}-activated K^+ channel invascular smooth musclecells.DrugDiscov Today, Sep,17(17-18):974-987.

Wulff H, Köhler R.2013.Endothelial small-conductance and intermediate-conductance KCa channels: an update on their pharmacology and usefulness as cardiovascular targets. J Cardiovasc Pharmacol, Feb, 61(2): 102-112.

第十四节　血管平滑肌细胞物质交换体调节剂

一、Na^+/H^+ 交换体

Na^+/H^+ 交换体(Na^+/H^+ exchanger, NHE)是真核细胞胞质膜普遍存在的跨膜蛋白。1989 年 Sardet 实验室成功克隆人类 NHE1Cdna，到目前为止人类已知多种 NHE 亚型，以命名为 NHE1-8。NHE1 定位在质膜上，主要存在于人类，是一种管家基因，定位于 $1P^{35-36}$ 座位上；NHE2 定位在顶质膜，位于 2 号染色体；NHE3 在上皮细胞中表达，定位在顶质膜，位于 5 号染色体，分布于结肠、小肠、胃、肾和胆囊；NHE4 主要在胃的上皮细胞中表达，在结肠、小肠、肾、脑、骨骼中有不等量的分布；NHE5 存在于质膜，定位于 16 号染色体；NHE6 存在于所

有组织中;NHE7 与溶酶体的起源有关。NHE 是一个糖蛋白分子,分子量约为 110kd。人类 NHE1 基因由 12 个外显子和 11 个内含子组成,其基因结构中含两个主要功能区,疏水的 N 端功能域是 NHE1 介导的一个 Na^+ 向细胞内和一个 H^- 向细胞外进行交换的必要条件。C 端功能域位于胞质内,决定了 Na^+/H^+ 交换的 pH 调定点,从而决定了细胞内 pH 水平。NHE 生理功能如下。

1. 调节细胞内 pH　正常生理情况下,NHE 起作用很小,但在缺血、缺氧的情况下或者在肿瘤细胞中,细胞内大量的 H^+ 潴留,导致多种信号通路上调,激活 NHE 系统,将细胞内的 H^+ 泵出细胞外,进而纠正细胞内酸中毒情况。

2. 影响离子转运　正常生理状态下人体细胞 NHE 是以等比例进行细胞内外 Na^+-H^+ 进行交换的,而 Na^+ 梯度则由 Na^+-K^+-ATP 酶提供能量维持。在细胞缺氧、缺血、酸中毒情况下,ATP 减少,Na^+-K^+-ATP 失活,细胞内 Na^+ 增多、潴留,Na^+-Ca^{2+} 交换加强,细胞内 Ca^{2+} 增多,导致细胞膜、细胞器的破坏,引起细胞死亡。

3. 稳定细胞器容量及调节细胞行为　NHE 并不是通过 Na^+-H^+ 交换直接影响细胞内渗透压,而是主要通过影响细胞外液渗透压来调节细胞容量。当细胞外液高渗透压时候,NHE、Na^+-K^+-$2Cl^-$ 均被激活,同时调控细胞容量。排出的 H^+ 很快被缓冲系统代偿,结果造成 Na^+ 增加,导致渗透压升高,进而使细胞容积恢复。在调节细胞容量的同时,细胞的形态发生改变,并且细胞黏附、增生等细胞行为同时受到影响。

4. 影响细胞的增殖和凋亡细胞　细胞响应不同刺激时产生肥大、增生两个不同类型的生长反应。细胞处于活化增殖状态下,pH 比生长抑制情况下要高,导致 NHE 激活。NHE 活化导致细胞内 pH 升高,代谢酶活性增加,细胞增生活跃。NHE 的 pH 调定点受磷酸化等因素影响、调节,呈现磷酸化,激活 NHE,导致细胞 pH 上升,阻止细胞凋亡。

二、Na^+/Ca^{2+} 交换体

钠钙交换机制最早在 1968 年被 Baker 及 Reuter 在枪乌贼巨大神经轴突和豚鼠心肌细胞中证实。Na^+/Ca^{2+} 交换体(sodium-calcium exchanger,NCX)是一种非 ATP 依赖的双向转运蛋白。运入细胞伴随着 Ca^{2+} 运出细胞,即正向转运;但 Ca^{2+} 运入细胞伴随着 Na^+ 运出,细胞则为逆向转运。通常以 Na^+ 出入细胞的方向作为 Na^+-Ca^{2+} 交换电流的方向。NCX 主要分为两类,一类为心脏型(NCX1),一类为视杆细胞(ROS)型(NCX2)。NCX1 主要分布在心、脑、平滑肌和各类分泌细胞上,交换比率为 3 Na^+ 换 1 Ca^{2+}。而 NCX2 的交换比率为 $4Na^+$ 换 $1Ca^{2+}$,其仅仅存在于视杆细胞上。无论是 NCX1 还是 NCX2 的活动,均存在电荷的净移动,产生跨膜电流。在豚鼠心室肌细胞上,电流既可以是外向电流也可以是内向电流,还可以是中间电位附近包括反转电位形成双向电流。NCX 转运方向可以由细胞膜两侧离子浓度梯度决定,细胞外 Na^+ 增多、Ca^{2+} 减少可促使 NCX 前向转运,反之则促进逆向转运。NCX 生理功能如下。

1. 维持细胞内 Ca^{2+} 的稳定　当细胞收缩时,由于细胞外 Ca^{2+} 内流和肌浆网 Ca^{2+} 释放,细胞内 Ca^{2+} 浓度增加很多。在舒张期 80%～90% 的 Ca^{2+} 由肌浆网钙泵重摄取,而余下的 Ca^{2+} 则由 NCX 排出胞外,维持静息期 Ca^{2+} 浓度的稳定。正常状态下 Na^+/Ca^{2+} 是以内向电流为主,使细胞内 Ca^{2+} 外排,维持细胞内 Ca^{2+} 浓度的重要机制之一。

2. 参与心肌细胞的复极过程　动物实验证明兔左心室内膜下、中层及外膜下细胞具有不

同的 Na^+/Ca^{2+} 密度，在中层细胞上较大。生理情况下，心肌细胞膜上 Na^+/Ca^{2+} 交换体延缓心肌细胞的负极。

3. 与后除极相关　舒张末期，心肌细胞复极化至静息电位时，细胞内超负荷的 Ca^{2+} 激活的顺势电流是延迟后除极的主要机制。

4. 参与兴奋收缩偶联　当细胞去极化，膜电位正与 Na^+/Ca^{2+} 交换逆转电位时，Na^+/Ca^{2+} 交换呈反向交换方式，经过反向 Na^+/Ca^{2+} 交换的 Ca^{2+} 电流在 L 型 Ca^{2+} 通道阻断的情况下，仍可促发 SR 释放 Ca^{2+} 从而引起细胞时相性收缩。

5. 参与窦房结的起搏　Na^+/Ca^{2+} 交换电流可成为维持和调制起搏活动的因素之一。

三、Na^+/H^+ 交换体调节剂

1. NHE-I 的抑制剂——阿米洛利(amiloride)　是一种保钾利尿药，早在 20 世纪 70 年代初就应用于临床，1981 年在美国上市。研究发现，该药既能抑制 Na^+/H^+，还可抑制 Na^+ 通道及 Na^+/Ca^{2+} 交换体。阿米洛利对 NHE1 和 NHE2 的抑制活性好，但对 NHE3 和 NHE4 无活性。

(1)分子式为 $C_{12}H_{18}ClN_7O$，IC_{50} 大约 18.5μmol/L，分子量为 311.7706，化学结构式见图 3-52，为单环芳甲酰胍类。主要抑制肾远端小管和集合管的 Na^+-K^+ 和 Na^+-H^+ 交换，从而使 Na^+ 和水排出增多，而 K^+ 和 H^+ 排出减少。本药还使 Ca^{2+} 和 Mg^{2+} 排泄减少。本药与排钾利尿药合用，可明显减少钾的排泄，并部分减少 Ca^{2+} 和 Mg^{2+} 的排泄。而排 Na^+ 和水的作用则增强。口服吸收较差，仅 15%～20%，空腹可使吸收加快，但吸收率并不明显增加。血浆蛋白结合率很低，在体内不被代谢，半衰期 6～9h，单次口服起效时间为 2h，6～10h 达高峰，持续 24h。20%～50%经肾排泄，40%左右随粪排出。

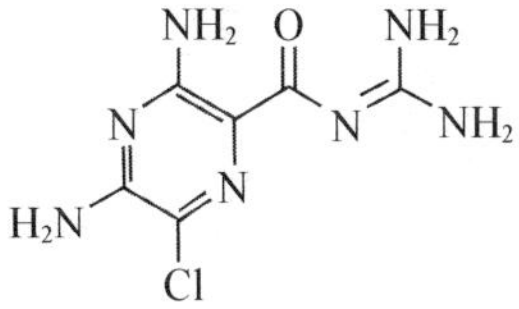

NH₂ O NH₂ N N NH₂ N H₂N Cl

图 3-52　阿米洛利化学结构式

(2)常见的不良反应：单独使用时高钾血症较常见。本药偶可引起低钠血症、高钙血症、轻度代谢性酸中毒、胃肠道反应(如恶心、呕吐、腹痛、腹泻或便秘)、头痛、头晕、性功能下降、过敏反应(表现为皮疹甚至呼吸困难)。血钾升高，少数病人可出现肾结石。巨细胞性贫血、嗜睡、口干、皮疹。多数出现淡蓝色荧光尿。偶有口干、恶心、腹胀、头晕、胸闷等。长期服药应定期查血钾、钠、氯水平。

2. NHE-I 的抑制剂——卡立泊来德(cariporide)　其是一种高特异性的 NHE-1 抑制剂，分子式为 $C_{12}H_{17}N_3O_3S$，IC_{50} 大约 12.1μmol/L，分子量为 283.35，化学结构式见图 3-53，为单环芳甲酰胍类。缺血再灌注时，已证实激活的 NHE 系统是引起细胞内 Na^+ 和 Ca^{2+} 超负荷的因素之一。缺血心脏细胞进行无氧代谢，导致细胞内环境酸化，激活由 pH 调节的离子转运体。Na^+ 离子梯度和细胞内外 Na^+ 离子移动激活 NHE 系统，引起大量 Na^+ 离子涌入心脏组织，而通过激活 ATP 依赖的 Na^+/K^+ 泵可使缺血细胞内 Na^+ 外流。但 ATP 的消耗增加无氧

代谢，导致进一步酸化和NHE系统激活的恶性循环。NHE激活导致Na^+持续流入，增加能量消耗和缺血细胞无氧代谢，减少了高能磷酸键和糖原的贮存，增加了乳酸和无机磷。当Na^+/K^+泵失效时，Na^+离子不能完全流出，细胞内Na^+超负荷。由于细胞内Cl^-离子浓度依赖Na^+/Ca^{2+}交换系统而调节，细胞内高Na^+同时伴有高Ca^{2+}。

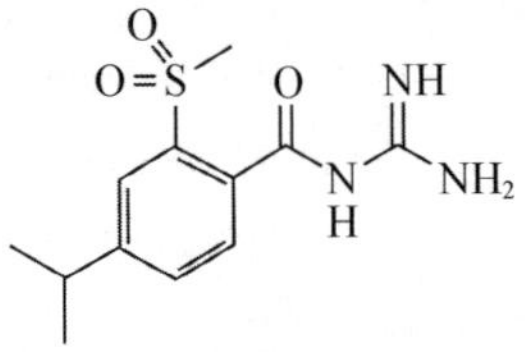

图 3-53　卡立泊来德化学结构式

3. NHE抑制剂——喹啉(Zoniporide)　其NHE1选择性和抑制活性强，对NHE1的选择性为NHE2的157倍，远远大于Cariporide，约49倍，并且同时活性提高2.6倍。Zoniporide拥有良好的水溶性和药动学特性，生物利用度高。其分子结构见图3-54，为双环芳甲酰胍类。

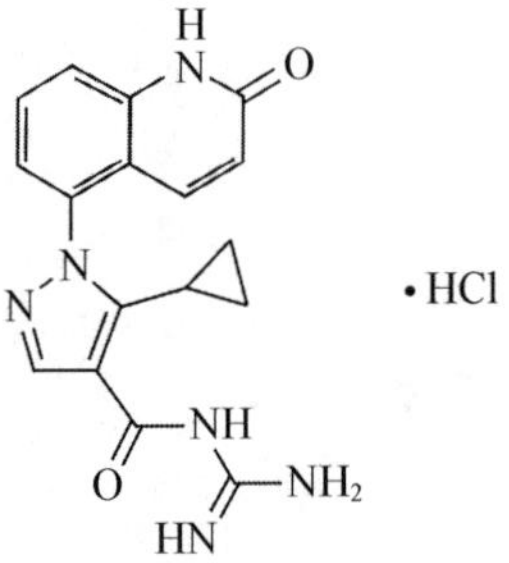

图 3-54　Zoniporide化学结构式

4. NHE抑制剂——非酰基胍类　化合物SL-591227和T-162559均有显著的NHE1选择抑制活性，IC_{50}分别为0.003μmol/L和0.001μmol/L，是Cariporide的10倍和30倍，T-162559已经进入临床前研究，其分子结构，见图3-55。

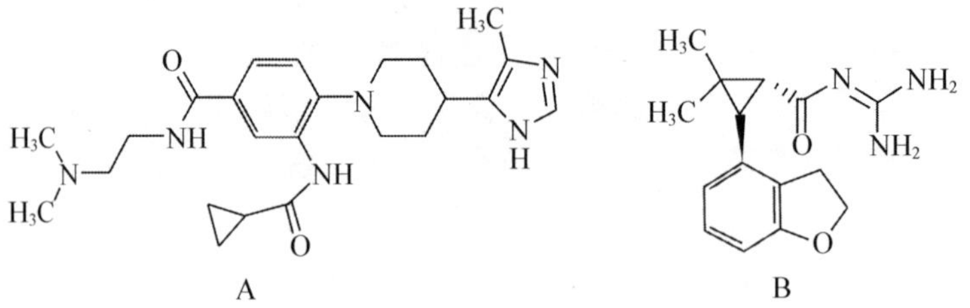

图 3-55　化学结构式

A. SL-591227；B. T-162559

四、Na^+/Ca^{2+}交换体调节剂

1. SEA0400　Matsuda 于 2001 年报道了 Na^+/Ca^{2+}交换体抑制剂 SEA0400，研究表明它可以减轻不同心脏、脑、肾等器官的缺血再灌注损伤，其作用效能高、特异性高，并且几乎不抑制其他受体、通道和转运蛋白。

其分子式为 $C_{21}H_{19}F_2NO_3$，IC_{50}为 5～33nmol/L，分子量为 371.38；化学结构式，见图 3-56。Na^+-Ca^{2+}交换体是一种反向协同运输体系（anti-porter），通过 Na^+/Ca^{2+}交换，细胞内的 Ca^{2+}外流，使细胞内保持低 Ca^{2+}浓度。在再灌注损伤中，反向 NCX 被激活，诱导 Ca^{2+}内流，随后引起自由基、白三烯和血栓素的产生。许多用于治疗再灌注损伤的靶向 NCX 的药物缺乏选择性或细胞通透性，而 SEA0400 是一个最具选择性的和有效的 NCX 抑制药。SEA0400 是从专门用于筛选 NCX 抑制药物的化合物库中获得的。SEA0400 对 NCX 具有选择性，在浓度高达 3μM 时，SEA0400 对 SOCE 没有显著的效果。SEA0400 对一些相似的离子通道或离子转运体也没有效果，如 Ca^{2+}-ATPase、Na^+、K^+-ATPase 和 K^+通道。在脑缺血大鼠模型中，SEA0400(3 mg/kg)可以减少纹状体和大脑皮质中的梗死体积。在 Langendorff 灌注 1 个月后诱导的心肌梗死兔模型中，SEA0400 抑制起搏诱导的室性期前收缩，通过增强空间非同步电交替（spatially discordant alternans，SDA）和加快动作电位时程（action potential duration，APD）恢复，具有促心律失常的活性。

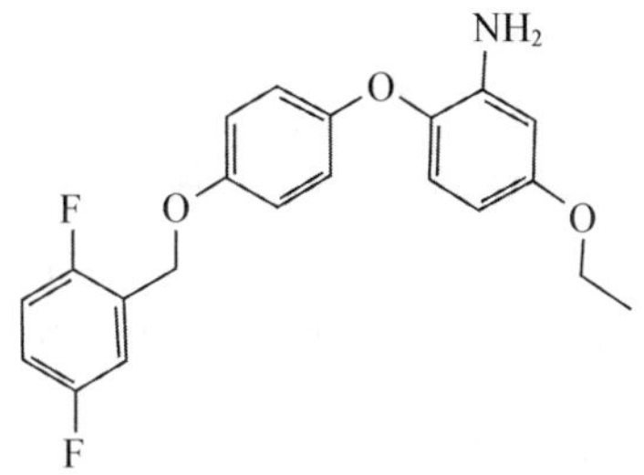

图 3-56　SEA0400 化学结构式

2. KB-R7943　KB-R7943 分子式为 $C_{17}H_{21}N_3O_6S_2$，IC_{50}大约 0.7μmol/L，分子量为 721.9；化学结构式，见图 3-57。KB-R7943 是一种特异性钠钙交换 NCX 抑制药。在双向离子环境下，KB-R7943 对心肌细胞 NCE 具有双向抑制作用，既能抑制反向 NCX(即 Na^+出、Ca^{2+}入)，又能抑制正向 NCX(即 Na^+入、Ca^{2+}出)。KB-R7943 广泛应用于心血管疾病的研究和治疗，尤其对高盐饮食诱导的高血压模型治疗效果显著，同时通过减轻 Ca^{2+}超载，KB-R7943 对缺血/再灌注过程中心肌组织的损伤具有保护作用。在高糖引起的大鼠离体胸主动脉内皮损伤模型中，KB-R7943 能够恢复损伤的内皮依赖的舒张功能。Ca^{2+}是引起血管平滑肌收缩的关键因子，血管平滑肌收缩所需要的 Ca^{2+}主要是细胞外流入和细胞内释放。钙流入通道主要有电压依赖性钙通道（voltage dependent calcium channel，VDC）和受体操纵性钙通道（receptor operated calcium channel，ROC）。高钾处理血管平滑肌细胞膜去极化，VDC 开放，Ca^{2+}内流增加，从而引起平滑肌收缩。NE 是一种肾上腺素受体激动剂，与相应的受体结合后，使细胞膜上的 ROC 开放，细胞外 Ca^{2+}内流，同时引起膜磷脂酰肌醇水解，形成磷酸肌醇，

发挥第二信使作用，促使 Ca^{2+} 自肌浆网释出，触发胞内储存的 Ca^{2+} 释放。胞内游离 Ca^{2+} 水平提高，Ca^{2+} 与平滑肌胞浆内钙调素结合成复合物，进而使肌球蛋白轻链激酶活化，促使肌球蛋白轻链磷酸化，引发肌动蛋白和肌球蛋白相互作用，产生平滑肌收缩。高浓度 KB-R7943 能抑制 NE 在无 Ca^{2+} 液中所致血管平滑肌的短暂收缩和复 Ca^{2+} 后的持久性收缩，进一步证实降低外钙内流是 KB-R7943 舒血管作用的主要机制之一，同时抑制内钙释放也参与高浓度 KB-R7943 的舒血管过程。

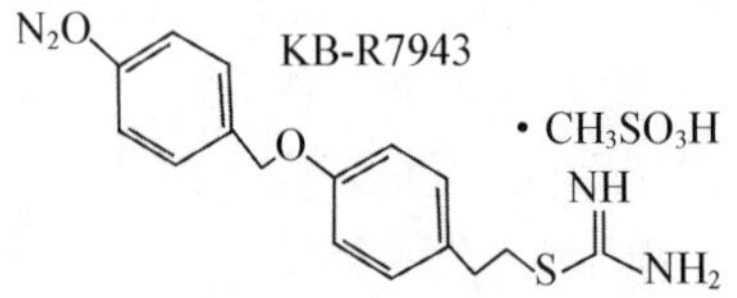

图 3-57　KB-R7943 化学结构式

3. SN-6 与 YM-244769　SN-6 分子式为 $C_{20}H_{22}N_2O_5S$，分子量为 402.46；化学结构式，见图 3-58。SN-6 是在 KB-R7943 分子结构的基础上经过修饰得到的，是一种新型 NCX 阻断剂，其对 NCX 反向交换模式的抑制作用明显强于其对正向模式的作用。在分离培养的豚鼠心室肌细胞，其对 NCX 反向模式和正向模式的 IC_{50} 分别为 1.9 μM 和 2.3μM。1.9 μM 的 SN-6 对钠电流、L 型钙电流、延迟性钾整合电流和内向型钾整合电流的抑制作用分别为 13%、34%、33% 和 18%。此外，SN-6 可缩短动作电位的时程（action potential duration，APD）。

YM-244769 是一种新型 NCX 阻断药，对细胞毒性较低，其另一个与众不同的特点是可以口服，在分离培养的豚鼠心室肌细胞，其对 NCX 反向模式和正向模式的 IC_{50} 分别为 0.1 μM 和 0.12 μM，主要选择性阻断 NCX3（IC_{50} = 18 nM）。

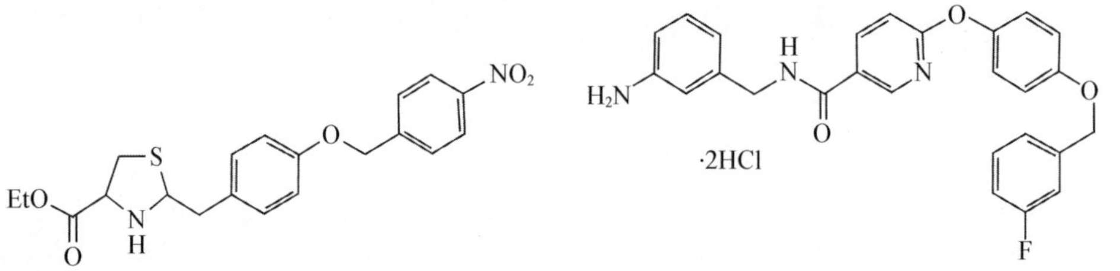

图 3-58　化学结构式

A. SN-6；B. YM-244769

（周　宏　李仙洲）

参考文献

Ghofrani HA，Humbert M.2014.The role of combination therapy in managing pulmonary arterial hypertension. Eur Respir Rev，23(134)：469-475.

Jing ZC, Yu ZX, Shen JY, et al. 2011. Vardenafil in pulmonary arterial hypertension: a randomized, double-blind, placebo-controlled study. Am J Respir Crit Care Med, 183(12): 1723-1729.

T Matsuda, N Arakawa, K Takuma, et al. 2001. SEA0400, a novel and selective inhibitor of the Na^+-Ca^{2+} exchanger, attenuates reperfusion injury in the in vitro and in vivo cerebral ischemic models. J Pharmacol Exp Ther, 298(1): 249-256.

Y Teshima, M Akao, SP Joneset al. 2003. Cariporide (HOE642), a selective Na^+-H^+ exchange inhibitor, inhibits the mitochondrial death pathway. Circulation, 108 (18): 2275-2281.

Zhang S, Yuan JX, Barrett KE, et al. 2005. Role of Na^+/Ca^{2+} exchangein regulating cytosolic Ca^{2+} in cultured human pulmonary artery smooth muscle cells. American Journal of Physiology Cell Physiology, 288(2): 245-252.

第十五节　血管新生调节剂

血管新生(angiogenesis)主要指原有的毛细血管和(或)微静脉在一些血管新生诱导因子作用下，通过已存在的微静脉或毛细血管的基膜及周围基质的降解，血管内皮细胞的增殖、迁移和重排，从先前存在的血管处以芽生或非芽生(或称套叠)的形式生成新的毛细血管，并与原来的血管系统吻合，此过程称为血管新生。血管新生与成人疾病关系较大。

近年来有人提出血管新生性疾病的命名。所谓血管新生性疾病主要是指与微血管异常生长相关的疾病，表现为血管新生过度、缺陷或抑制。此类疾病包括各种肿瘤、糖尿病视网膜病、血管瘤、银屑病、类风湿关节炎、月经失调等血管异常增生的疾病及冠心病、心肌梗死、脑梗死、血管闭塞性血栓性脉管炎等血管新生抑制的疾病。

上述疾病的中心发病环节均为血管新生调节障碍，故治疗时均要针对血管新生，对血管异常新生疾病治疗要抗血管新生，对血管新生抑制的疾病治疗要促血管新生。近年来促进血管新生的研究集中于中药方面。中药促进血管生成已有悠久的历史，尤其是在骨折、伤口和溃疡愈合、萎缩性疾病、股骨头坏死和心脑缺血等方面，已有不少关于利用中药增强血管生成的报道，在这里不做具体的叙述。

1. 重组人血管内皮抑素(rh-endostin)

(1)结构特点：内皮抑素是一种内源性血管生成抑制剂，为 20kD 分子量蛋白质。氨基酸序列分析显示内皮抑素为胶原 18 分子 C 末端部分，共 184 个氨基酸。进一步晶体结构分析发现：内皮抑素结构表面有一由 11 个精氨酸残基组成的碱性区域，为肝素结合位点。

(2)药物作用：重组人血管内皮抑制素为血管抑制类新生物制品，其作用机制是通过抑制形成血管的内皮细胞迁移来达到抑制肿瘤新生血管的生成，从而阻断了肿瘤的营养供给，达到抑制肿瘤增殖或转移目的。

(3)作用机制：①通过下调 β-连环素(β-catenin)的转录活性，抑制周期蛋白 D_1 的表达，引起内皮细胞 G_1 期阻滞；②下调抗凋亡蛋白 bcl-2 和 bcl-XL 的表达，诱导内皮细胞凋亡；③与基质金属蛋白酶 2 前体蛋白(pro-MMP2)结合形成稳定复合体，阻止 pro-MMP2 的激活，并抑制 MMP2 和 MMP1 的催化活性，从而抑制内皮细胞的迁移；④与原肌球蛋白结合，破坏微丝结构的完整性，使细胞运动功能丧失，诱导凋亡；⑤抑制 c-myc 癌基因表达而抑制内皮细胞迁移；⑥通过肝素结合位点与内皮细胞表面的接头蛋白 Shb 受体的 SH2 区域结合，激活酪氨酸激酶信号转导系统，导致内皮细胞 G_1 期阻滞，诱导内皮细胞凋亡；⑦整合素 $\alpha_5\beta_1$ 在调节成纤维细胞生长因子(fibroblast growth factor,FGF)诱导的血管生成中起重要作用,内皮抑素可以和整合素 $\alpha_5\beta_1$ 直接结合,影响内皮细胞同细胞外基质的黏附,抑制内皮细胞的迁移和生长;⑧抑制血管内皮生长因子(vascular endothelial growth factor,VEGF)受体 KDR/Flk-1 酪氨酸磷酸化,从而抑制 VEGF 与内皮细胞的结合,抑制 VEGF 诱导的细胞外信号调节激酶 ERK 活性。

(4)体内过程:健康志愿者单次 30min 内静脉滴注本品 30mg(4.8×10^5U)和 60mg(9.6×10^5U)/m^2,及 120 min 内静脉滴注 120mg(19.2×10^5U)和 210 mg(33.6×10^5U)/m^2[滴注速率分别为 1.2mg/(m^2·min)及 1mg/(m^2·min)和 1.75 mg/(m^2·min)],其末端消除半衰期($t_{1/2}$)为 10h 左右,全身清除率(CLs)为 2.8 L/(h·m^2)左右。本品在 30~120mg/m^2[(4.8~19.2)$\times10^5$U/m^2]剂量范围于正常人体内呈近似线性药动学,可以用线性模型预测不同剂量、滴注速率和时间的血药浓度。滴注速率、时间和总剂量均可影响药时曲线下面积(AUC)和峰浓度(C_{max})水平。肿瘤患者每日 2h 内静脉滴注本品,连续 28d,个体间药时曲线差异性很大。谷浓度(C_{min})随给药次数增加有持续增高的趋势,总剂量和滴注次数可影响 C_{max} 和 C_{min} 水平。

(5)临床应用:本品联合长春瑞滨加顺铂(navelbline and cisplatin,NP)化疗方案用于治疗初治或复治的Ⅲ/Ⅳ期非小细胞肺癌(non-small cell lung cancer,NSCLC)患者。

(6)不良反应:常见的药物不良反应主要有心脏不良反应,少见的药物不良反应主要有消化系统反应、皮肤及附件的过敏反应。

(7)禁忌证:心、肾功能不全者慎用。

(8)药物相互作用:在临床使用时,应注意勿与可能影响本品酸碱度的其他药物或溶液混合使用。

(9)药物临床应用指征、指南、方法:本品为静脉给药,临用时将本品加入 500 ml 生理盐水中,匀速静脉滴注,滴注时间 3~4h。与 NP 化疗方案联合给药时,本品在治疗周期的第 1~14 日,每天给药 1 次,每次 7.5 mg/m^2(1.2×10^5 U/m^2),连续给药 14d,休息 1 周,再继续下一周期治疗。通常可进行 2~4 个周期的治疗。临床推荐医师在患者能耐受的情况下可适当延长本品的使用时间。

(10)循证医学证据、分析:既往的多项实验研究表明,重组人血管内皮抑素能够特异性抑制血管内皮细胞增殖和肿瘤生长。Ⅰ、Ⅱ期临床研究发现重组人血管内皮抑素单药具有一定的抗肿瘤作用,且安全性好;而Ⅲ期临床研究表明重组人血管内皮抑素与 NP 方案联合治疗晚期 NSCLC 能够显著提高客观疗效,改善生活质量,并且延长患者生存时间。

(11)应用展望:内皮抑素从发现到进入临床试验,短短数年时间,取得的进展令世人备受鼓舞。随着内皮抑素作用机制的完全阐明及如何大规模的生产、纯化高效有活性的重组内皮抑素蛋白,如何延长内皮抑素在体内的半衰期等这一系列问题的解决,相信内皮抑素对肿瘤的抗血管生成治疗将有更大的应用前景。

2. *沙利度胺*(Thalidomide)　分子式为 $C_{13}H_{10}N_2O_4$;结构式,见图 3-59。

(1)药物作用:抑制血管生成及抗肿瘤。

(2)作用机制:一些细胞因子如 VEGF 和 FGF,均是血管生成的刺激剂,它们和特异性受体结合刺激信号转导,引起内皮细胞的增殖。沙利度胺能够减少 VEGF 等因子的分泌,从而抑制血管生成。肿瘤的转移和细胞的恶变与肿瘤细胞和血管内皮细胞的粘连、血管的生成有关。研究发现,沙利度胺不仅抑制血管生成,而且能减少整合素亚基的合成,这也是其抗肿瘤的机制之一。最新研究还表明,沙利度胺可通过环氧化物酶 2 途径,而非抑制血管生成的途径

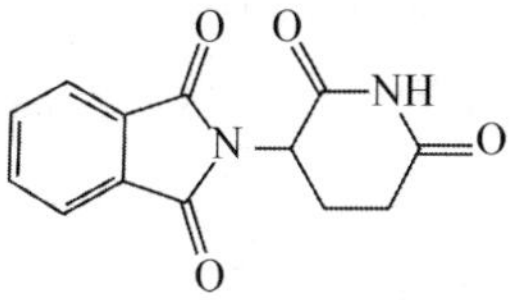

图 3-59　沙利度胺化学结构式

来降低瘤内微血管的密度，从而抗肿瘤增生。

(3)体内过程：健康人口服 200mg 以后血浆 C_{max} 为 0.8～1.4μg/ml；平均达峰时间为 4.4h；吸收半衰期为 1.7h 左右；排除半衰期为 4～28h，平均 8.7h 左右。

(4)临床应用：用于抗肿瘤、血液系统疾病的治疗。

(5)不良反应：常见的不良反应有口鼻黏膜干燥、倦怠、嗜睡、眩晕、皮疹、便秘、恶心、腹痛、面部水肿；还可能会引起多发性神经炎、过敏反应等。本品对胎儿有严重的致畸性。

(6)禁忌证：孕妇及哺乳期妇女禁用；儿童禁用；对本品有过敏反应的患者禁用；本品可导致倦怠和嗜睡，从事危险工作者禁用，如驾驶员、机器操纵者等。

(7)药物相互作用：本品能增强其他中枢抑制剂作用，尤其是巴比妥类药的作用。

(8)药物临床应用指征、指南、方法：常规 50mg 起步，每周增加 50mg，直到 200～300mg/d，也有小剂量治疗 100～200mg/d，都取得相同疗效。临床治疗剂量个体化，2006ASCO 年会发表 IFM01-02 研究的最终分析结果：可以使用 100mg/d 治疗复发/难治性多发性骨髓瘤。

(9)循证医学证据、分析：目前沙利度胺治疗难治性和复发性多发性骨髓瘤已经取得肯定疗效，对于肺癌、乳腺癌、胃肠道恶性肿瘤、卵巢癌等多种实体瘤的治疗，均有一定疗效。

(10)应用展望：研究证实，沙利度胺的抗血管生成、调节免疫、诱导细胞凋亡功能确切，且价格低廉，可为多数中、晚期恶性肿瘤患者抗肿瘤治疗的辅助用药，值得进一步研究。目前国内外有关沙利度胺抗肿瘤的临床研究较多，可惜多数样本量偏少，其研究结论的可靠性尚待进一步验证。

3. 索拉非尼(Sorafenib)　分子式为 $C_{21}H_{16}ClF_3N_4O_3$；结构式，见图 3-60。

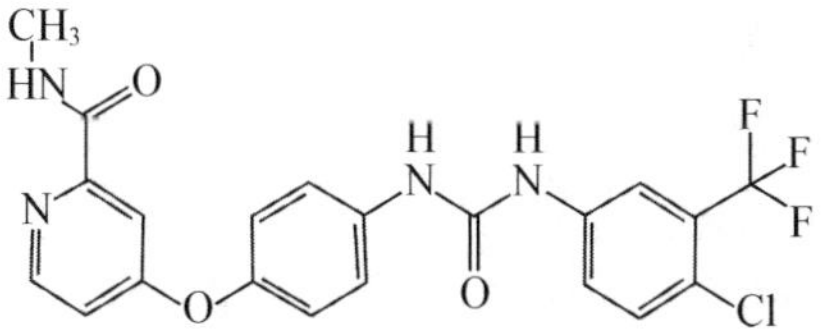

图 3-60　索拉非尼化学结构式

(1)药物作用：索拉非尼是多种激酶抑制药，在体外可抑制肿瘤细胞增殖。索拉非尼抑制肿瘤细胞增殖，包括小鼠肾细胞癌、RENCA 模型和无胸腺小鼠移植多种人肿瘤模型，并抑制肿瘤血管生成。

(2)作用机制：Sorafenib 是一种口服的新颖靶向治疗药物，能抑制 RAF-1、B-RAF 的丝氨酸/苏氨酸激酶活性及 VEGF-2、VEGF-3、血小板衍生生长因子 β(platelet derived growth factor β，PDGF-β)、KIT、FLT-3 多种受体的酪氨酸激酶活性。Sorafenib 具有双重的抗肿瘤作用,既可通过阻断由RAF/MEK/ERK介导的细胞信号转导通路而直接抑制肿瘤细胞的增殖,还可通过作用于VEGF受体,抑制新生血管的形成和切断肿瘤细胞的营养供应而达到遏制肿瘤生长的目的。

(3)体内过程:索拉非尼的清除半衰期为25～48h。与单剂量给药相比,重复给药7d可达到2.5～7倍的蓄积。给药7d后,索拉非尼血药浓度达到稳态,平均血药浓度峰谷比<2。

(4)临床应用:无法手术或远处转移的肝肿瘤细胞;不能手术的肾肿瘤细胞;对放射性碘治疗不再有效的局部复发或转移性、逐步分化型甲状腺患者。

(5)不良反应:腹泻、皮疹、脱发和手足皮肤反应等。

(6)禁忌证:对索拉非尼或药物的非活性成分有严重过敏症状的患者禁用。

(7)药物相互作用:CYP3A4诱导剂,利福平与索拉非尼持续联合应用可导致索拉非尼的AUC平均减少37%。其他CYP3A4诱导剂如贯叶连翘(或贯叶金丝桃,俗称圣约翰草)、苯妥英、卡马西平、苯巴比妥和地塞米松等可能加快索拉非尼的代谢,因而降低索拉非尼的药物浓度。

索拉非尼和多柔比星联合应用时,可引起患者体内多柔比星的AUC值增加21%。索拉非尼和伊立替康合用时,由于伊立替康活性代谢产物SN-38通过UGT1A1酶途径进一步代谢,两者合用导致SN-38的AUC升高67%～120%,同时伊立替康的AUC值升高26%～42%。多烯紫杉醇(75mg/m^2或100mg/m^2,每21天1次)与索拉非尼(在21d的治疗周期中,从第2天到第19天,0.2g或0.4g每日两次给药)联合应用时(索拉非尼在多烯紫杉醇用药时停用3d),可导致多烯紫杉醇的AUC增加36%～80%,C_{max}提高16%～32%。

(8)药物临床应用指征、指南、方法:推荐服用索拉非尼为每次0.4 g(2×0.2g),每日两次,空腹或伴低脂、中脂饮食服用。

(9)循证医学证据、分析:Ⅰ期临床的推荐剂量为400mg,每日2次。Ⅱ及Ⅲ期临床实验表明索拉非尼对肾癌、肝癌、黑素瘤和NSCLC都有一定的治疗作用。FDA已批准索拉非尼用于肾癌、肝癌的治疗。

(10)应用展望:索拉非尼是基于对肿瘤发生的分子生物学机制进一步明确的基础上研制成功的新药,具有独特的多靶点抗肿瘤作用。其在晚期肾癌治疗中所取得的成功给靶向药物的研发带来了新的启迪,但对其他肿瘤的疗效还需要观察。此外如何制订最佳的联合方案以提高其疗效的临床试验正在进行中。

4. 贝伐单抗(Bevacizumab)

(1)结构特点:贝伐单抗是重组人源化IgG1抗体,由人源化的IgG1片段和源自鼠类单克隆抗体与抗原结合的互补决定区域组成,可识别VEGF受体并与其结合,从而抑制VEGF的生物活性。

(2)药物作用:能使现有的肿瘤血管退化,切断肿瘤细胞生长需氧及其他营养物质供应;抑制肿瘤新生血管生成,阻断肿瘤细胞的生长和转移;驱使肿瘤血管正常化,降低肿瘤组织间渗透压,改善化疗药物向肿瘤组织内的传送,提高化疗效果。

(3)作用机制:贝伐单抗结合VEGF并防止其与内皮细胞表面受体(Flt-1和KDR)结合。

(4)体内过程:静脉给药后,平均清除半衰期为20d(范围11～50d),预测达到稳态的时间为100d。没有发现稳态血药浓度与患者的年龄、性别之间有相关性。

(5)临床应用:适用于联合以氟尿嘧啶(5-Fluorouracil,5-FU)为基础的化疗方案一线治疗转移性结直肠癌。

(6)不良反应:最常见不良反应为无力、疼痛、腹痛、头痛、高血压、腹泻、恶心、呕吐、食欲缺乏、口腔炎、便秘、上呼吸道感染、鼻出血、呼吸困难、剥脱性皮炎、蛋白尿。最严重的不良反应为胃肠穿孔、伤口并发症、出血、高血压危象、肾病综合征、充血性心力衰竭。

(7)禁忌证:对贝伐单抗或其产品的任一组分过敏的患者应慎用。

(8)药物相互作用:贝伐单抗联合5-FU化疗方案用于治疗晚期结直肠癌,贝伐单抗单药治疗的有效率为15%~20%,与化疗联合应用的有效率为30%~50%。

(9)药物临床应用指征、指南、方法:推荐剂量为5mg/kg,每2周静脉注射1次。在主要手术后28d内不应开始贝伐单抗治疗。开始贝伐单抗治疗前,手术切口应完全愈合。首次应用贝伐单抗应在化疗后静脉输注90min以上。如果第一次输注耐受良好,第二次输注可为60min以上。如果60min也耐受良好,以后的输注可控制在30min以上。

(10)循证医学证据、分析:美国FDA已经批准贝伐单抗用于转移性结直肠癌的一、二线治疗及转移性乳腺癌、晚期NSCLC、转移性肾细胞癌的一线治疗。除此之外,贝伐单抗在肝癌、胃癌、食管癌等其他恶性肿瘤的应用也取得令人鼓舞的结果。

(11)应用展望:贝伐单抗单药或联合化疗治疗多种恶性肿瘤都取得了一定的疗效,但贝伐单抗在临床应用中仍存在一些问题,如确定最佳用药剂量和持续用药时间;是否可应用于辅助治疗及新辅助治疗;是否可以应用于脑转移患者等。当然,随着贝伐单抗临床研究的逐步深入,上述问题将得到进一步解决。

5. 西妥昔单抗(Cetuximab)

(1)结构特点:西妥昔单抗是一种人/鼠嵌合型IgG1单克隆抗体,特异性靶向于表皮细胞生长因子(epidermal growth factor,EGF)受体,阻止配体与表皮细胞生长因子受体的结合。

(2)药物作用:本品是针对EGF受体的IgG1单克隆抗体,两者特异性结合后,通过对与EGF受体结合的酪氨酸激酶的抑制作用,阻断细胞内信号转导途径,从而抑制癌细胞的增殖,诱导癌细胞的凋亡,减少基质金属蛋白酶和VEGF的产生。

(3)作用机制:本品可与表达于正常细胞和多种癌细胞表面的EGF受体特异性结合,并竞争性阻断EGF和其他配体,如α转化生长因子(TGF-α)的结合。

(4)体内过程:当静脉滴注剂量为5~500 mg/(m^2体表面积·周时),本品表现出剂量依赖的药动学特性。当本品的初始剂量为400 mg/m^2体表面积时,平均分布容积大致与血容量(2.9 L/m^2:1.5~6.2 L/m^2)相同,平均C_{max}(±标准偏差)为185±55ug/ml,平均清除率为0.022 L/(h·m^2体表面积)。本品在靶剂量时具有较长的清除半衰期,为70~100h。本品的血清浓度在单药治疗3周后达到稳态水平。第3周时平均C_{max}为155.8 μg/ml,第8周时为151.6 μg/ml,相应的平均浓度为41.3 μg/ml和55.4 μg/ml。本品与伊立替康联合用药,第12周时平均C_{min}为50.0 μg/ml,第36周时平均C_{min}为49.4μg/ml。

(5)临床应用:本品单用或与伊立替康联用于EGF受体过度表达的,对以伊立替康为基础的化疗方案耐药的转移性直肠癌的治疗。

(6)不良反应:最常见的是痤疮样皮疹、疲劳、腹泻、恶心、呕吐、腹痛、发热和便秘等。其他不良反应还有白细胞计数下降、呼吸困难等。皮肤毒性反应(痤疮样皮疹、皮肤干燥、裂伤和感染等)多数可自然消失。少数患者可能发生严重过敏反应、输液反应、败血症、肺间质疾病、肾衰竭、肺栓塞和脱水等。

(7)禁忌证:已知对西妥昔单抗有严重超敏反应(3 级或 4 级)的患者禁用本品。

(8)药物相互作用:伊立替康不会影响西妥昔单抗的安全性,反之亦然。一项正式的药物相互作用研究显示,单剂量($350mg/m^2$体表面积)伊立替康不会影响本品的药动学性质。同样,本品也不会影响伊立替康的药代动力学性质。

(9)药物临床应用指征、指南、方法:建议在经验丰富的实验室按照验证后的方法检测 EGF 受体;西妥昔单抗必须在有使用抗癌药物经验的医师指导下使用。在用药过程中及用药结束后 1h 内,必须密切监察患者的状况,并必须配备复苏设备。首次注滴本品之前,患者必须接受抗组胺药物治疗,建议在随后每次使用本品之前都对患者进行这种治疗。本品每周给药 1 次,初始剂量为 $400mg/m^2$体表面积,其后每周 $250mg/m^2$体表面积。初次给药时,建议滴注时间为 120min,随后每周给药的滴注时间为 60min,最大滴注速率不得超过 5ml/min。

(10)循证医学证据、分析:在 2009 年的美国临床肿瘤学会年会报道了多项西妥昔单抗联合化疗治疗胃癌的Ⅱ期临床研究,涉及新辅助治疗、一线治疗及二线治疗。在新辅助治疗方面,西妥昔单抗与伊立替康+顺铂方案联合用于可切除胃癌的术前新辅助治疗,患者耐受性尚可。

(11)应用展望:西妥昔单抗与传统化疗和放疗相比具有靶向性强、不良反应小的优势。但同时存在许多问题,临床上如何尽可能发现可能获益的人群、如何制订最佳的联合方案及何时应用靶向治疗才能使患者最大限度地受益等。相信随着多中心随机对照临床研究地进行,对西妥昔单抗的应用及疗效评价必将逐步完善起来。

(常福厚　张秀慧)

参 考 文 献

陈万灵.2010.新药贝伐单抗的临床应用进展.中国肿瘤,19(8):534-534.

吕汪霞,马胜林.2010.西妥昔单抗的临床研究新进展.医学综述,16(9):1345-1348.

穆海玉,沈春燕,冯义伶.2009.重组人血管内皮抑素靶向治疗晚期非小细胞肺癌的临床研究.中国肺癌杂志,12(7):780-784.

潘骥群,鲁光平,于志坚.2012.沙利度胺抗肿瘤的研究进展.中华肿瘤防治杂志,19(7):552-555.

王芳,符立梧.2008.多靶点抗肿瘤新药索拉非尼的研究进展.中国药理学通报,24(8):1117-1120.

第十六节　天然药物与血管平滑肌细胞

心脑血管疾病是目前世界上发病率和死亡率最高的疾病,严重威胁人类的生命健康安全。随着我国经济社会的快速发展,工作生活节奏的加快和人口结构的老龄化,心脑血管疾病发病率和死亡率持续增高,已跃居各类疾病首位,且发病趋势年轻化。

血管平滑肌细胞是构成血管壁的重要成分,其表型转化、增殖和迁移是诸多血管增殖性疾病如动脉粥样硬化、高血压、冠状动脉硬化性心脏病、血管成形术后再狭窄的共同病理基础,因此,寻找和研究开发能抑制 VSMC 表型转化和增殖迁移的药物,对于防治 VSMC 相关心血管疾病具有重要的意义。在人类与疾病长期斗争的进程中,天然药物在维护人类生存和健康方面发挥着举足轻重的作用,尤其在防治心血管疾病方面发挥着重要作用。

天然药物是指从自然界的动植物、矿物中获得的单一成分或多组分的具有治疗作用的药物，包括来源于动物、植物、微生物、海洋生物、内源性生物活性物质等。从广义的角度来说，中药、民族药基于其自然属性也属于天然药物。

一、单一成分

抑制平滑肌细胞增生与迁移是动脉粥样硬化、高血压、支架内再狭窄等多种疾病防治的关键环节。部分来源于天然药用资源的单一成分具有抑制 VSMC 活化增生的作用。这些单一成分包括丹参多酚类、银杏叶提取物、苦参总碱、姜黄素、川芎嗪、钩藤碱、葛根素、三七总皂苷、大黄素、丹皮酚、槲皮素、白藜芦醇、淫羊藿苷、山莨菪碱、黄芩苷、儿茶素、吴茱萸碱等。

1. *丹参素*(Danshensu) 是唇形科植物丹参中的重要水溶性活性成分，能降低 ox-LDL 诱导 VSMC 表达 PDGF 的水平。PDGF 具有显著促进 VSMC 有丝分裂的作用，在 VSMC 的表型转换中发挥重要效应，在动脉粥样硬化、血管内膜损伤后的 VSMC 增殖和转化中具有重要作用。丹参多酚酸盐(salvjanolate)是中药丹参的主要活性成分之一，具有防治 As、减轻缺血再灌损伤、降低心脏耗氧量、抑制血小板聚集和防治血栓等作用。丹参多酚酸盐能够抑制 ox-LDL 诱导 VSMC 表达 IL-18、IL-1、ICAM-1，从而抑制 VSMC 的炎性活化和增殖。丹参中的脂溶性成分丹参酮也具有抑制 VSMC 增殖的作用。

2. *银杏叶提取物*(extract of Gingko Biloba，EGB) 是从银杏科植物银杏的干燥叶中提取获得，能扩张冠脉血管、脑血管，增加冠状动脉血流量及脑血流量、改善心脑功能，改善脑缺血所产生的症状和记忆功能，具有活血化瘀、通络的功效。银杏叶提取物中含有黄酮苷类和银杏内酯，能抑制 ox-LDL 诱导 VSMC 表达 TNF-α、IL-6、IL-8，从而能干预这些炎性因子对 VSMC 生物学功能的调控。血管在损伤、炎症等病理生理情况下产生的活性氧对刺激 VSMC 的增殖发挥了重要作用。EGB 能剂量依赖性地抑制活性氧诱导的 VSMC 增殖，其机制与 EGB 具有的抗氧化、抗自由基作用相关，这种作用抑制了与 VSMC 活化和增殖相关的信号通路的激活，从而发挥着抑制 VSMC 增殖的效应。

3. *苦参碱*(matrine) 是从豆科植物苦参中提取的生物碱，一般为苦参总碱，有抗炎、扩血管、抗癌、免疫调节等作用。苦参碱有抗 VSMC 增殖作用，其机制与阻滞细胞周期，使 VSMC 停滞于 G_1 期有关；而能抑制 Ang Ⅱ 诱导的 VSMC 增殖则与其能抑制胞内钙超载有关。

4. *姜黄素*(Curcumin) 是来源于姜科姜黄属姜黄、莪术等植物根茎中的一种活性成分，为酸性多酚类化合物，具有抗肿瘤、抗炎、抗氧化等药理活性。姜黄素能抑制 VSMC 增殖和诱导血管平滑肌细胞凋亡，其机制与上调 VSMC 的 P21 蛋白表达和下调 bcl-2 蛋白表达有关。

5. *川芎嗪*(chuanxiongzine) 是从伞形科植物川芎中分离提取获得的吡嗪类生物碱，川芎是活血化瘀药，而川芎嗪是川芎的主要有效成分，具有改善心血管功能和微循环、扩张血管、抗血小板聚集、拮抗钙离子的作用。川芎嗪能抑制 VSMC 表达Ⅰ型胶原、Ⅳ型胶原、FGF 和 PDGF，影响 bcl-2、c-myc、Bax 基因表达，促进 VSMC 凋亡，从而抑制 VSMC 增殖。经皮冠状动脉介入治疗(PCI)已经成为冠心病的有效治疗手段，但是 PCI 术后的再狭窄仍然是困扰临床治疗的重要问题。VSMC 的凋亡和增殖对 PCI 术后再狭窄的发生、发展和形成起着重要作用，其中 PDGF 和 FGF 在这一过程中发挥介导的作用，调控细胞增殖诱导内膜增厚。PDGF 与 FGF 能抑制 VSMC 凋亡，促进 VSMC 产生胶原。川芎嗪能抑制 PDGF 和 FGF 的表达，进而抑制 VSMC 的增殖和胶原合成，并抑制 bcl-2 的表达和促进 Bax 的表达，促进 VSMC 的凋亡，从而抑制了内皮损伤后的再狭窄。

6. 钩藤碱(rhynchophylline) 是从茜草科植物钩藤的带钩枝条中提取的生物碱，具有降血压、抗血小板聚集和抗血栓的作用。钩藤碱能抑制 AngⅡ诱导的大鼠 VSMC 增殖，机制可能与增加 VSMC 中 NOS 活性并促进 NO 合成和释放以及下调 c-myc、rHRG-1mRNA 的表达有关。钩藤碱、异钩藤碱和钩藤总生物碱可能通过调节原癌基因 bcl-2 和 Bax 蛋白表达，促进自发性高血压大鼠动脉平滑肌细胞凋亡，并能通过抑制 c-fos 蛋白、c-myc 蛋白和 PDGF-B mRNA 表达途径抑制自发性高血压大鼠胸主动脉 VSMC，改善胸主动脉壁重塑。钩藤总碱具有降压及改善血管重塑的作用，其作用机制可能与通过降低细胞内钙水平以及调控病理状态下 c-myc 基因过度表达，抑制 VSMC 的增殖有关。

7. 葛根素(Puerarin) 是从豆科植物野葛干燥根中提取的一种异黄酮类化合物，具有降血脂、抗动脉硬化等作用，其有效成分为 4，7-二羟基 8-β-D 葡萄糖异黄酮，具有扩张血管、改善微循环作用，能降低血浆中儿茶酚胺及内皮素的含量，调节一氧化氮合酶(NOS)活性，上调体内 NO 水平。葛根素能抑制凝血酶诱导的 VSMC 增殖。凝血酶在血管机械性受损的急性期被激活，在血管损伤的形成过程中呈持续高表达状态。凝血酶除了具有直接促进凝血，在动脉损伤后血管壁血栓形成中起重要作用外，还有许多其他细胞效应，如：能促进 VSMC 的增殖。葛根总黄酮能抑制糖尿病大血管病变的作用，其机制可能与抑制 NF-κB 的活化有关。

8. 三七总皂苷(total panax notoginseng saponins，tPNS) 是五加科植物三七的主要有效成分，包括人参皂苷 Rb1 (Ginsenoside Rb1)、人参皂苷 Rg1 (GinsenosideRg1) 和三七皂苷 R1(Notoginsenoside R1) 等。tPNS 具有活血化瘀、通脉活络、降低血糖、调节血脂、抗氧化和抗动脉粥样硬化等作用。血管内皮受到损伤后，各种生长因子和细胞因子等刺激 VSMC 大量合成 MMP-2、MMP-9 和 OPN 等成分，这些蛋白水解酶和细胞外基质成分可以促进 VSMC 由中膜迁移至内膜，从而导致新生内膜的增厚和管腔狭窄，MMP-2、MMP-9 和 OPN 在 VSMC 迁移中发挥重要作用。tPNS 能抑制 MMP-2、MMP-9 和 OPN 的表达，提示 tPNS 能通过抑制相关黏附分子的表达和基质降解从而抑制 VSMC 的迁移。此外，tPNS 具有抑制溶血卵磷脂诱导的 VSMC 增殖的作用，其机制可能与 LPA 激活 ERK 信号通路，从而抑制 DNA 合成，阻止细胞进入 S 期有关。

9. 大黄素(Emodin) 是从中药大黄中提取的蒽醌类成分。大黄素能够下调细胞周期调控蛋白 cyclin D1 的表达。其抑制 VSMC 增殖的作用与下调细胞周期调控蛋白 cyclin D1 的表达，从而阻滞细胞周期有关。大黄素对 AngⅡ诱导的 VSMC 增殖具有抑制作用，其机制可能与抑制 PCNA 的表达，上调 iNOS 基因表达，从而升高 NO 水平有关。

10. 丹皮酚(paeonal，Pae) 是毛茛科植物牡丹的干燥根皮和萝藦科植物徐长卿的干燥根及茎中的活性成分。Pae 具有显著抑制 VSMC 增殖的作用，可能是其降脂、抗脂质过氧化和抑制炎性细胞因子和 PCNA 表达的综合作用结果。

11. 槲皮素(quercetin) 是黄酮类化合物，化学名为 3，3′4′，5，7-五羟基黄酮，广泛存在于蔬菜、水果及植物中，具有抗氧化、抗炎和心血管保护作用等多种生物学活性及药理作用。槲皮素能抑制高糖诱导的 VSMC 增殖，其机制与抑制 VSMC 的细胞周期进程，诱导 G_0/G_1 细胞比例上调和 S 期细胞比例下调，从而阻止细胞进入 S 期，减少有丝分裂及抑制 CyclinD1、CyclinE 的蛋白表达有关。

12. 白藜芦醇(resveratrol)　是来源于花生、虎杖、桑椹、葡萄等植物的多酚类化合物，具有抗炎、抗氧化、清除自由基等多种药理活性。白藜芦醇具有抑制 VSMC 增殖的作用，该作用与其可抑制 DNA 聚合酶、阻滞细胞周期及抑制内皮素 1 和 Ang Ⅱ诱导的 VSMC 增殖有关。此外，还与白藜芦醇能促进 iNOS 的上调表达有关。

13. 淫羊藿苷(lcraiin)　是从小檗科植物淫羊藿的干燥茎叶中提取的中药淫羊藿的主要成分之一，具有补肾壮阳、抗衰老、抗肿瘤等功效。它可以抑制同型半胱氨酸诱导的 VSMC 增殖，这种抑制作用具有量效性。其机制与激活凋亡路径重要蛋白酶 Caspase-3 有关。

14. 绞股蓝总苷(Gypenosides，GP)　是从绞股蓝中提取制备的人参皂苷类成分群，具有抗炎、抗氧化、降血脂、抗 As 等作用。绞股蓝总苷片在临床上用于防治 As。GP 能抑制胆固醇诱导的 VSMC 表型转化和增殖，其机制与 GP 增强转录因子 Gax 的表达水平有关。Gax 基因是一个主要分布在心血管系统的同源异形盒基因，负责编码一种转录因子，其功能与维持 VSMC 的收缩表型有关。

15. 山莨菪碱(anisodaminum)　是从茄科植物唐古特山莨菪中分离获得的生物碱，具有抗外周胆碱、平滑肌解痉等。对体外培养的家兔 VSMC 具有抑制作用，呈量效性，其作用与山莨菪碱降低细胞内钙含量和细胞周期中 G_1 晚期钙调素的水平有关。

16. 儿茶素(catechin)　具有预防心血管疾病的作用，能通过调节血脂、降低胆固醇、保护血管内皮、抑制血管平滑肌细胞的增殖和肥大等作用防治动脉粥样硬化。基质金属蛋白酶 MMP-2 是 VSMC 表达和分泌的最重要的基质金属蛋白酶，在 VSMC 的迁移中具有重要作用，而金属蛋白酶组织抑制因子 TIMP-1 能拮抗 MMP-2 的作用，两者的平衡对于维持胞外基质(extracellular matrix，ECM)的动态平衡具有重要意义。研究表明，儿茶素可以下调 VSMC 的质金属蛋白酶 MMP-2 mRNA 的表达，并同时上调 TIMP-1 mRNA 的表达。

17. 黄芩苷(bajcalin)　是从中药黄芩中提取分离获得的黄酮类化合物，对多种肿瘤细胞具有抑制作用。研究表明，黄芩苷可预防球囊损伤诱导的血管新生内膜肥厚，并且对 PDGF 诱导的 VSMC 的增殖具有抑制作用，其机制与黄芩苷能特异性阻断 PDGF 诱导的 MEK/ERK1/2 信号通路活化及降低血管中黏附分子 ICAM-1、VCAM-1 的表达有关。

18. 吴茱萸碱(evodiamine)　是从芸香科植物吴茱萸的果实中提取得到的生物碱。研究表明，吴茱萸碱能上调丝裂原蛋白激酶磷酸酶 MPK-1 蛋白的表达，同时，能抑制 AngⅡ诱导的细胞外信号调节激酶 ERK 1、c myc 和 PCNA mRNA 的表达。吴茱萸碱能抑制 AngⅡ诱导的 VSMC 增殖，其机制与上调 MAPK-1 蛋白表达、下调 ERK-1 蛋白表达有关。

19. 黄连碱(Coptisine)　是存在于毛茛科和罂粟科植物中的一种生物碱，具有抗微生物、抗癌等活性，能松弛血管平滑肌。黄连碱具有选择性抑制 VSMC 的作用，其机制与阻断 VSMC 有丝分裂的 G_1 相和 G_2/M 相有关。

20. 阿魏酸钠(sodium ferulate，SF)　是阿魏酸的钠盐。阿魏酸是当归、川芎等药材的活性成分之一。SF 能抑制血管紧张素Ⅱ、PDGF、内皮素 1 诱导的 VSMC 增殖和迁移。

21. 灯盏花素(Breviscapine)　是菊科植物短葶飞蓬中的药效成分之一，具有扩张脑血管、抗凝血的作用。能抑制胎牛血清诱导的 VSMC 增殖，其机制与减少 S 期细胞、阻滞细胞于 G_0/G_1期、抑制 NF-κB 的活性有关。

22. 雷公藤甲素(Triptolide，TPL)　是从卫矛科植物雷公藤中提取的一种环氧二萜内酯化合物。TPL 具有抗炎、抗氧化、免疫抑制、抗癌等作用。TPL 能抑制血清诱导的 VSMC 增殖,其机制与阻断细胞从 G_0/G_1 期向 S 期转化有关。雷公藤甲素可以抑制 VSMC 的增殖,与其上调野生型 p53 基因的表达从而抑制 VSMC 的增殖并诱导凋亡有关。

23. 汉防己甲素(tetrandrine,Tel) 是从防己科植物粉防己的根中提取得到的生物碱,属于双苄基异喹啉衍生物,具有抗炎、镇痛、抗高血压、抗心律失常、冠状动脉扩张、抗癌、抗矽肺等作用。近年来研究表明,Tel 具有抗 VSMC 增殖的作用。Tel 能抑制内皮素诱导的 VSMC 增殖,其抑制 VSMC 由静止期(G_0/G_1 期)进入 DNA 合成期(S 期)和有丝分裂期(G_2/M 期),从而抑制 VSMC 的增殖,其机制与 Tel 的钙拮抗活性有关,通过抑制内皮素诱导的钙内流从而抑制热休克蛋白 HSP70 的表达和上调野生型 p53 的表达有关。Tel 对血管紧张素诱导的 VSMC 的增殖同样具有抑制作用。其通过阻滞细胞由 G_0/G_1 期进入 S 期和 G_2/M 期,减少 c-fos、c-myc、c-sis 原癌基因的表达,上调野生型 p53 基因的表达,表现出对 VSMC 增殖的抑制作用,提示其机制与调节原癌基因和抑癌基因的表达有关。

24. 欧亚旋覆花 是一种可用于治疗偏头痛的传统中药,具有消炎、镇痛、活血化瘀的功效。从药材中分离得到一个具有抗炎镇痛作用的单体-旋覆花内酯,能抑制单核/巨噬细胞的活化及炎症介质的释放,该单体通过减少 IκB-α 降解,提高胞质 IκB-α 水平,从而抑制 NF-κB 的活化。其机制抑制 LPS 诱导的 VSMC 炎症应答反应与抑制 NF-κB 的活化以及抑制炎性基因 COX-2 的表达有关。

二、单一药材

1. 丹参 是重要的心脑血管疾病防治药物,能延缓动脉粥样硬化的形成,能抑制 ox-LDL 诱导的 VSMC 增殖和迁移,其机制与抑制 MMP 和骨桥蛋白的表达有关。丹参能降低 MCP-1 和 IL-6 的表达,从而抑制动脉粥样硬化的形成。

2. 麦冬 对高胰岛素、高脂血清诱导的 VSMC 增殖有抑制作用。

3. 黄芪、当归 可上调 VSMC 分化型基因的表达,下调去分化型标志基因的表达,抑制 bFGF 诱导的 VSMC 表型转化和 DNA 合成,从而抑制 VSMC 增殖。黄芪抑制 VSMC 的增殖还可能与其诱导细胞周期停滞于 G_0/G_1 期有关。

4. 虎杖 能抑制动脉粥样硬化小鼠血管内膜的增厚,具有抗炎、抑制 VSMC 增殖的作用。

5. 瓜蒌提取物 能抑制 VSMC 合成 DNA,从而抑制 VSMC 的增殖,其机制与抑制 PCNA 的表达、上调超氧化物歧化酶(SOD)的表达、清除氧自由基、阻滞细胞周期等有关。

6. 其他 具有清热解毒药功效的银花、连翘、蒲公英能抑制 VSMC 的增殖,与抑制细胞周期导致 G_0/G_1 期细胞增多、S 期细胞减少,从而导致 VSMC 增殖被抑制有关。

三、中药复方药物

1. 化痰祛瘀方(半夏、茯苓、丹参、三七、瓜蒌) 对动脉血管损伤后的 VSMC 增殖有一定的抑制作用,其机制与抑制血管受损后 PDGF、c-myc、IGF-1 的表达上调有关。

2. 血府逐瘀汤 由当归、生地黄、桃仁、红花、枳壳、赤芍、柴胡、甘草、桔梗、川芎、牛膝 11 味药组成,具有舒肝理气、活血化瘀的功效。采用水煎剂给大鼠灌胃后制备的含药血清能抑制体外培养的 VSMC 的增殖和迁移,其机制与上调 NO 的水平有关。此外,有研究表明,血府逐瘀汤可以上调 VSMC 的 MAPK 调节因子 JNK mRNA 的表达,可能是其抑制 VSMC 增殖的机制之一。对血府逐瘀汤的拆方研究表明，血府逐瘀汤及其行气拆方四逆散对 VSMC 的 JNK 均有上调作用，而桃红四物汤没有上调 JNK 的作用。

3. 桃红四物汤　其含药血清能抑制 VSMC 的增殖和迁移，其机制可能与抑制 β_3 整合素和基质金属蛋白酶 MMP-9 的表达有关。

4. 首乌复方冲剂（首乌、泽泻、决明子、广郁金、石菖蒲等）　对 ox-LDL 诱导的 VSMC 增殖具有抑制作用，其机制与抑制细胞分裂有关。

5. 解毒活血益方（半枝莲、丹参、黄芪等）　也具有抑制 VSMC 增殖的作用。

6. 芎芍胶囊（由川芎、赤芍的有效部位川芎总酚和赤芍总苷组成）　能促进动脉粥样硬化实验兔的 VSMC 的凋亡，其中的高剂量组可明显降低血浆 AngⅡ水平，提示其抑制 VSMC 增殖并促进其凋亡的作用可能与抑制血中 AngⅡ的水平有关。

四、研究展望

干预 VSMC 的增殖和迁移是防治心血管相关病征的重要策略，利用天然药用资源来源的单体化合物、有效成分、单味药及中药复方开展对 VSMC 作用的相关研究，具有重要的学术意义和应用价值，尤其是单味药和复方充分体现了中药的多成分、多靶点、多层次及整体调节的优势，能为防治 VSMC 相关病症提供重要的参考和临床治疗策略及新药研究的物质基础。

（孙黔云）

参考文献

陈凤龙，章晨峰，徐振秋，等.2009.国内外天然药物研究的发展现状和趋势.中草药，40(11)：1681-1687.

邹小明，周大兴，刘瑶，等.2010.中药调控血管平滑肌细胞增殖的研究进展.中国现代药物应用，4(8)：224-225.

Ozovich FV，Nicholson CJ，Degen CV，et al.2016.Mechanisms of Vascular Smooth Muscle Contraction and the Basis for Pharmacologic Treatment of Smooth Muscle Disorders.Pharmacol Rev.68(2)：476-532.

第十七节　血管平滑肌细胞毒物毒理学

一、重金属汞、金属铅和非金属砷

1. 重金属汞　研究发现，氯化汞（$HgCl_2$）能引起大鼠心肌和血管平滑肌细胞 Ca^{2+}-ATP 酶活性明显下降。钙通道拮抗药维拉帕米、硝苯地平能分别抑制氯化汞引起的大鼠血管平滑肌细胞 Ca^{2+}-ATP 酶活性的下降，而且维拉帕米对氯化汞引起的心肌线粒体损伤有明显的保护作用，硝苯地平能对氯化汞引起的血管内皮细胞损伤起明显的保护作用。结果提示，$HgCl_2$ 引起的心血管毒性机制与其促进细胞外钙内流和抑制心肌、血管平滑肌细胞 Ca^{2+}-ATP 酶活性导致细胞“钙超载”有密切关系；钙通道阻滞药可不同程度地抑制 $HgCl_2$ 引起的心肌、血管平滑肌和内皮细胞损伤。

金属汞主要以蒸汽形式经呼吸道进入体内，吸收率可达 70％以上。金属汞很难经消化道吸收，但汞盐及有机汞易被消化道吸收。汞及其化合物可分布到全身很多组织，最初集中在肝，随后转移至肾。汞易透过血-脑屏障和胎盘，并可经乳汁分泌。汞主要经尿和粪排出，少量随唾液、汗液、毛发等排出。

临床上以银汞合金的形式用于口腔科,银汞合金是一种特殊合金,口腔科银汞合金由汞同银合金粉汞齐化而成。在口腔内银汞合金不会生锈和腐蚀。即便生锈和腐蚀液很轻微,表现为充填体变色,不影响临床效果。充填体的磨光、抛光对生锈和腐蚀有直接的影响。生锈变色由沉积膜所引起,沉积膜可由硫化物形成,也可由其他硬的或软的沉积物附着于充填体表面,使其逐渐变黑,腐蚀是由化学或电化学反应,在充填体表面产生羟基氯化物。此外,银汞合金粘结修复与常规银汞填充修复相比,可明显提高修复体的固位力,是一种极具临床应用前景的修复方法。

2. 铅(Pb^{2+}) 中毒时,能导致细胞内钙离子的过量聚集,使血管平滑肌的紧张性和张力增加从而引起高血压与心律失常。铅直接作用于平滑肌,抑制其自主运动,并使其张力增高引起腹痛、腹泻、便秘、消化不良等胃肠功能紊乱。完整肝细胞对铅毒性有一定保护作用,但急性铅中毒时肝混合功能氧化酶系及细胞色素 P450 水平下降,以致肝脏解毒功能受损,出现病变。研究显示,Pb^{2+}可以促进血管平滑肌细胞生长,这种细胞生长可引起动脉粥样硬化(atherosclerosis,AS)斑块的形成。后又发现,Pb^{2+}对血管平滑肌增殖的影响呈现双向效应,在低剂量时 Pb^{2+}可使 VSMCs 增生,而在高剂量时细胞增殖受到抑制,在不同条件下 Pb^{2+}可能通过对不同细胞周期蛋白的选择性作用而影响 VSMCs 增殖。含血清时,Pb^{2+}可能经核因子 κB(Nuclear Factor-Kappa B,NF-κB)途径上调内皮细胞黏附分子-1(VCAM-1)的表达,而无血清条件下则可能还有其他方式诱导 VCAM-1 的表达。蛋白激酶 C(protein kinase C,PKC)信号转导通路可能参与 Pb^{2+}引发的促细胞增殖效应。综上推测,Pb^{2+}可能通过 PKC-NF-κB-VCAM-1 等信号分子促发细胞增殖效应而致血管功能受损,最终导致疾病的发生。此外,Pb^{2+}还可能是一种潜在的促炎因子,参与 AS、高血压等血管病变的发生发展。

铅经由肠道、呼吸道、皮肤吸收,分布于血液、软组织和骨骼,通过三条途径排出体外,约 2/3 经肾随尿排出,约 1/3 通过胆汁分泌排入肠腔,然后随粪排出,另有极少量的铅通过头发及指甲脱落排出体外。

3. 非金属砷 三氧化二砷俗称砒霜,为其纯化物,分子式 As_2O_3。实验证明,慢性砷暴露对雌鼠具有明显生殖性腺毒性,其产毒机制正是通过环境类雌激素的内分泌干扰发挥作用。砷可直接损害毛细血管及作用于血管舒缩中枢,使血管壁平滑肌麻痹,通透性增加,引起血容量降低,加重脏器损害。研究者发现将血管平滑肌细胞暴露于亚砷酸盐 4h 后,NADH 氧化酶被激活,细胞 DNA 氧化损伤加剧,导致 DNA 链断裂,此 DNA 链断裂可能是 AS 斑块细胞中突变率较高的原因。此外,环境污染引起的砷中毒多是蓄积性慢性中毒,表现为神经衰竭、多发性神经炎、肝痛、肝大、皮肤色素沉着和皮肤的角化及周围血管疾病。

砷及其化合物可由呼吸道、消化道及皮肤吸收而进入人体。血液中砷 95%～99%在红细胞内与珠蛋白结合。组织中砷主要分布于肝、肾、胃肠壁、肌肉等处,皮肤、毛发、指甲和骨骼可作为砷的牢固贮藏库,主要由肾和消化道排出,部分由皮肤、毛发、指甲排出。

临床主要用于治疗哮喘、淋巴结核、治疗早幼粒细胞白血病。临床实验研究显示,砒霜治疗早幼粒细胞白血病的效果似优于目前临床常用的全反式维 A 酸,而不良反应也相对较小。As_2O_3有抑制癌细胞生长作用,现用于治疗急性前骨髓细胞白血病和其他肿瘤。

二、环境化学物质

1. 烯丙胺 研究表明,高剂量烯丙胺中毒与致死性心血管损伤有关。并发现烯丙胺主要聚积在大血管，推测它可能具有血管源性毒性作用。研究证实，烯丙胺的血管毒性可能与其活性代谢产物丙烯醛有关。后者可与细胞大分子发生共价结合，从而导致细胞损伤和遗传毒性。同时还发现，在烯丙胺脱氨过程中，可以产生过氧化氢（H_2O_2），它可能通过生成其他氧自由基而表现细胞毒性。此外，烯丙胺引起平滑肌细胞增生和纤维化灶样血管损害与 As 血管损害的表现相似。

VSMCs 线粒体是烯丙胺毒性的早期靶点，提示母体化合物烯丙胺的这种位点特异性生物活化可能参与调节对线粒体的损伤。对毒性进行比较，结果表明烯丙胺对平滑肌细胞的急性毒性比对内皮细胞的毒性作用明显。后又有研究表明，烯丙胺对平滑肌细胞具有较高的毒性作用，似乎与苯甲胺氧化酶活性升高有关。烯丙胺染毒大鼠的平滑肌细胞增殖能力增强，可能与磷脂代谢调节、蛋白激酶 C 活性增加、原癌基因表达增强及细胞外间质成分的特异沉积有关。

2. 苯并芘　苯并芘是一典型的多环芳烃。一般认为，苯并芘的致 As 作用与其酶促转化成有毒的中间代谢产物有关。在依赖细胞色素 P450 的单加氧酶作用下，可将苯并芘转化为能在体外结合到 DNA 上的环氧化物，从而形成 DNA 加合物。这种 DNA 加合物则引起“启动的”（即突变的）平滑肌细胞产生。研究发现，用 7,8-苯黄酮抑制单加氧酶活性，可拮抗苯并芘的代谢及在体外与 DNA 的结合，进一步表明苯并芘可经单加氧酶作用而转化为活性代谢产物。因而推测，苯并芘经过以上转化进而引起突变的平滑肌细胞产生，导致血管功能变化，最终导致疾病的发生。

3. 二氧化硫气体　二氧化硫（SO_2）是一种无色、高度水溶性、有辛辣气味的刺激性气体，比空气重。

研究证实，SO_2 衍生物（主要有亚硫酸盐和亚硫酸氢盐）可以降低 VSMCs 内游离 Ca^{2+} 浓度，由此推断 SO_2 可使 VSMCs 内游离 Ca^{2+} 浓度降低。SO_2 暴露的主要毒害是对人和啮齿类动物的呼吸道产生刺激作用和腐蚀作用，其毒性属于中等毒性，另提出 SO_2 不是原致癌物而是促癌物或辅癌物的观点。并有研究证明高浓度 SO_2 及其衍生物对心血管系统的功能有损伤作用。最近研究发现，内源性 SO_2 在血管内皮和 VSMCs 均可合成，但主要在血管内皮细胞合成。ACh 对大鼠体内血管组织（体内实验）、对离体血管环及对培养的血管内皮细胞和 VSMCs，均能剂量依赖性地促进 SO_2 的内源产生。此外，SO_2 可通过 cAMP/PKA 信号介导的 Erk/MAPK 通路调控 VSMCs 增殖。

提示，体内虽可产生内源性 SO_2，但环境中 SO_2 及其衍生物的浓度不宜过高，否则可能会使 VSMCs 等的功能改变，而对呼吸道、心血管产生一定损伤，并可能对癌症发生有一定的作用。

二氧化硫的浓度为 1.5mg/m^3 时可被察觉，浓度为 1.8～3.0mg/m^3 时，刺激鼻腔和咽喉部，稍高浓度引起明显的上呼吸道不适和持续咳嗽。相对低浓度的二氧化硫（3.0～150mg/m^3），大部分沉积在鼻咽部和咽喉部。接触较高浓度的二氧化硫可导致喉部、气管、远端气道和肺泡的损伤，刺激黏膜分泌，引起支气管痉挛，甚至肺水肿。

人体接触二氧化硫后症状可分为双相反应。即刻反应包括对眼睛、鼻、喉的刺激和烧伤，并有胸部紧束感、气急和干咳。接触高浓度的二氧化硫在数小时内可引起急性肺水肿和死亡。急性期存活的病人于中毒后 2～3 周产生第二相的呼吸系统症状，病人可因弥漫性肺浸润而呼吸衰竭。

4. PM2.5　大气中细颗粒物(Suspended particulate mater with aerodynamic diameter less than 2.5μm,PM2.5)指的是能够进入人体肺泡的空气动力学直径不大于 2.5μm 的大气悬浮颗粒。能够通过呼吸道直接进入人体肺部,使呼吸道和肺部细胞产生细胞毒性和免疫反应,甚至使机体遗传物质受损造成严重危害。

实验发现,PM2.5 促进体外培养的 VSMC PCNA、VCAM-1 表达,刺激 VSMC 增殖。另研究证实,PM2.5 对大鼠 VSMCs 产生细胞毒性损害。PM2.5 对细胞 DNA 能产生氧化损伤,自由基所产生的氧化损伤被认为是 PM2.5 产生生物活性的重要机制之一。大量文献报道,大气细颗粒物的刺激会引起机体一系列编码转录因子、炎症相关因子基因的转录水平增高,从而造成炎性损伤。研究发现,PM2.5 通过调节细胞内 Ca^{2+} 浓度而引起细胞损伤。

综上,PM2.5 可影响 VSMCs 的增殖及心血管疾病中 Ca^{2+} 等重要物质的分泌,严重影响着心血管健康。

三、心血管活性物质

1. 血管紧张素Ⅱ　VSMCs 增殖是血管重构时中膜增厚的主要原因,也是引起血管重构的重要因素。多种生物活性物质可以调节 VSMCs 的功能。已发现,血管紧张素Ⅱ(AngiotensinⅡ,AngⅡ)是 VSMCs 的促增殖因子,可诱导 VSMC 发生表型转化,促进 VSMC 增殖和迁移,并引起 VSMCs 内钙超载、诱导血管重构。

研究显示,伴随着机体代谢形成的 AngⅡ激活后在体内外均可诱导 VSMCs 发生衰老。越来越多的证据表明,阻断 AT1 受体或者抑制血管紧张素转换酶能够抑制 AngⅡ引起的 VSMCs 衰老,并且对抵抗衰老过程和衰老相关的血管疾病,如高血压和 AS 有积极的作用。研究发现,抑制 AngⅡ活性能降低心血管疾病的发病率和死亡率。研究发现,参与其他细胞衰老的 TGF-β 信号通路在 AngⅡ诱导的人 VSMCs 衰老中明显被抑制,p38-p53-p21 信号通路参与了人 VSMCs 的诱导衰老过程,而与之平行的 p38-p16 信号通路则不参与该调控过程。

综上,AngⅡ除可促进 VSMC 增殖、迁移、钙超载及血管重构而影响血管结构及功能以外,可通过以上相关分子或信号通路诱导 VSMCs 发生衰老,而最终影响高血压和 AS 等疾病过程。

2. 强心苷类　强心苷有微弱促血管平滑肌增殖作用,哇巴因和地高辛促增殖作用较强,强心苷可短暂升高细胞内游离 Ca^{2+}。而哇巴因可迅速、持久地升高 VSMCs 内游离 Ca^{2+},具有较高的细胞毒性。表明强心苷对 VSMCs 的增殖、细胞内游离 Ca^{2+} 的影响均小于哇巴因和地高辛,提示糖芥苷的血管毒性较小。

此类药物是一类具选择性强心作用的药物,临床上主要用以治疗心功能不全,此外又可治疗某些心律失常,尤其是室上性心律失常。配基是强心苷的药理活性部分,配基本身对心肌的作用微弱而短促,但与糖结合后其作用的强度和持久性均增加。糖的部分影响强心苷的药物动力学性质。服者主要在肠道吸收,在胃中吸收极微,分布在心脏的强心苷远较分布于肝脏、骨骼肌者为少,但心肌对强心苷有特高的感受性,肝内代谢转化,且形成一个肠肝循环,因而容易蓄积,可经由肾排泄。

3. 钙磷沉积　血管钙化是 AS、糖尿病、慢性肾衰竭等疾病普遍存在的病理改变。既往研究认为,血管钙化是一个被动的钙磷沉积于血管壁的过程;但近年来发现血管钙化是一个主动的可调控的生物学过程。

有研究表明，钙磷沉积的程度取决于钙、磷和羟基离子的浓度，而不是钙磷乘积的浓度，而高水平的无机磷可以诱导 VSMCs 发生凋亡。另发现基质 Gla 蛋白（matrix Gla-protein，MGP）的多态现象也与动脉钙化有关。血清钙磷水平异常刺激钙化的血管平滑肌细胞成骨细胞分化，刺激心肌重构，伴随成肌细胞丢失和间质肌纤维刺激。

VSMCs 转化为成骨样细胞，合成、分泌骨基质蛋白，导致钙化发生。另有研究发现，微小 RNA206 可能通过调控 Cx43 表达抑制 β-甘油磷酸钠（β-GP）诱导的大鼠 VSMCs 钙化，提示 Cx43 为大鼠 VSMCs 钙化中的一个可能靶点。

因而，VSMCs 衰老与血管钙化可能起着重要作用，而衰老的 VSMCs 向成骨样细胞表型转换可能是导致血管钙化的主要原因，涉及钙磷代谢、成骨细胞形成抑制或促进因子等影响，并可能成为影响心血管事件发生的危险因素。

四、其他物质

1. 氟化钠　氟化钠可使具有生理活性的 Ca^{2+} 量减少而影响平滑肌的收缩功能。采用大鼠胸主动脉平滑肌细胞体外培养，通过观察氟对 VSMCs 的毒性作用及细胞氧化应激水平的变化，发现随着氟作用时间的延长，浓度的增加对 VSMCs 有明显毒性，且氧化应激中氟对细胞的毒性方面也发挥着重要作用。

含氟化合物被用于预防龋齿、饮水加氟及其他口腔卫生产品中。可以通过消化道、呼吸道和皮肤接触等途径进入人体，如氟化钠易溶解，几乎可以全部被吸收，在胃、肠道均可被吸收外，呼吸道、皮肤和口腔黏膜也能吸收部分氟。分布于血液、乳汁和软组织及骨、牙和唾液中，主要经肾排泄。

2. β-淀粉样肽　β-淀粉样肽（Aβ）是正常情况下 β-淀粉样前体蛋白（Aβ PP）的裂解产物，在 A 脑淀粉样血管病（cerebral amyloid angiopathy，CAA）病理机制中起重要作用，其主要毒性片段为 Aβ25～35。CAA 中，Aβ 主要沉积于 VSMCs 基底膜，最终导致细胞毁坏。研究表明，Aβ25～35 可致 VSMCs 形态学改变、存活率降低、LDH 活力增高，有细胞毒性作用。

VSMCs 被淀粉样纤维取代致血管成球样结构，造成血管脆性增加，易于破裂出血。Aβ 由可溶状态到聚集状态，即“老化”状态的转变是其毒性发挥的关键环节。有实验表明，Aβ 可通过凋亡途径导致细胞死亡。VSMCs 本身可合成 AβPP，产生可溶性 Aβ。AβPP 裂解又可生成 Aβ。Aβ 神经毒性机制可能包括增强或放大各种伤害性刺激及直接的细胞毒性两方面。

综上推测，Aβ25～35 能直接激活 VSMCs 释放炎性物质，并产生细胞因子和神经毒性物质，从而损害 VSMCs。

3. 通过 H_2S 而作用的物质

(1)丙酮醛类物质：研究发现，鼠胸主动脉平滑肌细胞实验表明，丙酮醛类物质能通过与 H_2S 直接反应或降低胱硫醚-r 裂解酶水平来减少 H_2S，K^+-ATP 通道的开放数目减少，血管舒张障碍，出现高血压、糖尿病并发症等疾病。

(2)D-半乳糖：有实验表明，注射 D-半乳糖的大鼠血清 H_2S 浓度降低，AngⅡ浓度升高，血管紧张素Ⅱ型 1 类受体的表达增强，血管老化加速，血管平滑肌增生，内膜增厚；而以注射 NaHS 作为 H_2S 供体的大鼠则能可逆地发生上述反应，平滑肌细胞增生减少。

4. 壳聚糖修饰　壳聚糖修饰对细胞摄入和细胞毒性的影响：将相对分子量 5000 的壳聚糖分别进行精氨酸和十六烷基修饰，生成壳聚糖衍生物，制备壳聚糖及其衍生物的载基因超微粒子,研究其对细胞摄入和细胞毒性的影响及作用机制。研究发现,通过精氨酸或十六烷基修饰的壳聚糖与 DNA 形成的超微粒子复合物更易进入 VSMCs。细胞毒性实验显示,修饰后的壳聚糖超微粒子复合物对 VSMCs 具有一定的毒性。

五、研 究 展 望

综上所述,有机磷,重金属汞,金属铅和非金属砷及一些环境化学物质、心血管活性物质等均能对血管平滑肌产生一定的毒性作用,导致 AS 性血管损害的发生和发展,最终导致患者出现一系列症状。进一步可研究调节 VSMCs 功能及细胞与细胞间的相互作用等方面,更全面地揭示各种毒物对血管平滑肌的毒性作用及机制,以利于阐明与 VSMCs 相关的毒物导致心血管疾病的靶点和机制。进一步可结合体外细胞培养和动物实验,利用毒理学、化学及分子生物学技术和方法进行研究,为认识毒物对机体危害提供实验及理论依据。排除或抑制相关靶点对于心血管疾病的防治具有非常重要的意义,为临床治疗提供新思路和途径,从而达到治愈疾病的目的。

(杨　莉)

参 考 文 献

廉亚茹,刘新华,韩苗,等.2015.p38-p53-p21 信号通路参与调控血管紧张素Ⅱ诱导的人 VSMCs 衰老.复旦学报(自然科学版),54(6).

乔伟丽,杨文学,刘磊,等.2014.外源性硫化氢减轻 D-半乳糖诱导的亚急性衰老大鼠血管老化.生理学报,66:276-282.

邵娟,李敏才,吴基良.2016.miR206 对高磷诱导大鼠 VSMCs 钙化的影响及机制.山东医药,56(21):10-12.

Chang Tuanjie,Untereiner A,Liu Jianghai,et al.2010.Interaction of methylglyoxal and hydrogen sulfide in rat vascular smooth muscle cells.Antioxid Redox Signal,12:1093-1100.

Liu D,Huang Y,Bu D,et al.2014.Sulfur dioxide inhibits vascular smooth muscle cell proliferation via suppressing the Erk/MAP kinase pathway mediated by cAMP/PKA signaling.Cell Death Dis,5:e1251.

Thompson B,Towler DA.2012.Arterial calcification and bone physiology: role of the bone-vascular axis.Nat Rev Endocrinol,8(9):529-543.

Villa-Bellosta R,Millan A,Sorribas V.2011.Role of calcium-phosphate deposition in vascular smooth muscle cell calcification.Am J Physiol Cell Physiol,300(1):C210-C220.

第十八节　磷酸二酯酶抑制剂

磷酸二酯酶(phosphodiesterases,PDEs)是一类可水解细胞内第二信使环磷酸腺苷(cyclic adenosine monophosphate,cAMP)和环磷酸鸟苷(cyclic guanosine monophosphate,cGMP)的酶家族,该类酶可调节细胞内的多种信号传递和生理活动。PDEs 由 11 种各具特性的同工酶家族组成,其中 PDE-4、PDE-7、PDE-8 主要特异性水解 cAMP,PDE-5、PDE-6、PDE-9 特异性水解 cGMP,而 PDE-1、PDE-2、PDE-3、PDE-10、PDE-11 对 cAMP 和 cGMP 均起作用,且各家族包含不同的亚型,各个亚型在细胞内的分布、表达、调节方式及对相应抑制剂的敏感性均不相同,并广泛参与了炎症、哮喘、抑郁、勃起功能障碍等多种病理过程的发生发展,这些特点也使 PDE 作为新的药物治疗靶点获得了越来越多的关注。

PDE-5 可以特异性水解 cGMP，只有 1 种亚型 PDE-5A，由于起始密码子的不同，PDE-5A 又可分为 PDE-5A_1、PDE-5A_2和 PDE-5A_3。PDE-5 主要分布于肺、胰腺、大脑、阴茎海绵体、血管平滑肌细胞（vascular smooth muscle cell，VSMC）、血小板、骨骼肌细胞及心肌细胞中。PDE-5 可以很好地调节血管平滑肌的收缩力，尤其是阴茎和肺部血管平滑肌的收缩力，PDE-5 还可通过 NO-cGMP 信号转导途径参与血小板聚集，同时 PDE-5 也可能在大脑内 cGMP 信号传递上发挥重要作用。

NO 是一种强效肺动脉平滑肌舒张因子，通过上调下游信号分子 cGMP 来发挥血管扩张、抗增殖和抗血栓作用，而 cGMP 的代谢降解依赖于大量 PDE-5 的激活。在肺循环中 PDE-5 是表达最多的亚型，故 PDE-5 抑制剂通过抑制 cGMP 降解即可增加 cGMP 含量，进而保持并延长 NO 对肺动脉的血管舒张效应，同时 cGMP 通过激活蛋白激酶 G，增加 K^+ 通道开放，使细胞膜超极化，抑制 Ca^{2+} 内流，致细胞内钙浓度降低，促进肺血管平滑肌松弛和血管扩张，减少肺血管阻力，降低肺动脉压力，增加心排血量，这些被认为是最有效的血管性疾病治疗策略。目前研究表明，肺血管内皮细胞 NO 合酶表达减低而使 NO 水平下降可引起肺动脉高压（pulmonary artery hypertension，PAH），故 PDE-5 抑制剂已成为重要的 PAH 新型靶向治疗药物之一。

一、代 表 药 物

1. 西地那非（Sildenafil）　西地那非分子式为 $C_{22}H_{30}N_6O_4S$，分子量为 474.6，化学结构式见图 3-61。1986 年美国辉瑞（Pfizer）公司组建研究小组开始致力于开发选择性 PDE-5 抑制剂，1989 年成功研制出 UK-92480（即西地那非），并开始应用其治疗心绞痛等心血管疾病的研究。1993 年研究结果显示 UK-92480 的半衰期相对较短（4h）且与硝酸酯类有潜在的相互作用，因此西地那非在治疗心血管疾病中的适应证没有获得肯定。1994－1998 年共有 21 个不同的临床试验和 4500 例患者证实口服西地那非治疗男性勃起功能障碍有效，1998 年 4 月获美国 FDA 批准上市，成为第 1 个口服抗阳萎药，商品名为 Viagra（即伟哥、万艾可）。同年，Sanchez 等发现 PAH 患者肺内存在 PDE-5 基因表达上调，辉瑞公司为进一步拓展西地那非的适应证，率先开展静脉应用该药治疗 PAH 患者的对照研究，期间有 80 多例 PAH 患者受益，其肺动脉压力和肺循环阻力均显著下降。1998－2002 年多项研究报道显示口服西地那非治疗 PAH 有效，因此促使了一大型、随机、对照、多中心Ⅲ期临床试验的开展，目的是评价西地那非在治疗 PAH 中是否存在合法地位，该研究中期结果显示西地那非可以提高 PAH 患者

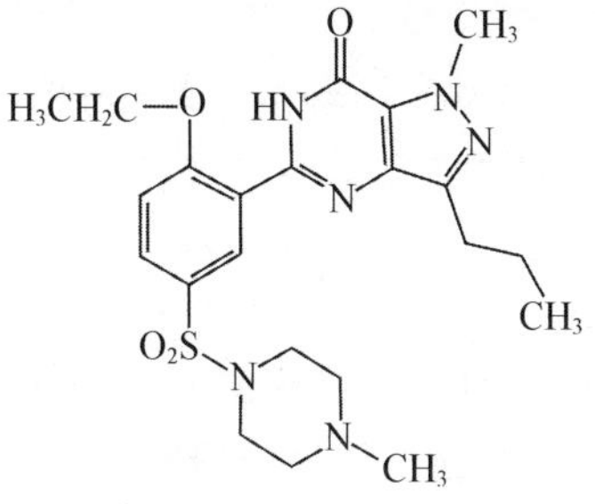

图 3-61　西地那非化学结构式

运动耐量和改善肺循环血流动力学参数，长期结果显示本品长期应用可以维持并提高患者的6min步行距离、改善患者心功能分级。2005年FDA和欧洲药品评价局(European Medicine-Evaluation Agency，EMEA)先后批准西地那非用于治疗PAH，商品名为Revatio。在美国和加拿大，西地那非被批准应用于纽约心脏病学会(New York Heart Association，NYHA)心功能Ⅱ～Ⅳ级的PAH患者，而在欧洲其只能应用于Ⅱ～Ⅲ级的PAH患者，也是目前唯一被批准用于儿童PAH的药物。2009年其注射剂型也被FDA批准，用于暂时不能口服西地那非的PAH患者。

西地那非是强效、高选择性、用于治疗PAH的首个PDE-5抑制剂，口服后吸收迅速，绝对生物利用度约40%，消除以肝代谢为主(细胞色素P450同工酶3A4途径)，生成有活性的N-去甲基代谢产物，其性质与西地那非近似，对PDE-5选择性强度约为50%，蛋白结合率为96%。空腹状态给予25～100mg时，约1h内达最大血浆浓度127～560ng/ml，消除半衰期约4h。口服或静脉给药后，西地那非主要以代谢产物的形式从粪中排泄(约为口服剂量的80%)，一小部分从尿中排泄(约为口服剂量的13%)。

Galie等进行为期12周的西地那非治疗PAH的随机、双盲、安慰剂对照研究(SUPER-1研究)，将278例有症状的PAH患者分为西地那非治疗组(20mg、40mg或80mg，口服，每日3次)和安慰剂组。研究结束时，与安慰剂组相比，所有治疗组患者的活动耐力和心功能分级均改善。FDA推荐治疗PAH的剂量为20mg，每日3次。但是另一些大型肺血管疾病研究中心发现，原给予50mg，每日3次治疗的PAH患者，在剂量减至20mg每日2次维持治疗时，病情出现恶化，而增加剂量时病情又好转。此外，近年公布的部分临床研究结果显示，西地那非治疗PAH的最佳剂量为50mg，每日3次，与Galie等研究得出的结果并不一致。有学者甚至认为25mg，每日3次对许多PAH患者治疗无效，部分患者需增加至100mg，每日3次才会有临床效应。由中国阜外心血管病医院牵头的多中心、前瞻性研究入选56例PAH患者，观察西地那非疗效及耐受性，结果表明西地那非可显著改善PAH患者运动耐量、降低肺动脉压力和提高生存质量，且耐受性良好。因此，西地那非治疗PAH的用药剂量应遵循个体化原则，同时也应根据患者的治疗效果和不良反应逐渐调整剂量。

西地那非常见的不良反应包括头痛、颜面潮红、消化不良、鼻出血等，通常轻微，不会持续很久，而且很快消失。不常见的不良反应包括暂时性视觉色彩改变(如无法区别蓝色和绿色物体或看这类物体有蓝色色晕)、眼睛对光敏感度增加、视物模糊等。本品绝对不能与任何形式的硝酸酯类药物混用，否则会使血压降低。服用西地那非不应同时饮酒，饮酒会严重减轻本品药效。

2. 他达那非(Tadalafil)　他达那非分子式为$C_{22}H_{19}N_3O_4$，分子量为389.4；化学结构式见图3-62，自2003年起广泛用于治疗男性勃起功能障碍，商品名为Cialis(西力士)。2008年美国礼来公司(Eli Lilly and Company)将他达那非用于PAH治疗的商业拓展权出售给联合治疗公司(United Therapeutics Corporation)。2009年6月FDA批准他达那非在美国用于治疗PAH患者，商品名Adcirca。

他达那非与西地那非类似，是一种具有肺血管选择性的强大、长效、可逆的PDE-5抑制剂，可以显著增加NO水平和扩张肺血管。本品口服吸收迅速，健康成年人每次服用10mg和20mg均是安全、耐受的，无严重的负性事件，空腹使用最好，服用前切勿饮酒、饮浓茶，忌食辛辣。他达那非与时间和剂量似乎成线性关系，其血浆浓度基本上与剂量成正比，平均起效时间

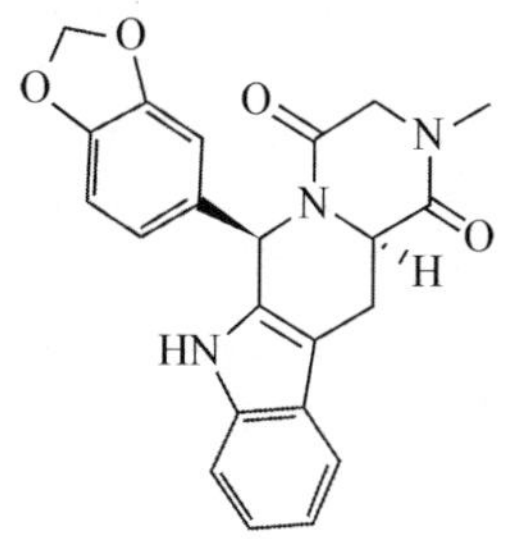

图 3-62　他达那非化学结构式

是 16～30min，服用后 2～8h 血浆浓度达峰值，半衰期长达 17.5h，用于 PAH 治疗时一天只需口服 1 次。本品主要在肝经肝药酶 CYP3A4 途径代谢为无活性形式。表观分布容积为中度(63L)，血浆蛋白结合率约 94%。

PHIRST-1 是 Galie 等完成的第一个大规模研究他达那非的临床试验，是一项为期 16 周的多中心、随机、双盲、安慰剂对照研究，包括特发性、家族性、减肥药相关性、结缔组织病相关性、HIV 感染和先天性心脏病(包括房间隔缺失、静息动脉血氧饱和度＞88%或室间隔缺损/动脉导管未闭手术修补术后至少 1 年)相关性 PAH 的患者，入选年龄在 12 岁以上。该试验中 405 例未服用靶向治疗或服用波生坦基础治疗(约占 53%)的 PAH 患者随机接受口服他达那非(每日 2.5mg、10mg、20mg 或 40mg)或安慰剂治疗 16 周。结果表明，他达那非每天 1 次、口服 40mg 可提高 6min 步行距离，延迟临床恶化时间，降低临床恶化发生率，改善患者的运动能力和生活质量，但 WHO 心功能分级并无显著改善。然而在未治疗组，服用他达那非 40mg、每天 1 次，37.8%心功能改善，10.8%心功能恶化；在服用波生坦基础治疗组，心功能改变无统计学意义。上述试验是在 WHO 心功能Ⅱ级和Ⅲ级病变的患者中对他达那非的使用进行了研究，目前尚未明确这些药物是否对有Ⅰ级和Ⅳ级病变的患者有益。EMEA 仅批准西地那非用于有Ⅲ级病变的患者，而 FDA 并没有按照 WHO 心功能分级来限制批准使用的范围。随后，在 PHIRST-1 基础上进行了 PHIRST-2 试验，该研究显示接受他达那非 20mg 或 40mg 治疗 16 周可增加 6min 步行距离，如治疗时间增加 52 周，之前增加的 6min 步行距离仍维持不变，进一步证实了他达那非长期治疗的有效性和安全性。长期服用也显示了其安全、长效、不良反应少、价格低廉的优势。

研究发现，同时服用波生坦和他达那非会降低后者的血药浓度达 40%，表明两者存在一定的药物间相互作用。他达那非的不良反应与西地那非类似，一定注意不要和硝酸酯类药物合用，以免发生严重低血压。该药主要不良反应包括头痛、头晕、颜面潮红、恶心、呕吐、消化不良、鼻塞、鼻出血、眼痛、眼睑肿胀、结膜充血、视觉障碍等，减量或停药后症状可自行消退。

3. 伐地那非(Vardenafil)　伐地那非分子式为 $C_{23}H_{32}N_6O_4S$，分子量为 488.6；化学结构式，见图 3-63，与西地那非相比具有用量少、起效快、不良反应小、易溶于水和乙醇等优点。伐地那非于 1996 年由德国拜耳(Bayer)公司开始研发，2003 年 4 月率先在欧洲上市，同年 8 月获 FDA 批准在美国上市；商品名为艾力达(Levitra)，规格为 2.5mg、5mg、10mg 和 20mg，2004 年 8 月获准在中国上市，2010 年 6 月 FDA 批准了葛兰素史克和默克公司共同推出的伐地那非口腔崩解片，规格为 10mg，商品名为 Staxyn。

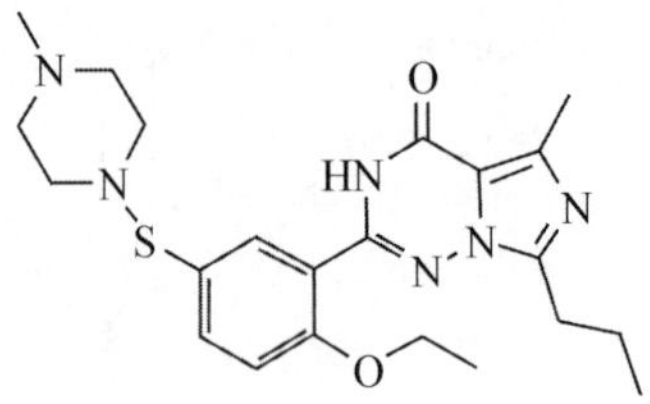

图 3-63 伐地那非化学结构式

伐地那非口服后迅速吸收,禁食状态下最快 15min 达到最大血药浓度,达峰时间为 30～120min(平均为 60min)。由于显著的首关效应,平均绝对生物利用度约 15%。伐地那非和普通食物同服或单独服用均可,与高脂饮食同时摄入时,其吸收率降低,达峰时间延长 60min,最大血药浓度平均降低 20%,但 AUC 不受影响,血浆蛋白结合率约 95%。本品主要通过肝酶系 CYP3A4 型代谢,小部分通过 CYP3A5 和 CYP2C9 同工酶代谢,血浆清除半衰期为 4～5h。口服用药后,伐地那非以代谢物的形式排泄,大部分通过粪排泄(91%～95%),小部分通过尿排泄(2%～6%)。

伐地那非是继西地那非后又一新型 PDE-5 抑制剂,因其价格比前列环素类药物和内皮素受体拮抗剂甚至西地那非便宜,临床应用前景引人瞩目。口服伐地那非可快速、有效舒张肺血管,降低肺循环阻力与系统血管阻力,改善肺血流动力学指标,增加心排血量,成为潜在治疗 PAH 的药物。Aizawa 等研究发现伐地那非长期治疗可显著降低肺血管阻力(pulmonary vessel resistance,PVR),而体循环阻力(systemic vascular resistance,SVR)未降低,PVR/SVR 比值降低 20.7%,同时心排血量增加,因此长期口服伐地那非治疗 PAH 可能是安全、有效的。另一项关于伐地那非的多中心、开放式研究发现,经治疗后 PAH 患者 3 个月及 14 个月后 6min 步行距离较基线分别增加 70.7m 和 83.4m,治疗时间>1 年的 PAH 患者,血流动力学及 WHO 心功能分级均得到改善;随访期间,无一例患者死亡或因不良事件退出。由我国学者荆志成教授牵头组织的国际多中心、随机、双盲、安慰剂对照研究,将 66 名 PAH 患者随机 2∶1分配到伐地那非组(5mg/d 维持四周,后改为 5mg、每日 2 次维持治疗,共 44 例)和安慰剂组(共 22 例),结果显示与安慰剂组相比,伐地那非可显著增加 PAH 患者 6min 步行距离 69m,改善 WHO 心功能分级,降低 PVR 和平均肺动脉压力(mean pulmonary artery pressure,mPAP),并减少临床恶化事件的发生。

与西地那非和他达那非不同,伐地那非对肺循环的选择性相对较低,但不良反应轻微。常见的不良反应主要是头痛、头晕、恶心、消化不良、颜面潮红(包括面部红热、热感、红斑等)、鼻腔充血(包括鼻黏膜水肿、鼻炎)等。服用硝酸酯类或一氧化氮供体治疗的患者避免同时使用伐地那非,可能会增强硝酸酯类药物的降压效果。避免 HIV 蛋白激酶抑制剂印地那韦或利托那韦与伐地那非同时使用,因为它们均是强效 CYP3A4 抑制剂。

二、研究展望

PAH 是一种发病机制复杂、预后较差的疾病,早期诊断和选取合理的药物对治疗 PAH 非常关键。近年来,在 PAH 病理生理学和分子生物学等方面的研究取得了诸多成果,也使其药物治疗有了很大发展。治疗已从过去的非特异性血管扩张药物到现在的靶向治疗药物，从单一药物治疗到不同机制多种药物联合及综合治疗，极大改善了患者的病情和预后。随着对PAH疾病研究和对药物作用机制及特点的深入了解，对药物联合治疗的研究及新药物的不断开发，PAH的药物治疗必将会取得突破性进展，PAH也能够成为一种可控甚至可治愈的疾病。

（潘伟男　邓水秀）

参考文献

Ghofrani HA，Humbert M.2014.The role of combination therapy in managing pulmonary arterial hypertension. Eur Respir Rev，23(134)：469-475.

Jing ZC，Yu ZX，Shen JY，et al.2011.Vardenafil in pulmonaryarterial hypertension：a randomized，double-blind，placebo-controlled study.Am J Respir Crit Care Med，183(12)：1723-1729.

Zhang ZN，Jiang X，Zhang R，et al.2011.Oral sildenafil treatment for Eisenmenger syndrome：a prospective，openlabel，multicentre study.Heart，97(22)：1876-1881.

第4章　血管平滑肌细胞培养与研究技术

第一节　外周血管平滑肌细胞培养

外周血管包括大血管、小血管和微血管，不同动物、不同部位的血管平滑肌细胞培养方法各异，有组织贴块法、酶消化法等，本章以大鼠胸主动脉血管平滑肌细胞组织贴块法培养为例。

1. 准备材料

(1)动物：SD大鼠或者其他品系大鼠1只，160～180g，雄性。

(2)器材：饭盒1个，眼科剪2把，直、弯小镊子各1把，眼科镊2把，中号圆头剪1把，所有手术器械高压灭菌，T25细胞培养瓶，10cm培养皿，灭菌吸管，15ml无菌离心管，盖玻片，高速离心机，泡沫板。

(3)试剂：含20%胎牛血清(FCS)DMEM培养基(Gibco)，灭菌PBS、含0.5%BSA的HBSS平衡液(含Ca^{2+}和Mg^{2+})胎牛血清、3%戊巴比妥钠溶液、0.5%胰酶，碘伏、4%多聚甲醛溶液、α-actin一抗、对应带荧光标记二抗、DAPI溶液、免疫荧光所需的其他试剂，除毛膏。

2. 实验过程

(1)胸主动脉分离：大鼠用1%戊巴比妥钠(1ml/100g体重)腹腔注射麻醉，将大鼠固定于泡沫板上，用除毛膏去除胸腔和腹腔正中毛发，用碘伏充分消毒术野，沿腹中线剪开胸腔和腹腔，剪开膈肌，翻开左侧肺叶，可见伴随脊柱走行的胸主动脉，用小镊子分离血管，先剪短血管膈肌端，后剪断连心端，将取出的主动脉放入灭菌PBS，快速洗3遍，将血去除干净后，把血管放入HBSS中。

(2)胸主动脉中层的分离：用眼科剪小心剪去血管外周的脂肪和结缔组织，并剪除血管小分支。用两把眼科镊轻轻夹住血管，向相反方向稍用力，将血管外膜呈袖套样剥除外膜，此时更换新培养皿，用眼科剪将血管纵行剪开，用弯小镊子在血管内膜面来回刮3次，去除内膜上的内皮细胞、血迹等。继续用HBSS冲洗3遍，将之置入新的培养皿，加入适量FCS。

(3)组织贴块法培养血管平滑肌细胞：用眼科剪将血管中膜剪成长宽约1mm的组织小块，把组织小块均匀贴布在T25培养瓶底面，将培养瓶底面朝上倒置，然后加入5ml DMEM培养基(20%FCS)，置入37℃，5%CO_2细胞培养箱中，静置3h，然后将培养瓶轻轻翻转，组织块完全浸泡在培养基中，继续培养，3d后根据培养基颜色变化和细胞状态更换新鲜培养基，约第7天，一般可见组织边缘有细胞爬出，形成细胞簇，此时可用灭菌PBS洗3遍，将贴壁的组织块去除干净，加入培养基继续培养，每隔2天换液。

(4)细胞生长观察：细胞从组织块爬出时，多数细胞呈短梭形，逐渐变成长梭形，胞质透明，细胞核呈圆形。细胞一般2周左右长满，可见局部细胞平行排列，部分区域细胞多层重叠生长，呈典型“峰、谷”生长形态（图 4-1A）。

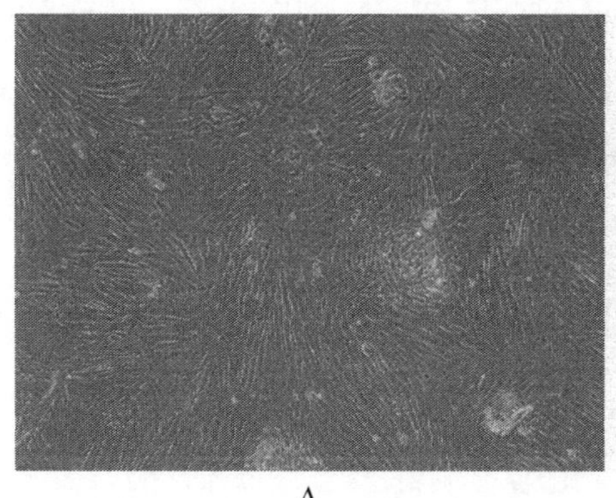
A

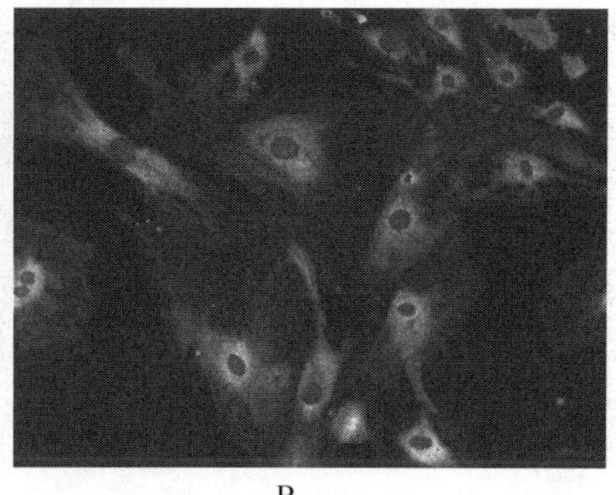
B

图 4-1　细胞图片与鉴定

A. 大鼠主动脉平滑肌细胞呈“峰、谷”生长特征；B. 细胞 α-actin 免疫荧光鉴定，可见 99％以上细胞呈阳性（上图为作者拍摄的细胞图片）

（5）细胞传代：待细胞生长融合度约 90％时，吸出培养基，用 PBS 快速洗 3 遍，加入适量 0.25％胰酶消化，在倒置显微镜下见多数细胞回缩、变圆，吸出胰酶，仅留少量胰酶继续消化，中途轻轻敲打培养瓶，在见到大部分细胞脱落时，加入 2ml 完全 DMEM 培养基，用吸管轻柔吹打，使细胞完全脱落，呈单细胞状态，将细胞悬液吸到 15ml 无菌离心管，在离心机中 1000r/min 离心 5min，弃掉上清，加入 2ml 培养基，用吸管轻柔吹打形成细胞悬液，按照 1∶2或 3 的比例接种至新的培养瓶中，每两天换液。

（6）细胞鉴定：将灭菌盖玻片置入培养皿，把原代培养细胞悬液加入，待细胞贴壁后，吸去培养基，用 PBS 洗 3 遍，加入 4％多聚甲醛固定 30min，按照免疫荧光检测步骤，先后封闭、加 α-actin 一抗孵育、二抗孵育，DAPI 染核，最后在荧光显微镜下拍摄细胞图片，计算 α-actin 表达阳性的百分比（图 4-1B）。

3. 注意事项

（1）整个过程注意无菌操作，防止微生物污染。

（2）必须将中层组织剪成长宽约 1mm 小块，否则影响后续细胞爬出。

（3）在翻转细胞培养瓶时动作要轻，避免将贴壁的组织块冲出。

（4）在贴块培养时，不要随意移动培养瓶，避免造成组织块脱壁漂浮。

4. 经验教训

（1）在组织取材过程中，如果不小心剪破气管，就会容易造成后续细胞培养污染发生。

（2）去除血管外膜不彻底，导致后续成纤维细胞含量高，平滑肌细胞纯度降低。

5. *应用举例*　大鼠主动脉平滑肌细胞可应用于心血管疾病的发病机制和药理学研究。根据研究目的，选择相应的刺激因子建立细胞模型，如血管紧张素Ⅱ刺激建立细胞增殖模型，过氧化氢或者氧化低密度脂蛋白刺激建立细胞损伤模型。

（陈文亮）

第二节　脑血管平滑肌细胞培养

一、乳鼠脑血管平滑肌细胞的培养与鉴定

1. 准备材料

(1)实验动物:健康的出生 2～4h 的 SD 乳鼠。

(2)实验试剂和配制:0.25%胰酶、DMEM-F12 培养液、PBS、多聚赖氨酸、青链霉素混合物、组织清洗液用 PBS 配制成含 1%青链霉素溶液,4℃预冷。

2. 实验过程

(1)原代培养:取乳鼠浸泡于 75%乙醇 5min 在无菌环境下快速断头取脑,将脑组织放入预冷的 PBS 解剖液中,肉眼下剥离乳鼠软脑膜,置预冷清洗液中浸泡,移入 15ml 离心管,1000r/min 离心 2 次,弃上清,加入 0.25%胰酶 37℃消化 5 min、吹打 1 min,再放入 37℃消化 5 min,以消化液呈浑浊状为宜,立即加入含 20%FBS 的 DMEM-F12 终止消化,1000r/min 离心 5 min,弃去上清,如此离心 2 次。用含 20%的 DMEM-F12 重悬细胞,接种于培养皿中,放入 5% CO_2、37℃培养箱中培养,静置观察,当细胞长满培养皿即可传代。

(2)传代培养:传代时用含有 0.25%胰酶-0.02%EDTA 的消化液,待镜下观察到细胞收缩、变圆,立即加入含 20% FBS 的 DMEM-F12 终止消化,并用吸管将细胞吹打下来,按 1∶2比例进行传代,3 代后可改用 10%FBS 的 DMEM-F12 培养。

(3)染色排斥法鉴定制备细胞悬液:将待测活力的细胞制备成细胞悬液,并调节细胞浓度在(2～5)$\times 10^5$个 ml,按 9∶1的比例混合细胞悬液和台盼蓝染液染色,可见细胞呈长梭形与放射性生长成束的细胞平行排列,部分区域呈多层重叠,部分区域呈单层。形状不一,呈梭形、不规则三角形等。VSMC 特有的峰谷特征随着传代次数的增多及人工纯化,VSMC 第 4 代纯度为 98%。

(4)细胞平滑肌肌动蛋白因子检测:采用免疫组织化学法检测所获得细胞上特异性的平滑肌肌动蛋白抗原,结果显示为阳性。VSMC 免疫荧光鉴定,所获取的细胞显示 VSMC 特异性标记——平滑肌肌动蛋白分子细胞质着色为绿色条束形,形态清晰,细胞轮廓可见,证实所培养细胞为 VSMC。

3. 注意事项

(1)最好选用出生 2～4h SD 乳鼠作为取材对象,并严格在冰上操作,操作时间不宜过长,且将 pH 保持在 7.0～7.2 较适宜。

(2)消化用胰蛋白酶对细胞膜、细胞内微丝等有一定损伤,从而降低细胞传代生长增殖的能力,故消化时选择 5 min 进行吹打观察,严格控制消化时间。

(3)随着细胞的传代和培养,成纤维细胞等杂细胞受到优势细胞的抑制而萎缩并漂浮,可以通过换液去除,也可以用成纤维细胞抑制剂来抑制其生长。

4. 经验教训　与组织贴壁法相比,酶消化法周期短,获得率较高,污染概率小。本实验采用单纯的胰蛋白酶消化法和 2～4h SD 乳鼠来获取脑 VSMC,实验证明该酶消化法和取材手段获取的细胞污染率较低,细胞生长活性较好。可能主要与以下因素有关:2～4h SD 乳鼠细胞活性强,可塑性高,增殖能力旺盛,且在操作上简单,血管周围组织相对较少;选用单一的胰

蛋白酶消化分解细胞间质较少的组织,可使细胞活力强。

该方法所获取的细胞生长迅速,活力较强,培养周期短,细胞纯度高。经 VSMC 特异的肌动蛋白免疫荧光法鉴定,可观察到细胞质中含有丰富的肌丝,细胞质内呈阳性表达。作为体外模型,能够很好地模拟体内平滑肌细胞的生长状态,为脑血管疾病的病因、病理机制及治疗方法的研究提供了有效的实验材料。

二、人脑血管平滑肌细胞培养

血管平滑肌细胞是许多动脉疾病细胞水平的根源。血管平滑肌细胞的加速生长潜能是血管疾病进展的关键因素。最新研究表明血管平滑肌细胞表达的 ICAM-1、VCAM-1 能促进血管壁的炎症反应,并且与血管疾病的发展及稳定性有关。人血管平滑肌细胞的体外培养是血管研究中的重要模型,并将对血管疾病的药理学和治疗研究提供大量科学依据。

1. 实验材料

(1)细胞株:人脑血管平滑肌细胞株。

(2)试剂与仪器:0.25%胰酶-0.02%EDTA、DMEM-F12 培养液、多聚赖氨酸、PBS、70%的乙醇。

2. 实验过程

(1)复苏细胞:①准备多聚赖氨酸包被的培养瓶($2\mu g/cm^2$,推荐用 T-75 的培养瓶)。向 T-75 瓶内加入 10 ml 无菌水,然后加入 15 μl 多聚赖氨酸原液,将培养瓶放入培养箱中过夜,备用。②准备完全培养基:用 70%的乙醇为培养基和添加物的外表面消毒,然后放到无菌的地方在无菌环境下打开每一个添加物小管并用吸管加入到基本培养基中。用培养基冲洗每一个小管以保证添加物全部加入基本培养基中。用无菌水冲洗多聚赖氨酸包被的培养瓶两次并向瓶内加入 20 ml 完全培养基。将培养瓶放入超净台中,然后融化细胞。③将小瓶放入 37 ℃水浴中,轻轻握住并旋转小瓶直到完全融化,立刻将小瓶移出水浴,擦干,用 70%的酒精冲洗小瓶,然后放到无菌环境中。小心地打开盖子,注意手指不要碰到里面。用 1ml 吸管轻轻重悬管中内容物,将管中内含物放入经多聚赖氨酸包被的培养瓶中,推荐接种密度为 5000 个细胞/cm^2。④盖好盖子,轻轻地摇晃培养瓶以使细胞分布均匀,如需气体交换则打开瓶盖,将其放入培养箱中。

(2)传代培养:①当细胞生长达到 90%融合时需进行传代培养。②准备多聚赖氨酸包被的培养瓶($2\mu g/cm^2$);预热培养基、胰酶/EDTA 消化液、胰酶中和液和 DPBS(磷酸盐缓冲液)至室温。③用 D-PBS 冲洗细胞后,用 10ml 胰酶/EDTA 消化液消化细胞,直到 80%细胞在显微镜下观察呈圆形,立刻加入 10ml 胰酶中和液并轻轻摇晃培养瓶。④收取细胞并将其移入 50 ml 离心管中。另外用 10ml 生长培养基冲洗培养瓶以收集残留的细胞。在显微镜下观察剩余细胞数量以确定是否收集成功。⑤以 1000r/min 离心 5min 收集细胞,然后用完全培养基重悬该细胞。细胞计数然后按照一定密度接种于经多聚赖氨酸包被的培养瓶中。

(3)注意事项:①使用胰酶/EDTA 消化液,可将胰酶消化对细胞的损害降到最低;②冷冻保存的细胞非常脆弱,将小瓶置于 37℃水浴,然后尽快移入培养物中,尽量减少操作;③该类细胞接种在多聚赖氨酸包被的培养瓶中能促进细胞贴壁。

(4)经验教训:①细胞融化后不推荐稀释和离心,因为这些操作比培养基中残留的 DMSO

对细胞的伤害更大;②不推荐复苏细胞时,将试剂和培养基用 37℃水浴加热,一般将其预热至室温即可;③处理人类来源的产品具有潜在风险,应采取适当的保护措施避免无意的暴露,以免感染相应病毒等。

(盛艳梅)

参 考 文 献

李世,侯雪芹,陈云波,等.2014.乳鼠脑血管平滑肌细胞的分离培养与鉴定.中华老年心脑血管病杂志,16(12):1316-1318.

刘建文.2008.药理实验方法学——新技术与新方法.北京:化学工业出版社.

张卓然.2012.实用细胞培养技术.北京:人民卫生出版社.

第三节 血管平滑肌细胞培养

一、血管平滑肌细胞的分离

1. *血管的获取* 实验材料的准备:手术器械(含手术刀及刀片、解剖钳、血管剪等)、清洗液(PBS)、动物(兔、猪、鼠、猴等)。

以大鼠为例,取清洁级 7~8 周雄性 150~200g SD 大鼠,断颈处死(颈椎脱臼处死法),将大鼠的颈椎脱臼,断离脊髓致死。操作时实验人员用右手抓住鼠尾放在实验台面上,用左手拇指、示指用力向下按压鼠头及颈部,右手抓住鼠尾根部用力拉向后上方,造成颈椎脱臼,脊髓与脑干断离,立即死亡。

无菌条件下取下大鼠胸腹主动脉段(动脉段可以取颈总动脉、股动脉或胸腹主动脉),剥离外膜纤维脂肪组织,并使用预冷 PBS 清洗。将去除外膜的血管段用眼科剪纵行剪开血管,内膜朝上。刀片轻刮血管内膜 2~3 遍以去除内皮细胞,待 PBS 洗涤后,然后将血管剪成约 $1mm^2$ 大小碎片,备用。装入培养瓶中。

2. *血管平滑肌细胞的获取方法* 血管平滑肌细胞培养常用的方法有酶解离法(enzyme disperse)和贴块法(explant)。贴块法最早由 Ross 和 Campbell 于 20 世纪 70 年代进行血管平滑肌细胞体外培养发明。贴块法简单,生长状态良好,经过几次传代即可获得平滑肌细胞,其细胞纯度较高,量多。其方法是用机械的方法去除血管的外膜和内皮,将中膜组织剪切成小块,贴于培养瓶壁等待细胞从组织块边缘迁移萌发,适合管径较粗血管的 VSMCs 培养。但其取材要求高,易受较多因素(如组织块大小、边缘、种植密度、翻面时间、培养液的量等)的影响,且培养周期较长。

酶解离法是利用消化酶 digestive enzyme 解离组织等,如细胞培养时用蛋白酶和胰酶把组织解离成单个细胞。一般消化酶的作用是水解,有的消化酶由消化腺分泌,有的参与细胞内消化。细胞外消化酶中,有以胃蛋白酶原、胰蛋白酶原、羧肽酶原等一些不活化酶原的形式分泌然后再被活化的。酶解离法培养周期短,酶作用时间不易掌握,且消化酶本身具有毒性作用,可导致培养失败。两种方法对比,用贴块法易使平滑肌细胞胞质内肌丝丧失,亚细胞器增加。酶解离法,由于酶的作用使细胞间失去连接,细胞内肌丝含量丰富,保持收缩型状态。

贴块法：将培养瓶中加入 3ml 左右 DMEM 或 M199 培养基。为提高存活率，选用 15%～20%浓度胎牛血清(FBS)加入双抗。组织块以 1～3 块/cm^2 的密度接种到培养瓶中，倒置 3～5h 翻转培养瓶，于 37℃、5%CO_2的细胞培养箱中静置 3d(静置期间不要震动或移动培养瓶，以防刚贴壁的组织细胞块脱落)，然后每 2 天换液 1 次。一般 4～7d 可见平滑肌细胞从组织块周边爬出，2～3 周出现致密细胞层。

酶解离法：将组织块放入 1%胶原酶溶液中，37℃水浴中搅拌消化 1～3h，直至组织成絮状。加入 0.125%的胰蛋白酶溶液，37℃水浴中搅拌消化 5～10min。然后用血清培养液终止消化。用吹打管吹打，得到分散的平滑肌细胞，进行 5min 离心，速率约为 1000r/min。吸去上清液，用培养液混悬细胞，接种在培养皿或培养瓶中，于 37℃、5%CO_2的细胞培养箱中静置培养，然后每 2 天换液 1 次。

3. *细胞传代*　将原代细胞培养瓶中的培养液吸出，加 PBS 液到瓶中清洗细胞表面 2 次。弃掉清洗液，并轻轻移去组织块，加入 0.25%胰蛋白酶 1.0 ml，将消化液均匀覆盖细胞表面，消化时间为 2～4 min。这时在倒置显微镜下观察，可见细胞成片皱缩变圆，细胞间隙增宽。在细胞未脱落前倒去消化液，立即加入含血清的培养基以终止消化。然后用吹打管将细胞从培养瓶壁上轻轻反复吹打下来。然后根据细胞密度，以 1∶2或者 1∶3的比例分瓶培养。每2～3天换液，待细胞生长到接近融合时再传代。

4. *细胞冻存液的准备*　细胞冻存液的配制：10%的 DMSO、20%的血清、70%的 DMEM，混合即可。

5. *细胞冻存的方法和注意事项*　取处于指数生长期且接近融合的细胞，同传代一样，消化后吹打细胞成细胞悬离心(800r/min，5min)。吸取上清，收集细胞，加入冻存液 1ml，搅匀形成悬浊液。将悬液加入灭菌冻存管中，以封口膜封口后，注明细胞名称、代数、日期，立即置 4℃冰箱中，30 min 后转入－20℃冰箱中，2 h 后，再转入－80℃冰箱保存(可保存数月)。

6. *细胞复苏*　从－80℃冰箱中取出冻存管，迅速投入 37～40℃水浴中摇动融化，待融化后马上取出；乙醇擦拭冻存管，用吸管吸出细胞悬液，转移到离心管，加入 10 倍的新鲜培养液、混匀，800r/min，离心 5min；弃上清，加入适当含 10%血清的 DMEM 培养液稀释后接种培养瓶，放入培养箱；24h 后细胞换液。

7. *复苏与冻存细胞时的注意事项*　细胞冻存前应保证细胞的活力好，无污染；一定要保证冻存液体中 DMSO 的浓度是 10%；慢冻速融的原则。

二、血管平滑肌细胞的鉴定

显微镜下单个平滑肌细胞呈梭形或带状，细胞有多个细胞突起，胞质丰富，胞质密度高、不透明，核卵圆形居中，有多个核仁。细胞生长致密时平行排列成束，部分重叠，表现为典型的“谷峰状”生长(图 4-2)。

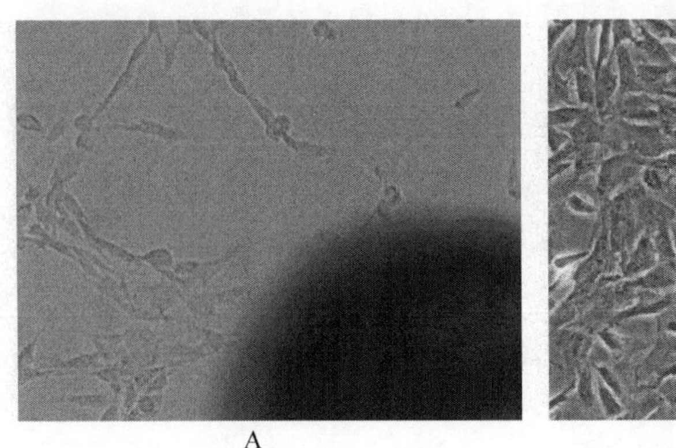
A

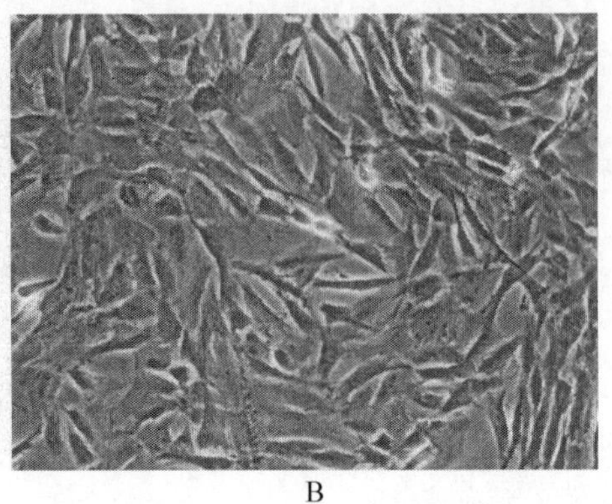
B

图 4-2　血管平滑肌细胞

A. 原代培养的平滑肌细胞(×100);B. 传代平滑肌细胞的形态(×100)(作者实验图)

(周　宏　陈临溪)

参 考 文 献

段超,陈鑫,邱志兵,等.2010.大鼠胸主动脉血管平滑肌细胞的原代培养和鉴定.临床肺科杂志.15(4):468-470.

温进坤,韩梅.2005.血管平滑肌细胞.北京:科学出版社.

许欢,陈鑫,邱志兵,等.2009.组织贴块法培养大鼠主动脉平滑肌细胞及鉴定.医学研究杂志.38(11): 64-66.

H Hao,A Geinoz,P Ropraz,et al.2004.Heterogeneity of smooth musele cellpopulations cultured from pig coronary artery.Arteriosclerosis Thrombosis & Vascular Biology,13(3):159-160.

第四节　脐静脉血管平滑肌细胞培养

采用培养的 VSMC 进行相关机制研究是一种普遍应用的实验方法。由于人体组织取材限制,很难获取大量原代培养的 VSMC。本章以健康胎儿脐静脉血管为例,介绍人脐静脉平滑肌细胞(human umbilical vein smooth muscle cells,HUVSMC)直块贴壁法的培养方法,此方法具有周期短.细胞长出率高.可大规模培养等特点。

1. 材料准备　改良 Eagle 培养基(dulbecco's modifild eagle medium,DMEM)为 Gibico 公司产品;胰蛋白酶(trypsin)和胎牛血清(fetal bovine serum,FBS);青霉素、链霉素;D-Hanks 液;CO_2孵箱;倒置显微镜;健康胎儿脐带;手术刀片;手术剪;培养瓶。

2. 实验过程　将无菌分离的脐带,用 37℃ D-Hanks 液冲洗脐静脉血管内外的凝血块,纵向剪开血管腔,用手术刀片轻轻刮去血管内膜,棉签擦净;将血管中膜撕下,剪成 0.1～0.2cm^3 的小块,按 3～5 块/cm^2 密度种植入 25ml 玻璃培养瓶。粘有植块的瓶底朝上,少量的含 20% 胎牛血清的 DMEM 培养基在下方,培养液为每瓶 1～1.50ml。在 37℃、湿度 100%、5% CO_2 培养箱放置 12h,补加 1ml 培养液,然后缓慢翻转培养瓶,使植块浸入培养液中。以后每 3～5d 换液 1 次(视培养液颜色变化而定),每次 2ml。待植块周围生长晕的细胞融合成片,即可去除组织块,加入 0.06%胰蛋白酶溶液和 0.01%EDTA 混合液约 2ml,室温(20～25℃)消化 60s,

弃酶液，加入新鲜的培养液(内含 10%的胎牛血清、100U/ml 的青霉素、100mg/ml 的链霉素)终止消化反应，轻轻将细胞吹打下来，根据细胞密度，按 1∶1或 1∶2传入培养瓶中，每 3 日换液 1 次，每次 2～3ml，待细胞长至融合状态后，又可传代。将培养的细胞在倒置显微镜下观察并拍照，用平滑肌细胞特异性 α-肌动蛋白(α-actin)单克隆抗体免疫组织化学的方法进行鉴定。

3. 注意事项

(1)脐带的离体时间不宜超过 5h，越短越好。

(2)外膜和中膜剥离时，应掌握好力度，顺肌层走向剥离，避免组织过度牵拉。

(3)组织剪成小块，以 0.30～0.50cm^3 为宜，不应太薄。

(4)组织块植于瓶壁后平放约 10min，再加少量液体翻转放置，防止急于倒放导致组织块滑脱。

4. 经验教训

(1)在整个操作中均需保持血管和组织块的湿润，否则会影响细胞的存活率。

(2)静置培养时，只观察培养液颜色变化，切忌反复移动而造成贴壁组织块漂浮。

(3)组织块周围生长晕的细胞融合成片，应根据每瓶细胞数量，按 1∶1 或 1∶2 去块消化传代，以保证传代细胞有合适的密度，提高生长速度。

5. 应用举例　血管平滑肌细胞的增殖和迁移在高血压病的发展和动脉粥样硬化(AS)的进展中起着重要的作用。脐静脉血管平滑肌细胞可以用于高血压和 AS 等心血管领域主要疾病的分子药理学相关研究。

(周　群)

第五节　冠状动脉血管平滑肌细胞培养

动脉由升主动脉、主动脉弓、降主动脉三部分构成，而左右冠状动脉属于升主动脉的分支。冠状动脉是供给心脏血液的动脉，起于主动脉根部，分左右两支，行于心脏表面。左冠状动脉为一短干，发自左主动脉窦，经肺动脉起始部和左心耳之间，沿冠状沟向左前方行 3～5mm 后分为前室间支和旋支。前室间支沿前室间沟下行，绕过心尖切迹至心的膈面与右冠状动脉的后室间支相吻合。

1. 准备材料

(1)动物：选用 8～12 周龄、体重(230±20)g、健康雄性 Sprague-Dawley(SD)大鼠。

(2)器材：眼科剪 2 把，直、弯小镊子各 1 把，眼科镊 2 把，中号圆头剪 1 把，所有手术器械高压灭菌，T25 细胞培养瓶，10cm 培养皿，灭菌吸管，15ml 无菌离心管，盖玻片，高速离心机，泡沫板。

(3)试剂：1.5%戊巴比妥钠、灭菌 PBS 缓冲液、胎牛血清(FCS)，DMEM 培养基/高糖(Gibco)，含 0.5%BSA 的 HBSS 平衡液(含 Ca^{2+} 和 Mg^{2+})胎牛血清、胰蛋白酶-EDTA 消化液、碘伏、4%多聚甲醛溶液、兔抗鼠平滑肌 α 肌动蛋白单克隆抗体、对应带荧光标记二抗、SP 免疫组化试剂盒、DAPI 溶液、DAB 显色试剂盒、免疫荧光所需的其他试剂，除毛膏。

2. 实验过程

(1)大鼠冠状动脉的分离：以 1.5%戊巴比妥钠 50mg/kg 对分离大鼠进行腹腔内注射麻醉。大鼠麻醉后将其以仰卧位置于自制动物手术台上，取皮下松弛处以针尖固定四肢。左手用手术镊轻轻提起胸腹部正中线皮肤，右手用手术剪迅速打开胸腹腔。剪开心包膜，显露心脏，找到主动脉，沿主动脉根部剪断，迅速将心脏取出并置于 4℃ 预冷的保存液中。轻轻挤压心脏排出残留血液后，将心脏移至分离血管专用皿中，正常位固定。用镊子轻提心肌层，找到右心室，右心室壁薄，肌层较左室壁易于提起，可据此加以辨别。调整心脏固定方位，使右心室正对操作者。右心室下 1/4 处做一小切口，沿切口处向上，左右心室间隔处，剪开右心室一面，显露右心室，此时间隔支可见。将剪开的右心室肌层掀至上方固定，沿主动脉根部可找到右冠状动脉。在解剖显微镜下沿血管走向分离血管周围的心肌和结缔组织，可分别取出间隔支和右冠状动脉。心脏左心室朝上固定，沿主动脉根部寻找可分离得到前降支冠状动脉。

(2)冠状动脉平滑肌细胞的分离：三步酶消化法分离冠状动脉平滑肌细胞。第一步，将冠状动脉置于含 1ml 消化酶液Ⅰ的 Eppendorf 管中，并在 37℃ 恒温水浴箱中孵化 10min；第二步，将冠状动脉置于含 1ml 消化酶液Ⅱ的 Eppendorf 管中，并在 37℃ 恒温水浴箱中孵化 10 min；第三步，将冠状动脉置于含 1ml 消化酶液Ⅲ的 Eppendorf 管中，并在 37℃ 恒温水浴箱中孵化 10 min。可按分离得到的血管分支粗细及消化程度决定消化时间，不一而论。将消化完成的各分支放入保存液中漂洗 2～3 次，最后放入保存液中 4℃ 静置数小时，使用前轻轻吹打，即可得到许多平滑肌细胞。

(3)冠状动脉平滑肌细胞的培养：7d 左右大部分组织块长出细胞晕，并与相邻细胞晕相接触，2 周左右组织块周围长出的细胞相互汇合，逐渐铺满整个瓶底时，就可以进行首次传代：弃去瓶中原有培养液，用 PBS 缓冲液清洗细胞表面 2 次，弃去 PBS 缓冲液，加入胰蛋白酶-EDTA 消化液 4～6 滴，使消化液铺满瓶底，入 37℃，5%CO_2培养箱中消化 2～3min，倒置相差显微镜下见细胞收缩变圆、细胞间隙增大时，立即弃去胰酶消化液，用 PBS 缓冲液清洗 1 次，弃去 PBS 缓冲液，加入 20%胎牛血清和 DMEM 混合液，用吸管反复抽吸吹打瓶底，使细胞脱壁悬浮，成为细胞悬液。按 1:2接种培养瓶(消化后脱落的组织块可一并传入新培养瓶中)，静置于 37℃，5%CO_2培养箱中。24h 后可见重新贴壁生长的细胞以及未贴壁的悬浮细胞，此时可以换液清除未贴壁的悬浮细胞，换液后未贴壁的悬浮细胞会被有效清除，镜下只见贴壁细胞。以后约每 3 天换液 1 次，1 周左右后细胞再次长成致密单层铺满瓶底时即可再次传代，未消失的组织块会随细胞换液、传代而除去。待细胞传代至 3～7 代，即可用于实验。

3. 注意事项　常用的细胞原代培养方法有酶消化法和组织贴块法：酶消化法培养周期短，但酶作用时间不易掌握，且消化酶本身对细胞有毒性作用，可致培养失败；组织贴块法虽培养周期相对较长，但操作简便，污染机会小，培养效率高。由于 SD 大鼠胸主动脉细小，可供培养的组织量少，于是采用了组织贴块培养法。组织贴块法培养大鼠血管平滑肌细胞方法简单，生长状态良好，经几次传代可获得较多的细胞数量，为下一步进行基因干扰对血管平滑肌细胞增殖和迁移影响的实验研究、探明基因干扰治疗心血管病的物质基础和作用机制、进一步开发基因治疗新药提供了可靠的实验材料。

试验中需要注意的方面主要有：①详细计划，做好培养前准备；②严格无菌操作，包括实验环境与操作台面的消毒、试剂消毒及洗手、关门、换鞋、换衣等细节；③处死动物后应该用 75%乙醇浸泡 3min。真菌污染时，肉眼可见淡黄色或白色的漂浮物，镜下显示纵横交错的丝管状菌丝。有报道称：用双层 0.22μm 混合纤维素酯滤膜过滤可有效去除污染的真菌。支原体污染时培养液未浑浊，但镜下可见圆形或梨形的微小颗粒，细胞变粗糙，胞质内有较多的颗粒状物质，细胞停止增殖。支原体的检测方法有多种，巢式 PCR 法为不错的选择，该法快速、简便、灵敏度高。细胞传代时，酶消化时间不应固定或硬搬他人经验，应在镜下观察至细胞收缩变圆，细胞间隙增大时及时终止消化。大鼠胸主动脉较细，操作时动作一定要轻柔，避免对血管的过度损伤。一般受牵拉少，剪切时边缘整齐圆滑的组织块长出细胞的概率较大。不同种类的培养基、血清的质量和浓度、特殊成分的添加与否都对细胞的生长有一定的影响。

4. *应用举例*　冠状动脉血管平滑肌细胞是构成血管壁组织结构及维持血管张力的主要细胞成分，其结构和功能的改变是导致高血压、动脉粥样硬化和血管成形术后再狭窄等多种心血管病的细胞病理学基础。近年来，随着分子生物学和细胞生物学研究的进展，人类对冠状动脉血管平滑肌细胞表型的可塑性、增殖、迁移、分化、凋亡和细胞外基质的合成和分泌等方面的认识不断深化。

（胡昊良　陈临溪）

参 考 文 献

Hanke H，Lenz C，Finking G.2001.The discovery of the path physiological aspects of at hero sclerosis-a review [J].Acta Chir Belg，101(4)：162-169.

Kavurma MM，Bhindi R，Lowe HC，et al. 2005. Vesselwall apoptosis and atherosclerotic plaque instability. Thromb Haemost，3：465-472.

Ro55 R.1993.The pathogenesisof atherosclerosis：a perspective for the 1990s.Nature，362：801-809.

第六节　门静脉血管平滑肌细胞培养

门静脉，包括肝门静脉和垂体门静脉。肝门静脉由脾静脉(肠系膜下静脉注入脾静脉)、肠系膜上静脉汇合而成，回收来自腹腔脏器的血液。不同动物、不同部位的血管平滑肌细胞培养方法各异，有组织贴块法、酶消化法等，本章以大鼠胸主动脉血管平滑肌细胞组织贴块法培养为例，提取肝门静脉的血管平滑肌细胞的原代细胞。平滑肌细胞是血管壁的主要细胞成分，是动脉粥样硬化和血管成形术后再狭窄等病理过程形成和发展中的重要因素。体外平滑肌细胞的培养和细胞株的建立是研究细胞生物学行为，研究疾病发病机制及其防治手段的基础。因此掌握一种简便、高效的平滑肌细胞培养技术对心血管科研工作者而言具有重要意义。本章运用组织贴块法、胰蛋白酶消化法进行细胞的原代及传代培养，应用多种方法纯化细胞，短期内成功获得了大量高纯度、生长状态良好的血管平滑肌细胞。

1. *实验材料*　9～12d 新生健康清洁级小鼠，RPMI-1640 干粉培养基、D-Hanks 粉、标准胎牛血清、胰蛋白酶粉(1∶250)均购自 HyClone 公司；青霉素钠、硫酸链霉素购自华北制药厂；鼠抗兔平滑肌 α 肌动蛋白单克隆抗体，购自 Zymed 公司；SP 免疫组化试剂盒，DAB 显色试剂盒购自北京中山生物技术公司。

2. *细胞培养*　断颈处死小鼠，75％乙醇浸泡消毒 2min，分离取出门静脉，D-Hanks 液清洗去除血污，获干净光滑的血管段，用眼科镊固定血管段端，轻刮去外膜结缔组织，再用眼科剪小心剖开血管，刮去内膜层细胞，将血管段剪成 1mm×1mm 大小的组织块，均匀贴放于 25ml 培养瓶底面，组织块间隙约 2～3mm，加入含 10％胎牛血清的 1640 培养液 2～3ml，轻晃培养瓶使培养液掠过组织块，翻转静置于 37℃、5％CO_2 培养箱中 3～4h，再次翻转培养瓶使组织块浸没于培养液中，半开放式绝对静置培养 3d，4～5d 时首次换液。当组织块周围外长的细胞相互汇合，逐渐铺满整个瓶底时，需进行首次传代：吸弃旧培养液，D-Hanks 液 2ml 清洗后吸弃，加 0.25%(g/L)胰酶液 2ml 在 37℃下消化，镜下观察 2～5min，当细胞回缩、间隙增大时，吸弃胰酶液，加入含 10%胎牛血清的 1640 培养液 4～6ml 终止消化，反复吹打瓶壁细胞，形成的细胞悬液按 1∶2接种（消化后脱落的组织块可一并传入新培养瓶中）。以后的传代方法相同，传代周期为 5～7d。

3. 细胞纯化

(1)自然纯化法：由于进行了前期的血管预处理（去除了大部分内膜和外膜组织），原代培养时虽为多种细胞混杂生长，但平滑肌细胞仍占绝大多数。随着传代次数的增加，平滑肌细胞可排挤其他细胞的生长而优势增殖。

(2)机械刮除法：虽然去除了大部分内膜组织，但培养中仍可见内皮细胞的小范围生长。传代前在镜下用记号笔在培养瓶表面划出内皮细胞生长区域，用弯头吸管在该区域内反复推刮、破坏细胞，吸弃培养液后再进行传代。

(3)差异贴壁法：残留的内膜和外膜组织中含有少量的成纤维细胞，参阅李悦梅等的方法去除：传代时，将消化吹打形成的细胞悬液静置 15min，使部分细胞贴壁，转移培养液至下一个培养瓶中，再次静置、贴壁，重复上述步骤 1～2 次，最后一个培养瓶中可获较纯的平滑肌细胞。

4. 细胞鉴定

(1)形态学观察：应用倒置相差显微镜，观察细胞大小、形态、生长特点及排列方式等。

(2)免疫细胞化学染色：将第 5 代对数生长期的细胞悬液接种到预先放置 2 张 7mm×22mm 盖玻片的培养瓶中，培养 2～3d 后，取出盖玻片，PBS 漂洗 3 次，每次 5min；4%多聚甲醛室温下固定 20～30min，PBS 再次漂洗 3 次，每次 5min；然后按照 SP 免疫组化试剂盒和 DAB 显色试剂盒说明书逐条进行操作（一抗是鼠抗兔平滑肌 α 肌动蛋白单克隆抗体）。

5. 细胞培养　原代培养中，大部分组织块接种 3～7d，少数需培养至 2～3 周时，周围有细胞呈放射状萌出，共约 90 %的组织块接种成活。随着萌出细胞数量的增多和细胞的增殖，细胞间相互融合，部分重叠，2～4 周可逐渐铺满整个瓶底，进行首次传代。原代培养的细胞形态大小不一，为多种细胞混杂生长。以平滑肌细胞为主的纤维样细胞具有长短不一的数个细胞突起，呈梭形、不规则三角形或扇形，核卵圆形居中。细胞密度低时常交织成网状，密度高时则排列为旋涡状或栅栏状。少量的内皮细胞为扁平的多角形，细胞间紧密相靠，呈“铺路石”样改变。传代后 80%～90%的细胞可重新贴壁生长，其生长方式及形态特点同前一致。随着传代次数的增加及反复的人工纯化，平滑肌细胞越来越占据优势，5 代后纯度可达 98%以上。

6. 传代细胞鉴定

(1)形态学观察：倒置相差显微镜下单个平滑肌细胞呈梭形或带状，有多个细胞突起，胞浆丰富，胞质密度高，不透明，核卵圆形居中，有多个核仁。细胞生长致密时平行排列成束，部分重叠，表现为典型的“谷峰状”生长。

(2)免疫细胞化学检测：培养第 5 代的细胞经特异的平滑肌 α-actin 免疫细胞化学染色后，胞质着色，呈阳性反应，高倍镜下可见胞浆内大量棕色、与细胞长轴平行的纤维细丝，即平滑肌 α 肌动蛋白丝（图 4-3）。细胞培养主要分为原代培养和传代培养两大类。目前国内细胞库中没有动物或人的正常血管平滑肌细胞株，国外虽有，但价格昂贵，因此大多数学者均采用原代法培养。常用的方法有酶消化法和组织块法：酶消化法培养周期短，但酶作用时间不易掌握，且消化酶本身对细胞有毒性作用，可致培养失败；组织块法虽培养周期相对较长，但操作简便，污染机会小，培养效率高。本研究中由于新生小鼠主动脉细小，可供培养的组织量少，于是采用了组织块培养法。细胞培养前的准备工作繁多，包括培养用液的选择、过滤、分装，特殊成分的添加，手术器械、培养器皿的收集、清洗、消毒等，不能忽略每一个细节。如外购的培养基中通常需要加入适当比例的 Na_2CO_3，它的作用并非完全是调节溶液的 pH，同时还与培养箱中的 CO_2 形成缓冲对，维持溶液 pH 的稳定，因此不能用其他碱如 NaOH 代替。又如，不同种类的培养基、血清的质量和浓度、特殊成分的添加与否都对细胞的生长有较大影响，因此应根据既有资料和实际需要进行全面评价和选择。

7. 细胞培养的几点技巧

(1)相同条件下，小龄动物较大龄动物的组织块有更好的增殖潜能，但动物体积过小又存在取材困难、组织量少的问题，采用 9～12d 新生小鼠取材，既能对血管进行顺利操作，又能保证约 90%的组织块有细胞外长。

(2)细胞生长具有接触抑制和密度依赖性，一般取 2～3 只小鼠的胸主动脉组织块均匀接种于 25ml 培养瓶中，间隙 2～3mm。当部分组织块周围细胞密集、重叠，停止增殖时，即使整瓶细胞未达到传代标准，仍可用酶消化，吹散密集细胞，1∶1方式传代生长。

(3)原代培养初期，当部分组织块漂浮未贴壁，可将其重新摆放至瓶底，翻转干固 2～3h 后，再浸没于培养液中，使其重新贴壁。该法不会影响同瓶中其他已萌出的细胞的生长。

(4)小鼠主动脉极细，操作时动作一定要轻柔，避免对血管的过度损伤。一般受牵拉少，剪切时边缘整齐圆滑的组织块萌出细胞的概率较大。

(5)细胞传代时，酶消化时间不应固定或硬搬他人经验，应在镜下观察至胞质回缩，间隙增大时及时终止消化。细胞培养的关键之一是无毒和无污染。有报道称：用双层 0.22μm 混合纤维素酯滤膜过滤可有效去除污染的真菌。支原体污染时培养液未浑浊，但镜下可见圆形或梨形的微小颗粒，细胞变粗糙，胞质内有较多的颗粒状物质，细胞停止增殖。支原体的检测方法有多种，巢式 PCR 法为不错的选择，该法快速、简便、灵敏度高。细胞原代培养另一常见的问题是其他细胞的污染，如何进行高质量的细胞纯化是众多培养者面临的难题。正常动脉血管分为 3 层：内膜由单层内皮细胞、少量平滑肌细胞及胞外基质构成，中膜层唯一的细胞成分是平滑肌细胞，外膜有成纤维细胞和平滑肌细胞。接种前的动脉要进行了预处理，尽量刮去外膜和内膜层，保证接种的组织块中平滑肌细胞占绝对优势，为细胞的自然纯化打下基础；然后用机械刮除法去除了小范围生长的特殊形态的内皮细胞。而成纤维细胞与平滑肌细胞形态上难以鉴别，利用二者贴壁的时间差，反复贴壁去除成纤维细胞。最终 5 代左右平滑肌细胞的纯度可达 98%以上。

（徐　金　李兰芳）

参考文献

李悦梅，冯大明，万载阳，等.2003.组织块法培养大鼠肠系膜小动脉的平滑肌细胞.南华大学学报(医学版)，31(3)：251.

邵荣标，钱虎，吴巨飞，等.2002.细胞培养法真菌污染控制初探.南通医学院学报，22(3)：278.

张曦,腾峥.2001.应用巢式 PCR 检测细胞培养物中的支原体污染.中国生物制品学杂志,14(2):121.
周晓莉,雷寒,柳青.2005.血管平滑肌细胞的培养及鉴定.重庆医学,34(6).

第七节　血管平滑肌细胞增殖实验

目前实验室经常采用 MTT 比色法、XTT 比色法、ATP 发光法和细胞蛋白质含量测定等方法考察培养血管平滑肌细胞的增殖情况,这些方法简便易行,也可用于大规模的药物活性筛选实验。不过该类方法只能用来检测细胞相对数和相对活力,而无法考察凋亡细胞的数量。

一、MTT 比色试验

1. *原理与特点*　MTT 比色法是一种检测细胞存活和生长的常用方法,所用的显色剂四甲基偶氮唑盐(MTT),化学名为 3-(4,5-二甲基噻唑-2)-2,5-二苯基四氮唑嗅盐,商品名是噻唑蓝,简称为 MTT。检测原理为活细胞线粒体中的琥珀酸脱氢酶能使外源性的 MTT 还原为不溶性的蓝紫色结晶甲臜(formazan)并沉积在细胞中,而死细胞无此功能。二甲基亚砜(DMSO)能溶解细胞中的甲臜,用酶联免疫检测仪在 490nm 波长处测定其光吸收值,可间接反映活细胞数量。在一定细胞数范围内,MTT 结晶物形成的量与活细胞数成正比。该方法已广泛用于一些生物活性因子的活性检测、大规模的抗肿瘤药物筛选、细胞毒性试验等。其特点是操作简便、经济、快速、自动化、灵敏度高、重复性好、无放射性污染,且与其他检测细胞活力的方法有良好相关性。

2. *准备材料*

(1)细胞:状态良好的大鼠血管平滑肌细胞(VSMC)单层。

(2)试剂:含 10%胎牛血清 DMEM 培养液、多聚赖氨酸、0.25%胰蛋白酶消化液、二甲基亚砜(DMSO)、MTT 干粉(注意配制溶液后两周内有效)。

(3)仪器与耗材:CO_2孵箱、显微镜、振荡混合仪、酶标仪;平底型 96 孔培养板、可调移液器、吸管、离心管、计数板等。

3. *实验过程*

(1)接种细胞:选择状态良好、汇合度达到 80%左右的大鼠血管平滑肌细胞(VSMC)单层,弃去培养液,用 0.25%胰蛋白酶消化细胞,用含 10%胎牛血清的 DMEM 培养液配成单个细胞悬液,以 $1\times10^5\sim10^6$个/ml 密度,按 200μl 每孔接种于经多聚赖氨酸包被的 96 孔培养板中。

(2)培养细胞:将培养板放入 CO_2孵箱,在 37℃、5℃CO_2及饱和湿度条件下培养 2～4d。

(3)呈色与比色:培养结束后,每孔加入 MTT 溶液(称取 50mgMTT 干粉,放入小烧杯中,加 10ml PBS 在电磁力搅拌机上搅拌 30min,用 0.22μm 的微孔滤膜除菌。分装,4℃保存备用)20μl,37℃继续孵育 4h,终止培养,小心吸弃孔内上清液。每孔加入 DMSO 150μl,振荡 10min,使甲臜充分溶解,最后选择 490nm 波长,在酶标仪上测定各孔吸光度。以时间为横轴,吸光度值(A)为纵轴绘制细胞生长曲线。

4. *注意事项*

(1)接种时一定要选择适宜的接种密度。一般 96 孔板一个孔内贴壁细胞长满时约有 10^5个细胞。但由于不同细胞贴壁后所占面积差异很大,因此,在进行 MTT 试验前,对每一种细胞都应测其贴壁率、倍增时间及不同接种细胞数条件下的生长曲线，然后确定试验中每孔接种细胞数量与培养时间，使终止培养时细胞不至于过满，保证 MTT 结晶形成的量与细胞数呈良好的线性关系。

(2)避免血清干扰。用含 15%胎牛血清培养液培养细胞时，高浓度的血清会影响吸光度值，从而降低试验敏感性。因此，一般选不超过 10%胎牛血清的培养液进行试验。且呈色后，尽量吸净培养孔内残余培养液。

(3)应设空白对照。不加细胞只加培养液的空白对照孔，与试验孔平行，最后比色时以空白对照孔调零。

二、XTT 比色试验

1. 原理与特点　XTT 是一种类似于 MTT 的四唑氮衍生物，化学名为 2,3-bis(2-methoxy-4-nitro-5-sulfophenyl)-5-[(phenylamino)carbonyl]-2H-tetrazolium hydroxide，作为线粒体脱氢酶的作用底物，被活细胞还原成水溶性的橙色黄色甲臜产物。当 XTT 与 PMS(硫酸酚嗪甲酯，phenazine methosulfate)联合应用时，可产生水溶性甲臜产物，其吸光度与活细胞的数量呈正相关。XTT 比色法的主要优点：使用方便，不需要洗涤细胞；检测快速，可以批量检测；灵敏度高，可以测定较低细胞密度；检测细胞密度的线性范围大；重复性优于 MTT 比色法。其主要缺点为 XTT 水溶性不稳定，需要低温保存或现用现配。目前，XTT 比色法广泛用于测定不同的生长因子、细胞因子、营养成分等物质促进细胞增殖的作用，同样也适用于测定抗癌药物或其他生长抑制剂的细胞毒性。

2. 准备材料

(1)细胞：状态良好的大鼠血管平滑肌细胞(VSMC)单层。

(2)试剂：含 10%胎牛血清 DMEM 培养液、多聚赖氨酸、0.25%胰蛋白酶消化液、XTT 溶液(用无血清培养基配制成 1g/L，0.22μm 滤膜过滤除菌，分装，需避光、冷冻保存，不宜反复冻融)、PMS 溶液(用 PBS 配制成 0.15g/L，0.22μm 滤膜过滤除菌，分装成每管 0.5ml，需避光、冰冻保存，不宜反复冻融)、XTT/PMS 应用液(从冰箱中取出 XTT 和 PMS 溶液化冰，如有沉淀出现，加热至 37℃并轻轻摇匀至澄清，然后往 5ml XTT 溶液中加入 0.1～0.2ml PMS 活化溶液，混匀后立即应用)。

(3)仪器与耗材：CO_2孵箱、显微镜、振荡混合仪、酶标仪；平底型 96 孔培养板、可调移液器、吸管、离心管、计数板等。

3. 实验过程

(1)接种细胞：取对数生长期的大鼠血管平滑肌细胞，用胰蛋白酶消化，用含 10%胎牛血清的培养液配制成密度为 5×10^4个/ml 的细胞悬液，按每孔 100μl 细胞悬液接种到经多聚赖氨酸包被的 96 孔培养板中。

(2)培养细胞：将培养板放入 CO_2孵箱，在 37℃、5%CO_2及饱和湿度条件培养 1～3d。

(3)呈色与比色：培养 1～3d 后，每孔加 50μl XTT 溶液，避光培养 2～12h 后，轻轻振摇培养板，使染料分布均匀，根据预试验条件，选择 450～500nm 波长，在酶标仪上测定各孔吸光度。

4. 注意事项

(1)XTT/PMS 应用液一定要新鲜配制，且需预温至 37℃活化。

(2)XTT 比色法灵敏度高，每孔接种细胞数宜少(通常为 5000 个/孔)。但有些细胞代谢活性低,如淋巴细胞、角质细胞等,每孔接种细胞数则需增加至 2.5×10^5 个,以获得较多的甲臜产物。

(3)XTT/PMS 最佳反应时间以细胞类型和接种密度而定。建议通过预实验确定最佳反应时间。

(4)用 ELISA 读数仪测定前一定要振摇培养板使染料分散均匀。

(5)当每孔培养液超过 100μl 时,加 XTT/PMS 应用液也要相应增加。

三、细胞蛋白质含量测定法

1. 原理与特点　细胞总蛋白质含量测定广泛用于细胞生长实验,其测定最常用的方法是考马斯亮蓝测定法,其基本原理是,考马斯亮蓝在酸性溶液中与蛋白质结合,在 595nm 波长处呈最大吸收,其吸光度值与蛋白质含量呈正相关。该方法的优点在于非常敏感,细胞用量小,50～10 000 个细胞即可。

2. 准备材料

(1)细胞:状态良好的大鼠血管平滑肌细胞。

(2)试剂:10%胎牛血清的 DMEM 培养液、0.25%胰蛋白酶、PBS 缓冲液(0.1mol/L,pH 7.4),0.1%十二烷基硫酸钠(SDS)或 0.3mol/L NaOH、考马斯亮蓝染液(考马斯亮蓝 G-250 100mg 溶解于 50ml 95%乙醇中,加 100ml 85%磷酸,补加蒸馏水至 1000ml)、牛血清蛋白。

(3)仪器与耗材:显微镜、CO_2孵箱、可见光分光度计、24 孔培养板、离心管、吸管、移液器、计数板等。

3. 实验过程

(1)接种培养细胞:取状态良好的大鼠血管平滑肌细胞,用 0.25%胰蛋白酶消化,用含 10%胎牛血清的培养液分散,调整密度为 10^4 个/ml 的细胞悬液。按照每孔 1ml 细胞悬液接种于经多聚赖氨酸包被的 24 孔培养板中,在 37℃、5%CO_2及饱和湿度条件下培养 1～3d。

(2)裂解细胞:培养结束后,用胰蛋白酶消化、分散培养板中的细胞,悬浮在 PBS 液中,计数细胞数,留取约 10^6 个细胞,以 1000r/min 离心 5min,弃上清液,加 0.5ml 0.1%SDS 或 0.3mol/L NaOH,置 100℃,30min,使细胞裂解。

(3)测定:取 1.0ml 考马斯亮蓝染液与 100μl 细胞裂解液混匀,放置 10min 后,用可见分光光度计在 595nm 波长处测定溶液的吸光度。以溶剂为空白对照,以牛血清白蛋白(BSA,1～50μg)为标准品绘制标准曲线。

四、三磷腺苷发光试验

1. 原理与特点　三磷腺苷(ATP)仅存在于活细胞内,是活细胞的基本能量单位,细胞死亡后,ATP 活性也随之消失。研究表明,细胞内 ATP 值与活细胞数呈正相关。因此,测定细胞 ATP 的含量,可间接反映活细胞数量。ATP 可用荧光色素-荧光色素酶试剂标记,用发光仪测定。

2. 准备材料

(1)细胞:状态良好的大鼠血管平滑肌细胞(VSMC)单层。

(2)试剂:含 10%胎牛血清 DMEM 培养液、多聚赖氨酸、0.25%胰蛋白酶消化液、2%三氯醋酸(TCA)、Tris 缓冲液(0.1mol/L,pH9.0)、荧光色素-荧光色素酶试剂。

(3)仪器与耗材：显微镜、CO_2孵箱、生物发光仪、离心管、吸管、移液器、计数板、小试管、24 孔培养板。

3. 实验过程

(1)接种细胞：取对数生长期的大鼠血管平滑肌细胞，用胰蛋白酶消化，用含 10%胎牛血清的培养液配制成密度为 2×10^5个/ml 的细胞悬液，按每孔 1ml 细胞悬液接种于经多聚赖氨酸包被的 24 孔培养板中。

(2)培养细胞：把培养板放入 CO_2孵箱，在 37℃、5%CO_2及饱和湿度环境下培养 3～5d。

(3)测定：培养结束后，取出培养板弃去培养液，用无血清培养液漂洗 1 遍，每孔加 1ml 2% TCA，并用吸管轻轻吹打细胞。吸取 100μl ATP 抽提液，加 1ml 于试管中，再加等量 Tris 缓冲液中和，调 pH 至 7.8。然后吸取 20μl 中和的 ATP 样品，加 0.5ml 于试管中，将试管放在生物发光仪样品槽中，即刻加入荧光色素-荧光色素酶试剂，反应 5s 即可测定 ATP 样品发光强度。以 ATP 相对含量(横坐标)对发光强度(纵坐标)绘制标准曲线。

(盛艳梅)

参考文献

司徒镇强，吴军正.2007.细胞培养.2 版.西安：世界图书出版社.

谭玉珍.2010.实用细胞培养技术.北京：高等教育出版社.

第八节　血管平滑肌细胞凋亡实验

一、准备材料

1. 实验动物　8 周龄雄性 SD 大鼠。

2. 实验试剂　三氧化二砷(As_2O_3)、乙二胺四乙酸(EDTA)、DMEM 培养基、小牛血清、戊二醛、PB 缓冲液洗、锇酸、乙醇、环丙烷、环氧树脂、磷酸盐缓冲液、多聚甲醛、过氧化氢、甲醇、Triton X-100、枸橼酸钠缓冲液、Fluo3/AM、脱脂奶粉、bcl-2 蛋白、Bax 蛋白、Caspase-3 蛋白、As_2O_3、D Hank 液、ECL 试剂、丙酮、CaPO4。

3. 实验器材　流式细胞仪、透射电镜等。

二、实验过程

1. 接种细胞　将分离得到的血管平滑肌细胞接种于 6 孔板中(细胞数>1×10^6个/ml)或培养瓶中。分为两组，一组为空白对照组，另外一组经 As_2O_3或 UV-C 或 $CaPO_4$进行处理，以建立血管平滑肌细胞凋亡模型。

2. 透射电镜观察细胞超微结构　将样本用 PBS 缓冲液洗 2 次，去上清液，加入 1ml 2.5%戊二醛固定，0.1mol/L PB 缓冲液洗 1 次，1%锇酸固定 30min，然后利用不同浓度的乙醇脱水，再用环丙烷置换 2 次，接着用环氧树脂浸透，采用胶囊法包埋。超薄切片经电子染色后，于透射电镜(H-500)下观察其超微结构并摄片。

3. 原位细胞凋亡染色　采用末端脱氧核苷酸转移酶介导的 dUTP 缺口末端标记

(TUNEL)法。①各组细胞爬片用磷酸盐缓冲液(Phosphate Buffered Saline,PBS)冲洗3次,用新鲜配制的40%多聚甲醛(PBS溶液配制)室温固定30min。②PBS洗3次,每次5 min。③入0.3%H_2O_2甲醇中30 min以封闭内源性过氧化物酶。④PBS洗3次,每次5 min。⑤细胞的通透:放入0.1% Triton X-100枸橼酸钠缓冲液中冰浴2 min。⑥ PBS洗3次,每次5 min。⑦加25 μl的TUNEL反应混合液,在湿盒中37℃反应60 min。⑧ PBS洗3次,每次5 min。⑨信号转化和分析:擦干样品周围的水分,加25μl转化剂-POD反应液,在试盒中37℃孵育30min。⑩PBS洗3次,每次5min。加入50~100μl DAB底物溶液,室温孵育10~30 min;PBS洗3次,每次5min。⑪复染核,脱水、透明、封片、镜检。

4. 流式细胞仪(PI/FCM)检测　经碘化丙啶(PI)染色,应用流式细胞仪对细胞DNA含量分布进行分析。①标本制备:将标本(细胞数>1×10^6个/ml)洗脱后,经PBS缓冲液悬浮细胞,并加入50μl含0.1% Triton X-100 PI(5 μg/ml)染色,室温、避光放置15 min,应用流式细胞仪检测。②数据分析:应用MUTICYCLE软件(Phoenix公司)分析细胞凋亡百分率。低于G_0/G_1期DNA含量的细胞为凋亡细胞。

5. RT-PCR测定　C-myc mRNA表达 Trizol一步法提总RNA,以蛋白核酸分析仪测定RNA浓度;M-MuLV逆转录酶催化合成cDNA;用Primer5软件设计引物(正义链:CCAAGCTCGTCTCAGAGAAG,反义链:AATTGTGCTGGTGCGT-GGAC;β-actin:正义链:CCCATCTATGAGGGTTACGC,反义链:TTTAATGTCACGCACGATTTC);PCR扩增目的基因,反应条件:94℃预变性5 min;94℃ 30s,55℃ 30s,72℃ 1 min(35个循环);72℃延伸10 min。取5μl PCR扩增产物于1.5%琼脂糖凝胶进行电泳,应用凝胶成像系统灰度扫描。胶片进行灰度扫描,以目的条带的灰度值与β-actin条带的灰度值的比值进行分析。

6. Western印迹法测定　血管平滑肌细胞bcl-2、Bax及Caspase-3蛋白的表达根据蛋白提取液试剂盒说明书,提取细胞总蛋白,取少量用BCA法测定蛋白浓度,加入5×SDS凝胶上样缓冲液,沸水浴5 min,取等量蛋白,10% SDS-PAGE电泳后将蛋白转移至PVDF膜上,5%脱脂奶粉的TBST封闭液封闭2 h,经TBST充分漂洗(10min×3),加兔抗人多克隆抗体(稀释度:Bcl-2蛋白1∶500;Bax蛋白1∶500;Caspase-3蛋白1∶1000;β-actin 1∶1000)4℃孵育过夜,充分漂洗后加山羊抗兔二抗(稀释度为1∶1000)室温孵育2 h,洗涤后ECL增强化学发光显色,β-actin作为内参照,凝胶图像分析仪分析结果。

三、注意事项及经验教训

1. 注意事项

(1)电镜上镜操作时,保持衣服扣子整齐,并且左上右下,以免不小心打开照相室,破坏真空。

(2)保持电镜室干燥。

(3)记住设备的特性和型号。

(4)事先准备好所需的器械和固定液,放于4℃冰箱内预冷备用。

(5)流式细胞术中,细胞凋亡时,其DNA可染性降低被认为是凋亡细胞的标志之一,但这种DNA可染性降低也可能是因为DNA含量的降低,或者是因为DNA结构的改变使其与染料结合的能力发生改变所致。在分析结果时应该注意。

2. 经验教训

(1)冬天时电镜状态最好,实验尽量安排在冬天。

(2)流式细胞术过程中细胞不能消化过度，容易出现假阳性。重悬细胞务必吹散细胞，会影响荧光表达，更容易堵柱子，可通过细胞筛消除此种现象。

四、应用举例

1. UV-C 诱导体外血管平滑肌细胞凋亡模型的建立　紫外线造成的 DNA 损伤主要有环丁嘧啶二聚体(cyclobutane-type pyrimidinedimmer，CPD)、嘧啶 6，4-二聚体、多种稀少的 DNA 光产物和非直接类型如 DNA-蛋白质交联和 Singlet 氧损伤等，短波长 UV-C 可造成 DNA 的直接损伤，主要为 CPD。近年来越来越多的研究证明，紫外线可诱导多种细胞凋亡，如人表皮 Langerhans 细胞、角化细胞、人白血病 HL-60 细胞、U937 淋巴细胞等。具体机制尚不明确，可能与 DNA 的损伤及某些凋亡调控基因的活化有关。

(1)取第 4～7 代生长良好的血管平滑肌细胞，胰蛋白酶消化，以 10^5/ml 浓度接种于直径 60 mm 的培养皿中。48 h 后待细胞完全贴壁生长良好时吸去培养基，清洗 2～3 次。之后以 0.5 ml D-Hank 液湿润皿底，垂直置于细胞培养超净台之 UV-C 紫外光源下 10 cm 处，打开皿盖，照射 10 min，照射过程中须保持皿底湿润不干燥。照射后加 10% DMEM 培养基，置 5% CO_2 孵箱中继续培养，动态观察细胞形态变化。

(2)UV-C 诱导体外血管平滑肌细胞凋亡的形态观察：将 4～7 代常规传代的大鼠 SMCs 接种在置于培养皿内的盖片上生长。48h 后待细胞贴壁良好后，依上述方法应用 UV-C 照射。然后加入培养基继续培养，动态观察细胞形态变化，并于照射后 24h 和 48h 取出盖片，行 HE 染色，光镜下观察。

(3)UV-C 诱导体外血管平滑肌细胞凋亡的形态计量学研究：接种细胞于盖片上，依上法应用 UV-C 照射。取照射后 24h 和 48h 及未照射的相应对照组细胞切片各 4 张，用 D-Hank 液冲洗 2～3 次，自然干燥，再用纯丙酮固定 10 min。每张切片测定 5 个视野，每个视野测定 10 个细胞，4 张盖片共 20 个视野、200 个细胞。以每个视野为单位(n 值)，用 Qunatimet520＋图像分析仪进行场测量，选择细胞面积(cellular area，CA)、核面积(nuclear area，NA)及其两者的比值(ratio of area，RA)为定量参数。此 3 项参数关系如下式：$RA = NA/CA \times 100\%$。

2. $CaPO_4$ 损伤大鼠胸主动脉血管平滑肌细胞模型建立　有研究比较 $CaCl_2$ 和磷酸钙($CaPO_4$)诱导的血管平滑肌细胞模型，发现 $CaPO_4$ 诱导的血管平滑肌细胞模型更符合主动脉瘤发生时中膜血管平滑肌细胞的凋亡变化。

取上述原代培养的第 5 代血管平滑肌细胞，用无血清的 DMEM 培养 24h，血管平滑肌细胞随机分为两组。①对照组：细胞用无菌 PBS 洗 2 遍，再加入适量 PBS 培养在 37℃、5% CO_2 培养箱中培养 15min，吸弃 PBS，加入含 10%胎牛血清的 DMEM 培养基培养 6h。②$CaPO_4$ 组：细胞用无菌 PBS 洗 2 遍，加入用 PBS 稀释的 $CaCl_2$(称取 55.49mg $CaCl_2$，溶于 100ml PBS 充分溶解后，用 0.22μm 过滤器过滤除菌，即配成 0.5mol/L $CaPO_4$ 母液。再用无菌 PBS 稀释 10 倍，终浓度 0.05mol/L)在 37℃、5% CO_2 培养箱中培养 15min，吸弃含 $CaCl_2$ 的 PBS，用含 10%胎牛血清的 DMEM 培养基洗 2 遍，加入适量含 10%胎牛血清的 DMEM 培养基培养 6h，模型建立。之后用 PBS 洗涤 2 遍，0.25%胰酶消化后，收集各组细胞，加 100μl 结合缓冲液和异硫氰酸荧光素标记的磷脂结合蛋白(An-nexin-V 20mg/L)10μl，室温避光 30min，再加 20mg/L PI 10μl，避光反应 5min 后，加入 400μl 结合缓冲液，立即上机检测。

3. As_2O_3 诱导体外血管平滑肌细胞凋亡模型的建立　取第 4～7 代生长良好的血管平滑

肌细胞，用 12.0μmol/L As_2O_3 作用不同时间(0h、6h、12h、24h、48h、72h)建立凋亡模型。

(刘　沙)

参考文献

李晓丹，李进.1999.UV-C照射诱导体外血管平滑肌细胞凋亡模型的建立.生理学报，2(2)：1-7.

Chai XQ，Wen JK，Han M.2001.Effect of yiqi jianpi drugs on apoptosis and relevant gene expression in cultured vascular smooth muscle cell.Zhongguo Zhong Xi Yi Jie He Za Zhi，21(12)：909-912.

Ewence AE，Bootman M，Roderick HL，et al.2008.Calcium phosphate crystals induce cell death in human vascular smooth muscle cells：a potential mechanism in atherosclerotic plaque destabilization.Circ Res，103(5)：e28-34.

Tang R，Liu H，Wang T，Huang K.2005.Mechanisms of selenium inhibition of cell apoptosis induced by oxysterols in rat vascular smooth muscle cells.Arch Biochem Biophys，441(1)：16-24.

Yuan Q，Jiang DJ，Chen QQ，et al.2007.Role of asymmetric dimethylarginine in homocysteine-induced apoptosis of vascular smooth muscle cells.Biochem Biophys Res Commun，356(4)：880-885.

第九节　血管平滑肌细胞钙化实验

一、准备材料

1. 实验动物　雄性 SD 大鼠 80～100g。

2. 实验试剂　胎牛血清 FBS，DMEM 培养基，PBS，抗生素(青霉素、链霉素，均为 100 万 U/ml)，培养皿，培养瓶。

3. 实验器械　眼科剪、无齿镊、止血钳若干，β-甘油磷酸酯，0.25%胰酶，茜素红等钙化指标相关试剂。

二、实验过程

(一)血管平滑肌细胞的分离培养及纯化

常用的细胞原代培养方法有酶消化法和组织贴块法。酶消化法培养周期短，但酶的作用时间不易掌握，且消化酶本身对细胞有毒性作用，降低培养的成功率。组织贴块法培养周期长，但操作较简便，污染机会小，培养成功率相对高。可根据经验选择不同的原代培养方法。酶消化法现少用，以下主要讨论组织块贴壁法。

取 80～100g 雄性 SD 大鼠，在紫外线消毒过的细胞培养室内，断颈法处死大鼠，处死后用 75%的乙醇溶液浸泡 2 次，每次约 30s。适当擦拭大鼠体表的乙醇，将大鼠放入超净台中的玻璃培养皿中。用 2 把止血钳分别钳住大鼠左右上肢，摆好体位，无菌操作取出胸主动脉，用盛有 PBS 的培养皿 1 浸泡，挤出血管内的血液及血凝块，再将胸主动脉转移至盛有 PBS 的培养皿 2 浸泡，双手持无齿镊从血管中间捏住胸主动脉，用适当力度同时向两端捏紧滑行，剥去血管外膜，滑行 2～3 次。剥尽外膜后，将血管套入无齿镊中，利用无齿镊的凹凸不平面去除内膜。接着，用眼科剪将血管纵行剪开，剪成 1mm×1mm 大小的组织块，加少量培养基让组织块平铺在培养瓶底部，分隔间距为 0.5cm 为宜。约 2 小时后，待培养液干了、组织块贴壁后，小心加入 5ml 含 20%FBS 的 DMEM 培养基，放平的过程尽量缓慢小心，尽量不要将贴在瓶底的组织块掀起。培养在 10%FBS+1%PS 的 DMEM 培养基，旋松瓶盖，37℃，5%CO_2的恒温温箱。静置 3 天，切勿移动。从第 4 天开始换液，换用含有 10%FBS 的 DMEM 培养基。约 1 周可爬出，可以换液。胰酶消化后传代培养，取对数生长期的 3～7 代，可以用于实验。

(二)血管平滑肌细胞钙化培养

1. 高磷诱导法　取 3～8 代对数生长期生长良好的 VSMC，以 1×10^5/孔接种于 6 孔培养板中，分组为实验组、对照组。当细胞密度达 50%～70%，实验组用 10mmol/L 的磷盐(beta-甘油磷酸酯)，对照组正常培养，以换用培养液当天定义为第 0 天，培养 14d，隔天换液。

2. 其他方法　常用方法如上所述，其他方法包括：①实验组用 7.2mmol/L 氯化钙($CaCl_2$)联合 10mmol/Lβ-甘油磷酸钠(β-GP)联合培养诱导 8d，每 2 天更换一次培养基；②对照组用 5mmol/L 葡萄糖，实验组用 25mM 葡萄糖，培养 7d；③实验组用 10mmol/Lβ-磷酸甘油、1×10^{-7}mmol/L 胰岛素及 50μg/L 维生素 C。

(三)钙化指标检测

1. 钙定性染色

(1)碱性磷酸酶活性(ALP)测定：para-nitrophenyl phosphate (pNPP)是一种常用的磷酸酶显色底物，在碱性条件下，可在碱性磷酸酶作用下生成 para-nitrophenol(p-nitrophenol)，其在碱性条件下，呈黄色产物，可以在 400～415nm 检测吸光度。产物黄色越深，说明碱性磷酸酶活性越高，反之则酶活性越低。

培养的细胞弃培养液，PBS 缓冲液冲洗 2 次。加 1% Triton X-100 生理盐水 1ml，4℃放置 1h。超声波处理 20s 后反复吹打，使细胞充分裂解。然后 12 000r/min，离心 10min，取上清液 120μl，加入 15mmol/L 对硝基苯酚磷酸二钠盐 50μl，再加入 50μl 碳酸氢钠缓冲液，37℃孵育 30min，得到浅黄色溶液。每管加入 1mol/L 的 NaOH 50μl 终止反应，测定 410nm 处的吸光度。以对硝基苯酚为标准物获得反应的标准曲线用以计算 ALP 活性。并用 BCA 法测出总蛋白含量，校正 ALP 活性。

(2)茜素红染色：沉积的钙盐与茜素红形成橘红色络合物而呈显色反应，通过染色效果判定是否有钙盐沉积。钙化细胞弃去培养基，1×PBS 洗细胞 3 次。然后用 95%乙醇固定 20 min，弃乙醇，双蒸水洗 3 遍。加入 1% 茜素红 S(1g 茜素红 S，100ml 蒸馏水，用 0.5%氢氧化钠调整 pH 至 4.2 左右)，37℃孵育 20 min，磷酸缓冲液冲洗 3 次，普通光学显微镜下观察钙结节被染成红色。

(3)Von Kossa 染色：Von Kossa 法是一种传统的钙质染色法，染色原理是将矿化基质中的磷酸盐(钙)、碳酸盐(钙)转变为磷酸银、碳酸银，然后用日光、紫外线或强还原剂使其还原为黑色的金属银。该法是通过与钙相关的阳离子的作用来显示钙，而不是直接与钙本身进行反应，故为间接法证实钙质的存在。在接种细胞前，六孔板中放入盖玻片，让细胞爬到盖玻片上；当平滑肌细胞在玻片上融合度达 90%时，用 PBS 洗 3 遍。加入 4%多聚甲醛固定 30min。将固定的玻片依次放入 100%、95%、80%梯度乙醇后，水洗后，加入 1%硝酸银溶液 1ml，日光下照射 30min。然后移弃硝酸银溶液，加入 5%硫代硫酸钠溶液 1ml 放置 1min，使用碱性品红返染 10s。再用 95%和无水乙醇逐级各脱水两次，二甲苯透明后用天然树脂胶封片，光学显微镜下观察。钙化的 VSMCs 间可见大量黑色或褐色颗粒，正常组则无。

2. 钙定量检测(比色法)　于实验第 0、2、4、6、8、10、12、14 天收集各组细胞，150℃彻底烤干，加入 2mol/L 浓硝酸 0.3ml 消化 24h，220℃烤干，冷却后用去离子水 2ml（含 27nmol/L 氯化钾和 27μmol/L 氯化镧）复融（充分震荡），加入 1% 氯化锶 200μl。用吸光分光光度计在 575nm 波长下测定各管的吸光光度值，从标准曲线上查出钙含量，每个处理设 3 个复孔。考马斯亮蓝法或 BCA 法测定蛋白含量，用蛋白含量标化钙含量

3. 钙化相关蛋白检测　可以根据实验需要，用 Western Blot、试剂盒、免疫组化，QT-PCR 等方式检测。可供参考的标志物包括碱性磷酸酶(alkaline phosphatase，ALP)、骨桥蛋白(osteopontin，OPN)、骨钙素(osteocalcin，OCN)Runx2(Runt-related transcription factor 2)、骨形成蛋白 2(bone Morphogenetic Protein 2，BMP2)等。

三、注意事项、经验教训及应用举例

1. 注意事项

(1)取胸主动脉过程中，寻找目标动脉需从心脏发出的脉管开始，沿着紧贴脊柱旁的血管找，注意区分食管与胸主动脉，食管颜色比胸主动脉白，远端连向胃。找到后，左手用无齿镊提起，右手持眼科剪剪断近心端的胸主动脉，接着，无齿镊继续提起血管，眼科剪平行脊柱方向轻轻剪开胸主动脉旁的结缔组织。剪下胸主动脉尽量长，可增加细胞数量及存活率，缩短原代培养时间。

(2)尽量缩短整个操作流程，控制在 1h 之内，时间越短，组织块存活率越高。

(3)相同条件下，小龄动物较大龄动物的组织块增殖能力更强，但动物体积过小，会影响组织块量少。因此建议选用 80～100g 大鼠。

(4)细胞传代时，应根据镜下观察至胞质回缩，折光性发生改变，细胞轮廓稍变圆，应及时终止消化，以免损伤过多细胞，影响细胞活性。

2. 经验教训

(1)组织块的大小：若剪得太碎，血管细胞损伤过重，炎症因子等不利因素影响爬出，若组织块剪得不够小，细胞难以从组织块周边游离出来。应尽量剪为 1mm×1mm 大小为宜。

(2)铺组织块的时候，间距应适宜，0.5cm 为佳。有利于细胞间相互作用，促进爬出。

3. 应用举例

(1)高磷对血管平滑肌细胞骨钙素 mRNA 表达和钙沉积的影响。

(2)成纤维细胞生长因子 21 对大鼠血管平滑肌钙化的影响及机制。

(3)大鼠钙化血管平滑肌细胞 IP3RI 表达的变化。

（谈　智　姚　烨）

参 考 文 献

段超，陈鑫，邱志兵.2010.大鼠胸主动脉血管平滑肌细胞的原代培养和鉴定.临床肺科杂志，15(4)：468-470.

郭玲，齐永芬.2005.大鼠在体钙化心血管和离体钙化平滑肌细胞模型的制备.北京大学学报(医学版)，37(6)：656-658.

邱翠婷，吕安林，李寰.2015 钙磷诱导大鼠血管平滑肌细胞钙化的机制研究.中国循环杂志，(1)：64-67.

孙崇然，刘恩重.2006.von Kossa 染色的方法改进.哈尔滨医科大学学报，40(1)：70-71.

王英，王梅.2008.高钙、高磷对体外培养的大鼠血管平滑肌细胞钙化的作用.中国血液净化，7(2)：85-89.

第十节　血管平滑肌细胞收缩实验

1. 生理、生化、生物学特征　血管平滑肌细胞是构成血管中膜的主要细胞成分，与保持血管张力和功能有关。在病理过程中，通过其自身增殖、迁移及合成细胞外基质参与血管壁损伤后的修复。其结构与功能改变是导致高血压、动脉粥样硬化、移植血管病和血管成形术后再狭窄等多种血管疾病的细胞病理学基础。

血管平滑肌细胞的收缩结构：平滑肌细胞呈梭形，胞质内充满肌丝、中间丝和密体，它们构成平滑肌细胞的收缩系统和细胞骨架系统。肌膜向下凹陷，形成众多瓶状小凹(caveolae，相当于横小管)，占肌膜表面积的 75%，其上存在许多受体、通道，在平滑肌细胞信号转导过程中起重要作用。肌质网发育很差，呈小管状，位于肌膜下与小凹相邻近。与横纹肌一样，平滑肌也含有粗细肌丝(组成与横纹肌相似)，若干粗肌丝和细肌丝聚集形成肌丝单位(又称收缩单位)，肌丝单位大致与平滑肌长轴平行，但有一定倾斜度。粗肌丝表面横桥排列成行，相邻两行横桥滑动方向相反，所以当肌纤维收缩时，不但细肌丝沿粗肌丝全长滑动，而且相邻的细肌丝滑动方向是相对的。

(1)血管平滑肌细胞原代培养：从特定的血管分离血管平滑肌细胞，血管均是在无菌条件下操作，将取得的从内皮剥离得到的平滑肌组织块剪切成 0.5～1mm^2 的大小，并将其接种于 6 孔板中，用含 10%胎牛血清、100U/ml 青霉素、100μg/ml 链霉素 DMEM 高糖培养，放置于 37℃、5%CO_2及饱和湿度的培养箱中培养。

(2)VSMC 的冻存：使用 0.25%胰蛋白酶消化对数生长期细胞，加入 5ml 培养液制成细胞悬液，移入离心管中，1000r/min 离心 5min 沉淀细胞，用移液器去除混有胰蛋白酶的上清到最小体积，加入已配制好的细胞冻存液 1.5ml 重悬沉淀，移入冻存管中，在冻存管上标明细胞系的名称和冻存日期，将冻存管分别放入 4℃ 30min，－20℃ 1h，－70℃过夜后移入液氮罐。

2. VSMC 复苏与传代　取出装有 VSMC 的冻存管，放入 37℃水浴中使其快速融化。将冻存管中的细胞混合液加入到含有 6ml 培养基的离心管中，轻轻混匀，低速离心 5min，去除上清液，用含 10%胎牛血清、100U/ml 青霉素、100μg/ml 链霉素的 DMEM 高糖培养液重悬沉淀的细胞后分装至两个培养瓶中(75cm^2)，放置于 37℃、5%CO_2及饱和湿度的培养箱中培养。细胞接种密度以 3×10^5 个/ml 为宜。当贴壁细胞生长到 70%～80%融合时，用 0.25%胰蛋白酶消化后以 1∶3传代，1～2 天换液，2～3 天再次传代。

3. 细胞计数　取细胞悬液 0.1ml，加入 PBS 0.9ml，混合后滴入细胞计数板内。低倍镜下计数 4 个大方格内的细胞总数，按照下列公式计算细胞密度：细胞密度(细胞数/ml)－(细胞计数总和/4)$\times10^4\times$稀释倍数。计数原则：压线细胞应数上不数下，数左不数右，计数时两次重复算误差率不应超过 10%。

4. 鼠尾 1 型胶原纤维的制备　鼠尾肌腱放到 1%的醋酸中在 4℃的摇床上消化，萃取两天。然后在孔滤膜为 200mm 的滤过，接着在 3000r/min 的条件下离心去掉没有被消化的肌腱。最后放到真空离心蒸发浓缩器上干燥浓缩、整分，得到的胶原纤维放到－80℃里保存。

5. 血管平滑肌细胞 1 型胶原纤维凝胶的制备步骤　①实验前细胞先脱离血清 24h，鼠尾胶原纤维用 0.012mol/L 的 HCl 溶解；②细胞用胰酶-EDTA 消化、收集、离心，再加上等体积的 2.5×DMEM，再和胶原纤维混合，迅速用 0.5mol/L 的 NaOH 滴定到 pH 为 7.35～7.45；

③将混合物浓缩成 1.25mg/ml 的凝胶，凝胶放回到 37℃的培养箱中培养，观察其收缩性。培养液为加了 DMEM 的血清或其他的处理因素。

6. 胶原晶格实验步骤 ①将六孔培养板置于冰上进行操作，每皿加入 800μl Ⅰ型鼠尾胶原溶液，随之点加 0.1mol/L NaOH 溶液 142μl(溶液 pH 7.2)。②每皿再加入 10×PBS 溶液 150μl，摇匀，最后加入 550μl 冰冷的双蒸水，胶原终浓度为 1.87mg/ml。③将六孔培养板放置于 37℃温箱，1～2h 皿中液体呈现凝胶状，制备成为胶原晶格。④收集处于对数生长期的 VSMC，用含 20%FBS 的高糖 DMEM 培养基调整细胞混悬液密度为 5×10^5 ml。⑤将细胞混悬液接种于胶原凝胶上，每孔 1ml(约 5×10^5 个细胞/孔)，于培养箱内培养 24h，使细胞贴附于凝胶表面后，细胞以无血清 DMEM 洗 3 次，更换细胞培养液为无血清 DMEM，并保持无血清 DMEM 环境 4h。⑥实验分组：A. 空白对照组，B. 干扰组；⑦小心吸出 6 孔板内的培养基然后加入相关药物进行干预试验，空白对照组重新更换无血清高糖 DMEM 培养基，并使用 200μl 加样枪头小心自胶原周边将其剥离，使其悬浮于培养基中，将胶原晶格重新放回培养箱，继续培养 24h(在第 12 小时 时观察 1 次)。⑧培养 24h 后取出 6 孔板，观察胶原凝胶收缩情况，用数码相机拍照并储存后，计算机图像处理计算凝胶直径和面积，进行统计学分析。凝胶面积的计算采用如下公式：凝胶面积＝(图像凝胶直径/图像平皿直径×35mm/2)2×3.14，S24h/S 初始×100%用来反映收缩程度。⑨上述实验重复 3 次，每次 3 个重复。

7. 统计方法 数据结果以均数±标准差来表示，多组均数的比较采用方差分析，$P<0.05$ 为差异有统计学意义，$P<0.01$ 为差异有显著性。统计分析及图表制作采用统计分析软件 SPSS13.0 版。

8. 实验结果判定 与对照组相比，实验组凝胶出现向心性收缩，边缘卷起，说明血管平滑肌细胞表现为收缩状态。

（徐 金 李兰芳）

参考文献

Benoit, C., Gu, Y., Zhang, Y., et al. 2008. Contractility of placental vascular smooth muscle cells in response to stimuli produced by the placenta: roles of ACE vs. non-ACE and AT1 vs. AT2 in placental vessel cells, 29, 503-509.

Kelley, C., D'Amore, P., Hechtman, H.B. & Shepro, D. 1987. Microvascular pericyte contractility in vitro: comparison with other cells of the vascular wall. J Cell Biol, 104, 483-490.

第十一节 血管平滑肌细胞迁移实验

一、划痕实验

1. 实验方法 基本原理：细胞划痕(修复)法是简捷测定细胞迁移运动与修复能力的方法，类似体外伤口愈合模型，在体外培养皿或平板培养的单层贴壁细胞上，用微量枪头或其他硬物在细胞生长的中央区域画线，去除中央部分的细胞，然后继续培养细胞至实验设定的时间(如 72h)，取出细胞培养板，观察周边细胞是否生长(修复)至中央划痕区，以此判断细胞的生长迁移能力，实验通常需设定正常对照组和实验组，实验组是加了某种处理因素或药物、外源性基因等的组别，通过不同分组之间的细胞对于划痕区的修复能力，可以判断各组细胞的迁移与修复能力。

2. *材料准备*　①细胞：状态良好的血管平滑肌细胞。②划痕实验：6 孔板（大小适中）、MARKER 笔、直尺、20μl 替补头（灭菌）、无血清培养基、PBS。

3. *实验过程*　所有能灭菌的器械都要灭菌。MARKER 笔、直尺在操作前紫外照射 30min（超净台内）。①先用 MARKER 笔在 6 孔板背后，用直尺比着，均匀地划横线，每 0.5～1cm 一道，横穿过孔，每孔至少穿过 5 条线。②在孔中加入约 5×10^5 个细胞，具体数量因细胞不同而不同，接种原则为过夜后融合率达到 100%。③第二天用枪头比着直尺，尽量垂直于背后的横线划痕，枪头要垂直，不能倾斜（不同孔之间最好使用同一只枪头）。④用 PBS 洗细胞 3 次，去除划下的细胞，加入无血清培养基。⑤放入 37℃ 5% CO_2 培养箱培养，按 0h、6h、12h、24h 取样，拍照（具体时间依实验需要而定）。⑥统计方法：使用 Image J 软件打开图片后，随机划取 6～8 条水平线，计算细胞间距离的均值。

4. *注意事项及经验教训*

(1)在此介绍使用 6 孔板，因为可以保证有相当距离的平直划痕，而且因为有 5 条定位线，与划痕相交，这样就有 10 个可固定监测点，不做重复，误差也很小。当然也可选用 12 或者 96 孔板，可同时做多平行复孔，减少实验误差。

(2)在用 PBS 缓冲液冲洗时，注意贴壁慢慢加入，以免冲散单层贴壁细胞，影响实验拍照结果。

(3)一般做划痕实验，都是无血清或者低血清（$<2\%$）否则细胞增殖就不能忽略。

(4)按照 6 孔板背后画线的垂直方向划痕，可以形成若干交叉点，作为固定的检测点，以解决了前后观察时位置不固定的问题。

5. *应用举例*　实验分为阴性对照组，miR-145 抑制剂组，miR-145 组，分别接种于 12 孔培养板，在室温 5% CO_2 直到完整的单层形成。单层细胞做划痕，PBS 缓冲液冲洗，用无血清培养基进行培养。0h、12h、24h 进行取样观察。实验结果，见图 4-3。

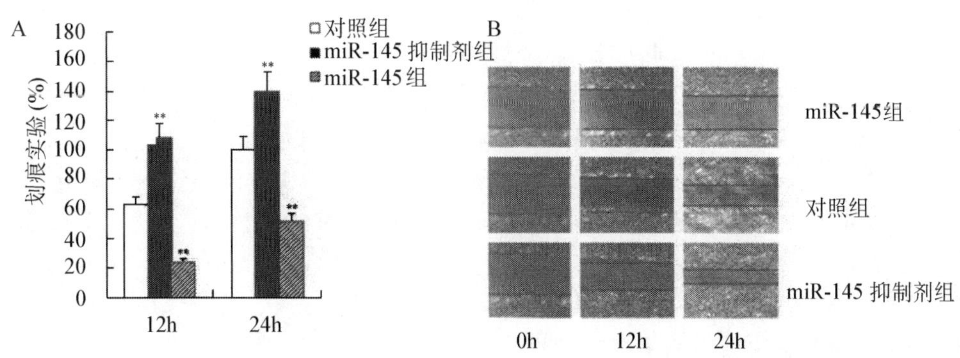

图 4-3　实验结果

A. miR-145 对伤口愈合的影响；B. miR-145 对迁移的影响

［引自：Li Y，et al. 2016. American journal of translational research，8(4)：1813-1825.］

二、Transwell 小室实验

1. 实验方法　基本原理：多孔膜是聚碳酸酯膜(polycarbonate membrane)，膜带有微孔，孔径大小有 0.1～12.0μm。将 Transwell 小室放入对应的培养板中，小室内称上室，培养板内称下室，上室内盛装上层培养液，下室内盛装下层培养液，上下层培养液以聚碳酸酯膜相隔(图 4-4)。将细胞种在上室内，由于聚碳酸酯膜有通透性，下层培养液中的成分可以影响到上室内的细胞，从而可以研究下层培养液中的成分对细胞生长、运动等的影响。

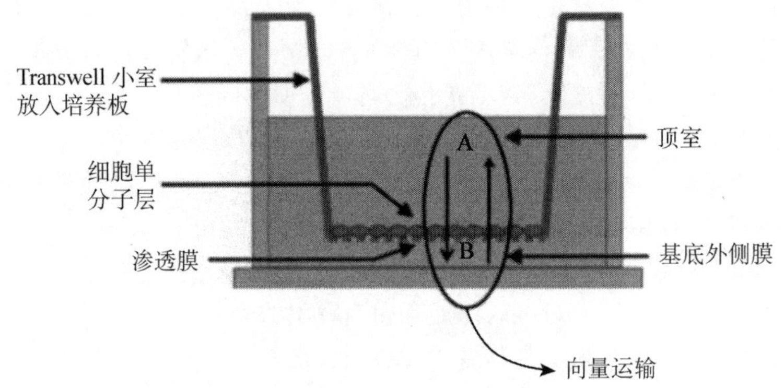

图 4-4　Transwell 小室实验示意图

(图片来源：百度图库)

2. 材料准备

(1)细胞：状态良好的血管平滑肌细胞。

(2)Transwell 实验：24 孔板，Transwell 小室(8μm，24 孔板专用)，10%FBS＋培养基，无血清培养基，10μl、200μl、1000μl 移液器及配套枪头，1.5mlEP 管，冰盒。

3. 实验过程　实验分组一般分为阴性组(上下层均没有趋化因素)、实验组(按照实验需要，上层或者下层加入趋化因素)、对照组(趋化因素与实验组中的相反)。如果有特别需要，可以再加上阳性组(上下层都有趋化因素)。

(1)取生长良好的细胞消化，加 10%FBS 培养基终止消化，充分吹打，800r/min 离心 5min，去掉培养基，用 2%FBS 培养基重悬，计数，保证细胞数约 5×10^6。

(2)取洁净的 24 孔培养板，在孔中加入 10%FBS 培养基 500μl，将 Transwell 小室放到含有 10%培养基的孔中，取细胞悬液 200μl 加入 Transwell 小室，加完细胞，加入处理因素，放回培养箱常规培养。

(3)若干小时后取出，吸去 Transwell 上室多余液体，用 PBS 清洗两次，用棉棒在上室中轻轻转动，吸干水分并擦去膜内侧的细胞。

(4)在上室中加入结晶紫染液，染色 5min，回收染液，用流水缓缓冲去染液，再次用棉棒在上室中轻轻转动，吸干水分。

(5)在正置显微镜上放置一块载玻片，将 Transwell 小孔倒置放在上面，拍照。

(6)在 100 倍视野下，对膜的上下左右及中间计数，做平均数。

(7)清洗 Transwell，可以反复使用。

4. 注意事项及经验教训

(1)常用的 Transwell 是 Millipore 公司生产的 8um 悬挂式 millicell(货号:Millipore PIEP12R48 Millicell Hanging Cell Culture 24 well PET 8um)。每次使用完后用 0.25%胰酶浸泡膜底 10min 去除贴底细胞,清洗,棉签温柔擦拭,75%乙醇浸泡 24h,晾干,使膜上黏附的细胞和染液完全洗脱,下次使用前紫外照射正反两面,各 30min,通常可以反复用 3～5 次。

(2)加入下室中的 10%FBS 是作为趋化因子诱导细胞运动,24 孔板下室一般加入 500μl 含 FBS 的培养基,不同的培养板加的量有不同要求,具体请参考说明书。这里要特别注意的是,下层培养液和小室间常会有气泡产生,一旦产生气泡,气泡处的趋化作用就减弱甚至消失了,在种板的时候要特别留心,小室在放入时倾斜缓慢放入(注意小室中的液体不要流出),可以避免气泡。棉签清洗时一定要轻柔,防止戳破多孔膜。

(3)结晶紫是细胞核染液,细胞大小不同,染色时间也有改变,染液放置的时间和浓度也会对染色时间有影响,需要自己掌握;最优的染色状态是细胞核颜色深,胞质色浅。

5. 应用举例　实验分为阴性对照组、miR-145 抑制剂组、miR-145 组。实验用 8μm、24 孔 Transwell 小室(Invitrogen,Carlsbad,CA,USA)进行检测。

实验结果,见图 4-5。

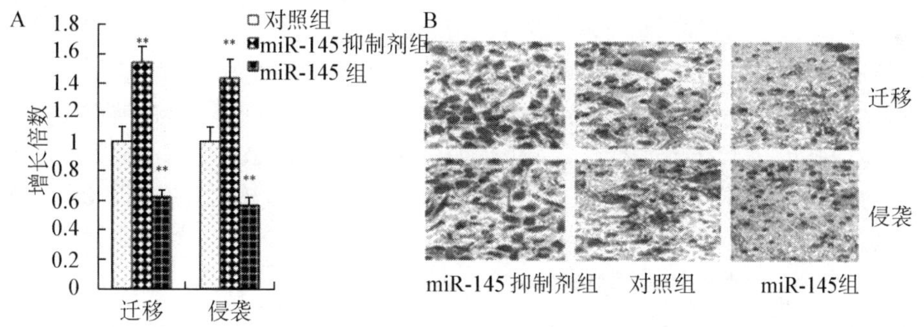

图 4-5　miR-145 对细胞迁移和侵袭的影响

[引自:Li Y,et al. 2016.American journal of translational research,8(4):1813-1825.]

(刘佳琪　李兰芳)

参 考 文 献

Li Y, Huang J, et al. 2016. MicroRNA-145 regulates platelet-derived growth factor-induced human aortic vascular smooth muscle cellproliferation and migration by targeting CD40.American journal of translational research,8(4):1813-1825.

Lv D,Li L,et al.2016.PAK1-cofilin phosphorylation mediates human lung adenocarcinoma cells migration induced by apelin-13.Clinical and experimental pharmacology & physiology,43(5):569-579.

第十二节　血管平滑肌细胞衰老实验

一、准 备 材 料

1. 动物　体质量 120～150g 的雄性 SD 大鼠。

2. 试剂 DMEM培养基、胰蛋白酶、南美胎牛血清、血管紧张素Ⅱ、细胞衰老相关的β-半乳糖苷酶检测试剂盒、RNaseA、碘化丙啶，D-Hank液、磷酸盐缓冲液、乙醇、三丁基过氧化氢、D-半乳糖、四甲基偶氮唑盐、二甲基亚砜、RIPA裂解缓冲液。

二、实验过程

1. 大鼠主动脉VSMCs的分离培养及处理 取体质量120～150g的雄性SD大鼠，断头处死，无菌条件下取胸主动脉，用D-Hank液洗涤动脉条，纵向剪开，剥离血管外膜及内膜，D-Hank液冲洗，中膜剪成1～3mm大小组织块，均匀平铺于培养瓶上，采用组织块贴壁法培养VSMCs，用含10%胎牛血清的DMEM培养基，旋紧瓶盖，37℃、5% CO_2、100%湿度的标准条件下培养细胞，获得纯度10%以上的VSMCs(免疫细胞化学抗α-SMA染色)。第3～8代的细胞用于实验，2～3h后翻转培养瓶。3～4d后显微镜下可见血管平滑肌细胞从组织块周围长出，每2～3日换液1次。待细胞很快融合后用0.25%的胰蛋白酶消化传代。实验用第3～8代细胞。给予相应试剂(例如血管紧张素Ⅱ或D-半乳糖或三丁基过氧化氢)处理细胞。然后进行细胞衰老相关的β-半乳糖苷酶染色检测细胞衰老，流式细胞术分析细胞周期，透射电镜观察细胞等。

2. β-半乳糖苷酶染色 原理：绝大多数正常细胞被认为仅有有限的分裂能力，在不能分裂后就进入衰老状态。β-半乳糖苷酶染色试剂盒以X-Gal为底物，在衰老特异性的β-半乳糖苷酶催化下会生成深蓝色产物，光学显微镜下很容易观察到变成蓝色的表达β-半乳糖苷酶的细胞或组织。按β-半乳糖苷酶染色试剂盒试剂说明书的步骤进行，经处理48 h的6孔板中培养的细胞，吸除细胞培养液，PBS洗1次，加1ml β-半乳糖苷酶染色固定液，室温固定15min，PBS洗3次。吸除PBS，每孔加1ml染色工作液，37 ℃孵育过夜，相差纤维镜下(× 400)观察并摄片。分别选择8～10个视野，计数衰老和正常细胞数(共计数100个)，计算衰老阳性率[衰老细胞阳性率(%)＝衰老阳性细胞数/100个细胞×100%]。

3. 流式细胞术检测细胞周期变化 细胞以2×10^4个密度接种于6孔板，培养24 h，用药物处理到设定的时间，以0.25%胰蛋白酶消化收集细胞；1000r/min，离心5min；PBS洗涤3次；500μl预冷的70%乙醇，吹打均匀；4℃或－20℃过夜固定。PBS洗涤2次，100 μl的PBS重悬细胞，洗涤去除乙醇；1000r/min，离心5 min，洗两次。加入RNaseA(终浓度100 μg/ml)，37℃孵育30min，加入碘化丙啶染色液(终浓度50μg/ml)，常温避光染色1 h，200目滤网过滤，流式细胞仪检测分析细胞周期变化。

4. 透射电镜观察细胞超微结构变化 消化收集细胞；1500r/min，离心10min，离心半径8cm；弃上清液，预冷PBS洗1次，2.5%戊二醛和1%锇酸分别固定20 min，逐级乙醇脱水，树脂包埋切片后透射电镜观察。

5. Western检测 细胞用预冷的PBS洗2次，弃去PBS，加约为细胞5倍体积的RIPA裂解缓冲液裂解细胞，冰浴30min。于4℃ 12 000r/min，离心15min。上清液即为细胞总蛋白。40μg蛋白经10%SDS聚丙烯酰胺凝胶电泳分离，电转到PVDF膜上，与p53、p21、p16、GAPDH抗体4℃孵育过夜，与相应的二抗室温孵育1.5h，采用化学发光法检测。

三、注意事项及经验教训

1. 注意事项

(1)β-半乳糖苷酶染色固定液有一定的腐蚀性和毒性，操作时请注意防护。

(2)β-半乳糖苷酶染色反应依赖于特定的 pH 条件，不能在二氧化碳培养箱中进行染色反应。用于细胞培养的二氧化碳培养箱中较高浓度的二氧化碳会影响染色工作液的 pH，而导致染色失败。

(3)β-半乳糖苷酶染色液在刚刚溶解后会观察到有沉淀，属正常现象，充分混匀或 Vortex 后，沉淀会全部溶解。作为常规，试剂使用前必须确保沉淀全部溶解，并且混匀。

(4)配制染色工作液时需使用聚丙烯容器或玻璃容器，不宜使用聚苯乙烯容器。但染色时可以在聚苯乙烯容器中进行，如普通的 6 孔板就可以用作染色的容器。

(5)需自备 PBS 或 HBSS 溶液。

(6)为了安全和健康，穿实验服并戴一次性手套操作。

2. 经验教训

(1)为了防止染色效果不明显或者染色过度，需要摸索染色时间及温度。染色时间过长或者染色温度偏高，会导致染色区分度不明显。

(2)根据个人经验调整细胞接种密度，过高不利于观察，过低染色效果不明显。

(3)染色工作液现配现用，保存时间过长，染色效果降低。

(4)在测定细胞周期的时候(以 BD 公司的 Calibur 为例)，除了设置好获取数据的模板外，另外设置以 FL3 为横坐标的直方图，测量模式为对数(log)，调整放大倍数，使二倍体峰出现在横坐标 10×3 的位置，就很容易找到二倍体峰和细胞周期个时相细胞的分布情况。根据它再调节 FL2(线性模式下)的放大倍数，使二倍体峰在 10×2 的位置即可。

(5)细胞消化要理想，资料显示最好消化时加 EDTA，可使流式做得很漂亮。

(6)细胞消化后不可吹打过度，减少细胞破碎；以后的吹打也要注意，尤其是固定后的细胞容易破碎。

(7)细胞用 PBS 洗涤离心，转速不超过 1000r/min，有文献用 800r/min；可考虑在此过程中用 300 目的尼龙网过滤一遍细胞。

(8)离心后的固定，标准做法是将细胞悬液加入预冷 70%乙醇，而不是向细胞中加乙醇，这样是为了减少细胞聚集。

(9)一般选择 4℃固定过夜。

(10)加染液前的洗涤仍要注意离心转速的问题。

(11)关于 PI 染液的组成及配方，主要以文献为主，PI(作用为 DNA 染色剂)的浓度从 0.5μg/ml，20μg/ml，到 50μg/ml 都见报道，都可出良好结果，RNAs 酶(由于 PI 也可染 RNA，故要去除 RNA)一般浓度为 50μg/ml。

(12)检测时细胞要达到(1～2)×10^6个细胞(实际检测是 1 万到 2 万个细胞)，为了既保持初始条件相同，又可搜集到足够的细胞，应选用多孔培养板，在搜集细胞时，浓度大、抑制强的组可多搜集些孔，以保证检测的细胞数量。如果细胞数量太低，为了减少对流式细胞仪的损伤，就会选择高速流(一般的检测用低速流，误差小)，检测的质量就会大大下降。

四、应用举例

1. 血管紧张素Ⅱ诱导的血管平滑肌细胞衰老　血管紧张素Ⅱ是高血压、冠心病等衰老相关性血管疾病发生发展的重要病理因素，有研究显示 AngⅡ能通过 AT1 受体介导血管平滑肌细胞衰老。

第3～8代的细胞用于实验，给予血管紧张素Ⅱ处理细胞（血管紧张素Ⅱ组）。然后进行细胞衰老相关的β-半乳糖苷酶染色检测实验，流式细胞术分析细胞周期，透射电镜观察细胞超微结构变化。

2. 活性氧诱导的血管平滑肌细胞衰老　细胞内活性氧可通过氧化应激、改变基因表达、刺激某些细胞因子分泌和加速一些蛋白质的氧化磷酸化等方式，改变内皮细胞和血管平滑肌细胞功能。随着增龄，机体内不断产生的活性氧对血管壁细胞所造成的损伤逐渐积累，很可能成为诱发血管细胞衰老的重要因素之一，从而使老年人更容易发生动脉粥样硬化。三丁基过氧化氢是诱导细胞形成细胞内活性氧的一种常用物质。

采用四甲基偶氮唑盐微量酶反应比色法。将细胞（1×10^4/L）接种于96孔培养板中，每孔加100μl培养液，置于5%CO_2培养箱中过夜。弃去培养液后，对照组（3孔）每孔加入100μl培养液，实验组（每组3孔）加入含不同浓度（20、40、60、80、100、200μmol/L）三丁基过氧化氢的培养液，置培养箱培养24h、48h和72h。终止培养前每孔加入四甲基偶氮唑盐10μl（最终浓度为1mg/ml），37℃培养4h。弃去培养液，每孔加入二甲基亚砜150μl，微振荡，用酶标仪在570nm下测定各孔吸光度（A）。以实验组与对照组A百分比代表细胞增殖的百分数。根据结果选择三丁基过氧化氢刺激的浓度。

3. D-半乳糖诱导的血管平滑肌细胞衰老　D-半乳糖是存在于正常机体的一种还原糖，其诱导细胞衰老模型的建立基于衰老的物质代谢学说。当其在体内含量升高时，会被半乳糖氧化酶氧化成醛类和过氧化氢，不能被细胞代谢而发生堆积，细胞渗透压受到影响，细胞发生肿胀，代谢紊乱，从而对机体及细胞产生损伤作用。

取3～6代的血管平滑肌细胞用于后续实验。实验分为2组。对照组：不含D-半乳糖的DMEM培养液；D-半乳糖组：含不同浓度（1、10、20、40g/L）D-半乳糖的DMEM培养液。培养不同时间（1、6、12、24、48、72h）进行相关检测。

（刘　沙）

参考文献

周艳芳，张国辉，王好.2014.6-姜酚降低血管紧张素Ⅱ诱导的血管平滑肌细胞衰老的机制.重庆医学，43(14)：1687-1689.

Li L, Wang Z, Hu X, et al.2016. Human aortic muscle cell-derived exosomal miR-221/222 inhibits autophagy via a PTEN/Akt signaling pathway in human umbilical vein endothelial cells. Biochem Biophys Res Commun, 479(2): 343-350.

Li SG, Yan MZ, Zhang D, et al.2016. Effects of ginsenoside Rg1 on the senescence of vascular smooth muscle cells. Genet Mol Res, 15(3).

Tsai IC, Pan ZC, Cheng HP, Liu CH, Lin BT, Jiang MJ.2016. Reactive oxygen species derived from NADPH oxidase 1 and mitochondria mediate angiotensin Ⅱ-induced muscle cell senescence. J Mol Cell Cardiol, 98: 18-27.

Wang S, Tang WQ, Li J. 1999. Effect of Exogenous Rb Gene Expression of p21 Gene in Vascular Smooth Muscle Cells. Sheng Wu Hua Xue Yu Sheng Wu Wu Li Xue Bao, 31(2): 167-170.

第十三节　血管平滑肌细胞表型转化实验

VSMCs 表型转化在新生内膜形成过程中扮演着重要的角色。VSMCs 有两种不同的表型状态，即分化收缩型和去分化合成型，在多种刺激因素作用下，VSMCs 可从具有收缩功能的分化表型转化为有较强增殖和迁移能力的去分化表型。由收缩型向合成型转化时，增殖、迁移能力增强并分泌、合成大量的细胞外基质，从而形成新生内膜，进而导致严重的血管增生性疾病的发生。在表型转化过程中，除了 VSMCs 增殖能力和分泌功能增强外，血管平滑肌细胞的分化标志基因，如平滑肌肌球蛋白重链(smooth muscle myosin heavy chain，SM-MHC)、血管平滑肌 α-肌动蛋白(SM-α-actin)，调宁蛋白(calponin)及平滑肌 22α (smooth muscle 22 alpha，SM22α)蛋白等表达下调，而骨桥蛋白(osteoponin，OPN)表达上调。

血管平滑肌细胞表型转化是高血压、动脉粥样硬化、再狭窄等心血管疾病血管平滑肌细胞增殖和迁移的基础，本实验通过研究 VSMCs 增殖迁移和表型转化的影响和关系，为阐明动脉粥样硬化、高血压、冠心病和冠心病介入术后再狭窄的发生机制提供依据。

一、材料准备

1. *动物*　SD 大鼠。

2. *试剂*　乌拉坦、DMEM 培养基、胎牛血清、胰酶、D-Hank 平衡液、Ⅰ型胶原酶、蛋白提取液、BCA 蛋白浓度测定试剂盒、脱脂奶粉、PBS、BSA、丙烯酰胺/甲叉双丙烯酰胺溶液(29∶1)、Tris 碱、SDS、甘氨酸、甲醇、Tween-20、TEMED、APS、PMSF、丽春红、预染蛋白、Marker Fermentas、蛋白电泳上样缓冲液、TBS、PVDF 膜、ECL、增强型化学发光试剂盒，抗体去除液、Triton X-100、山羊封闭血清 Anti-SM-MHC antibody、Anti-SM-α-actin antibody、Anti-Calponin-1 antibody Anti-SM22α antibody、Anti-β-actin antibody、HRP 标记羊抗小鼠二抗、HRP 标记羊抗兔二抗、HRP、显影液、定影液 DAPI、抗荧光淬灭封片剂、多聚甲醛、10%羊血清、FITC 标记山羊抗兔 Ig 等。

3. *其他*　X 线片。

二、实验过程

1. *大鼠原代 VSMCs 的分离培养及纯化*

(1) Ⅰ型胶原酶消化法培养大鼠 VSMCs：选取健康 SD 大鼠，体重质量 80～100g。10%乌拉坦(1ml/100g)腹腔注射麻醉后断颈法处死，置于盛有 75%消毒乙醇的大烧杯中浸泡消毒 1min。将大鼠固定在小动物手术台上，转至无菌操作间迅速剖开胸腔，小心取出完整心脏，置于预冷的灭菌 PBS 液体中；在超净工作台上将心肺表面的血液用 PBS 洗净，从右心室出发，顺着肺动脉干分离出肺中小动脉，分离过程中不断漂洗分离出的所有肺动脉。用显微剪纵向剪开血管，并在无菌的 D-Hank 平衡液中漂洗两次。显露出血管内膜面，用眼科镊背面轻刮数次，以刮除血管内皮细胞。将剩余的组织切成适当大小组织块，放入预先盛有含 0.2%胶原酶Ⅰ的离心管中。置于 37℃恒温摇床中，每 20～30 分钟 观察 1 次并轻轻摇动，消化时间大约需 3h 直至组织成絮状。1000r/min、离心 5min，弃上清液。将絮状物用高糖 DMEM 培养液漂洗，1000 r/min 离心 5min，弃上清液后将沉淀组织重悬于 5ml 含有 10%胎牛血清的高糖

DMEM 培养液。将此悬液置于 37℃、5%CO_2培养箱中静置培养 3d。1 周后观察有无细胞生长,更换培养基去除杂物。此后,每隔 3 天左右更换 1 次培养基。

常用细胞培养方法还有组织块贴壁法,具体操作见血管平滑肌细胞钙化实验。

(2)胰酶消化法传代培养 VSMCs:当细胞生长至细胞培养瓶底面积的 90%左右时,以含 0.25%胰酶和 0.02%EDTA 的消化液进行消化传代。

(3)差异贴壁法纯化 VSMCs:用含 0.25%胰酶和 0.02%EDTA 的消化液消化细胞后,用含 10%胎牛血清的 DMEM 完全培养基洗涤 1 次,1000 r/min、离心 5min,弃上清以去除消化液。加入培养基重悬细胞,将细胞悬液移入一个新的培养瓶,在 37℃、5% CO_2细胞培养箱中静置 25min,轻轻翻转培养瓶,将细胞悬液转移至另一培养瓶再次静置 25min。轻轻翻转培养瓶,将细胞悬液按 1∶2 的比例接种到新的培养瓶置入 37℃、5%CO_2细胞培养箱中继续培养。

(4)α-SMA 免疫组化鉴定 VSMCs:细胞爬片。取出待鉴定的细胞用胰酶消化后制成悬液,接种于无菌的 24 孔细胞培养板内(内置洗净后灭菌的盖玻片),静置培养 2d,待细胞密度达到约 60%后用于鉴定;将 24 孔细胞培养板从培养箱中取出,用 37℃预热后的 PBS 漂洗 3 次,每次 3min;加入 4%多聚甲醛 200μl,室温固定 15min,用 PBS 漂洗 3 次,每次 10min;加入 100 μl 体积 0.3% Triton X-100 室温破膜 30min,PBS 漂洗 3 次,每次 10min;按 100μl/片的剂量加入 10%羊血清室温封闭 30min;倾去封闭液,不洗。按 1∶200 稀释比例加入特异性 SM-α-actin 抗体 100μl,4℃冰箱孵育过夜;PBS 漂洗 3 次,每次 10min;按 1∶300 稀释比例加入 FITC 标记的二抗 100μl,放入 37℃恒温孵育箱中避光孵育 60min,用 PBS 漂洗 3 次,每次 10min;加入 DAPI 染核液,室温孵育 5min,用 PBS 漂洗 3 次,每次 5min;使用抗荧光淬灭封片剂(约 20 μl)封片,避光保存;荧光显微镜或激光共聚焦显微镜下观察、拍照。

2. 缺氧诱导 VSMCs 表型转化模型的建立及分组　将已鉴定的原代 VSMCs 加入含有 0.5%FBS 的 DMEM 培养基并放入常氧培养箱(21% O_2、74% N_2和 5% CO_2)中培养 24h。将培养基换为含有 10% FBS 的 DMEM,缺氧诱导 VSMCs 表型转化模型组细胞转入缺氧培养箱中(3% O_2、92% N_2和 5% CO_2)分别培养 24h、48h;常氧对照组则继续放置在常氧培养箱中培养相同时间。

(1)Western Blot 检测蛋白表达:通过其检测 α-SMA 和骨桥蛋白(osteoponin,OPN)的表达水平。收集上述共培养 48 h VSMCs,提取蛋白并测定浓度(按 BCA 蛋白定量试剂说明书操作),配胶,制作电泳样品(所提蛋白与上样缓冲液 1∶1 混匀并煮沸 5 min),上样,电泳,转至 PVDF 膜,5% 脱脂奶粉封闭,分别按抗体说明书稀释后加入 α-SMA 和 OPNⅠ抗,4 ℃孵育过夜,加入荧光标记的Ⅱ抗(1∶1 000 稀释),室温孵育,PBST 洗后,测灰度值,分别以标准浓度的 β-actin 作对照,实验重复 3 次。

(2)EdU 检测 VSMCs 增殖:按每孔 1×10^4 细胞接种于 96 孔板中,将细胞放置在常氧细胞培养箱中培养至正常生长阶段;缺氧处理组放入缺氧培养箱中培养 48h(H48h),常氧组则置于常氧培养箱中培养 48h(N48h);Ed U 标记:用培养基按 1000∶1 比例稀释 EdU 溶液,制备 50 μmol/L EdU 培养基;每孔加入 100μl 浓度为 50 μmol/L 的 EdU 培养基孵育 2h,弃培养基;PBS 清洗细胞 2 次,每次 5min。细胞固定:每孔加入 60μl 浓度为 4%的多聚甲醛室温孵育 30min,每孔加入 2mg/ml 甘氨酸 50μl 中和多聚甲醛,脱色摇床孵育 5min,弃甘氨酸溶液;加入 PBS 脱色摇床清洗 5min,弃 PBS;每孔加入 100μl 渗透剂(0.3% Triton X-100),脱色摇床孵育 10min 后用 PBS 清洗 1 次,5min;Apollo 染色:每孔加入 100 μl 的 1× Apollo®

染色反应液，脱色摇床室温避光孵育 30min 后，弃染色反应液；每孔加 100μl 甲醇清洗 2 次，每次 5min；PBS 清洗 1 次，每次 5min。DNA 染色：制备 1× Hoechst33342 反应液，避光保存；每孔加入 100 μl Hoechst 33342(1×)反应液，脱色摇床室温避光孵育 30min 后，弃染色反应液，PBS 清洗 2 次；SM-α-actin 抗体鉴定 VSMCs：每孔加入 50 μl 10%羊血清室温封闭 30min；倾去羊血清，不洗。按 1∶200 稀释比例加入特异性 SM-α-actin 抗体 50 μl，4℃冰箱孵育过夜；PBS 漂洗 3 次，每次 10min；加入 1∶300 比例稀释的 FITC 标记的二抗，置于 37℃恒温孵育箱中避光孵育 60min，PBS 漂洗 3 次，每次 10min；滴入适量抗淬灭封片剂，避光保存；激光共聚焦显微镜下观察、拍照。

VSMCs 增殖检测方法还有 BrdU，BrdU 作为一种胸腺嘧啶核苷的类似物（其化学结构特点是胸腺嘧啶的碱基嘧啶环上与 5 位 C 原子连接的甲基被溴代替），像胸腺嘧啶核苷一样可掺入到细胞合成的 DNA 中。当细胞处于 DNA 合成期而同时又有 BrdU 存在时，就会有 BrdU 掺入新合成的 DNA 中，只要细胞不消亡，这种 BrdU 就在胞核的 DNA 中长期存留。掺入到 DNA 的 BrdU 可通过抗 BrdU 单克隆抗体在组织切片或细胞爬片上显示。该方法能对细胞周期进行迅速而稳定的测量，而且标记 BrdU 的细胞只要不受到紫外线照射，对细胞本身没有功能损害。

三、注意事项、经验教训及应用举例

1. 注意事项

(1)取主动脉过程中，剪下胸主动脉尽量长，可增加细胞数量及存活率，缩短原代培养时间。

(2)尽量缩短整个操作流程，控制在 1h 之内，时间越短，组织块存活率越高。

(3)相同条件下，小龄动物较大龄动物的组织块增殖能力更强，但动物体积过小，会影响组织块量少。因此建议选用 80～100g 大鼠。选取不同组织的动脉时，大鼠的体重可有所差别。

(4)细胞传代时，应根据镜下观察至胞质回缩，折光性发生改变，细胞轮廓稍变圆，应及时终止消化，以免损伤过多细胞，影响细胞活性。

2. 经验教训

(1)组织块的大小若剪得太碎，血管细胞损伤过重，炎症因子等不利因素影响爬出，若组织块剪得不够小，细胞难以从组织块周边游离出来。应尽量剪为 1mm×1mm 大小为宜。

(2)铺组织块的时候，间距应适宜，0.5cm 为佳。有利于细胞间相互作用，促进爬出。

(3)EDU 染色流式要激发光 550nm，如果实验室没有 550nm 激发光，得到的结果并不是很理想，建议使用 PI 或者是 BrdU 做流式。根据自己实验室的条件选择实验方法。

3. 应用举例

(1)大鼠局灶性脑缺血再灌注小动脉血管平滑肌细胞表型转化的实验研究。

(2)TGF-β 与 Ang 在血管平滑肌细胞表型转化及胶原分泌中的作用。

(3)Pkd2 基因低表达调控 ERK1/2 途径诱导血管平滑肌细胞表型转化。

（曹建刚　陈临溪）

参考文献

单发波.2014.mi R-9 对缺氧诱导大鼠肺动脉平滑肌细胞表型转化的影响及调控机制研究.重庆:第三军医大学高原军事医学系研究生论文.

杨博,李平,孟立平,等.2016.依那普利抑制大鼠血管平滑肌细胞表型转化及可能的信号通路.54(2):21-32.

张庆刚,高瑞兰,Beng H Chong,等.2014.麝香保心丸对血管平滑肌细胞表型转化和增殖的影响.中华中医药学刊,32(4):1-6.

张书敏.2014.在血管平滑肌细胞表型转化和新生内膜形成中的作用及其机制研究.武汉:武汉大学第一临床学院研究生论文.

第十四节　血管平滑肌细胞压应力实验

血管平滑肌细胞压应力实验指的是在体外培养血管平滑肌细胞时,通过模拟细胞在体内组织中的应力环境,研究压力载荷下平滑肌细胞的力学特性的实验方法。

1. 实验材料

(1)动物:雄性 SD 大鼠。

(2)器械:眼科剪、无齿镊子、止血钳、培养瓶、压力培养箱。

(3)试剂:酒精、胎牛血清 FBS、DMEM 培养基、PBS、抗生素(青霉素、链霉素)、0.5%胰酶、5%的 CO_2 混合气。

2. *原代大鼠血管平滑肌细胞(VSMCs)培养*　取 150g±SD 大鼠,脱臼处死,立即放入乙醇中浸泡,取出固定,取胸主动脉,去外周结缔组织,将其剪成 1mm×1mm 大小的组织块(要保证组织块边缘的整齐),均匀铺到 25ml 的培养瓶,加 0.5ml 的胎牛血清 DMEM 浸润组织块,5d 后换液,待组织块周围的细胞长满后,用 PBS 洗脱组织块,用 0.5%的胰酶消化 30s,弃去胰酶,用 PBS 轻轻洗 1 次,加入 10%的胎牛血清 DMEM 4ml,使细胞在培养瓶中重新分布生长,长满后传代,用 4~10 代平滑肌细胞做实验。

3. *细胞压力加载实验系统*　目前针对细胞力学实验的压力加载方式有流体传压法(hydrostaticpressurization),利用气体或液体产生的静压使组织/细胞受到压力作用。根据传压介质的不同,流体传压法可分为气压加载和液压加载两种。气压加载通常是在密闭的细胞培养室内注入混合气体或抽真空使细胞受压。液压加载通常利用培养液或水柱产生的静压使培养室内细胞受压。流体传压法的优点是设备简单,载荷易传递且不依赖于培养物与基底的结合状态,细胞受力均匀,可通过歧管装置增加样本实验等;缺点是细胞生长在密闭的环境中,随细胞的增殖和代谢,该环境中 O_2、CO_2 分压及 pH 等都会发生改变,不利于长时间的细胞力学实验。另外还有压板接触法(platen abutment)、微管吸吮技术、流体剪切加载技术以及基底应变加载技术等。

血管平滑肌细胞压应力实验主要是通过流体传压法来实现的。罗迪贤等利用其研究所自行研制的压力可调细胞培养箱来研究压应力对体外培养的血管平滑肌细胞增殖的影响。其中用到的实验技术如下。

(1)MTT 法:将 VSMCs 接种于 96 孔板上。分成 0mmHg 组、120mmHg 组、180mmHg

组、240mmHg 组、阳性对照组(血管紧张素)共五组,细胞在普通培养箱中培养至 80%融合时,换成无血清 DMEM 液处理。然后将前四组细胞放入压力培养箱中,输入混合气(含 5% CO_2 的空气),使箱内压力分别达到 0mmHg、120mmHg、180mmHg 和 240mmHg,保持培养箱内温度(37℃)和压力基本恒定(波动范围为±2.5%),处理 24h,取出 96 孔板,加入 0.5%的 MTT 液,4h 后吸出培养液,加入二甲基亚砜,20min 后以 570nm 波长检测吸光度。按上述方法将 VSMCs 放入压力培养箱中,在 120 mmHg 压力下分别培养 0h、2h、4h、8h、12h、24h 后,取出放入普通细胞培养箱中分别继续培养 24h、22h、20h、16h、12h、0h,然后用 MTT 法检测。

(2)细胞计数:将 VSMCs 分成 0mmHg 组、120mmHg 组、180mmHg 组、240mmHg 组、阳性对照组(血管紧张素)共五组接种于 6 孔板上,细胞在普通培养箱中培养至 80%融合时,换成无血清 DMEM 液处理。然后将前四组放入压力培养箱中,压力分别为 0mmHg、120mmHg、180mmHg 和 240mmHg,继续培养 24h。取出 6 孔板,制成细胞悬液,加入台盼蓝染色,在显微镜下计数活细胞。按上述方法将 VSMCs 放入压力培养箱中,在 120mmHg 压力下分别培养 0h、2h、4h、8h、12h、24h 后,取出放入普通细胞培养箱中分别继续培养 24h、22h、20h、16h、12h、0h,然后以相同的方法进行细胞计数。

(3)流式细胞术:取 3～8 代 VSMCs,75ml 培养瓶培养,待长到 80%,换成无血清的 DMEM 培养 24h,使其同步化。分四组(0mmHg 组、120mmHg 组、180mmHg 组和 240mmHg 组),放入压力培养箱中,分别加压培养 24h,取出培养瓶,收集细胞,用流式细胞术检测细胞周期。以同样的方法对加压 120 mmHg、4h 的血管平滑肌细胞作细胞流式术检测。

另外,Tokunaga 等将人脐静脉内皮细胞和平滑肌细胞分别培养在注有 5%CO_2 与 95%空气的培养室中,利用培养室内充入的混合气体增压,使细胞受到相应的静压作用。夏承来等在 5%的 CO_2 混合气的培养箱中给予血管平滑肌细胞不同压应力(0mmHg、60mmHg、90mmHg、120mmHg、150mmHg、180mmHg),再用 ox-LDL 诱导血管平滑肌细胞 48h,油红 O 染色,证明了压应力能促进 ox-LDL 诱导的平滑肌细胞胆固醇蓄积。

(陆丽群　陈临溪)

参考文献

何辉.2004.细胞力学实验方法研究:压力加载及改进的膜式张应变加载.四川大学.

罗迪贤.2006.压应力对体外培养的血管平滑肌细胞增殖的影响及相关机制.南华大学.

夏承来.2007.压应力通过调节 SREBP-1/小凹蛋白-1 信号通路促进 ox-LDL 诱导的平滑肌细胞胆固醇蓄积.南华大学.

Tokunaga O and Watanabe T.1987.Properties of endothelial cell and smooth muscle cell cultured in ambient pressure.In vitro cellular & developmental biology: Journal of the Tissue Culture Association, 23(8): 528-534.